中医皮肤外科学

主审◎禤国维　陈达灿　范瑞强

主编◎康　旭　李红毅

全国百佳图书出版单位

中国中医药出版社

·北京·

图书在版编目（CIP）数据

中医皮肤外科学 / 康旭，李红毅主编 . —北京：中国中医药出版社，2022.5
ISBN 978 – 7 – 5132 – 6736 – 6

Ⅰ . ①中…　Ⅱ . ①康… ②李…　Ⅲ . ①中医学—皮肤病学—外科学
Ⅳ . ① R275

中国版本图书馆 CIP 数据核字（2021）第 013957 号

中国中医药出版社出版

北京经济技术开发区科创十三街 31 号院二区 8 号楼
邮政编码　100176
传真　010-64405721
河北新华第二印刷有限责任公司印刷
各地新华书店经销

开本 787×1092　1/16　印张 32.5　彩插 1.5　字数 669 千字
2022 年 5 月第 1 版　2022 年 5 月第 1 次印刷
书号　ISBN 978 – 7 – 5132 – 6736 – 6

定价　128.00 元
网址　www.cptcm.com

服 务 热 线　010-64405510
购 书 热 线　010-89535836
维 权 打 假　010-64405753

微信服务号　zgzyycbs
微商城网址　https://kdt.im/LIdUGr
官 方 微 博　http://e.weibo.com/cptcm
天猫旗舰店网址　https://zgzyycbs.tmall.com

— 编 委 会 —

禤 序

早在原始社会，人们在生活中就逐渐发现并积累了一些使伤口止痛、止血、消肿愈合的外科治疗方法，如药物涂、敷、擦等经验；以后，发展到用砭石、石针刺开排脓治疗脓肿。这些原始的清创、止血、外用药和小手术可以说是中医皮肤外科的起源。

随着现代科技的进步和学科分化，皮肤科已发展成为临床二级学科。但是中医皮肤科学仍然归属在中医外科学里面，知识体系和内容过于简单。我们一直呼吁将中医皮肤科学从中医外科学分离出来形成二级学科，2018年经教育部批准在广州中医药大学设中医皮肤科学二级学科。由于中医皮肤病学学科的不断发展，对人才素质、知识构成和培养提出了新的要求，中医皮肤科学迫切需要正式从中医外科学中分化出来，并出现下一层次的学科分化，如中医皮肤外科学。

本书是由全国的中医院皮肤外科同道通力合作，共同编写，系统整理、分析了中医皮肤外科学发展历史、理论、治疗等方面知识，着重介绍了中医皮肤外科手术基础知识、基本技术，以及各种传统特色疗法，如贴敷、刮痧、滚针、火针、蜂针、挑刺、埋线、药物吹烘、埋线、划痕、截根等特色疗法。本书视角独特深入，内容实用新颖，临床疗效确切。

中医学，源远流长。本书较好地继承和发扬了中医的专长和特色，又汲取了时代的新成果，融古汇今，广征博采，力求实用，内容既深且广，求精纳新，对广大的中医皮肤科临床医生及高等医药院校的学生提高临床技能有较大的参考价值。本书的出版，不仅展现了中医在皮肤外科疾病防治中的优势和特色，为各级中医皮肤性病科医生提供有效的治疗方药和多种途径的治疗方法，也为西医医生增加了治疗疑难疾病的手段，将有力推动中医皮肤外科学术发展、提高中医临床诊疗水平和综合服务能力。

书成之日，邀余作序，欣然下笔，是为序。

广州中医药大学第二附属医院 禤国维
2021 年 12 月

吴 序

60多年前，毛泽东说："中国医药学是一个伟大的宝库，应当努力发掘，加以提高。"毛泽东的一系列讲话和批示，为中医药学的发展指明了方向。几千年来，中医外科经历了起源、形成、发展、逐渐成熟的不同阶段。在毛泽东的发掘和提高中医药学的指示指导下，中医皮肤外科有了长足的发展，令人瞩目。今喜读康旭教授主编的《中医皮肤外科学》，受益匪浅。

广东省中医院是我国著名的中医药开拓发展的基地，国医大师禤国维教授在长期的临床实践中积累了丰富的临床经验，形成了独特的学术思想，为发展中医皮肤外科作出了贡献。

主编康旭教授从西医外科进入了广东省中医院已数十年，取得了丰富的成果。在国医大师禤国维教授指导下，本书有众多中医大师、西医专家参与，汇编和总结探究了全国各省皮肤中医传统特色和不同门派的特色治疗，归纳总结形成了完整的中医皮肤外科治疗的体系和理念。《中医皮肤外科学》是新中国成立以来系统论述中医皮肤外科学的专著。

本书有60多万字，全书共13章，重点阐述了常见中医皮肤外科疾病、传统外治法、现代物理治疗技术、美容修复及并发症的处理。本书介绍了近70种特色外科治疗，突出了中医外科疗效的技法要点、注意事项、防范处理、经验体会及临床验证。如推拿、蜂针、挑刺、黑布膏、割治、小针刀疗法及传统和特色联合治疗皆为中医学的瑰宝。此外，还挑选了20多种常见皮肤病皮肤外科治疗，重点介绍了在治疗中如何选择中医外科治疗法及其时机把握。又如，中医美容外科中对黄褐斑治疗突出了中医特色疗法，中医内治分为肝郁气滞、肝肾不足、脾虚湿蕴、气滞血瘀四型，进而辨证施治，外治外敷药粉、埋线、耳针、按摩、刮痧等皆具特色。

中西医皮肤外科各有所长，如本书介绍了中医中药湿润暴露疗法，烧伤治疗居世界领先水平，其论治思想既是现代烧伤局部微循环研究理论验证，又是中西医结合的典范。肿瘤方面，本书提出刀药并举，西医和中医外治法可清除病灶，中医药可改善体质和减少复发。银屑病方面，西医具有快速缓解的优势，中医有对其病情维持稳定减少复发的优势。中医皮肤外科物理治疗汇集了针刺疗法、烘药疗法、激光疗法、光动力疗法，为中医皮肤外科增添了中西医结合的特点。

本书图文并茂，有皮肤外科的基本操作和临床图片，如20多种常见病，通过图示详细将中医外治法操作要点一一展示，让医护人员一目了然，容易掌握，以解决临床实践问题。更多有中医治疗特色图片，如温针灸、督脉灸、中药面膜、脐疗法等许多图片。精选了中医外科对创伤治疗的祛腐阶段、生肌阶段、创伤再生医疗技术的三个阶段的图片，展示了中医皮肤外科治疗典型实例，为本书图文并茂的亮点。

中医皮肤外科既是继承中医传统的学科，又是迅猛发展的一门学科。《中医皮肤外科学》内容丰富，荟萃当今各家的理论和实践经验，突显中医特色，展示了中西医结合的精华。本书写作规范，佐证确切，图文并茂，精湛实用，可作为一线中医皮肤外科人员临床参考。感谢康旭教授团队对中医皮肤外科发展所作的贡献，深信本书一定会受到读者的欢迎。

广东医科大学　吴志华

2021年12月

编写说明

　　中医药学包含着中华民族几千年的健康养生理念及其实践经验，是中华文明的瑰宝，凝聚着中华民族的博大智慧。《素问·皮部论》说："是故百病之始生也，必先于皮毛，邪中之则腠理开，开则入客于络脉。"皮肤是人体最大的器官，皮肤病是临床常见病、多发病。中医外科治疗皮肤疾病有着悠久的历史，中医外科按照理、法、方、药，通过辨证施治，有丰富的理论和临床经验，其显著的临床疗效，深得人民群众的信任。广东省中医院皮肤科国医大师禤国维教授在长期临床实践中，继承传统，推陈出新，探索、积累了丰富的临床经验，形成了"解毒祛邪，以和为贵——使邪去而阴阳自和，重视外治解毒"的独特学术思想，享誉海内外。借着国家促进中医药发展的东风，发扬"传承精华、守正创新"的精神，在国医大师禤国维教授的带领下，通过传承全国各地名老中医的临床经验及学术思想，皮肤外科作为皮肤科的亚专业在不断成长。在临床实践过程中，结合中医皮肤外科的发展，强调发扬中医传统特色、体现中医优势，收集了全国各省市中医皮肤传统特色外治法，充分挖掘了各自的优势，探究了不同门派的传统特色疗法，形成了系列完整的中医皮肤外科治疗理念。本书是新中国成立以来系统论述中医皮肤外科学的专著。

　　本书旨在为临床一线的广大皮肤科医护人员，特别是年轻的医护同仁提供一本内容丰富、层次分明、重点突出、图文并茂，并且增加了临床实践经验、体会心得的中医皮肤外科专著。全书共十三章，从临床一线医护临床需求角度来设计图解章节内容，其中重点介绍将近七十种特色外治法，突出了中医外治法的技法要点、注意事项、防范处理、经验体会及临床验证，挑选了皮肤外科治疗的二十多种常见皮肤病，重点介绍了在治疗中如何选择合适中医外治法及其时机把握，并通过图示详细地将操作过程、操作要点予以展示，总结了应用心得及其临床疗效验证，而且强调了皮肤病的预防原则和措施。本书介绍了皮肤外科基本知识和基本操作要领，阐述了常用操作技术适应证的把握及其并发症的处理。本书能够让皮肤科医生、护士一目了然，简单轻松地理解基本知识、掌握基本技术，能够解决临床实际问题，从中受益，少走弯路，将会得到广大皮肤科医护人员的青睐。

在此书编写过程中得到了广东省中医院皮肤科国医大师禤国维教授，广东医科大学附属医院皮肤病研究所吴志华教授，广东省中医院岐黄学者陈达灿教授、卢传坚教授和名中医范瑞强教授，中国医学科学院皮肤病医院方方教授，北京大学第一医院皮肤科李航教授，厦门市中医院皮肤美容科名中医翁丽丽教授，浙江省中医院皮肤科名中医曹毅教授，新疆医科大学附属中医医院皮肤科名中医刘红霞教授，北京市中医院皮肤科名中医周冬梅教授，河南省中医院皮肤科名中医刘爱民教授，湖南中医药大学第一附属医院皮肤科名中医席建元教授，陕西省中医院皮肤病院名中医闫小宁教授，山东省中医院皮肤美容科名中医宋业强教授，重庆市中医院皮肤美容科名中医周汛教授，贵州中医药大学第一附属医院皮肤科文昌晖教授等名中医和专家教授的大力支持和帮助。在此表示衷心的感谢！同时对参考文献内容中的原著者，未在正文中标注，在此，特提出以表谢意！

由于编者水平与经验有限，医学研究进展迅速，难免存在错漏之处，恳请广大同仁批评、指正。希望通过大家的努力和交流，能够使该书更加充实、完善。衷心祝愿皮肤外科事业能够蓬勃发展，中医皮肤外科之花绚丽绽放！

康　旭　李红毅

2021 年 12 月

目 录

第一章

中医皮肤外科学的发展简史

中医皮肤外科学是以中医药理论为指导，研究发生于人体体表或窍道，具有肉眼可见、有形可征等特征的皮肤疾病证治规律及治疗的一门临床学科，属于中医外科的一个分支学科。

外治法是运用药物、手术或配合一定的器械，直接作用于患者体表某部位或病变部位，以达到治疗目的的一种治疗方法。外治法是指与内治法相对而言的治法。清代吴师机《理瀹骈文》说："外治之理，即内治之理，外治之药，即内治之药，所异者法耳。"这指出了外治法与内治法在给药途径上的不同。外治法是使药物直接作用于皮肤和黏膜，使之吸收，或采用手术、器械直接作用于病患，而起到治疗作用。这是中医外科所特有的治疗方法。

几千年来，中医皮肤外科经历了起源、形成、发展、逐渐成熟等不同阶段，尤其是近现代受西医外科学的影响，其学科体系逐渐成熟，学科特色更加鲜明，成为中医学的重要组成部分。

第一节　历史起源

在50万年前的原始社会，人们在劳动和生活中与野兽搏斗，与恶劣的自然环境抗争，不可避免地会出现各种创伤，从而产生了用植物包扎伤口、拔去体内异物、压迫伤口止血等最初的外科治疗方法。以后，发展到用砭石、石针刺开排脓治疗脓肿。这可以是中医皮肤外科的起源。战国时期《山海经·东山经》记载："高氏之山……其下多针石。"魏晋时期文学家郭璞对《山海经》的注释中提及"砭针，治痈肿者"，在当时，砭针是切开引流的工具，是中国古代最早运用的外科器械之一。该书载有38种疾病，而痈、疽、痹、瘿、痔、疥等则属于外科疾病。西周时期周公旦所著的《周礼》中已有疡医的记载，主治肿疡、溃疡、金创和折疡。例如："疡医下士八人，掌肿疡、溃疡之祝药劀杀之齐。"祝药即敷药，劀是刮去脓血，杀是用腐蚀剂去恶肉或剪去恶肉，齐是疮面平复。西汉时期问世的《金创瘲疭方》是我国第一部外科学专著。春秋时期的《五十二病方》是我国现存最早的医书，书中已有痈、疽、创伤、痔疾、皮肤病等许多外科病的记载，并叙述了砭法、灸法、熨法、熏法、角法、按摩等疗法。

第二节　发展历程

西周时期《周礼·天官》记载："凡疗疡以五毒攻之，以五气养之，以五药疗之，以五味节之。"郑玄对"五毒"注释有："今医人有五毒之药，合黄堥、置石胆、丹砂、雄黄、矾石、慈石其中，烧三日夜，其烟上着，以鸡羽扫取以治疡。"此条文即为对当时升丹的炼法和应用的描述。到了汉朝，出现了医学理论著作《黄帝内经》（以下简称《内经》），该书的问世标志着中医药学建立了系统的理论基础。《内经》涉及的皮肤科疾病近30种，包括《素问》中记载的疔、痤、痹、口疮等，《灵枢》中记载的人体不同部位的痈疽17种。书中阐述的痈疽疮疡的病因病机，现在仍是中医外科疮疡类疾病证治的理论基础，如《素问·生气通天论》中的"膏粱之变，足生大丁（丁与疔同）"等。书中还记载了针砭、按摩、猪膏外敷等多种外治方法，并最早提出用截趾手术治疗脱疽。

自春秋时期以来，关于外科名医的记载亦陆续出现。如战国时代秦国医竘为当时的外科名医。据《尸子》载，曾"为宣王割痤，为惠王割痔，皆愈"。汉时的淳于衍，据《汉书·外戚传》载"女医淳于衍，得入宫侍后疾"，《霍光传》中称她为乳医。还有号称外科鼻祖的华佗，精通内、妇、儿、针灸各科，而以外科成就最大。他发明的麻沸散，作为全身麻醉剂，进行剖腹手术。如《后汉书》中说："若疾发结于内，针药所不能及者，乃令先以酒服麻沸散，既醉无所觉，因刳破腹背，抽割积聚；若在肠胃，则断截湔洗，除去疾秽；既而缝合，傅以神膏。四五日创愈，一月之间皆平复。"东汉著名医学家张仲景所著的《金匮要略》，对中医皮肤科的发展也有很大影响。如治疗狐惑，采用甘草泻心汤内服，苦参汤外洗，雄黄熏；治疗浸淫疮，采用黄连粉外涂；治疗阴疮，采用狼牙汤外洗等，至今仍为临床所应用。

魏晋南北朝时期，葛洪在《肘后备急方》中记载了许多简易有效的医方与外治方法。他最早提出用海藻治瘿，提出用狂犬脑组织外敷伤口治疗狂犬咬伤。

南齐的外科医家龚庆宣重编了外科专著《刘涓子鬼遗方》，该书中主要论述了痈疽的鉴别诊断与治疗，记载了用局部有无"波动感"辨脓的方法，用水银膏治疗皮肤病。

隋代医家巢元方等所著《诸病源候论》是我国现存最早论述病因病机的专著，书中对许多外科疾病包括 40 余种皮肤病的病因病理进行了阐述。如关于发癣的描述"在头生疮、有虫、白痂甚痒"，关于疥疮的描述"湿疥者，小疮皮薄，常有汁出，并皆有虫，人往往以针头挑得，状如水内病虫"。亦提及对漆疮的认识，认为其与过敏体质有关。在《诸病源候论·金疮肠断候》中已有肠吻合术的记载，提到对"腹"（脂肪）脱出的手术，先用丝线结扎血管，然后再截除，说明对腹部外科手术已有一定的经验，并记载了血管结扎、拔牙等手术方法。

唐代医家孙思邈的《备急千金要方》是我国最早的一部临床实用百科全书，书中有关于用葱管导尿治疗尿潴留的记载，比 1860 年法国发明橡皮管导尿早 1200 多年；亦记载了脏器疗法如食用动物肝脏治疗夜盲症等经验，被后世医家证实了其科学性及有效性。此外，王焘的《外台秘要》载方 6000 余首，其中有不少是外科方剂。

宋代王怀隐等编著的《太平圣惠方》（978—992），总结了北宋前期的医学成就，书中记载了痔、痈、皮肤病、瘰疬等外科病证治，补充和完善了"五善七恶"学说，还记载了采用烧灼法消毒手术器械等，无菌观念隐现其中。宋代庆历年间（1041—1048），吴简等编著的《欧希范五脏图》是我国医学史上最早实绘的人体解剖图，以及之后的《存真图》均是我国较早的解剖学著作，有助于医者对人体脏腑进一步了解。北宋东轩居士魏泰编著的《卫济宝书》专论痈疽，同时记载了很多医疗器械，如灸板、消息子、炼刀、竹刀、小钩等的用法。南宋李迅编著的《集验背疽方》是论治外科背疽的专书，对背疽病源、症状、治疗做了全面论述。宋代陈自明的《外科精要》，成书于 1263 年，强调了对疮疡的整体疗法和痈疽的辨证施治，区分寒热虚实对证疗法。书中详述痈疽灸法，并载有甲疽代指嵌甲方，指出"治甲疽胬肉，裹甲脓血，疼痛不瘥；凡此疾需剔去肉中甲，不治亦愈"。这认识到嵌甲可以引起甲沟肿痛，采用修甲、拔甲治疗本病，类似于现代的拔甲术。书中记载了陈日华之"痈疽点烙法"：指出熟疮应用平圆头针烙为宜，疮口宜下，使脓水流通，同时用细牛膝根做引流。还记载了蜞针法：将水蛭置于痈肿疮顶，吸吮脓血，毒散见效。

元代齐德之的《外科精义》，成书于 1335 年，总结了元以前各种方书的经验，强调外科诊治整体观念，要求脉证合参，辨证论治，以证遣方，内外兼治。内治开创内消法和托里法，外治载有砭镰法（治疗丹毒、红丝疔等）、针烙法、灸疗、溻渍法、追蚀法等。危亦林的《世医得效方》成书于 1337 年，是一本创伤外科专著，对伤科的发展有很大贡献，是现今世界上已知最早的全身麻醉文献，比日本的华同青州在 1805 年用曼陀罗汁麻醉要早四百多年。该书对麻醉药的组成、适应证、剂量均有具体的说明。

明代薛己编著的《外科发挥》成书于 1528 年，在诊断方面注意四诊合参，尤其注重望诊和切诊，指出"陷下者，皆曰乳岩，盖其形岩凸，似岩穴也"，较早注意到了乳腺癌的早期征象。治疗方面，强调整体观念和辨证论治，内外治结合，擅长温补，形成外病内治的特色。外治推崇针、砭、灸、熨，认为灸法有回生之功，擅用细瓷片作为放血的工具。1531 年，明代汪机的《外科理例》主张外科病治疗"以消为贵，以托为畏"，并首创玉真散治疗破伤风。明代陈实功的《外科正宗》，成书于 1617 年，为正宗派的代表。该书内容丰富，条理清晰，体现了明以前外科学的主要成就，被后世医家评价为"列证最详，论治最精"，对中医外科学的发展影响很大。其重视脾胃，指出："盖脾胃盛则多食而易饥，其人多肥，气血亦壮。脾胃弱则少食而难化，其人多瘦，气血亦衰，故外科尤以调理脾胃为要。"主张应用外治法和进行外科手术，外治法有熏、洗、熨、照、湿敷等，并记载手术方法 14 种。主要成就是以外治和手术方面比较突出。他认为："治外较难于治内，内之证或不及其外，外之证则必根于其内也。"他用腐蚀药品或刀针清除坏死组织，放通脓管，使毒外泄，创制鼻痔的摘除工具，其法与近代使用的鼻息肉绞断器基本相同。如下颌关节复位术、颈吻合术、指关节离断术、腹腔穿刺排脓术等都很有实用价值。倡导脓成切开，位置宜下，切口够大，腐肉不脱则割，肉芽过长则剪，这些方法仍沿用至今。他还提出换药室应"净几明窗"，对病员冲洗疮口，注意卫生，无菌观念已见萌芽。外治法更多，有熏、洗、熨、照、湿敷等，对疮疡、皮肤病等均有详尽的论述。并载有口唇、喉管创伤缝合术及缺耳、兔唇的矫形术，且正确指出肿瘤良性和恶性的鉴别诊断和手术原则，如说凡瘤"按之推移得动者，可用取法去之，如推之不动者，不可取也"。1632 年，陈司成的《霉疮秘录》是我国第一部梅毒病专著，书中指出梅毒由性交传染且可遗传，并详细记录了应用砷、汞剂治疗梅毒的方法。

清代王维德的《外科证治全生集》，成书于 1740 年，为全生派的代表。其主要学术思想为"阴虚阳实"论，创立了外科证治中以阴阳为核心的辨证论治，指出："红肿乃阳实之证，气血热而毒沸；白疽乃阴虚之证，气血寒而凝。"对阴疽的治疗，提出"阳和通腠，温补气血"，并主张"以消为贵，以托为畏"，反对滥用刀针；创立了阳和汤、阳和解凝膏、西黄丸和小金丹等治疗阴疽名方，至今仍广为运用。1742 年，清代吴谦等著《医宗金鉴·外科心法要诀》，系统性总结了清以前中医外科疾病的成因、治疗，是较早面世的御医系列教科书之一，对规范化医学传承起到了明显的促进作用。1805 年，高秉钧编著的《疡科心得集》，为心得派的代表，其学术思想为"外疡实从内出论"，对外科疾病病因病机的阐释，注重外证与内证的关系，指出："夫外疡之发不外乎阴阳、寒热、表里、虚实、气血、标本，与内证异流而同源者也。"并将温病学说引入外科病证治，用三焦辨证揭示了外科病因与发病部位的规律，确立了"按部求因"的辨证方法，指出："疡科之症，在上部者，俱属风温风热，风性上行故也；在下部者，俱属湿火湿热，湿性下趋故也；在中部者，多属气郁、火郁，以气火俱发于中也。"同时，论述了臁疮、血风疮、黄水疮、白秃疮、冻疮等的证治。1830 年，名医王清任著有《医林改错》，纠正了古籍对脏腑形态、功能及所绘图谱的差讹，体现了清代以前对人体脏腑的解剖认识。虽然仍有部分差错，但在当时的环境下已经难能可贵。同时该书记载了通窍活血汤治疗白癜风、酒渣鼻，木耳散治疗溃烂诸疮，均有较好的疗效。1864 年，吴师机著的《理瀹骈文》为外治法专著。该书集外治法之大成，主张以外治法通治内、外诸病，载膏药方共计 138 首，以膏药疗法为主，治病范围包括内、外、妇、儿、伤、五官等科疾病，后世尊称为"外治之宗"。此外，还有清代马培之的《外科传薪集》及民国时期张寿颐的《疡科纲要》等十几种外科专著，对中医外科、中医皮肤科的发展均具有推动和促进作用。

第三节　现代皮肤外科学

1974 年，赵炳南先生建立了新中国成立以来第一家中医皮肤科，1975 年出版了皮肤科老中医经验集——《赵炳南临床经验集》，记载了赵老毕生经验，尤其公开了赵老独创的多种外治法：熏药疗法、拔膏疗法、黑布药膏疗法等。

1979 年，中国中医研究院广安门医院编著的《朱仁康临床经验集——皮肤外科》，是皮肤外科命名的中医专著，总结了名老中医朱仁康 40 多年的临床经验，详细记载了皮肤病的中医内治、外治常用方和经验方，至今仍在临床广泛应用。

1980 年，北京中医医院编著的《房芝萱外科经验》记载了房芝萱先生的家传秘方——甲字提毒粉，治疗各种疔疮、痈疽、慢性溃疡、漏管等。

1983 年，赵炳南、张志礼主编的《简明中医皮肤病学》是我国中医皮肤病学专著，是中医皮肤科的奠基之作，建立了完整的皮肤科辨证论治、理法方药体系。

1985 年，顾伯华主编的《实用中医外科学》，反映了中华人民共和国成立后三十多年来取得的新成果，整理总结了古代、近代各名家的治疗经验，以常见病、多发病为重点，兼顾少见病、罕见病、疑难杂症的诊疗经验，给广大医学工作者提供了一本很好的工具书。

1996 年，禤国维主编的《皮肤性病中医治疗全书》，是中医治疗皮肤性病的宝贵临床经验总结，系统阐述了中医中药及一些传统特色疗法在皮肤病治疗的应用。

2003 年，范瑞强、廖元兴主编的《中西医结合临床皮肤性病学》，中西医结合医学是我国特有的医学，而中西医结合治疗皮肤病学是中西医结合医学的重要组成部分，是面向 21 世纪高等医学院校教材。其中，中西医结合治疗思路和古医籍精选是本书特色。

2004 年，吕培文主编的《王玉章皮外科及肿瘤诊治精萃》，总结了王玉章先生在中医皮科、外科，尤其是肿瘤方面的临床治疗经验、验案等，公开了其创制的消癣合剂、化腐生肌丹、还阳熏药卷、玉参汤等。

2008 年，欧阳恒主编的《中医皮科临床经验集》，运用取象比类法治疗皮肤病，倡导以色治色法、以形治形法、以皮治皮法、寓搔意治瘙法、以毒攻毒、吊毒法、参用"红升白降外科当家"说。在白癜风的内治方面，开拓创新，富有卓效。

2010 年，范瑞强、邓丙戌、杨志波主编的《中医皮肤性病学（临床版）》，是一本皮肤性病学的中医临床专著，全面详细地用中医理论系统阐述了各种皮肤性病的病因病机、诊断、治疗及预防，归纳总结了不同中医流派在皮肤性病的中医内治、外治常用方法和方剂。

2015 年，孙丽蕴、姜春艳主编的《邓丙戌》记载了邓老的中医外治理论、外治药物分类、外治剂型与用法的选择和技巧，以及特色外治法（干药巾疗法、药物皮肤针疗法）。

2015 年，欧阳卫权主编的《皮肤病中医外治特色疗法精选》，精选了中医外治特色疗法在皮肤病治疗中的临床实践应用及经验总结。

2016 年，邓丙戌编著的《皮肤病中医外治方剂学》，是目前为止最为系统详尽的介绍皮肤病外治方剂的专著，记载了各种外治剂型、配制要点和代表方。

2016 年，陈达灿、李红毅、欧阳卫权等主编的《国医大师禤国维》记载了禤老创制的截根疗法治疗各种顽固性瘙痒性皮肤病，划痕疗法治疗慢性湿疹、原发性皮肤淀粉样变、局限性神经性皮炎等。

北京中医院皮肤科、广东省中医院皮肤科是全国最早设立的中医皮肤科，现为国家中医药管理局中医皮肤科重点学科、国家卫健委重点专科，并成立了省级中医科学院皮肤病研究所。

中医皮肤科现有国医大师 1 人，国家岐黄学者多人，一大批国家级及省级名中医。2002 年，广东省中医院国医大师禤国维教授在国内首次招收中医皮肤科博士后研究生，成为国内第一个中医皮肤科的博士后流动站，是全国中医皮肤科高层次人才的重要培养基地。

以广东省中医院为代表的中医皮肤科现有中医膏、丹、丸、散、酊、洗液等专科制剂 30 多种，开展的皮肤划痕疗法、截根疗法、吹烘疗法、穴位注射等独具特色的专科疗法 20 多种。同时，拥有现代医学技术，如强脉冲光、调 Q 激光、点阵激光、染料激光、离子束、冰点脱毛等光电技术、皮肤外科技术、光动力技术，以及毛发移植仪、皮肤镜、VISIA 等先进仪器设备，大大提高了学科的综合服务能力，深受广大皮肤病患者的欢迎。使用中医及中西医结合方法治疗常见和疑难皮肤病疗效良好，使中医皮肤科在国内外都享有盛誉，并成立了世界中医皮肤科联盟会。

皮肤外科学属于皮肤性病学亚专业，是指采用有创和微创手段诊治皮肤疾患或矫正体被系统缺陷的一门学科。从历史的角度看，皮肤外科发展的源动力来源于皮肤科学的发展，皮肤外科的优势也在于对皮肤科学深刻的认知。它是以皮肤性病学科为基础，融入美学，应用成形外科技术，同时结合皮肤性病学的相关理论知识，着重解决有关皮肤病的治疗问题，以及改善容貌、塑造体形等皮肤问题的一门临床交叉学科。根据国家卫生管理部门对医学美容从业人员的管理办法，把允许皮肤科医师开展的美容项目归纳入皮肤美容项目目录，而整形外科医师从事的医学美容项目统称为美容外科项目。美容外科项目与皮肤美容项目之间互有交叉，只是分属不同的行业组织管理。皮肤外科与其他外科的相关学科互为借鉴、互相促进，同时又彼此独立，不可相互替代。

皮肤外科融合了皮肤病学理论、外科技术、成形美容理念，它所采用的外科手术包括冷冻外科、电外科、激光外科、Mohs 外科手术及化学剥脱术、皮肤磨削术、毛发移植术、软组织充填术、肿胀吸脂术、除皱术等，手术范围涵盖人体的体被系统、皮下组织、脂肪、血管等。皮肤外科作为正式学科始于美国，1970 年美国皮肤外科协会（ASDS）成立，标志着该学科的正式诞生。

我国的皮肤外科起步相对较晚，很多皮肤肿物等手术多在普通外科、耳鼻喉、关节创伤外科、整形科等相应科室进行。1984 年，中国医学科学院皮肤病研究所成立皮肤外科学组，1986 年皮肤外科正式挂牌，是国内第一批成立皮肤外科的科室之一。1986 年 10 月，由上海长海医院王高松教授、曙光医院杨希鏸、北京 268 医院高日红共同筹办了首届"全国皮肤外科学术交流会议"上，上海长海医院王高松教授在国内首倡"皮肤外科学"。随着学科的不断发展，成立专业学组的议题也提上议事日程。2019 年，中国麻风病防治协会成立了皮肤外科与美容分会及首届全国皮肤外科大会在北京召开。2021 年第二届全国皮肤外科大会在南京召开。

除中国医学科学院皮肤病研究所外，我国的一些其他较大的综合医院皮肤科和皮肤病专科医院，如湘雅医院、上海皮肤性病医院、北京大学第一医院、杭州第三人民医院、四川省人民医院皮肤性病研究所、中山大学第三医院、上海华山医院、广东省中医院、武汉市第一人民医院、大连皮肤病医院、广东省皮肤病医院等国内皮肤科界知名单位都相继成立了皮肤外科，形成了具有一定专科特色的皮肤外科手术、皮肤激光治疗、皮肤健康美容的皮肤病外科综合治疗体系。而且在这些皮肤专科医院和皮肤科中，皮肤科住院医师接受皮肤外科的专科培训，一些主治医师确定了皮肤外科的专业发展方向，具备资质的导师招收了皮肤外科研究生，基本形成了一套健全而规范的人才培养体系。近年来，皮肤外科的专著（译著）像雨后春笋般相继出版。国内的皮肤外科专著发展大致分为两大体系，第一体系是引进吸收，国内很多皮肤外科专家翻译了众多国外皮肤外科专著，如：

1999 年，刘辅仁主译《皮肤外科学》。

2006 年，谢忠主译《皮肤外科手册——实用皮肤科操作指南》。

2008 年，李航、杨淑霞、谢忠主译《皮肤外科手术技术与技巧》。

2009 年，李航、邓军主译《皮肤外科并发症》。

2012 年，李航、刘玮主译《皮肤外科学：治疗皮肤外科》和《皮肤外科学：美容皮肤外科》。

2019 年，万苗坚、李航主译《BROWN 皮肤外科及门诊手术：教程和图解》。

2019 年，吴文育、栾菁主译《皮肤外科手术实用图谱皮瓣与植皮》等，对促进我国皮肤外科的发展起到了很大的承上启下作用。

在不断引进吸收应用的同时，随着皮肤外科技术的发展普及，齐步迈入到第2体系，即自主创新快速发展体系：

2003 年，赵启明、邬成霖主编《皮肤美容外科学》。

2006 年，戴耕武、潘宁主编《皮肤外科学》。

2008 年，方方、张国成主编《协和皮肤外科学》。

2012 年，赵启明、方方主编《皮肤外科学》。

2013 年，张斌、吴信峰主编《特殊部位皮肤外科手术图谱》。

2017 年，杨蓉娅、戴耕武、潘宁主编《皮肤外科学》（第 2 版）。

2018 年，代涛、赵为民、雷万军主编《皮肤外科学基础与临床》。

2018 年，何黎、郑志忠、周展超主编《实用美容皮肤科学》等。

在这短短的十多年里，皮肤外科得到了长足的进步，各种手术方式得到了极大的普及发展，各种原来的疑难杂症的治愈变得不再遥不可及。

但中医皮肤外科的各种传统特色疗法均散在于各种文献中，到目前为止，还没有进行系统性整理，分析，更没有专著面世，这也是本次编著的意义所在。希望通过本书的面世，给广大中医皮肤外科爱好者，提供一本有益的工具书，受到大家的青睐。

（冯奕菲　冯健清　康旭）

第二章

中医皮肤外科的分类释义

第一节 中医皮肤外科范围

中医皮肤外科学所治疗的疾病范围包括发生于人体皮肤、黏膜及皮肤附属器的疾病。中医皮肤外科学是中医学体系中的重要组成部分，是一门临床专业课，是专注于皮肤病中医外科治疗的临床医学学科。

中医皮肤外科学的治疗方法不仅包括传统的外治方法，如撒药疗法、洗药疗法、塌渍疗法、熏蒸疗法、划痕疗法、截根疗法、针灸推拿疗法等，而且也包括现代技术方法，如电针疗法、磁穴疗法、激光疗法、光动力疗法等。中医皮肤外科学的治疗范围主要包括发生在皮肤上的各种性质的疾病：

感染性皮肤病：疔、痈、发、疽、丹毒、疣、褥疮、窦道等。

皮肤附属器疾病：痤疮、酒渣鼻（玫瑰痤疮）、化脓性汗腺炎、表皮囊肿、臭汗症（狐臭）、斑秃、雄激素性脱发、甲病等。

色素性皮肤病：白癜风、黄褐斑、雀斑等。

物理性皮肤病：日晒疮、鸡眼、胼胝等。

皮肤肿瘤：色素痣、基底细胞癌、鳞状细胞癌、鲍恩病、恶性黑素瘤等。

第二节 疾病命名原则

中医学历史悠久、源远流长，著作丰富。在我国辽阔的国度里，随着历史发展时期的不同，数千年来经历代医学探微索秘、充实发展，事实上已逐渐形成了具有独特的理论体系和诊疗技术的中医皮肤外科学。但苦于古代交通不便，学术传播几乎都是师徒相授、父子相传的单一授业形式，再加上地区不一，方言上的种种差异，以致病名繁多而不统一。而且一个病名有时包括多种性质的疾病；有的同一种性质的疾病，因所患部位、阶段、形态等不同，而取有几个病名，给后世学者带来了一定困难。然而外科疾病的命名仍是有一定规律可循的，一般依据其发病部位、穴位、形态、症状、颜色、脏腑、特征、病变范围、发病季节、特殊气味、传染性、病因等分别加以命名。

以部位命名者，如颈痈、发际疮、肾囊风、臁疮等。

以穴位命名者，如委中毒、人中疔、环跳疽等。

以形态命名者，如鹅掌风、松皮癣、翻花疮、蝼蛄疖、蟹足肿等。

以症状命名者，如黄水疮、乳漏、麻风等。

以颜色命名者，如白癜风、紫癜风、赤游丹、黧黑斑等。

以脏腑命名者，如肺风粉刺等。

以疾病特征命名者，如烂疔、流注、湿疮等。

以病变范围大小命名者，如小者名疔，大者为痈，更大者称发。

以发病季节命名者，如桃花癣、暑疖等。

以特殊气味命名者，如狐臭、臭田螺等。

以传染性命名者，如疫疔等。

以病因命名者，如日晒疮、漆疮、冻疮等。

第三节 常用术语释义

在阅读中医外科专著中，常常会遇到一些专用术语，为了便于学习和领会其中的内涵，现将常见的基本术语介绍如下。

斑：皮肤的色素改变称为斑，诚如《丹溪心法》所言"斑乃有色点而无头粒者是也"，如雀斑、汗斑、黧黑斑等。

疹：凡皮肤间起发丘疹，也正如《丹溪心法》所言"疹为浮小而有头粒者"，如痱子、痤疮等，皆为丘疹性疾患。

痘：皮肤上起小水疱，内含浆液性的疾患称痘，如水痘。

疮：一是指体表皮肉发生的各种损害性疾病的统称，包括创伤、疮疡、皮肤病等。如《外科启玄·名疮疡标本论》曰："疮者伤也，肌肉腐坏，痛痒苦楚，伤烂而成，故名曰疮也。疮之一字，所包着广矣。虽有痈疽、疔疖、瘰疬、疥癣、痘疹等分其名，亦止大概而言。"二是专指皮肤浅表起丘疹、疱疹等的疾病，如湿疮、疥疮、黄水疮等。

疡：又称外疡，是指一切外科疾病的总称。古代疡科指外科，疡医即外科医生。

疮疡：广而言之，泛指一切体表浅显的外科疾患；狭义地说，是指感染因素引起体表的化脓性疾病。

疖：皮肤浅表的化脓性小疮，局部红肿热痛，但突起根浅，肿势局限，范围多在3cm以内，易脓、易溃，出脓即愈。

痈：痈者，壅也，指气血被邪毒壅聚而发生的化脓性疾病。一般分为内痈和外痈两大类。外痈是指生于体表皮肉之间的急性化脓性疾患，局部具有红、肿、热、痛的特征，范围在 6～9cm 者。内痈是指发生于脏腑的化脓性疾患。

疽：疽者，阻也，指气血被毒邪阻滞而发于皮肉筋骨的疾病。常分为有头疽和无头疽两类。有头疽是发生在肌肤间的急性化脓性疾病，相当于西医学的痈；无头疽是指多发于骨骼或关节间等深部组织的化脓性疾病，相当于西医学的骨髓炎、骨结核、化脓性关节炎等。

发：病变范围较痈大，初起在皮下疏松的部位，突然红肿蔓延成片，中央明显，四周较淡，边缘不清，灼热疼痛，3～5日皮肤湿烂，随即变黑腐溃，伴见明显全身症状。类似现在的急性坏死性筋膜炎。

根脚：指肿疡基底根部。根脚收束突起多为阳证，根脚软陷为成脓，根脚散漫开大或塌陷多提示可能发生险症。

根盘：指肿疡基底部周围坚硬区。根盘收束者多为阳证，平塌者多为阴证。

应指：指患处已化脓（或有其他液体），用手按压时有波动感。

袋脓：溃后疮口较小，或切口不当，而脓腔较大，犹如口袋之形，导致脓液不易排出而蓄积袋底。

胬肉：指疮疡溃破后，出现过度生长而高突于疮面或暴翻于疮口之外的腐肉。

缸口：慢性溃疡长期不愈，疮口边缘增厚，犹如大缸环口之状者。

疳：黏膜部发生浅表溃疡，呈凹形有腐肉而脓液不多的称为疳，如发于口腔的称口疳，发于牙龈部的称牙疳，发于龟头黏膜部的称下疳。

结核：泛指一切皮里膜外浅表部位的病理性肿块，非等同于西医学的结核病。如形容瘰疬肿大之淋巴结为"结核累累，有如串珠"。

癣：凡皮肤增厚伴有鳞屑或有渗液的皮肤病，统称为癣，因而癣的含义甚广。《证治准绳》说"癣之状，起于肌肤隐疹，或圆或斜，或如苺苔走散"，"搔则出白屑"，"搔则多汁"，"其状如牛领之皮厚而且坚"。从其所说，包括多种慢性皮肤病，如牛皮癣、湿癣、干癣、圆癣等。

疥：疥者，搔也。芥子，小也，其含义有二，一是指有传染性丘疹损害的疥疮；二是指局限性或全身性瘙痒性疾病，如马疥、疥风等。

疣：皮肤上的良性赘生物，如枯筋箭等。

瘤：瘤者，留也，是指瘀血、浊气、痰滞停留于人体组织之中，聚而成形结成块物者称为瘤。多发生于皮肉筋骨之内，古代文献中记载分有六瘤，即气瘤、肉瘤、筋瘤、骨瘤、血瘤、脂瘤。

岩：病变部肿块坚硬如石，高低不平，固定不移，形似岩石，破溃后疮面中间凹陷较深，状如岩穴，故称指为岩。岩与癌相同。

痰：外科之痰，指发于皮里膜外、筋肉骨节之间，或软或硬，或按之有囊性感的包块，属有形之征，多为阴证。

风：一是代表一种致病因素，由风引起，如麻风、面游风、白驳风、唇风、鹅掌风。二是显示皮损特征表现，如风疹（荨麻疹），像风一样善行而数变。

丹毒：是指皮肤突然变赤，如丹涂脂染的急性感染性皮肤病。起病突然，局部皮肤焮红肿胀，迅速向周围蔓延，并伴有明显的全身症状。因发生部位不同而有多种名称，如发于头面部的称抱头火丹，发于腰胯部的称内发丹毒，发于下肢的俗称流火等，"丹名虽多，其理则一"。

臁疮：是发生在小腿部的慢性溃疡，溃疡日久难敛，或经收口，每因破伤而复发。

（孟威威　刘爱民）

第三章

皮肤的解剖和组织病理学特点

第一节　皮肤解剖

一、皮肤解剖定位

皮肤是人体表面最重要的屏障。从重量与面积的角度看，皮肤是人体最大的器官，其重量占人体重量的16%，其面积成年人为1.5～2.0m²，新生儿约为0.21m²。皮肤若不包括皮下脂肪层，通常厚0.5～4.0mm。皮肤厚度因人的年龄、部位的不同而异。通常儿童皮肤较成人薄，四肢、躯干皮肤伸侧比屈侧厚，枕后、项、背部、臀、掌跖部位皮肤最厚，背部皮肤厚度甚至可达1cm，掌跖部皮肤厚度可达1.4cm，眼睑、外阴、乳房等部位皮肤最薄。

表面解剖是通过人体表面的特征性标志来说明内部器官和结构的所在位置，对人体测量、特别是活体测量和关节活动度测量具有重要的意义。人体标准解剖姿势指以身体直立，两眼平视正前方，上肢下垂于躯干两侧，手掌向前，下肢伸直，两足并立，足尖向前为原则。为了正确地描述人体形态结构，现将人体解剖学中常用的轴、面和方位介绍如下。

1. 轴　根据解剖学的方位，人体有相互垂直的三种轴，这在描述某些结构的形态，特别是关节的运动时非常重要。包括三种：

（1）**垂直轴** 为自颅侧至尾侧垂直于水平面的轴线。

（2）**矢状轴（背腹轴）** 自背侧面至腹侧面并与垂直轴相垂直的直线。

（3）**冠状轴（横轴，额状轴）** 左右两侧同高点之间的轴线，应与水平面平行，并与上述两轴相垂直。

2.面 人体可以有相互垂直的三种面：

（1）**矢状面** 于前后方向将人体分为左右两部分的纵切面，即通过垂直轴和矢状轴的所有平面。如果此面位于人体正中，则称为正中矢状面。

（2）**冠状面（额状面）** 于左右方向将人体分为前后两部分的纵切面，即通过垂直轴和冠状轴的切面。

（3）**水平面（横切面）** 将人体分为上下两部分并与上述两面相垂直的断面。

3.方位术语 按照解剖学姿势，规定了一些相对的解剖学名词，应用这些名词可以正确地描述人体结构的相互位置关系。这些名词都是相应成对的。

（1）**上和下** 按照解剖学姿势，近颅者为上，近足者为下。为了与比较解剖学统一，也可用颅侧和尾侧作为对应名词。

（2）**前和后** 前又称腹侧，距身体腹面近者为前，距背面近者为后。

（3）**内侧和外侧** 是描述各部位与正中面相对距离的位置关系的名词，如眼位于鼻的外侧、耳的内侧。上肢前臂内侧称尺侧，外侧称桡侧。小腿内侧称胫侧，外侧称腓侧。这些名词是根据前臂和小腿的骨（尺骨、桡骨、胫骨、腓骨）而命名的。

（4）**内和外** 是表示与空腔相互位置关系的名词，应注意与内侧和外侧加以区别，即内和外只对管腔的内外而言。

（5）**浅和深** 是指与皮肤表面的相对距离关系的名词，即离皮肤近者为浅，离皮肤远者为深。

（6）**近侧和远侧** 指距肢体根部的远近而言。在四肢，距肢体根部近者为近侧，距肢体根部远者为远侧。

（7）**手、足背和手掌、足底** 手部区分为手背和手掌，与之相应的面称之为手背面和手掌面；足部区分为足背和足底，与之相应的面称为足背面和足底面。

二、皮纹特征

皮纹是指由皮肤表面很多自然的细小隆起和凹陷所形成的纹理。隆起的皮纹称为皮嵴，凹陷的皮纹称为皮沟或皱襞。皮沟深浅不一，在面部、手掌、阴囊及关节活动部位最深。皮沟将皮肤表面分为无数三角形、菱形或多边形的皮野，皮嵴部常见许多凹陷的小孔为汗孔，是汗腺导管开口的部位。手背、颈项处比较明显。皮肤表面的纹理可以反映皮肤下肌肉纤维的走向，这对临床外科手术中选择手术切口具有重要参考意义。不同部位的皮纹，其明显程度不一样，这些皮肤纹理都是由遗传因素决定的，个体之间均有差异，在法医学上有重要指导意义，对于某些遗传性疾病的辅助诊断亦很有帮助。此外，随着皮肤的老化，皮肤表面出现皱纹，使原来正常形态的面部发生变化，影响容貌的形态美。研究皮肤表面皱纹线对医学美容学有重要作用，故研究皮肤的纹理很有意义。

（一）轮廓线

轮廓线是体表不同器官、不同部位之间交界处由于受光线折射不同，在人的视觉中产生明显的分界线。在临床手术中，沿分界线切开，切口多不明显。临床上常用的轮廓线有发际线、唇线、眉周边、耳根、鼻侧缘及乳房下皱襞等。

（二）皮纹与皮肤朗格线

人体皮纹走向线，与皮肤大部分弹性纤维的走行方向一致。1834 年，Duputren 偶然发现，用圆锥子穿刺尸体皮肤后，其伤口不呈圆形，而呈线状的裂缝且宽窄也不一样，皮肤菱形裂缝的长轴在不同部分呈固定的方向排列，将其连接起来便形成了皮纹。后来，维也纳解剖学家 Langer 重复了 Duputren 的试验，于 1875 年绘出了第一张人体皮肤裂线图，指出皮肤裂线的排列方向是依赖于皮肤真皮内纤维的排列方向，并经显微镜观察证实了这一点。后人称此线为皮肤朗格线。皮肤朗格线肉眼观察不到，属于一种不可见的皮肤内特征。

关于朗格线产生的机制，Langer 认为，皮肤张力决定了皮肤裂线的走行方向。多项研究证明，皮肤张力的产生和大小，又是由真皮内结缔组织纤维，特别是胶原纤维的走向、排列和多少所决定。

朗格线对手术的切口取向有重要指导意义。由于朗格线与真皮内胶原纤维和弹性纤维的走向基本一致，而且与皮下小动脉走向也一致，因此沿朗格线做手术切口，可最大限度地减少弹性纤维的切断，皮肤的弹性回缩力较小，缝合时张力较小，切口愈合后，瘢痕增生也就不明显，达到外表美观、微创的目的。但也有观点认为，朗格线的走向与胶原纤维束不规则交叉排列，二者之间存在着 39°43′ 的夹角；朗格线下的弹性纤维走向呈与朗格线一致和垂直交叉两种方向排列。因此认为，不应按朗格线方向做切口，以免切断较多的纤维。宋连生等认为，应按皱纹线的走向做手术切口，因为皱纹线的走向与真皮内胶原纤维的走向一致，二者的夹角为 0°，且皱纹线下的弹性纤维排列与表皮垂直，这种切口对两种纤维均可做到只有少数被切断，因此伤口张力小，愈后瘢痕小。

（三）皮肤皱褶线与皱纹线

除张力线以外，皮纹还有因皮肤自然屈伸或表情肌反复习惯性收缩所造成的皱褶，被称作皮肤褶皱线。比如，颈部及颞颌关节等部位皮肤松弛所形成的褶皱，面部由表情肌反复和习惯性收缩形成的褶皱。皱纹线是皮肤衰老后出现的皱褶，随着年龄增长而逐渐变深。皱纹是皮肤在生命过程中逐步形成和加重的，对人体健康和寿命并无影响，但对于美容和人体外部形象却有着直接影响。因此，人们仍然希望了解皱纹线的成因，以帮助解决皱纹线出现的烦恼和问题。一般皱纹线和皮纹的方向是大致符合的，由于面颈部皮肤薄而柔嫩，且面部皮肤是表情肌的止点，表情肌收缩时牵动皮肤，使面部形态出现丰富多彩的变化，所以面颈部的皱纹线最明显，常见的有成条、带状的皱纹线。但面部表情肌多，功能复杂，故形成的皱纹线也较复杂而且不一。按其发生性质，可分为：自然性皱纹线、动力性皱纹线、重力性皱纹线和混合性皱纹线等 4 大类。

1. 自然性皱纹线　又称体位性皱纹，这种皱纹线是随着体位的不同而出现的皮肤皱纹线。在人体，为适应肢体完成各种生理运动，凡是运动幅度较大的部位都有宽松的皮肤，这些充裕的皮肤在处于松弛状态时，即自然形成宽窄、长短和深浅不等的皱纹线。当皮肤被拉紧时，皱纹线随即消失，当体位发生改变时，皱纹线出现的部位亦发生改变。体位性皱纹均出现在关节附近，人出生时就已存在，并非皮肤老化的表现，属于正常生理现象。例如颈部、肘部和膝部的横纹皮肤皱纹线出生就有，随着关节的屈伸形态的不同（即体位的不同），皱纹出现的部位（前、后、内、外侧）和程度亦不相同，但皱纹总是出现在皮肤松弛的一侧。随着人们年龄的不断增长，全身生理功能逐渐降低，皮肤弹性逐渐减退，纹间皮肤松弛，致使体位性皱纹线逐渐加深和增多，这就是皮肤老化的表现。如果出现在面颈部，会有碍于美容，严重时需进行整形手术，切除多余的皮肤。

2. 动力性皱纹线　是由于面部表情肌收缩牵拉皮肤而产生，当表情肌收缩时，肌纤维缩短，牵引皮肤形成与肌纤维长轴相垂直的皮肤皱纹线。此线一旦形成，即使该部位表情肌未收缩，皱纹线也不会完全消失。因此，动力性皱纹线的出现，亦为老化的征象。对个人来说，这类皱纹线出现的时间早晚和轻重程度均可不同，这常与个人的体质、情绪、工作环境等有关，熬夜者或体弱者出现较早，肥胖者或体健者出现较晚，女性较男性出现要早。但经常夸张性的面部表情可以加速此类线的提早出现或程度的加深。若皱纹明显加重，则更应视为老化的表现之一。动力性皱纹线的形成与表情肌相关，而表情肌数量多，结构精细，功能灵巧，各肌或肌群之间舒缩运动配合完美，从而使动力性皱纹线在形态和程度上也表现出多样性。额肌收缩是产生前额皱纹的主要原因，皱眉肌与眉间垂直皱纹的形成有关。

3. 重力性皱纹线　多发生在骨骼较突出处和肌肉较多处，是由于骨骼萎缩、肌肉松弛和皮肤弹性减弱，皮下脂肪逐渐减少，重力作用下皮肤松弛下垂所致。重力性皱纹出现的时间较晚，多在 40 岁以后逐渐发生。随着年龄的不断增长，皮肤老化越来越严重，重力性皱纹线也越来越多，越来越深。所以，在正常情况下，重力性皱纹线的出现是老化的征象之一。但重力性皱纹线也会在体弱多病和重症营养不良的情况下出现，使皮肤呈现出"小老头""小老太"的征象。这种情况是病态的，不应视为老化的表现。面颈部的重力性皱纹线有如下特点：在额部，由于颅顶骨（包括额骨）的萎缩，额肌和帽状腱膜松弛，额部皮肤弹性减弱而下垂所致的重力性皱纹线已融于动力性皱纹线，使额部皱纹加深。在眉部，当额肌和皱纹肌萎缩松弛时，眉间皮肤下垂可加重鼻根横纹。在睑部，由于皮肤薄，皮下组织疏松，脂肪较少，当眼轮匝肌和额肌（额肌的少部纤维交错止于眼轮匝肌）松弛时，上睑皮肤即逐渐下垂，形成"三角眼"。在下睑，还因眶隔萎缩，眶内脂肪疝出，致皮肤臃肿下垂，形成所谓"睑袋"。在颧、颊部，因颧骨萎缩和口周辐射状肌松弛，颊脂体缩小，致使颧、颊部皮肤一并下垂。由于口角皮肤较固定，故下垂皮肤在口角外侧明显臃肿，甚至与松弛的下颌皮肤共同形成"重下颌"。在颈部，由于皮肤本来就较松弛，随着年龄的增长，颈部皮下组织和颈阔肌也逐渐萎缩，加之皮肤弹性减少，皮肤更加松弛下垂。

4. 混合性皱纹线　由上述诸多原因造成，典型表现是鼻唇沟皱纹和口周皱纹。

三、肤色特征

正常皮肤的颜色由四种生物色素构成，褐色的黑素、黄色的胡萝卜素、红色的氧合血红蛋白和蓝色的还氧血红蛋白。其中胡萝卜素为外源性色素，不能由人体自身合成，分布于表皮和皮下脂肪，其余均为内源性色素，由机体自身合成。黑素分布于表皮，血红蛋白分布于真皮。黑素是皮肤颜色的主要决定因素。皮肤的颜色因种族、年龄、性别、部位、营养不同而异。

（一）人体的固有色

人体的固有色主要是指人的肤色及发色。人体的固有色有严格的遗传性，不同的人种表现不同的色彩。由于自然环境对人类许多代人的影响，才形成当今世界的白种人、黄种人和黑种人三大人种体系。肤色不同的人种对肤色存在不同的审美观。黄种人以肤色黄里透红为美；白种人以白里透红为美；黑种人以棕黑色为美。同一种族之内个体之间，由于性别和生活方式不同，肤色也有差异，一般男性的肤色要比女性的深一些。即使是同一个人，体表部位不同，其肤色也有不同，一般是背侧肤色比腹侧深，四肢伸侧肤色比屈侧深，肤色最深的是乳头、阴囊等处，肤色最浅处是手掌及足跖等部位。肤色的深浅是由毛细血管的密度、血流量和皮肤所含黑色素的数量及分布状况决定的，其中以黑色素最为重要。人体的肤色、发色和眼角膜的颜色都是由黑色素决定的。当黑色素主要集中在生发层时，皮肤表现为褐色，若黑色素延伸至颗粒层时，则为深褐色。反之，如果生发层所含黑色素少而且分布分散，则皮肤颜色浅。在阳光照射下，黑色素在含铜的酪氨酸酶氧化作用下，易使肤色变黑，故皮肤颜色与阳光照射关系密切。皮肤颜色还受毛细血管密度的影响。血管密度大，血流量丰富，皮肤呈现红色。例如，人在酒后或害羞时满脸通红就是此类例证。在静脉淤血时，皮肤显青紫。反之，如果贫血或休克时，血流量减少，皮肤则呈病态苍白。此外，皮肤颜色还受食物、体内代谢产物如胆红素、皮肤表面光滑度等的影响。

决定皮肤颜色有先天因素，也有后天各种因素的影响。虽然不同民族或同一民族个体之间存在着肤色深浅的差异，但是一般认为正常或健康的皮肤就是美的。

（二）人体的发色

人的发色也与种族有关，人类的头发以黑色为主，也有棕黑色及金黄色的。人进入老年后头发都会变成白色，这是人体因衰老代谢功能降低，酪氨酸酶减少造成的。头发是人体的自然装饰物，对人体色彩美也有很大影响，美的毛发同样必须是健康的。

第二节 皮肤组织学

一、皮肤组织结构与功能

皮肤组织主要由上皮部分的表皮、结缔组织部分的真皮及位于真皮下方的皮下组织组成，并包含有皮肤附属器、血管、神经、淋巴管及皮肤的肌肉组织。成人表皮主要由两大类细胞组成：角质形成细胞和树枝状细胞。

（一）表皮的角质形成细胞

角质形成细胞是表皮的主要细胞，起源于外胚层，具有产生角蛋白的特殊功能。角蛋白是一种复合的丝状蛋白质，不仅形成角质层，而且是毛发和指甲的结构蛋白。表皮从最底层开始向上可分为以下区带：基底层、棘层、颗粒层、透明层和角质层。（图3-2-1）由此反映出角质形成细胞分化成角化细胞时的不断变化。

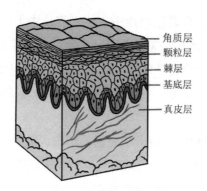

右侧标注（从上到下）：角质层、颗粒层、棘层、基底层、真皮层

图 3-2-1　表皮组织的结构图

1. 基底层　由一层圆柱状基底细胞所组成。通常排列整齐，如栅栏状，其长轴与表皮和真皮之间的交界线垂直。胞质强嗜碱性，胞核卵圆形，呈暗黑色。基底细胞之间及与其上方的棘细胞之间是通过细胞间桥相连接的。基底细胞的底部附着于表皮下基底膜带。基底细胞内尚有数量不等的黑素，其含量的多少与皮肤的颜色是一致的。

2. 棘层　位于基底层上方，一般由 4～8 层细胞组成，细胞呈多角形，核较大呈圆形，细胞间桥明显而呈棘刺状，称为棘细胞。最底层的棘细胞有分裂功能，上部的棘细胞渐趋扁平。

3. 颗粒层　通常由 1～3 层扁平或菱形细胞所组成。胞质内充满粗大、强嗜碱性的透明角质颗粒。正常皮肤颗粒层的厚度与角质层的厚度成正比例。如角质层较厚的掌跖，颗粒层可以达到 10 层。

4. 透明层　在掌跖皮肤角质层厚的部位才存在，由 2～3 层较扁平细胞构成，HE染色后，在角质层的最下部分可见一薄层均匀一致的嗜酸性带，称之为透明层。

5. 角质层　由 5～20 层已经死亡、扁平、无核的细胞组成，其细胞器几乎全部消失。

6. 表皮下基底膜带　在 PAS 染色时，在表皮真皮连接处可见 0.5～1.0μm 厚、均匀一致紫红色的带，称之为皮下基底膜带，其中有相当多的中性黏多糖。

（二）表皮的树枝状细胞

在表皮内有 4 种类型的树枝状细胞，其功能结构各不相同。第一种是黑素细胞，HE 染色的组织切片内可见；第二种是朗格汉斯细胞，需要用免疫组化等方法辨认；第三种为未定型细胞，需用电镜才能认；第四种是 Merkel 细胞，其具体情况不清楚，需用电镜或免疫组化才能辨认。

1. 黑素细胞　其数目随着身体部位的不同而异，而且在紫外线反复照射后可以增多。黑素细胞具有形成黑素的功能，可以通过黑素细胞的树枝状突把黑素输送到基底细胞内。

2. 朗格汉斯细胞 在 HE 染色切片中，位于表皮中上部，表现为透明细胞。具有吞噬细胞功能，能摄取、处理与携带或递呈抗原，将其带到淋巴结的免疫反应区域、激活淋巴细胞。其细胞表面具有补体与 IgG 的 Fc 受体，与皮肤移植异体排斥有关。

3. 未定型细胞 是未成熟的，或未能找到 Birbeck 颗粒的朗格汉斯细胞，位于表皮最下层。

4. Merkel 细胞 是一种具有短指状突起的细胞，散在于基底细胞之间，较多见于掌跖、指趾、口腔、生殖器等皮肤或黏膜，亦可见于毛囊上皮。其来源尚无定论，推测 Merkel 细胞是一种感觉细胞，能感受触觉。

二、真皮

真皮主要由结缔组织构成，还包括神经和神经末梢、血管、淋巴管、肌肉、皮肤附属器。结缔组织是由胶原纤维、弹性纤维、基质、细胞成分组成。真皮主要分为两层：乳头层、网状层。乳头层分为真皮乳头层及乳头下层。网状层也可分为真皮中部及真皮下部，但两者之间没有明确界限。

1. 胶原纤维 是真皮结缔组织的主要成分。乳头层内的胶原纤维细小，不成束，排列不规则，方向不定；网状层的胶原纤维较粗，呈束状，主要呈水平方向排列。真皮内胶原纤维的主要成分是 I 型胶原蛋白（占 80%～90%）和 Ⅲ 型胶原蛋白（约占 8%）。胶原纤维韧性大，抗拉力强，但缺乏弹性。

2. 网状纤维 较细，有许多分支，互相交织成网状。网状纤维主要由 Ⅲ 型胶原构成，是一种未成熟的胶原纤维。网状纤维主要分布在乳头层、皮肤附属器、血管和神经周围，以及基底膜带的网板等处。

3. 弹力纤维 较细，HE 染色不易辨认，Comori 醛复红、Weigert 来复红等染色可呈紫色、蓝黑色等。弹力纤维直径 1.0～3.0μm，呈波浪状绕在胶原纤维之间，弹力纤维使皮肤具有弹性，牵拉延长后可恢复原状。

4. 基质 是无定形均质状物质，充填于纤维和细胞之间。主要化学成分为黏多糖、水、电解质、血浆蛋白等。

5. 细胞 真皮结缔组织间可见成纤维细胞、肥大细胞、巨噬细胞、淋巴细胞等白细胞，以及朗格汉斯细胞、树突细胞、噬黑素细胞等。

三、皮下组织

真皮下方为皮下组织，与真皮无明显界限，其下方与肌膜等组织相连。皮下组织由疏松结缔组织及脂肪小叶组成，又称皮下脂肪层。其厚薄因性别、身体不同部位及营养状况而异。一般地，女性该层较男性厚。此层内还有汗腺、毛囊、血管、淋巴管及神经等。

四、皮肤附属器

皮肤附属器包括毛发、毛囊、汗腺、皮脂腺与指（趾）甲等。

（一）毛发

毛发由角化的上皮细胞构成，其深入皮肤内的部分称毛根。毛囊末端膨大成葱头状，称为毛球。露出皮面部分称为毛干。毛发分硬毛与毳毛，前者又分为长毛（如头发、胡须、腋毛、阴毛）和短毛（如眉毛、睫毛、鼻毛、耳毛）。

1.毛发　由内到外可分为3层。

（1）髓质　是2～3层部分角化的多角形细胞，内含黑素颗粒。

（2）皮质　由几层梭形上皮细胞构成，是毛发的主要组成部分。

（3）毛小皮　由一层互相连叠的角化细胞所构成。

2.毛囊　其不同部位有不同的名称。毛囊的上部，自皮脂腺开口部位以上的毛囊部分，称为漏斗部（毛脂囊）；而自皮脂腺开口部以下，至立毛肌附着部之间的毛囊部分，称为毛囊峡。毛囊末端膨大呈球状，又名毛球。毛囊由内、外毛根鞘及纤维鞘所构成。

（1）内毛根鞘　由内而外分3层：①鞘小皮；②赫胥黎层；③亨勒层。

（2）外毛根鞘　相当于表皮基底层及棘层延续而来。

（3）纤维鞘　分为3层：①内层；②中层；③外层。

3.毛母质　由表皮细胞的团块所构成，与黑素细胞、黑素颗粒共同形成毛球。

4.毛乳头　是伸入毛球内的结缔组织，其中有血管和神经。

（二）皮脂腺

皮脂腺由腺体及导管构成。腺体细胞由外向内逐渐增大，胞质内脂滴逐渐增多，最终破裂而释出脂滴，经导管排出，故皮脂腺属全浆腺。皮脂腺分布广泛，存在于掌、跖和指（趾）屈侧以外的全身皮肤。头、面及胸背上部等处皮脂腺较多，称皮脂溢出部位。皮脂腺通常开口于毛囊上部，位于立毛肌和毛囊的夹角之间，故立毛肌收缩可促进皮脂的排泄。乳晕、口腔黏膜、唇红、小阴唇、包皮内侧等处的皮脂腺单独开口于皮肤。皮脂腺分为3类：

1.附属于毛囊的皮脂腺，开口于毛囊与毛发，共同构成毛囊皮脂腺系统。

2.与毳毛有关，其导管直接开口于体表。

3.与毛发无关，又称独立皮脂腺，见于口唇、包皮内面、小阴唇、大阴唇内侧、阴阜与乳晕等处。

（三）汗腺

汗腺分为小汗腺与顶泌汗腺两种。

1. 小汗腺 又称外泌汗腺，有分泌汗液和调节体温作用。除唇红区、包皮内侧、龟头、小阴唇及阴阜外，小汗腺遍布全身。儿童汗腺密度较成人大。汗腺是一种结构较简单的盲端管状腺，每个小汗腺可分为分泌部和导管部。小汗腺的分泌部存在于真皮深层及皮下组织，由单层分泌细胞排列成管状，盘绕如球形。其外有不连续的一层梭形肌上皮细胞，最外为基底膜带。小汗腺的分泌细胞分为明细胞和暗细胞。小汗腺受交感神经系统支配。肌上皮细胞对汗腺分泌部起支持作用，其收缩对排汗作用甚微。导管部也称汗管，汗管最深部分和分泌部盘绕在一起，自腺体垂直或稍弯曲向上，穿过真皮达表皮突的下端，自表皮突下端进入表皮，在表皮中呈螺旋状上升，开口于皮肤表面。

2. 顶泌汗腺 又称大汗腺。顶泌汗腺是较大管状腺，腺体位置一般较深，其分泌部分多在皮下脂肪层，偶尔见于真皮深部，甚至中部。腺腔直径约为小汗腺腺腔的10倍。其导管部分的组织结构与小汗腺的相似，通常开口于毛囊的皮脂腺入口上方，少数直接开口于表皮。顶泌汗腺主要分布于腋窝、乳晕、脐窝、肛门及外阴等处。顶泌汗腺的分泌活动主要受性激素影响，于青春期分泌旺盛，其分泌方式属顶浆分泌，也可能顶浆分泌、局浆分泌和全浆分泌3种方式都可发生。

（四）指（趾）甲

指（趾）甲位于指（趾）末端的伸侧面，扁平而有弹性，自后向前稍有弯曲，呈半透明状。由致密而坚实的角质所组成，外露部分称为甲板，伸入近端皮肤中的部分称为甲根。覆盖甲板周围的皮肤称为甲廓。甲板之下的皮肤称为甲床。甲根之下和周围的上皮称为甲母，是甲的生长区。甲板近端可见新月状淡色区，称为甲半月。（图3-2-2）

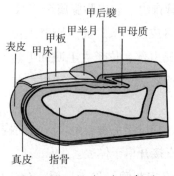

图 3-2-2 指（趾）甲解剖

（五）皮肤的血管

1. 皮肤血管丛分布　皮肤血管（图3-2-3）分布于真皮及皮下组织内，可分为5丛，由内而外分述如下：

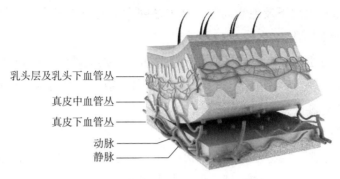

乳头层及乳头下血管丛 ——

真皮中血管丛 ——

真皮下血管丛 ——

动脉 ——
静脉 ——

图 3-2-3　皮肤的血管

（1）皮下血管丛　位于皮下组织深部，是皮肤内最大的血管丛，供给皮下组织营养。

（2）真皮下血管丛　位于皮下组织的上部，供给汗腺、汗管、毛乳头和皮脂腺营养。

（3）真皮中血管丛　位于真皮深部，主要调节各丛血管之间的血液循环，并供给汗管、毛囊和皮脂腺营养。

（4）乳头下血管丛　位于乳头层下部，具有贮血的功能。此丛血管的走向与表皮平行，故对皮肤颜色影响很大。

（5）乳头层血管丛　位于真皮乳头层上部。主要供给真皮乳头及表皮营养。

2. 皮肤血管类型　根据管径的大小，皮肤血管都属于中小型，分为：

（1）中动脉　管壁分为内膜、中膜、外膜。中膜层有大量的平滑肌，又称肌性动脉，多位于皮下脂肪组织内。

（2）小动脉　指血管管腔直径在2.0mm以下的动脉，结构与中动脉基本相同。

（3）细动脉　血管管腔直径在0.2mm以下，除内皮细胞外，往往只有一层平滑肌细胞和少量结缔组织。

（4）毛细血管　直径平均为7.0～9.0μm，一般可容1～2个红细胞通过。管壁仅由单层内皮细胞所构成。

（5）静脉　与动脉平行分布，管壁也分为内膜、中膜、外膜3层，管腔与管壁的比例较动脉大，并且多有瓣膜，以防止血液倒流。

（6）血管球　是动静脉之间的特别辅助装置，通过血管球的血液，可由动脉端直接进入静脉端，不需要通过毛细血管。最后，向下垂直汇入较深的血管丛内。血管球在指（趾）末端最多见，位于真皮浅层。

（六）皮肤的神经

1. 皮肤的感觉神经 皮肤的感觉神经末梢可分为 3 类：①末端变细的游离神经末梢，主要分布到表皮下及毛囊周围。②末端膨大的游离神经末梢，如 Ruffini 小体。③有囊包裹的神经末梢。

皮肤内所有自主神经末梢均呈细小树状分布，而感觉神经末梢则可分为游离神经末梢和终末小体两种。后者除有神经纤维的终末外，有的还有特殊的结构：

（1）触觉感受器 又名 Meissner 小体。

（2）痛觉感受器 结构简单，位于表皮内。

（3）温觉感觉器 接受冷觉者为球状小体，又名 Krause 球，位于真皮浅层；接受热觉者为梭形小体，又名 Ruffini 球，位于真皮深部。

（4）压觉感受器 又称 Pacini 小体，呈同心圆形。

2. 皮肤的运动神经 交感神经的肾上腺素能纤维支配立毛肌、血管、血管球和顶泌汗腺、小汗腺的肌上皮细胞。小汗腺分泌细胞则受交感神经的胆碱能纤维支配。

（七）皮肤的淋巴管

皮肤中的淋巴管比较少，在正常皮肤组织内一般不易认。淋巴液循环于表皮细胞的间隙和真皮第一胶原纤维之间，淋巴管开始于真皮乳头层的中下部交界处，由此汇入皮下组织的淋巴管，再经淋巴结到达大淋巴管，然后进入全身的大循环。

（八）皮肤的肌肉

皮肤内最常见的是立毛肌，此外尚有阴囊的肌膜和乳晕的平滑肌，在血管壁上也有平滑肌。面部皮肤内可见横纹肌，即表情肌。

（九）皮肤的功能

皮肤是人体重要的屏障，不仅可以防止体液散失和阻止外界有害物质的入侵，而且还可感受各种刺激，参与全身的各种功能活动并维持内环境的稳定。皮肤是一个重要的免疫器官，有抗原呈递、细胞因子分泌、免疫监视等功能。

1. 屏障作用 人体正常皮肤有两方面的屏障作用，一方面保护机体内各种器官和组织免受外界环境中机械的、物理的、化学的和生物的有害因素的损伤；另一方面防止组织内的各种营养物质、电解质和水分的丧失。

（1）对机械性损伤的防护 正常皮肤的表皮、真皮及皮下组织共同形成一个完整的整体，它具有一定的张力和弹性，这与真皮内的胶原纤维和弹力纤维的性质有关。

（2）对物理性损伤的防护 物理性损伤包括电、光、磁。皮肤的角质层含水分较少，电阻值较大，对低压电流有一定的阻抗能力。皮肤对光线有吸收和反射作用，使机体免受光线的损伤。角质层具有防止机械损伤的功能。对抗外界的压力主要依靠真皮，因其具有弹性的胶原纤维。皮下脂肪组织可对皮肤所受的冲击起缓冲作用。

（3）对化学性损伤的防护　正常皮肤对各种化学物质都有一定的屏障作用，屏障部位主要在角质层，其次是皮肤表面的氢离子浓度对酸、碱等的缓冲能力。正常皮肤表面偏酸性，其 pH 为 5.5 ～ 7.0，皮肤有中和酸、碱的能力。皮肤表面呈弱酸性，对碱性物质起缓冲作用，称为碱中和作用。皮肤对 pH 在 4.2 ～ 6.0 范围内的酸性物质也有相当的缓冲能力，称为酸中和作用，以防止酸性物质对机体的损害。

（4）对微生物损伤的防护　在人体皮肤上寄生着许多微生物，它们主要寄生在角质层的表浅处、毛囊皮脂腺口的漏斗部、汗管口及表皮脂质膜内。角质层对微生物有良好的屏障作用，一般直径在 200nm 的细菌，以及直径更小的病毒，在正常情况下都不能进入皮肤内。皮肤表面 pH 偏酸性，对寄生菌的生长是不利的。游离脂肪酸对寄生菌的生长有抑制作用，皮肤干燥和脱屑对寄生菌的生长也有影响。

（5）防止体内营养物质的丧失　正常皮肤除了汗腺、皮脂腺分泌的排泄，角质层水分蒸发及脱屑外，一般营养物质、电解质等都不能透过皮肤角质层而丧失。角质层的这种半通透膜的特性起着很好的屏障作用。

2. 吸收作用　人体皮肤有吸收外界物质的能力，称为经皮吸收、渗透或透入。皮肤主要通过 3 个途径吸收外界物质，即角质层、毛囊皮脂腺及汗管口。其中角质层是最重要的途径。

3. 影响皮肤屏障和吸收作用的因素　大致可以归纳为三个方面：

（1）全身及皮肤的状况

①年龄、性别：有人认为，婴儿和老年人的皮肤比其他年龄组的更易吸收。但大多数研究显示，新生儿和婴儿的皮肤经皮吸收减少或正常。性别之间无差异。

②部位：不同部位皮肤的吸收能力也有一些差别，阴囊皮肤的通透性最好，面部、前额及手背比躯干、前臂及小腿好，四肢的屈侧比伸侧好，手足掌侧部位最差。这种差异可能和角质层的厚薄有关系。

③时期：在同一部位不同时间测量，其结果也不一样。因为角质层在生长、脱落和不同时间内功能上有变异；湿度和温度有改变，温度从 26℃增至 35℃时，表皮的水的弥散可增加一倍。

④皮肤的结构：角质层的通透性在很大程度上取决于角质细胞膜的脂蛋白结构，如果改变这种结构，则角质细胞的通透性将会改变。脂溶性物质（如乙醇、酮等）可透入细胞膜，水溶性物质因细胞中含蛋白质可吸收水分，故也可透入。角质层细胞的内部切面也为镶嵌性，有脂质 20% ～ 25%，蛋白质 75% ～ 80%，所以水溶性物质可

通过蛋白质，有机溶剂则通过脂质而透入。表皮脂质膜对皮肤吸收功能的影响不大。

⑤皮肤的水合程度：当角质被水合后，许多物质的渗透性均见增加。封包式湿敷或封包用药可阻止汗液和不显性汗的蒸发，致使角质的水合作用增强，因此可使药物吸收增加。若角质层水分含量低于10%，角质层即变脆易裂，肥皂和去污剂易透入。

（2）透入物质的理化比质

①分子量及分子结构：透入物质分子量的大小与通透率之间无明显的关系。

②浓度：一般认为，透入物质的浓度愈高，皮肤吸收愈多。但也有少数物质浓度高，对角蛋白有凝固作用，反而影响了皮肤的通透性，致吸收不良。如石炭酸，低浓度时，皮肤吸收良好；高浓度时，不但吸收不好，还会造成皮肤损伤。

③电解度：一般能离解的物质比不能离解的物质易于透入皮肤，如皮肤吸收水杨酸钠就比水杨酸好，后者很难溶于水中。

④电离子透入：一般经皮肤附属器官透入，但有人用放射性核素钍标记的氯化钍电离子透入后，其经皮透入量显著增加。

（3）外界因素　包括温度、湿度、外用药剂型、是否充血及存在皮肤疾患等病理情况。外界温度升高时，皮肤的吸收能力增强，这是由于皮肤血管扩张，血流加快，已透入组织内的物质弥散速度也加快，物质不断地进入血液循环中所致。当外界湿度升高时，由于角质层内外水分的浓度差减少，影响了皮肤对水分的吸收。如果外界湿度低，甚至使皮肤非常干燥时，则角质层内外水分浓度差增加，角质层吸收水分的能力明显增强。同一种药物，由于剂型的不同，皮肤吸收程度不同。粉剂、水溶液等很难吸收，软膏及硬膏可促进药物的吸收。

二、不同年龄皮肤组织特点

从出生到老年，不同年龄阶段我们的皮肤有着巨大的变化。由于皮肤的厚薄、角质层的功能、皮脂腺及汗腺的分泌情况都随着年龄的变化而不同，皮肤表现出不同的生理特性。初生婴儿的皮肤构成与成年人相同，但需要3年的时间才能基本发育成熟，所以在组织结构上和生理功能方面与成年人有很大差别。而老年时期，皮肤萎缩，皮脂腺、汗腺分泌减少，表皮和真皮的镶嵌减弱，营养供应和能量交换减少，光泽减退，干燥起皱，自我修复能力及对外界因素抵御能力下降。

（一）胚胎皮肤

在胚胎期前20～50天开始形成胚胎皮肤，60天时，大多数器官系统包括皮肤均形成，表皮由外胚层分化而来，真皮由中胚层分化而来。

（二）婴幼儿（新生儿）时期皮肤

婴幼儿的皮肤特点：婴幼儿皮肤呈粉红色，这是由于其真皮层血管丰富，毛细血管充血所致。初生婴儿皮脂腺功能旺盛，皮脂覆盖在皮肤的表面，起着保护、乳化、抗菌和生物调节的功能，皮脂遍及全身，尤其面部、前脚、头皮最多。婴儿皮肤含水量比成年人高，新生儿皮肤含水约为 74.5%，婴幼儿为 69.4%，而成年人皮肤水分仅为 64%。不过，尽管婴儿皮肤吸收外界水分的能力强，但由于屏障功能的不完善，水分挥发也快，因而更容易干燥。婴幼儿皮肤角质层尚未发育成熟，容易摩擦受损，这主要是因为表皮和真皮的结合区发育不完全，层与层之间黏合力弱，表皮容易剥脱，在外力作用下容易出现缺损。新生儿骶部、臀部皮肤通常会出现黑青色、青灰色、灰蓝色为主的色素斑，称骶部色素斑。早在 1885 年，Edwin 认为婴儿皮肤上色素斑是亚洲蒙古人种的特征，所以命名为蒙古斑。我国学者报道，新生儿蒙古斑发生率为82%，汉族为 70%，以一块居多。蒙古斑在出生后 1～2 年逐渐消失，但也有持续到成年时期。蒙古斑发生原因为皮肤深层堆集了许多纺锤状或星状色素细胞所致。

（三）儿童及青春期皮肤特点

儿童时期皮肤发育特点：儿童时期皮肤总体形态结构上和功能上日趋完善，外观状态明显异于婴幼儿，随着年龄增长，黑素细胞活化，黑素增加而皮肤略呈棕色。由于纤维成分增多，皮肤更为坚实。但于儿童期内，皮脂腺的功能活动暂时减弱，大汗腺尚不显示功能活动。

（四）青春期的皮肤发育特点

青年期的少男少女正处于生长发育的迅猛阶段，皮肤也开始发生变化，进入青春期后，皮脂腺分泌旺盛，角质形成细胞增生活跃，真皮胶原纤维也开始增多，并由细弱变为致密。

青春期少女皮肤发育的特点：女性皮肤最美的时期为 15～25 岁，20 岁为最佳期，这是激素分泌所致。这时的女性皮下脂肪发达，肌肤润滑、光泽、有弹性。随着年龄增长，女性激素分泌递减。女性在月经期，眼窝就会出现阴影，皮肤粗糙而又特别敏感；而在女性排卵期，肌肤又是最美的时候；女性在妊娠期皮肤会变得粗糙，容易出现色素斑；而哺乳期的妇女皮肤会变得十分漂亮。

青春期男子皮肤的特点：一般来讲，男子进入青春期后，激素分泌旺盛，刺激皮脂分泌，皮肤油脂过多，容易形成毛孔阻塞而出现痤疮（又称粉刺）；皮肤变得粗糙，皮下脂肪层变薄，体表汗毛变得粗短浓黑，胸部体毛也较长，发型在额部呈现特定的两鬓角凹入发际。青春期时的男性由于雄性激素分泌旺盛，新陈代谢较快，雄性激素有促进蛋白质的合成作用，加快角质层细胞的更新换代。

（五）中老年期皮肤特点

从 25 岁就开始，孕育着皱纹的微观变化、皮肤弹性纤维的断裂和变性。30 岁以后的妇女，皮肤保持水分的能力和弹性都逐渐降低，加之皮脂腺分泌能力下降和皮下脂肪的减少，皮肤与其下层组织间的联系松弛，衰老的征兆之一就是脸上出现皱纹。随着时光的流逝，人们不知不觉地将步入老年时期，各个器官的老化现象接踵而来，然而最为明显的则是皮肤的老化。这表现为皮肤松弛，弹性降低，出现皱纹；同时，老年人由于汗腺、皮脂腺分泌减少，皮肤显得干燥、粗糙。再加上老年人患有各种各样的慢性病，所以他们患皮肤病的概率大大高于其他人群，这些都会给老年人带来一定的烦恼和麻烦。

老年皮肤有 3 个突出的特征：萎缩、敏感、增生。人过中年，皮肤开始萎缩，进入老年期即 60 岁后更为明显，皮肤萎缩波及表皮、真皮和皮下组织。萎缩的表现是多方面的，皮肤变软、变薄，光泽减退，弹性减少，干燥起皱。敏感指的是皮肤受内外因素作用后反应强烈。老年人皮肤特别容易发痒，除因皮肤干燥外，也是皮肤敏感的结果。增生是指某些部位的某些组织增生，如面部皮脂腺增生。老年人易长癌生瘤，也都是增生性病变的结果。

（六）男女皮肤的区别

男女的皮肤在解剖结构和生理功能上是有差别的。男性皮肤与女性皮肤的最大不同在于毛囊和皮脂腺发达，面部生有胡须，皮脂分泌旺盛。大多数男性的皮肤偏油性，毛孔易被油污堵塞形成粉刺或痤疮，若护理不当，脸部常会留下凹陷性瘢痕。此外，头皮的皮脂过多还会引起头屑增多，影响头发的健康甚至脱发。男性的皮肤天生较女性粗厚、结实、更富有弹性，这是因为他们的皮肤纤维彼此连接很紧密的原因，这给男人承担最艰苦的工作提供了保障。男性的皮肤油性大、毛多、毛孔大，易受污物污染，尤其是脂溶性的有害物质和多种微生物积蓄，从而增加炎症和感染的机会。男性体内的雄激素含量高于女性，致使男性的痤疮发病率明显高于女性。男性皮肤还有一个特点就是敏感，容易发红、脱皮、发痒等，主要在于与女性相比较，男性的皮肤 pH 呈酸性。

三、不同部位皮肤的组织学特点

各部位皮肤的厚度为 0.5 ～ 10mm，易受摩擦，以及负重部位的皮肤较厚，感觉敏锐或不易受到摩擦部位的皮肤较薄。国人男性皮肤的平均厚度为 1.15mm，眼睑、耳郭、乳房和四肢屈侧的皮肤较薄，背部、臀部、手掌和足底的皮肤较厚。眼睑和上臂内侧皮肤厚约 0.5mm；背部、臀部皮肤厚为 1～10mm，手掌皮肤厚为 1～4mm；四肢外侧皮肤较厚，内侧皮肤较薄，例如大腿外侧皮肤厚约 1.13mm，内侧厚约 0.95mm。皮肤具有一定的移动性和延展性，皮肤的移动性与皮下组织固定的程度密切相关，固定程度大，移动范围就小，反之就大。同时皮肤在一定的拉力下可以延展，这为皮肤的部分切除拉拢缝合提供了良好的理论基础。

（一）头面部皮肤的组织学特点

头由颅部和面部两部分组成。8 块脑颅骨借助骨连接形成颅腔，腔内包含脑。15 块面颅骨构成面部的骨性基础。面部有眼、耳、鼻、舌，它们是特殊的感觉器官及呼吸、消化系统的门户。头型是对人体头部的长、宽、高等形态特征方面所做的形态学分类，头型在人体美容中占有极为特殊的地位。头型的形成虽然与人的种族、所处地理环境、生活习惯和营养状况有关，但最根本的是人类自然发展进化的结果。因此，头型具有明显的遗传性。随着人类的不断进化，人类的头型也在不断变化。

1. 额顶枕区皮肤的组织学特点　位于头顶部的正中，包括前部的额区、后部的枕区和位于二者之间的顶区。此区软组织由浅入深分为 5 层：皮肤、浅筋膜、枕额肌和帽状腱膜、腱膜下疏松结缔组织、颅骨外膜。

（1）皮肤　厚而致密，含有毛囊、皮脂腺和汗腺。腺体分泌旺盛，易有灰尘附着，引起腺管阻塞和细菌感染，进而出现疖肿和表皮囊肿。毛发呈斜行生长，发根斜穿真皮达浅筋膜而插入毛囊，故手术时切口应与发根方向平行，以免伤及毛囊。加之毛囊深达皮下组织，故行头皮移植做断层切取后，创面易于愈合，且可反复切取 6～8 次，因不易伤及毛囊，故对头发生长无明显影响，也无明显瘢痕。头皮富有血管，故易出血，也因此伤口愈合快。

（2）浅筋膜　是由含有较多脂肪组织的致密坚韧的结缔组织构成，分布于颅顶的血管和神经走行于此层内，然后分支布于各层软组织。此层被许多垂直连于皮肤与帽状腱膜的结缔组织小梁（结缔组织小束）分隔成许多小隔，故有感染时，炎性渗出物不易扩散，致使张力较大而压迫神经末梢引起局部剧痛。其血管与周围的结缔组织纤维粘连，外伤破裂的血管不易收缩，因而出血较多，必须采取加压包扎或缝扎止血，但伤口愈合较快。也因有结缔组织小梁存在，故出血不易扩散。

（3）枕额肌和帽状腱膜肌　枕额肌的枕侧和额腹分别受面神经的耳后支和簇支的支配，枕腹收缩时牵引头皮向后，额腹收缩时引起横向额纹，并有提眉和提上睑的作用。由于帽状腱膜借浅筋膜的垂直结缔组织小梁与皮肤紧密相连，三层不易各自分离，故临床上常将三者视为一层，称头皮。外表范围为生有头发的区域，正常成年人平均为 526cm^2；成人头皮厚度平均为 0.6cm，但在额部皮肤与肌纤维之间结合较松。

（4）腱膜下疏松结缔组织　是位于枕额肌和帽状腱膜下潜在的薄层疏松结缔组织间隙，又称腱膜下隙。此隙向前达鼻根和眶上缘，向后达上项线，两侧达颞弓，其中央部（帽状腱膜下部）更为疏松，故头皮移动性较大。当头皮损伤深达此隙时或炎症波及此层时，出血或炎性液易于沿此层蔓延扩散；此层内有连通头皮静脉与颅内静脉窦的导静脉，感染时炎症可经导静脉传入颅内；头皮撕脱也常发生于此层。因此，临床上将此层视为颅顶部的"危险区"。由于此层疏松、易于分离，延伸范围亦宽广，其间又无重要的血管和神经，故为临床行面部除皱术或颅顶部瘢痕切除术提供了有利条件。

（5）颅骨外膜　为附于颅骨外面的致密结缔组织薄膜，与骨面结合疏松而易于剥离，但在骨缝处则伸入骨缝并与颅内骨膜（即硬脑膜的外层——骨膜层）相连续，故骨膜下血肿常只限于该块骨范围内，这与腱膜下血肿广泛蔓延或浅筋膜内血肿不易扩散的特点均不相同。

颅骨外膜还有两个特点：①不具有生骨能力，故缺损时不影响颅骨的生长，也不会导致颅骨的坏死。②骨膜的血管多不伸入颅骨，对颅骨无明显营养作用，剥离后不会导致颅骨的坏死。由于颅骨外膜的上述特点，为除皱手术提供了又一便利条件。

2. 颞区皮肤的组织特点　颞区的上界为上颞线，下界为颧弓下缘，前界为颧骨的额突和额骨的颧突，后界为上颞线的后下段和乳突根。此区软组织由浅而深分为：皮肤、浅筋膜、颞筋膜及颞脂肪垫、颞肌和颅骨外膜。

（1）皮肤　前部较薄，后部较厚而致密，亦有较多皮脂腺和汗腺。皮肤移动性大，手术切口易缝合，瘢痕不明显。

（2）浅筋膜　较薄，其结构与额顶枕区相似，但脂肪组织较少，前下部较疏松，故皮肤移动性亦较大。

（3）颞筋膜及颞脂肪垫　位于颞浅筋膜深面，较厚，上方附于颞线，向下遮盖颞肌表面，下方近颧弓处又分为深、浅两层，分别附着在颧弓的内、外面。两层内含有血管及脂肪。颞深筋膜的深面，与颞肌之间还有大量脂肪，向下经过颧弓深面与颊脂体相续。

（4）颞肌和颅骨外膜　颞肌较强大，呈扇形覆盖颞骨表面。在剖颅时，虽切除部分颞部，但坚厚的颞深筋膜和颞肌，仍具有对颅脑的保护作用。因此某些开颅术，常选颞区作为手术入路。颞肌深面含有大量脂肪组织，并有颞深血管和神经，称为颞间隙，向下可通入位于下颌支深面的面侧深部。骨膜很薄，紧贴颞骨表面。此处很少发生骨膜下血肿。

3. 头皮的血管、神经、淋巴

（1）血管　头皮的血液供应丰富。动脉、静脉伴行，动脉之间、静脉之间都有多个吻合支，若头皮创伤破裂，则出血凶猛。供应头皮的血管来自颈内、外动脉系统。有颈动脉、眶上动脉、颞浅动脉、耳后动脉及枕动脉。与动脉伴行的静脉，其血液都回流至颅内静脉窦，仅有枕部和颞部的静脉血，部分回流至颈外静脉。头皮的静脉借导血管与板障静脉、静脉窦相交通。正常情况下，板障静脉和导血管内的血流很不活跃，当颅压增高时，颅内静脉血可经导血管流向颅外，因而可在长期颅压增高的患者出现板障静脉和导血管扩张现象。

（2）神经　除面神经分布于额肌、枕肌和耳周围肌外，颅顶部头皮的神经都是感觉神经，额部皮肤主要由三叉神经第一支眼神经的眶上神经和滑车上神经分布。颞部皮肤主要由三叉神经第三支下颌神经的耳颞神经分布。耳部后面的皮肤由颈丛分支的耳大神经分布。枕部皮肤由第二颈神经的枕大神经和颈丛的枕小神经分布。

（3）淋巴　颅顶没有淋巴结，头部浅淋巴管均注入头颈交界处的淋巴结。

（二）面部皮肤的组织结构特点

1.面浅部软组织结构　由浅入深有皮肤、浅筋膜、表情肌、腱膜系统，以及位于该系统深面的血管和神经。

（1）皮肤　面部皮肤薄而柔嫩，平均厚度为0.5mm。真皮内含有大量胶原纤维和弹性纤维，故皮肤富于弹性和韧性，这是保持面部皮肤的紧张度、维持美容的重要因素。如果这些纤维有萎缩、断裂或在数量上减少，在质量上弹性和韧性下降，则皮肤松弛，皱纹增多并加深，表现为老化。

面部皮肤血管密集，血供丰富，因而组织再生和抗感染能力很强。这有利于伤口愈合且瘢痕较小，为美容整形手术提供了便利条件，但创伤时出血亦较多。

面部皮肤血管的运动神经极为丰富，反应灵敏，面部皮肤颜色可随着情绪的变化而变化。

面部皮肤含有丰富的汗腺和皮脂腺，利于排出新陈代谢产物。脂质和水分经乳化作用在皮表形成一层脂类薄膜，使皮肤润滑、饱满，可防止皮肤干燥和皲裂，保持皮肤健美。但若不注意皮肤的清洁卫生，也易因腺管阻塞、细菌繁殖，引起表皮囊肿和疖肿的发生。

面部皮肤是表情肌的止点，表情肌收缩时牵动皮肤，使面部形态出现丰富多彩的变化，以此表达出每个人内心深处的各种情感和信息，这是人类区别于其他动物的重要标志之一；同时，也为美容整形手术者提出了一个难以解决但又必须解决而且还要以最佳方案解决的问题，这就是在术中处理每一块表情肌与皮肤之间的这种特殊关系时，必须相当周密、谨慎和细致地考虑如何进行设计最为恰当，以便取得最满意的效果。

（2）浅筋膜　即皮下组织，由疏松结缔组织构成，内含丰富血管、神经，以及大量的表情肌。

疏松结缔组织内含不等量脂肪，并可因个体及机体状况差异而变化。在颊部脂肪含量较多并形成团状的颊脂体，充填颊间隙内及腮腺管周围，有利于咀嚼运动。在睑部结缔组织极为疏松且脂肪含量最少，适于眼睑轻微的活动，且对体液的变化极为敏感。

（3）表情肌　围绕面部裂孔环绕或放射状分布，大体可分为三群，即眼周围肌、鼻周围肌和口周围肌，完成面部裂孔的开大和关闭。口周围肌的运动幅度较大，肌间有丰富的疏松结缔组织，并形成面部间隙即眼下间隙和颊间隙。颊间隙位于颊肌的浅面，有腮腺导管、面动脉和面静脉及面神经的颊支通过，其间充满颊脂体。由颊间隙向内上进入眶下间隙，位于上唇方肌深面，面动脉和面前静脉由颊间隙过渡到眶下间隙，由眶下孔出入的血管神经进入此间隙，眶下间隙深面即上颌骨，此处骨壁较薄，是处理上颌窦的良好进路。

（4）血管　面部血管有面动脉和面静脉及其分支，二者于口角外侧进入颊间隙，并迂曲向内上走行。在鼻外侧，又通过眶下间隙达内眦，移行为内眦动脉。面动脉位置较深，居面静脉内侧，沿途发出较大的上、下唇动脉，并与对侧相互吻合形成口周围血管环。面前静脉较表浅，定位于内眦至下颌角之间，该血管一般无瓣膜，通过内眦静脉和翼丛与颅内海绵窦相通，故两侧面静脉间区域称为面部的"危险三角区"。

（5）面部神经　面部是人类对外交流感情的窗口，神经系统的分布也适于该功能的需要，有感觉、运动和自主性三条神经专线，即三叉神经、面神经和交感神经。三叉神经分布于面部浅层，属感觉性神经纤维，有3条终末支于面部同一垂线的3个骨孔穿出后，分布于眼裂、口裂划分的3个区域内，即眼裂以上、眼裂与口裂之间、口裂以下。面神经属运动性神经纤维，由茎乳孔出颅，穿腮腺，以5组终支形式分布于面部表情肌。5组终支为颞支、颧支、颊支、下颌缘支和颈支。其中，颞支支配额肌和眼轮匝肌，颧支支配眼轮匝肌和颧肌，颊支支配颊肌、口轮匝肌及口周围肌，下颌缘支分布于下唇诸肌，颈支支配颈阔肌。5组终支的运动不是孤立的，而是互相协调的，以确保完成面部表情变化。

（6）面部皮肤支持韧带的特点与意义　面部的皮肤及软组织是通过肌肉附着牵拉、皮肤支持韧带固定等将其固定于颅骨表面的，其中起支持作用的韧带，包括颧弓韧带、下颌骨韧带、咬肌前缘皮肤韧带和阔肌皮肤前韧带。其中，颧弓韧带和下颌骨韧带的作用尤为重要。面部皮肤支持韧带主要意义：可使面部皮肤的固定获得支持，从而拮抗重力的作用；维持面部轮廓的基本形态；对伴行与经过的神经、血管的固定作用；除皱时阻断相应部位的韧带，可使分离出皮瓣得以充分提升。

2. 口唇与口腔黏膜组织结构

（1）口唇 分为皮肤、肌肉和黏膜三层，故外伤或手术时应分层缝合，恢复其正常解剖结构。唇部的皮肤有丰富的汗腺、皮脂腺和毛囊，为疖的好发部位。唇内面为黏膜，在黏膜下有许多黏液腺，当其导管受到外伤而引起阻塞时，易形成黏液腺囊肿。唇的皮肤与黏膜之间为口轮匝肌等组织。皮肤向黏膜的移行部称为红唇缘，外伤缝合时应注意恢复其外形，以免影响美容效果。唇红部黏膜上皮细胞中角母蛋白多，透明度较大，结缔组织乳头中毛细血管丰富，所以血色可透过薄而透明的上皮露出红色，贫血时可见口唇苍白。又因唇红部的黏膜下层中无腺体，所以在发热、气候干燥等情况下，易于干裂脱屑。

（2）口腔黏膜 衬于口腔内表面，前方与唇的皮肤相连续，后方直抵咽部黏膜。口腔黏膜由上皮及固有层组成，两者间有基底膜相隔，黏膜层借疏松的黏膜下层与其深部的组织相连接；上皮由内向外依次为基底层、棘层、颗粒层和角化层；因上皮全层为复层扁平上皮，故病原微生物不易透过而有保护的作用；固有层中的结缔组织为纤维结缔组织。在固有层中突向上皮部位结缔组织称为结缔组织乳头，而上皮伸向结缔组织的部分则称为上皮钉突；血管不分布到上皮层，神经纤维可伸入到上皮层内，且有丰富的神经感受器，故浅层溃疡或糜烂时非常疼痛，基底膜有连接和固着上皮和结缔组织的作用；黏膜层是疏松的结缔组织，有丰富的血管神经、淋巴管、腺体和脂肪组织等。上皮的营养通过基底膜扩散而来，也可通过固有层的代谢提供。

3. 鼻部组织结构 外鼻呈锥形，分为鼻根、鼻梁和鼻尖三部分。鼻根部是由两块鼻骨和上颌骨鼻突所构成；鼻梁部分位于鼻根部和鼻尖部中间，由左右两块鼻翼软骨构成；鼻尖部为鼻的末端部分，主要由两块鼻翼软骨构成。每个鼻翼软骨各有一个内侧脚和外侧脚。两个内侧脚在鼻尖的下方连成鼻小柱及鼻尖部分支架，两个外侧脚在鼻尖左右分开，构成两个鼻翼。鼻部皮肤在各部分不尽相同。在鼻的上部和中部，皮肤较薄，富有弹性，皮下组织和脂肪较少，与其下面的鼻侧软骨和鼻骨连接疏松，有活动性。鼻下部的皮肤较厚，皮下组织发达且富含皮脂腺，与鼻翼软骨的连接紧密，不易分离。前庭内的皮肤长有鼻毛，是呼吸道的重要屏障。鼻部的血管走行于皮下组织内。鼻子的形态因种族不同而有显著的差异。欧美人以高鼻梁为美，高鼻梁看起来挺拔健美。而中国人颜面较纤巧，颌骨鼻突处一般低平，鼻梁以小巧细窄为美，额骨鼻突至鼻尖，男性近似直线，女性微具凹弧，鼻端微翘，曲线较柔和。

4. 眼睑皮肤组织结构 眼睑皮肤极薄，富有弹性，易于移动和伸展，表层有数层角化细胞，真皮乳头少，其弹性可随着年龄的变老而逐渐下降，尤其外眦部有形成皱纹的倾向，在内外眦及眼缘处，皮肤附着于深筋膜上，而在睑板近侧则附着比较疏松。虽然眼睑内亦存在皮脂腺和汗腺，但均较其他部位细小。皮下组织仅含极少量脂肪组织，且以疏松结缔组织与肌层相连，因皮下疏松结缔组织不含脂肪且疏松，所以很容易水肿或血肿。因而在局部炎症和静脉回流障碍及某些全身性疾病时，由于渗出液的积聚可引起眼睑水肿。睫毛腺管开口于睫毛毛囊中，发炎肿胀即形成外麦粒肿。睫毛周围还有特殊汗腺，称睑毛腺，开口于毛囊内。

5. 眉区皮肤组织结构　可分皮肤、脂肪、腱膜、肌肉、肌层下疏松组织及骨膜6层。皮肤和皮下脂肪组织结合紧密，可在骨膜上推动。腱膜被覆整个头皮且构成眉部最厚一层，它与额骨骨膜之间隔有疏松结缔组织，两者之间可因此而自由活动。腱膜在额部分为浅深两层包裹额肌，浅层与眉部皮肤连接，深层附于眶缘，从而可防止腱膜下的渗出物向下进入眶内，眉部的结缔组织可防止渗出物向上蔓延至额部。肌层包括眼轮匝肌、额肌和皱眉肌，其肌纤维彼此交织。

6. 耳郭皮肤组织结构　耳郭皮肤和皮下组织相对而言，耳郭皮肤较薄，前外侧皮肤更薄，且缺乏皮下组织，皮肤与软骨膜紧密相连。故当有炎性渗出物时不易扩散而压迫神经末梢引起剧痛，当有外伤发生血肿时，既不易扩散也不易吸收，久之则发生机化导致耳郭变形。后内侧面皮肤较厚，且有薄层疏松结缔组织，故可稍有移动，是临床上常做切取耳郭皮肤软骨复合移植组织的供区。耳郭软骨薄面富有弹性，皮下均有皮脂腺，以耳甲和三角窝处发育较良好。皮下尚有少量散在分布的汗腺。耳垂部无软骨，仅有脂肪组织和结缔组织。

（三）颈部皮肤的组织学特点

颈部位于头胸部之间，为连接头部、躯干和上肢的桥梁。颈部形态因性别和年龄而不同，女性和小儿颈部皮下脂肪较多，轮廓圆润；体型瘦长和体型肥胖的人，其颈部也多细长和粗短。颈部活动范围较广泛，可做前、后、左、右方向的活动。颈部的长度和各器官的位置，因颈的活动而有所改变。头后仰时，颈前部变长，颈段气管与皮肤接近；头旋转时，喉、气管和血管移向旋转侧，而食管移向对侧，这在进行颈部各器官手术时有重要意义。

1. 颈部分区　颈部以斜方肌前缘为界，分为前后两部，在两斜方肌前缘之间部分为颈前外侧部，又称为固有颈部，两斜方肌以后部分为颈后部，又称项部。颈前外侧部以胸锁乳突肌前、后缘为界，分为颈前区、胸锁乳突肌区和颈外侧区。颈前区以舌骨和二腹肌后腹为界，又将颈前区分为舌骨上区和舌骨下区。舌骨上区以二腹肌前腹为界，分为内侧的颏下三角和外侧的下颌下三角。舌骨下区又以肩胛舌骨肌上腹为界，分为外上方的颈动脉三角和内下方的肌三角。颈外侧区位于胸锁乳突肌的后缘，斜方肌前缘和锁骨中1/3上缘之间，又称颈后三角。该三角又被肩胛舌骨肌下腹分为后上方较大的枕三角和前下方较小的锁骨上大窝。项部上界是枕外隆凸和上项线，下界是第 7 颈椎棘突至肩峰连线。颈背部的皮肤一般较厚，浅筋膜较致密，颈部的浅筋膜向上与颅骨顶部的皮下浅筋膜相移行，并有纤维束与深筋膜相连。颈部的深筋膜包绕颈部浅层肌和深层肌，与颈部的深筋膜相续。

2. 颈部皮肤的组织学特点　颈前外侧部皮肤细薄、移动性较大，色泽接近面部，美容整形外科常取此处皮肤修复面部缺陷。颈前外侧部的皮纹呈横行，因此颈部多用横行切口。颈后部皮肤甚厚，移动性较小。

颈浅筋膜即皮下组织，含有不定量的脂肪，颈前外侧部较为疏松，而颈后部则坚实。在颈前外侧部浅筋膜的皮下脂肪下为薄层的颈阔肌。在该肌深面的浅筋膜内有颈前静脉、颈外静脉、颈外侧浅淋巴结、颈丛的皮支和面神经的颈支等。故颈阔肌在颈部手术中是浅筋膜内诸结构的分层标志。

（四）胸部皮肤的组织学特点

1. 胸部分界　胸部上界自胸骨柄上缘、锁骨上缘、肩峰至第 7 颈椎棘突的连线与颈部分界。下界相当于胸廓下口，自剑突向两侧沿肋弓、第 11 肋前端、第 12 肋下缘至第 12 胸椎棘突与腹部分界。两侧上部以三角肌前、后缘上份和腋前、后壁下缘与胸壁相交处的连线与上肢分界。胸壁可分为胸前区、胸外侧区和胸背区，胸前区又称胸前部，位于前正中线和腋前线之间，上界为颈静脉切迹、胸锁关节和锁骨上缘，下界为剑胸结合和肋弓前部。胸外侧区又称侧胸部，介于腋前、后线之间，上界为腋前、后壁下缘中点之间的连线，下界为腋前、后线之间的肋弓后部和第 11 肋前份。胸背区上界为第 7 颈椎棘突至肩峰的连线，下界为第 12 胸椎棘突、第 12 肋下缘、第 11 肋前份的连线。由于膈向上隆凸，腹腔上部的器官被胸壁下部所遮盖，故胸部表面的界线与胸腔的范围并不一致，此部位外伤时，除胸壁损伤外，有可能累及腹腔脏器。

2. 胸部皮肤的组织学特点　胸位于颈部与腹部之间，是身体最宽阔的部位，也是人体呼吸与循环重要器官的集中区域。此部以胸廓为支架，胸廓和附着在胸廓的皮肤、筋膜、肌肉、血管、神经等软组织一起构成胸壁，胸壁与膈共围成胸腔。胸腔内容纳肺和胸膜囊，中间为纵隔，有心及出入心的大血管、食管和气管等器官。男性胸肌发达形成四方形隆起，胸廓大而宽厚；女性胸肌扁平，乳腺发达形成乳房，为女性胸部曲线美的重要组成部分。

3. 胸前壁浅层结构　胸前外侧壁分浅、深两层。浅层结构包括皮肤、浅筋膜（内含女性乳房）。深层结构包括深筋膜、胸上肢肌、腹肌上部、胸廓、肋间组织和胸内筋膜等。皮肤：胸前外侧壁的皮肤较薄，尤以乳头、胸骨前面和两侧部最薄，除胸骨区移动性较小外，其他区均有较大的移动性。浅筋膜：胸部浅筋膜与上肢、颈部和腹部的浅筋膜相延续，内含脂肪、血管、淋巴管、皮神经和乳腺，其厚度与个体发育、营养状况、性别和年龄有关。胸前外侧区较厚，胸骨前区较薄。

（1）乳房　①位置和形态：体表在第 2～6 肋间高度，内侧至胸骨旁线，外侧可至腋中线，皮下位于浅筋膜浅深两层间，胸肌筋膜表面。乳房与胸肌筋膜之间为乳房后间隙，内有疏松结缔组织、血管和淋巴管。儿童、男性乳房不发达，女性乳房发达且大小和形态有个体差异。②结构：乳房由皮肤、纤维组织、脂肪和乳腺构成。乳头和乳晕的皮肤较薄，易损伤，哺乳期尤应注意卫生，以防感染。乳晕的薄层皮下组织中除含有丰富的皮脂腺和汗腺外还含有平滑肌纤维，收缩时可使乳头挺直。乳房内的脂肪组织成囊状包于乳腺周围，称脂肪囊。由于每个人的发育程度不同而有差别，脂肪的多少是决定乳房大小的重要因素之一。乳腺被完整地包裹在浅筋膜的浅、深两层之间，浅筋膜的浅层包裹在乳腺组织的浅面，此层脂肪较薄，但却恒定存在。整个乳房深面被浅筋膜的深层包裹。乳腺腺叶间有许多不同走向的结缔组织纤维束，由腺体基底部连于皮肤或浅筋膜，称乳房悬韧带，也称 Cooper 韧带，起固定和悬吊乳腺作用，并使乳房在胸前有一定的弹性，直立时乳房不致明显下垂。

4.胸前壁深层结构　分浅、深两层。

（1）浅层　覆盖于胸大肌表面，较薄弱，向上附于锁骨，向下与腹部深筋膜相移行，内侧与胸骨骨膜相连，外侧在胸外侧壁处增厚，向后接胸背部深筋膜浅层。

（2）深层　位于胸大肌深面，上附于锁骨，向下包裹锁骨下肌和胸小肌，并覆盖在前锯肌表面，在胸小肌下缘，浅深两层相触合。锁胸筋膜：位于喙突、锁骨下肌下缘与胸小肌上缘之间，穿经的结构有头静脉、淋巴管、胸肩峰动脉和胸内外侧神经。

（五）腹部皮肤的组织学特点

腹部的分界线位于胸廓与骨盆之间，包括腹壁、腹膜腔和腹腔脏器。随着体型、体位、年龄、性别和个体肌肉、脂肪的发育程度，以及胃肠道的充盈程度而有所不同。

1.腹部的分区　为了便于描述和确定腹腔脏器的位置，临床通常将腹部分为若干区，较常用的是"九分法"，也有用"四分法"。"九分法"分区经过两侧肋弓下缘最低点的连线为上水平线，通过两侧髂前上棘最高点的连线为下水平线，经两侧腹股沟韧带中点所作的两条垂直线，上述诸线将腹部分为九个区：腹上区及左、右季肋区，脐区及左、右腰区，腹下区及左、右腹股沟区。"四分法"分区以通过脐的纵横线将腹部分为左、右上腹区及左、右下腹区。

2.腹前外侧壁的层次结构　腹前外侧壁范围大，全由软组织构成，形成腹前外侧的大部，起着承托和保护腹腔脏器的重要作用。因此，其层次多，布局严密。腹前壁正中线两侧是扁阔强韧的腹直肌和腹直肌鞘牢固地张于剑突、肋软骨与耻骨联合之间，两侧主要由肌纤维互相交叉而分层排列的三层扁阔肌构成支架。在上述结构的浅面和深面辅以皮肤和筋膜，从而使腹前外侧壁形成了由表及里的七层结构。

皮肤腹前外侧壁皮肤较厚，厚 2 ～ 4mm，柔软娇嫩而富含血管，故术后切口易愈合，也不易感染。由于真皮内富有胶原纤维和弹性纤维，故皮肤富于弹性和延展性。这与妊娠、腹式呼吸、深吸气和进食后腹腔容积增大等生理功能相适应的。除腹股沟部皮肤与深筋膜连结较紧而移动性小，脐部皮肤直接与深部瘢痕组织相连而不能移动外，腹前外侧壁其他处皮肤的皮下组织均极为疏松，故皮肤的移动性很大，因而小范围的皮肤破裂可直接拉拢缝合。由于皮肤富有延展性和移动性，且面积广大，血管丰富，因而是现代美容术中行皮片、皮瓣或肌皮瓣移植的良好供区。

腹前外侧壁皮肤的浅红色斜向条纹，俗称红纹或妊娠纹，红纹为瘢痕取代后，即为白线。经产妇下腹部皮肤常见此种现象，肥胖者腹部有时也能见到。

腹前外侧壁皮肤的体位性和重力性皱纹线基本一致，呈中部略向下凸的横弧形走向，这与该区的朗格皮肤裂线的定行方向也基本一致，后者稍呈后上斜向前下的方向走行，上述两种皱纹线和皮肤裂线越向腹下部，其倾斜度越明显。腹部美容术的皮肤切口方向应尽量与线的方向一致，或交叉的角度越小越好，以利缝合时切口的准确对合和愈合后瘢痕不明显。

浅筋膜：腹前外侧壁的浅筋膜层，在脐平面以上和以下各有不同。脐平面以上的浅筋膜与胸部浅筋膜层连续。脐平面以下的浅筋膜分浅、深层，胖者尤其明显。两层间有血管、神经和淋巴管通行，浅筋膜的浅层是脂肪层，又名 Camper 筋膜，厚而疏松，含大量脂肪（皮下脂肪），是人体仅次于臀区和躯干侧部的第三大脂肪储库。肥胖者可厚达数厘米。脂肪量男性以脐上区较多，女性主要在脐周和腹下部；中线处脂肪量略少，脐处则全无脂肪。脂肪层同深层组织疏松相连，与之易于分离，用手指捏持腹前外侧壁时，脂肪层可随同皮肤被捏在手指之间，由此可估计皮下脂肪的厚度。脂肪层向上方、两侧方与胸部和腹后壁的浅筋膜层移行，向下与股部和会阴部的浅筋膜层及坐骨直肠窝脂体相延续。在男性，延续至阴茎、阴囊的脂肪层逐渐变薄，缺乏脂肪组织，并略带红色；阴囊的浅筋膜层包含平滑肌纤维，成为肉膜；在女性，脂肪层续向大阴唇及会阴的其余部分。浅筋膜的深层呈膜状，称膜性层，又名 Scarpa 筋膜。膜性层薄而含弹性纤维，借疏松组织连于深筋膜层，有支持腹内脏器的作用。

深筋膜：腹前外侧壁的深筋膜，是一层比较薄弱且不完整的结缔组织膜，相当疏松，紧附于腹外斜肌、腹直肌鞘前壁和腹白线的浅面，且常与之融合在一起，可与肌层作为同一层次。

脐：脐在胚胎发育上为腹壁最晚闭合处，没有脂肪组织，故皮肤、筋膜与腹膜直接相连，为腹壁弱点之一，是疝的好发部位。脐的筋膜为致密的筋膜板，发育良好时，脐环闭锁凹陷，如发育不良，肚脐环闭锁不全则呈现脐隆凸。

（六）上肢皮肤的组织学特点

上肢借肩部与颈部和胸部相连，上肢与下肢相比较有以下特征：骨骼轻巧，肌肉数多，运动灵活。腕和手又是前臂的直接延续，适应旋转和对掌的功能。另外，手的神经分布特别丰富，又是重要的触觉器官。

1. 上肢　可分为肩、臂、肘、前臂和手部。为了局部描述方便，可将上肢分为前、后若干区。上肢浅层结构，包括皮肤、浅筋膜（皮下组织）及其在浅筋膜内的浅静脉、皮神经和浅淋巴管等结构。

2. 皮肤　臂和前臂前面的皮肤较薄，移动性大，后面的皮肤则较厚，而移动性小。腋窝区皮肤较薄，含有大量皮脂腺及大汗腺，皮肤借纤维隔与腋筋膜相连。手掌和手指掌侧面的皮肤则厚而坚韧，角化层较厚，无毛和皮脂腺，但汗腺较丰富。而手背和手指背侧面的皮肤薄而松弛，移动性较大。手部发生感染化脓时，手掌部多不明显，而手背则比较显著。在指腹处有指纹，神经末梢特别丰富，触觉非常灵敏。指甲是指背皮肤的衍生结构，是真皮由指背的表皮角化增厚而成。甲下的真皮为甲床，指甲的近侧缘潜在皮下部分称甲根。甲根茎部的表皮生发层，是指甲的生长点，手术时应加以保护。围绕甲根及其两侧的皮肤皱褶为甲廓，常因刺伤感染而形成甲沟炎，若蔓延至甲下，则易形成甲下脓肿。

臂和前臂前面的浅筋膜薄而松弛，手掌中央和手指掌面的浅筋膜细密，内有许多纤维隔连结皮肤和深面的深筋膜。掌横纹和指侧横纹直接与掌腱鞘相连。这种结构特点使得皮肤不易滑动，有利于握持物体。浅筋膜内有浅静脉、皮神经、淋巴管和淋巴结。

3. 腋区　位于胸廓与臂上部之间。浅层结构：皮肤腋窝表面皮肤较薄，成年人生有腋毛。皮肤内含有大量的皮脂腺和汗腺，小部分人群腋下汗腺分泌的汗液在细菌分解作用下产生臭味，称为腋臭。浅筋膜不明显，与深筋膜紧密相连，有纤维束将其隔为独立的小窝，内含丰富的脂肪组织。深筋膜又称腋筋膜，它与胸肌筋膜、喙锁骨筋膜、背阔肌筋膜、前锯肌筋膜相连，腋筋膜与喙锁骨筋膜相连的部分称腋悬韧带。腋筋膜中央较薄，有许多血管、神经及淋巴管通过而呈筛状。

腋窝的构成：顶由锁骨中1/3、第1肋外缘和肩胛骨上缘围成，是腋窝上口，与颈根部相通。底：由浅入深为皮肤、浅筋膜及腋筋膜，皮肤借纤维隔与腋筋膜相连，腋筋膜中央部较薄，且有皮神经、浅血管及淋巴管穿过即呈筛状，故名筛状筋膜。四壁指：

（1）前壁　由胸大、小肌、锁骨下肌及锁胸筋膜、胸小肌下缘以下的筋膜，连于腋筋膜称为腋悬韧带。

（2）外侧壁　由肱骨结节间沟、肱二头肌长头、肱二头肌短头和喙肱肌组成。

（3）后壁　肩胛下肌、大圆肌、背阔肌与肩脚架组成。由于肱三头肌长头穿过大圆肌、小圆肌和肩胛下肌之间，故形成三边孔、四边孔。内侧为三边孔，有旋肩胛血管通过，外侧为四边孔，有腋神经和旋肱后血管通过。

（4）内侧壁　由前锯肌、上4位肋骨及肋间肌构成。

4.项背部

（1）皮肤和浅筋膜　项背部的皮肤一般较厚，浅筋膜较致密，项部的浅筋膜向上与颅骨顶部的皮下浅筋膜相移行，并有纤维束与深筋膜相连。

（2）深筋膜　项部的深筋膜包绕项部浅肌层和深肌层，与颈部的深筋膜相连续。背部深筋膜较薄，腰部增厚，称为胸腰筋膜。

（七）臀部、会阴及肛区皮肤的组织学特点

臀部上界为髂嵴，下界为臀壁，内侧界为骶骨和尾骨，外侧界为从髂前上棘到大转子的引线。臀区皮肤厚，富含皮脂腺和汗腺，皮下脂肪丰富。

会阴及肛区皮肤组织学特点：广义的会阴是指封闭骨盆下口的全部软组织，前为耻骨联合下缘，后为尾骨尖，两侧为耻骨、坐骨和骶结节韧带。由两坐骨结节之间的连线可将会阴分为前、后两部，前部为尿生殖区（尿生殖三角），后部为肛区（肛门三角）。临床上，常将肛门和外生殖器之间的软组织称为会阴，即为狭义的会阴。会阴的层次结构细小，可分为浅层和深层。会阴浅层结构生殖区和肛区基本相同，均由皮肤、浅筋膜和浅层肌构成。会阴深层的主要结构为尿生殖膈和盆膈，两膈共同封闭整个骨盆下口。

会阴部皮肤较薄，生有阴毛，富含汗腺和皮脂腺。浅筋膜分浅、深两层。浅层为脂肪层，较薄，深层即膜性层，又称会阴浅筋膜或Colles筋膜。

阴茎、包皮与龟头皮肤组织学特点：阴茎皮肤的结构与体表皮肤相似，但无皮下脂肪，毛亦缺少，汗腺则很发达。真皮中含有散在的环形和纵行的平滑肌束。阴茎皮肤软而薄，极易活动，富于伸展性。在阴茎头处，皮肤褶成双层包皮，包皮与阴茎头（龟头）之间的腔隙称为包皮腔。幼儿的包皮较长，包着整个阴茎头，包皮口也小，随着年龄增长，包皮逐渐退缩。若成年包皮仍包被整个阴茎头或不能退缩，称包皮过长或包茎。在这种情况下，包皮腔内易积存包皮垢，引起龟头包皮炎，长期刺激可诱发阴茎癌。龟头的上皮与海绵体的白膜之间，有弹性纤维将两者紧密连接，故龟头上皮与其下方的结缔组织附着牢固，不能移动。

阴唇、阴蒂皮肤组织学特点：大阴唇是由阴阜开始，向下、向后扩展的左右两堆覆盖有皮肤的脂肪组织。大多数妇女大阴唇处皮肤有色素沉着，其外侧的皮肤与邻近

皮肤相似。在大阴唇的皮肤下面，有一层厚的结缔组织，其中有丰富的弹性纤维和脂肪组织，在脂肪层中有较多的静脉，因此，如果大阴唇受到外伤，易发生血肿。左右小阴唇分别由两片薄薄的组织所组成，在一般情况下，小阴唇呈湿润状，颜色微红，如黏膜一样，但盖在小阴唇上面的则是复层扁平上皮，这里没有阴毛而有许多皮脂腺，偶尔有少数汗腺，小阴唇内部含有勃起功能的组织，许多血管和少数平滑肌纤维。小阴唇富有多种神经末梢。阴蒂由一个阴蒂头、一个阴蒂体和两只阴蒂脚所组成，相当于男性的阴茎。阴蒂头由梭形细胞组成，阴蒂体包括两个海绵体，其中有平滑肌纤维。阴蒂头被有神经末梢的复层上皮所覆盖，因而非常敏感。

第三节　皮肤病检查技术

一、皮肤活检技术

皮肤组织活检是皮肤科最常用最重要的一种检查手段，有助于多种皮肤的诊断、治疗及预后判断。

（一）适应证

1. 皮肤肿瘤和癌前皮肤病，特别是恶性肿瘤，不仅可以明确诊断，并有助于判断恶性程度、范围和深度等。

2. 某些感染性皮肤病，如麻风、皮肤结核、深部真菌病、皮肤黑热病、猪囊虫病等，通过病理检查可找到特殊病原菌或呈现特殊的肉芽肿性病变。

3. 大疱性皮肤病及皮肤血管炎类疾病，有助于诊断及分类。

4. 具有相对特应性组织改变的皮肤病，如结缔组织病、皮肤淀粉样变性、慢性萎缩性肢端皮炎等。

5. 具有一定特定性病变的某些炎症性皮肤病，如银屑病和扁平苔藓。

6. 其他需进一步明确诊断的皮肤病。

（二）切取部位

1. 选取充分发展的典型损害，应尽量取原发性代表性的损害。

2. 对水疱、脓疱性损害与含有病原体的损害，应选择早期损害，切取时应保持疱的完整性。

3. 环形损害应在边缘环上取材。

4. 如在面部，应尽量选择相对隐蔽部，如耳后、发迹或衣领下，使形成的瘢痕不易查见。

5. 应同时取部分正常皮肤，以便与病变组织对比。

6. 取材不能过浅，应包括皮下组织。

7. 如为观察疗效，疗后的标本应在疗前取材的同一部位取材。

（三）方法

1. 活检法　临床上最为常用，常规消毒皮肤，局部麻醉满意后，以利刀沿皮纹的方向梭形切开病变组织，刀锋与皮面垂直，深度达皮下组织，取材大小根据需要而定。注意不要钳夹组织标本。标本取下后立刻平放在吸水纸上固定，缝合切口，对齐皮缘，并包扎。

2. 完全切除活检法　适用于相对较小可行完全切除的可疑皮损。可将切取皮损的全部或部分作为标本送病理检查。

3. 环钻法　本方法简便易行，适用于小损害，或病变仅局限于表皮或真皮，或手术切除法有困难的病例。根据不同的病变部位选取合适的环钻器，左手固定好取材皮肤，右手持钻孔器垂直于皮面，旋转钻入皮肤达到一定深度，退出钻孔器，用有齿镊小心提取组织，用剪刀剪断基底，压迫伤口，并包扎。

4. 匙刮　常规消毒麻醉后，提起病变组织并用锐匙刮取，只用于浅表增生组织。

5. 削切法　此法更加简便易行，但只适合切取表浅病变，或巨大病变之简便取材，用手术刀片削切待检损害。

取材器械应该锐利，避免损伤组织，取出的组织标本立即放入含适量 75% 乙醇或 10% 甲醛溶液小瓶固定。如需电镜检查，可用 0.25% 戊二醛固定。如需免疫检查，应放置于生理盐水纱布瓶中装好立刻送检。

（四）术后处理

1. 预防感染。

2. 换药与拆线。手术切除术后第 2 天换药，根据部位的不同 5 ～ 14 天拆线。

二、皮肤镜检查成像

皮肤镜检查是使用皮肤镜，一种配备有放大镜和光源的手持式显微镜，用来观察皮损下方皮肤的形态。对于有经验的使用者，皮肤镜检查可以提高对色素性疾病及无色素性疾病诊断的准确率及可信度。临床医师只能通过肉眼观察皮肤以评估病变的大体形态特征，如大小、形状、颜色、轮廓和分布。皮肤镜检查不仅可以观察皮肤表面，还可以看见表皮及真皮内的颜色和结构。通常，表皮表浅结构（如粟粒样囊肿）应用非偏振光皮肤镜更清晰，观察深层结构（如血管、胶原）用偏振光皮肤镜更佳。

偏振光（PD）与非偏振光皮肤镜（NPD）的比较：对于大多数色素性和无色素性

皮损，PD 和 NPD 生成的图像大致类似。但是，在某些方面两者仍有较大区别。通常，因角化过度或退化形成的蓝白幕和粟粒样囊肿在 NPD 镜下更清晰。而血管图、血管扩张所致的血管发红和亮白色区域如瘢痕在 PD 下更清楚。

皮肤镜结构和颜色是对皮肤不同深度的组织结构，如黑色素细胞巢和血管，进行二维表面投影。虽然皮肤镜检查能够从水平面观察到病变的全部宽度，但是皮肤镜观察到的结构和颜色通常仅达真皮乳头层，并不能在细胞水平评估病变。其优势在于皮肤镜检查作为无创性技术，可以连续监测病变的变化，提供关于病变生物学和发展动态方面的信息，使皮肤镜能辨认肉眼看不到的"颜色"和"结构"。

三、皮肤共聚焦激光扫描显微镜检测技术

（一）共聚焦激光扫描显微镜

共聚焦激光扫描显微镜（Confocallaser scanning microscope, CLSM），一种先进的细胞生物学分析仪器，是一项具有划时代意义的高科技新产品，也是近代生物医学图像分析仪器最重要的发展之一，有细胞"CT"之称。在体反射式共聚焦激光扫描显微镜（in vivo reflectance confocal microscopy, RCM），是基于共聚焦扫描显微镜原理的皮肤原位、在体、实时、动态三维成像技术，利用点光源可通过对样品进行左右、上下的扫描来获得皮肤厚标本（深度可达 400μm）不同层面的图像，亦可对细胞或组织厚片进行类似 CT 断层扫描的无损伤性连续光学切片，连续光学切片经计算机三维重建处理，能够从任意角度观察。所以，又被称为皮肤 CT 技术。

1957 年，MalwinMinsky 在他的专利中首次阐明了共聚焦激光扫描显微镜检测技术的基本原理。1985 年，Wiijanedts 第 1 次成功地用共聚焦激光显微镜演示了用荧光探针标记的生物材料的光学横断面，标志着共聚焦激光显微镜的关键技术已基本成熟。而 1987 年第 1 台商业化的共焦扫描显微镜才问世。之后的十几年间 CLSM 发展非常迅速。

（二）CLSM 与传统光学显微镜的比较

1. 结构不同，特别是光源不同 CLSM 的基本结构除了光学显微镜部分之外，还由激光光源、扫描装置、检测器、计算机系统（包括数据采集、处理、转换、应用软件）、图像输出设备、光学装置和共聚焦系统等部分组成。CLSM 的点光源具有光源方向性强、发散小、亮度高、高度的空间和时间相干性，以及平面偏振激发等独特的优点。

2. 分辨率及成像特点不同 普通光学显微镜主要缺点是分辨率受到衍射极限的限制，其分辨极限与光源波长是一个数量级；而生物医学及材料科学的发展对显微镜提

出了更高的要求，不仅希望有更高的分辨率，而且希望能对样品进行无损层析，不仅要有横向分辨率，还要有纵向分辨率，进而能观察其三维图像，这是普通显微镜所不能实现的。

3. CLSM 适用范围更为广泛　CLSM 既可观察石蜡或冷冻组织切片，也可观察较厚的切片，最具有价值的就是 CLSM 可以在人和动物活体上无损伤性成像。

4. CLSM 的非损伤性成像　"无创性"是 CLSM 最大的特点，尤其对于美容部位皮损的检测，无损伤、无瘢痕产生，在生理条件下即可进行细胞组织的形态、显微结构、生理功能和代谢过程变化的研究，实时动态地对皮损处进行监测，在病程变化或治疗过程中对同一组织多次进行成像。

5. CLSM 成像迅速、省时省力、数据易于存储　CLSM 是即时进行的无损伤性方法，图像是以电信号的形式记录下来的，所以可以采用各种模拟的和数字的电子技术进行图像处理，数据易于存储。

6. CLSM 图像特点　图像是横断面图像，与组织病理学的矢状面（垂直于皮肤表面）切片不一样；方向平行于皮肤表面；每层厚度小于 5μm。水平分辨率为 0.5 ~ 1μm。因此，实时的 RCM 图像与横切的组织学切片的对应关系最好。皮肤 CT 的灰度图像是基于皮肤组织内微结构如黑素、含氧血红蛋白及细胞器等对光的折射率的不同，而呈现明暗程度不等的灰度图像。因此黑素含量比较高的基底细胞层和角蛋白含量比较高的角质层在皮肤 CT 图像中呈现比较明亮的颜色，对于棘层和颗粒层细胞而言，细胞核的折光率低，而胞质折光率相对高，因而细胞呈现相对亮的胞质包绕较暗的胞核的结构特点。常规组织学切片通常为矢状面，而皮肤 CT 所呈现的实时光学截面为横断面。

（三）CLSM 在皮肤科的应用

1. 对正常皮肤的观察　由于各组织对激光的反射和折射系数不同，所显示的黑白深浅也有所不同，因而可观察到皮肤各层组织的不同变化。

2. 对疾病的辅助诊断、鉴别诊断、疗效评价和随访　可应用于皮肤肿瘤或癌前性皮损，如基底细胞癌、日光性角化病的诊断、预后评价和确定肿瘤皮损与周围正常皮肤边界，CLSM 也非常适合于黑素细胞性病损，特别是恶性黑素细胞瘤。对于临床上常见的皮肤增生性和炎症性疾病，CLSM 能够协助评价病变的类型、进展及治疗后的反应。还可用以观察不同激光治疗樱桃状血管瘤的病理生理改变，以及指导皮肤科手术。总之，CLSM 的实时、动态、无损伤性三维成像特点使其在临床皮肤科的诊断、鉴别诊断、评价疗效、判定预后等方面具有重要价值，是皮肤病无创性诊断的一种很好的方法。

3. CLSM 的不足　由于激光共聚焦扫描显微镜的穿透深度有限，而且是采用光反射原理，所以只能诊断较为表浅比较光滑的皮肤损害。

四、超声检查在皮肤疾病中的应用

超声波是指频率高于 20kHz 的声波，因超出人耳的听力范围（听域），故称超声波。超声波是一种弹性机械振动波，传播方向性强，可聚集成定向狭小的声束。利用超声声束扫描人体，通过对反射超声波信号的接收、处理，进而生成图像，可以用来判断脏器的位置、大小、形态，确定病灶的范围和物理性质，提供人体不同切面的解剖图。超声在肿瘤、妇产科、心血管系统、消化系统、泌尿系统及眼科的应用十分广泛。皮肤组织因位置表浅、结构细微，超声在此方面应用局限。近年来伴随着超声技术的发展，特别是高频超声的进步，越来越多的专家将超声应用于皮肤疾病的诊断中来。

超声的分辨率与频率成正相关，频率越高波长越短，分辨率越高。皮肤疾病可采用 7.5 ～ 15MHz 的浅表高频超声探头，10 ～ 20MHz 皮肤超声专用探头，以及 50MHz 以上的超声生物显微镜来进行检查。浅表超声探头在超声科广泛应用，通用性好，是最常见的检查方式。能够探查到 4cm 甚至更深的组织结构，对于较大特别是涉及皮下层的病变显示效果好。但对于较浅局限于皮肤层的病变，受分辨率限制效果较差。皮肤超声专用探头和超声生物显微镜有着更高的频率和分辨率，可以更好地显示浅层的病变，但检查深度多不超过 1cm。

（一）皮肤超声检查的适应证

超声具有无创、简便、高效及经济等优势，患者接受度高。皮肤超声可以有效穿透组织进行成像，弥补了肉眼、皮肤 CT 的不足，可以用来监测正常皮肤及多种皮肤疾病的形态学改变及变化。采用高频超声对正常皮肤研究，可以为皮肤病诊断、治疗和皮肤移植提供客观依据；通过测量肿瘤的宽度和深度确定肿瘤边界，可以指导临床医师在术前选择最佳治疗方案；同时可以监测自体脂肪注射和慢性皮肤病的疗效等。在皮肤病诊断中用途广泛，基本无禁忌证。常用的检查适应证如下：

1. 皮下肿物检查，包括可触及肿物、感觉异常等。

2. 皮肤创伤检查，包括操作范围评估、炎症评估、发现残留异物等情况。

3. 皮肤肿瘤性病变的良恶性鉴别，侵犯范围及临床分期分型，包括肿瘤的大小、浸润情况、累及范围、淋巴结转移等。

4. 评估炎性疾病对皮肤的累及程度及进展情况，包括有无液化坏死、有无窦道形成。

5. 协助皮肤疾病治疗前方案的制订。

6. 皮肤疾病治疗疗效的评估及随访监测。

7. 超声引导下皮肤疾病的精准介入诊疗。

（二）正常皮肤的超声表现

使用频率为 50MHz 的超声探头检查正常皮肤时，从浅到深依次为强回声—高回声—低回声三个回声带，分别代表表皮、真皮及皮下软组织。表皮的强回声是由表面光滑且致密的角质层导致声束强反射所致，厚度较薄，1.0 ~ 2.0mm。表面可见不连续的斜行强回声，为毛发回声。

真皮层组织较为疏松，表现为高回声，内可见散在分布的点状或线状低回声或无回声区，为真皮层内的皮肤附属器和血管。皮下软组织呈低回声，内可见呈中高回声的条带状分隔，为纤维结缔组织及脂肪组织回声。

用频率小于 20MHz 的超声探头检查时，对皮肤的显示虽不及超声显微镜，但高回声真皮层与皮下软组织分界仍可显示。皮肤附属器等细微结构则无法显示。如图 3-3-1。

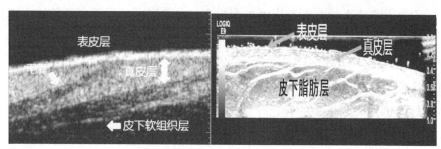

图 3-3-1 正常皮肤的超声表现

（左：皮肤显示镜图，右：14MHz 高频超声图）

（三）常见的皮肤肿物的超声特异性的表现

1. 表皮囊肿 声像图表现会由于囊肿的成熟度、类型及囊内角质物含量的不同存在明显的特异性，如图 3-3-2。浅表表皮样囊肿在超声上多数表现为圆形或椭圆形低回声结节，界清，因结节具有囊壁，可显示包膜，内部洋葱皮样或漩涡状改变是表皮样囊肿的特征性表现，若其内出现条带状或点块状强回声、裂隙样不规则无回声，此声像也具有一定的特征性。前方与皮肤紧邻，基底部可以移动，囊肿破裂或继发感染时边界不清晰，部分病灶内可见突向皮肤侧形成瘘管影像，后方常伴有回声增强，可与实性肿块鉴别，内部无血流，部分病灶因继发感染在病灶周边可见探测到的血流信号。

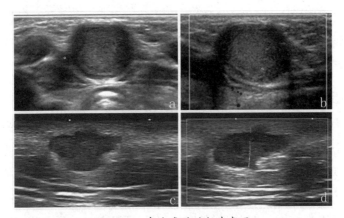

图 3-3-2　表皮囊肿的超声表现

a、c 为表皮囊肿常规超声表现，b、d 彩超下未见明确血流信号

2. 血管瘤　是由胚胎期间成血管细胞增生而形成的先天性良性肿瘤或血管畸形，常见于皮肤和软组织。多见于婴儿出生或出生后不久，皮肤表面可见红色或蓝色痣，活跃的内皮样胚芽向邻近组织侵入，形成内皮样条索，与遗留下的血管相连而形成血管瘤，瘤内血管自成系统，不与周围血管相连。血管瘤可发生于全身各处，好发于口腔颌面部（60%），其次是躯干（25%）和四肢（15%）。女性多见，男女比例为 1：（3～4）。血管瘤超声表现多样，主要分为两种类型。

（1）结节型　表现为皮下软组织内的低回声结构，形态呈椭圆形或类圆形，边界清晰。病灶内部见无序堆积的管道样结构，可见裂隙样无回声，呈筛网状或蜂窝状。有时病灶内可见血栓机化形成的点、片状强回声，后方可见声影。病灶无包膜。

（2）弥漫型　表现为皮下软组织内的稍高回声结构，整体无明显的包膜及结节感。病灶形态不规则，边界不清晰，但内部回声分布同结节型，后方回声稍增强。

彩色多普勒超声对血管瘤的诊断有重要作用。由于血管瘤内部血管管腔细，血液流速慢，彩色多普勒超声常测不出丰富血流信号，部分病灶甚至无明显血流信号。此时可通过"挤压试验"进一步检测：探头快速挤压病灶，病灶内部可见一过性增强的血流信号，随后病灶内血流信号稀少甚至消失；快速释放探头压力，可见血流信号一过性增多，随后表现出未加压前状态。该现象是血管瘤内血液在压力的施压与释压状态下快速出入瘤内而形成，是血管瘤的特征性表现。

3. 浅表脂肪瘤　对浅表脂肪瘤的检查，首选高频超声，如果不对其进行病理分型，则超声诊断符合率（只提示为脂肪瘤，而不提示其病理类型）高达 90% 以上。单纯性脂肪瘤多表现为均质的低回声，少部分呈等回声（与周边正常脂肪组织回声强度相等），边界清晰，大部分瘤体有包膜，瘤体可压缩，肿块周边，以及内部未发现有彩色血流信号。纤维脂肪瘤呈等回声或高回声，无包膜，大多与周边组织分界欠清晰，内部有丰富的纤维线状回声。血管脂肪瘤、纤维血管脂肪瘤边界多不清晰，可压缩性相对不明显，内部回声变化较大，回声强度和瘤体内部所包含的纤维组织、血管数量及大小、结缔组织有直接关系，基质结构越复杂，组织成分越多，形成界面越多，则回声越强；血流信号较弱，只表现为稀疏的点状血流信号或靠近边缘部的一二处细杆状血流信号，但可能是诊断纤维血管脂肪瘤的一个特征性超声表现。

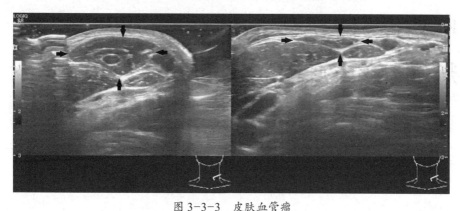

图 3-3-3　皮肤血管瘤
左：超声探头加压前可见蜂窝状管腔结构，右：加压后管腔结构受压消失

4. 钙化上皮瘤　位于头颈部或四肢的皮下结节，高频超声发现其位于皮肤与皮下脂肪层之间，肿块与周围组织分界较清晰，其部分边缘可见环状低回声，与结缔组织形成的囊鞘结构有关，部分肿块周围回声增强，与异物巨细胞引起的炎性反应有关。内部呈不均匀低回声，伴细点状或斑片状钙化，部分肿物周边或内部可见彩色血流信号。

5. 皮肤恶性肿瘤　由于皮肤肿瘤在皮肤超声的二维图像上多表现为低回声，高频超声很难为皮肤肿瘤做定性诊断，皮肤肿瘤诊断的金标准仍然是皮肤病理学。但高频超声可以精确显示肿瘤的位置，侵犯程度，还可以测量肿瘤大小，确定肿瘤边界，为进一步治疗提供必要信息。对于系统性硬皮病，高频超声不仅可对硬皮病诊断、早期纤维化和病情变化评估提供客观指标，而且对硬皮病的治疗效果评价具有更高的敏感性。对于凹陷性瘢痕，高频超声可实时监测自体脂肪注射部位表皮和真皮厚度变化，超声方便快捷，重复性好，较 MRI 更适合应用于自体脂肪注射后的效果评价。对于特应性皮炎，高频超声不仅可以动态监测皮肤形态学改变，还可显示药物对特应性皮炎的长期疗效。对于银屑病患者的关节损害，高频超声在早期诊断和病理变化监测方面也具有一定价值。

（谢婷　康诗然　李红毅）

第四章

中医皮肤外科疾病的病因病机

中医学认为，人体各脏腑组织之间及人体与外界环境之间，既对立又统一，它们在不断地产生矛盾而又解决矛盾的过程中，维持着相对的动态平衡，从而保持着人体正常的生理活动。当这种动态平衡因某种原因而遭到破坏，又不能立即自行调节得以恢复时，人体就会发生疾病。皮肤疾病就是因为各种病因破坏人体相对的平衡状态而引起的，虽发于体表，相对易于诊断，但每种皮肤疾病都有它的病因。由于病因不同，体质强弱不一，感受病邪的浅深，地理环境的差异，因而病机也不同。中医学主张"审因论治"，不同病因病机的皮肤外科疾病，其治疗也不同。因此，正确认识并掌握病因病机对诊治与预防皮肤外科疾病有着重要的指导意义。

第一节　致病因素

中医探求病因的方法有两种：一是详细询问发病的经过及其有关情况，推断其病因；二是以病证的临床表现为依据，进行综合分析，推求病因，此即"辨证求因"。"辨证求因"是从整体观念出发的，是中医学探求病因的主要方法。中医学探求皮肤疾病的病因也无异于这两种方法。皮肤疾病的病因主要有六淫、毒邪、外来伤害、七情、劳逸、饮食失宜，以及病理产物形成的病因如水湿痰饮、瘀血、结石。

一、六淫

六淫是指风、寒、暑、湿、燥、火六种外感病邪。正常情况下，风、寒、暑、湿、燥、火称为"六气"，是自然界六种不同的气候变化，一般不易使人生病。但当它们出现异常变化，超过了人体的适应能力，或人体的正气不足，抵抗力下降，不能适应气候变化而发病时，六气则成为病因，便称为"六淫"。六淫是皮肤外科病的重要致病因素，如《外科启玄》云："天地有六淫之气，乃风寒暑湿燥火，人感受之则营气不从，变生痈肿疔疖。"

六淫致病除气候因素外，还包括生物（细菌、病毒等）、物理、化学等多种致病因素作用于机体所引起的病理反应。

六淫为害，既可单独侵袭人体致病，亦可两种或两种以上相兼同时侵犯机体而发病。在一定条件下，六淫之邪所致的证候可发生转化，由此造成疾病表现的复杂性和多变性。

此外，由于脏腑气血功能失调所产生的内风、内寒、内湿、内燥、内火，称为"内生五邪"，其导致疾病的临床表现与六淫致病相似，故一并加以介绍。

（一）风邪

风邪是指具有风之轻扬开泄、善动不居特性的邪气。很多皮肤病的发生与风邪有关。凡人体腠理不密，卫气不固，风邪得以乘隙侵袭，阻于皮肤之间，内不得通，外不得泄，可使营卫不和，气血运行失常，肌肤失于濡养，以致发生风团、丘疹、疣目、干燥等病变。如《素问·风论》说："风气藏于皮肤之间……腠理开则洒然寒，闭则热而闷。"风邪的性质和致病特点如下：

1. 风性轻扬开泄，易袭阳位 风邪具有轻扬、升散、向上、向外的特性。因此风邪侵犯人体易使腠理疏泄而开张，其引起的皮肤外科疾病常发于人体上部、腰背等阳位。如《素问·太阴阳明论》说"故犯贼风虚邪者，阳受之"，"故伤于风者，上先受之"。《神巧万全方》中说："头面者，诸阳之会，血气既衰，则风邪易伤，故头病则或生恶疮，或生秃疮，面则有黯、疮痣、粉刺、酒糟之属。"

2. 风性善行而数变 《素问·风论》说"风者，善行而数变"，是指风邪引起的皮肤疾病具有病位游移、行无定处、变幻无常、发病急、变化快的特点，如头面部丹毒、斑秃、荨麻疹等。

3. 风性主动 是指风邪导致的皮肤疾病具有"动"的特征，如《素问·阴阳应象大论》曰"风胜则动"，风邪太过，就会发生痉挛动摇。

4. 风为百病之长 是指风邪致病极为广泛，寒、湿、暑、燥、火多附于风而侵犯人体致病。如发际疮多因风热上壅或风湿热相互搏结而成。故《素问·骨空论》曰："风者，百病之始也。"《素问·风论》曰："风者，百病之长也。"《诸病源候论》中说："夫体虚受风热湿毒之气，则生疮。"

5. 风为阳邪，其性燥烈　风胜则燥，由风邪所致的皮肤疾病常表现为皮肤粗糙、肥厚、干燥、脱屑及瘙痒不止。

风邪有外风与内风之分，外风为感受自然界之风；而内风是由于机体内部的病理变化，如热盛、阳亢、阴虚、血虚等所致。外风引起的皮肤疾病常伴发热、恶风、汗出、脉浮缓等表证；由内风所致者可伴有头晕目眩、皮肤麻木、肢体抖动等症状。

（二）寒邪

寒邪是指具有寒冷、凝结特性的邪气，有内、外之分。外寒可伤害人体阳气并导致气滞血瘀而发生皮肤病，如《灵枢·痛疽》云："寒邪客于经络之中，则血泣，血泣则不通，不通则卫气归之，不得复反，故痈肿。"内寒则是人体阳气不足的反应。两者虽不同，但又互有联系，相互影响。寒邪的性质和致病特点如下：

1. 寒为阴邪，易伤阳气　寒为阴气盛的表现，故其性属阴，即所谓"阴盛则寒"。人体的阳气本可以制约阴寒，但阴寒之邪偏盛，则人体的阳气不足以祛除寒邪，反被阴寒之邪所伤，故《素问·阴阳应象大论》曰："阴盛则阳病。"所以感受寒邪，最易损伤人体阳气。阳气受损，失其正常的温煦气化作用，则可出现阳气衰退的寒证。因此由寒邪引起的皮肤疾病常伴恶寒、四肢不温、小便清长等全身症状。

2. 寒性凝滞，主痛　寒邪侵犯人体往往会使经脉气血凝结、阻滞，不通则痛，从而出现各种疼痛的症状，并遇寒加重，得热减轻。如《素问·痹论》曰："痛者，寒气多也，有寒故痛也。"

3. 寒性收引　寒邪侵袭人体可表现为气机收敛，腠理闭塞，经络筋脉收缩而挛急的致病特点。如《素问·举痛论》曰："寒气客于脉外则脉寒，脉寒则缩蜷，缩蜷则脉绌急，绌急则外引小络，故卒然而痛……寒则气收。"

因此，由寒邪引起的皮肤疾病多为阴证，常见皮损颜色苍白、青黯或紫绀，局部温度偏低，不红不热，肿势散漫，痛有定处，得暖则减，化脓迟缓等特点。

（三）暑邪

暑为夏季的火热之邪。大凡夏至以后，立秋之前，自然界中的火热外邪，称为暑邪。暑邪致病具有明显的季节性，且只有外感，没有内生。暑邪的性质和致病特点如下：

1. 暑为阳邪，其性炎热　暑为夏季火热之气所化，火热属阳，故暑属阳邪，暑邪伤人，多出现一系列阳热症状，如壮热、心烦、面赤、脉洪大等。热微则痒，热甚则痛，热盛肉腐，暑邪所致的皮肤疾病常表现为患部焮红、肿胀、灼热、糜烂流脓，或伴滋水，或痒或痛，其痛遇冷则减等特点。如《诸病源候论·夏日沸烂疮候》曰："盛夏之月，人肤腠开，易伤风热，风热毒气，搏于皮肤，则生沸疮，其状如汤之沸。"

2. 暑性升散，最易伤津耗气　暑为阳邪，主升主散，故暑邪侵犯人体，多直入气分，可致腠理开泄而多汗。汗出过多，既耗伤津液，又气随津泄，导致津气两虚，甚至气随津脱。故临床上常出现口渴喜饮、尿赤短少、气短乏力等全身症状。

3. 暑多夹湿　暑季不仅炎热，而且多雨潮湿，热蒸湿动，暑热湿气弥漫空间，故暑邪常夹湿邪侵犯人体。因而临床上除有发热、烦渴等暑热症状外，还常兼见四肢困倦、胸闷呕吐、大便溏而不爽等湿阻症状。

（四）湿邪

湿邪是指具有水湿之重浊、黏滞、趋下特性的邪气，有内湿与外湿之分。外湿是自然界的湿气或水上作业、涉水淋雨、居住潮湿而致。内湿是由于脾虚运化水湿无力而生湿。内湿与外湿在发病中常相互影响。由湿邪引起的皮肤疾病早在《内经》中就有记载，如"汗出见湿，乃生痤疿"。湿邪的性质和致病特点如下：

1. 湿为阴邪，易阻滞气机，损伤阳气　湿性属水，水属于阴，故湿为阴邪，阴胜则阳病，故湿邪易损伤人体阳气。又因其为有形之邪，故最易阻滞气机。湿邪侵入肌肤，郁结不散，与气血相搏，气血津液运行失常，多发生水疱、糜烂、渗液、瘙痒等症状。

2. 湿性重浊　湿邪致病具有沉重、重浊的特点，以及其排泄物与分泌物具有秽浊不清的特点。因此，湿邪所致的皮肤疾病常见面部油腻、皮肤滋水秽浊、周身困重、四肢倦怠、大便溏泻等症状。

3. 湿性黏滞　湿邪致病具有黏腻停滞的特点。因此，湿邪所致的皮肤外科疾病多反复发作，或时起时伏，缠绵难愈，病程较长。

4. 湿性趋下，易袭阴位　《素问·太阴阳明论》曰："伤于湿者，下先受之。"因此湿邪所致的皮肤外科疾病常发于会阴、下肢等部位，如下肢丹毒、臁疮等。

（五）燥邪

燥邪是指具有干燥、收敛清肃特性的邪气，有内燥与外燥之分。外燥是因外界气候干燥引起，主要发生在秋季。内燥是因机体津血不足而致。燥邪的性质和致病特点如下：

1. 燥性干涩，易伤津液　《素问·阴阳应象大论》曰"燥胜则干"，燥邪最易耗伤人体的津液，肌肤失润。因此，由燥邪引起的皮肤疾病常表现为皮肤干燥、枯皱皲裂、脱屑、毛发不荣等特点。燥邪日久不除，内伤营血，血燥生风，则瘙痒剧烈、缠绵难愈。

2. 燥易伤肺 肺为娇脏，喜润恶燥；肺开窍于鼻，外合皮毛，而燥邪伤人，常自口鼻而入，故燥邪最易伤肺。因此，由燥邪引起的皮肤疾病常伴鼻咽干燥、口干唇燥、大便干结等症状。

（六）火（热）邪

火（热）邪是指具有火之炎热特性的邪气。火与热同类，仅是程度不同而已，"热为火之轻"，"火为热之极"，"热极便生火"，一般习惯上统称为热邪。

火热为病有内外之分，属外感者，多由直接感受温热邪气引起；属内生者，常由脏腑阴阳气血失调，阳气亢盛而成。如《诸病源候论·时气疱疮候》曰："夫表虚里实，热毒内盛则多发疱疮。"此外，由风、寒、暑、湿、燥之外邪或情志刺激，或气机郁阻，在一定条件下均可形成火热证候，故有"五气皆能化火""五志皆能化火""气有余便是火"之说。火（热）邪的性质和致病特点如下：

1. 火（热）邪为阳邪，易伤津耗气 《素问·阴阳应象大论》曰："阳胜则热。"阳主躁动而向上，火热之性，燔灼焚焰，亦升腾上炎，故属于阳邪。热邪在内，既迫津外泄，又消灼煎熬阴津；同时又"壮火食气"（《素问·阴阳应象大论》），即阳热亢盛的实火最易损伤人体正气。又热微则痒，热甚则痛，热盛肉腐。因此由火（热）邪引起的皮肤外科疾病多发病迅速、来势猛急，患部常见焮红灼热、肿势皮薄光泽、容易化脓腐烂，或起脓疱、作痒、作痛，常伴身热、口渴喜饮、咽干舌燥、小便短赤、大便秘结，以及疲倦乏力等全身症状。

2. 火（热）性炎上 火热有燔灼向上的特性，因此其病常见于人体上部，如颜面丹毒、面部疖肿等。

3. 火（热）邪易生风、动血 热极生风，风胜则动。火热之邪侵犯血脉，轻则可扩张血脉，加速血行，甚则可灼伤脉络，迫血妄行。因此，由火（热）邪引起的皮肤外科疾病常见瘙痒、皮肤发斑及各种出血病证。

4. 火（热）邪易扰心神 心在五行中属火，火热性躁动，与心相应，故火热之邪入于营血，尤易影响心神而出现心烦失眠等症状。

火（热）邪有实火与虚火之分。实火之证多起病急，病程短，有面红目赤、心烦、发热、口渴饮冷、便秘尿赤、舌红苔黄、脉数实有力等症状。虚火之证则起病缓慢，病程长，有两颧潮红、五心烦热，或骨蒸潮热、口燥咽干、舌红少津少苔、脉细数无力等症状。

总之，六淫均可成为皮肤疾病的致病因素，而"火（热）邪"最常见。正如《灵枢·痈疽》曰："大热不止，热胜则肉腐，肉腐则为脓……故命曰痈。"《医宗金鉴·痈疽总论歌》曰："痈疽原是火毒生。"而风、湿、燥也是常见的病因。

二、毒邪

毒邪，指有强烈致病作用、对人体毒害深的邪气，是有别于六淫的特殊病因。"毒"邪有内外之分。其中，"外毒"指由外而来，侵袭机体并造成毒害的一类病邪，引起皮肤疾病的"外毒"主要有虫毒、药毒、食物毒、疫毒、漆毒等。"内毒"指由内而生之毒，系因脏腑功能和气血运行失常，使机体内的生理产物或病理产物不能及时排出，蕴积体内而化生，如尿毒、痰毒、瘀毒等。此外，凡未能找到明确致病的病邪也称为"毒"，如无名肿毒。

由虫毒引起的皮肤疾病主要有以下情况：一是由皮肤中的寄生虫直接致病，如疥虫引起的疥疮；二是由昆虫的毒素侵入或过敏引起，如蚊虫、臭虫、虱子等叮咬所致的虫咬皮炎；此外，尚可由肠道寄生虫过敏及禽类寄生虫毒、桑毛虫毒、松毛虫毒等引起。由疫毒引起的皮肤疾病有疫疔、麻风、梅毒等，其中疫疔是由接触牛、马、羊等疫畜而感染疫毒形成，麻风是感受风邪疬毒而致，梅毒是由淫秽疫毒与湿热、风邪杂合所致。由食物毒、药毒引起的皮肤疾病，发病前有食"毒"物史或使用某种药物史。如《外科正宗》说："砒毒者，阳精大毒之物，服之令人脏腑干涸，皮肤紫黑，气血乖逆，败绝而死。"《诸病源候论·食鲈鱼肝中毒候》中说："此鱼肝有毒，人食之中其毒者，即面皮剥落，虽尔，不至于死。"由漆毒引起的漆疮是因接触外界生漆、漆器或闻漆气而致。如《诸病源候论·漆疮候》说："漆有毒，人有禀性畏漆，但见漆，便中其毒。喜面痒，然后胸臂胫腨皆悉瘙痒，面为起肿，绕眼微赤。"

近现代许多中医学家对毒邪学说进行不断地丰富和发挥。一般认为，"毒"多因邪气（包括六淫、七情、痰饮、瘀血等）蓄积不能疏散，郁久顽恶，厚积超过常态而形成。因此，许多疑难皮肤疾病与毒邪致病密切相关。

由毒邪引起的皮肤疾病，发病前有内服某种药物或食物史，或有某种物质接触史，或有毒虫叮咬史，经过一定的潜伏期后才发病。其所致皮肤疾病具有暴发性、剧烈性、危重性、传染性、难治性、顽固性等特点。皮损常表现为焮红灼热、肿胀、丘疹、水疱、风团、糜烂等多种形态，或痒或痛或麻木不仁，轻症则局限一处，重症则泛发全身；病情危重者，皮肤暴肿，起大疱，破流滋水，皮肤层层剥脱，甚则危及生命，不可忽视。

三、外来伤害

引起皮肤疾病的外来伤害常见的有跌打损伤、金刀竹木创伤，沸水、沸油、火焰、高温物品灼伤，寒冷冻伤，日光损伤，以及化学物质伤害等物理和化学因素。

1. 跌打损伤、金刃竹木创伤等外伤 直接损伤人体的皮肤，引起局部气血凝滞或出血，因此其导致的皮肤疾病常表现为皮肤肌肉瘀血肿痛或化热肉腐成脓。同时也可因外伤而再感受毒邪，发生破伤风或疔疮等。

2. 沸水、沸油、火焰或高温物品等引起的烧烫伤 属于火毒为患，机体受到火毒侵害，受伤的部位一般立即可以出现各种症状。轻者，损伤肌肤，创面红、肿、热、痛、皮肤干燥，或起水疱。重者，可损伤肌肉筋骨使痛觉消失，创面如皮革样，或蜡白，或焦黄，或炭化。更甚者，创面过大，除有局部症状外，常因剧烈疼痛，火毒内攻、体液蒸发或渗出，出现烦躁不安、发热、口干渴、尿少尿闭等症，甚至可亡阴亡阳而死亡。如《洞天奥旨》曰："汤烫疮……轻则害在皮肤，重则害在肌肉，尤甚者害在脏腑。"

3. 冻伤 是指人体遭受低温侵袭所引起的全身性或局部性损伤。一般来说，温度越低，受冻时间越长，则冻伤程度越重。冻伤可分为全身性冻伤和局部性冻伤。

（1）全身性冻伤 因寒为阴邪，易伤阳气，阴寒过盛，阳气受损，失去温煦和推动血行作用。初则为寒战，继则体温逐渐下降、面色苍白、唇舌和指甲青紫、感觉麻木、神疲乏力或昏睡、呼吸减弱、脉迟细。如不救治，易致死亡。

（2）局部性冻伤 多发生在手、足、耳郭、鼻尖和面颊部位。发病初期，受冻部位因寒主收引，经脉挛急，气血凝滞不畅，影响受冻局部的温煦和营养，致局部皮肤苍白、冷麻，继则肿胀青紫，痒痛灼热，或出现大小不等的水疱等，破溃后常易感染。故《诸病源候论·冻烂肿疮候》曰："严冬之夜，触冒风雪，寒毒之气，伤于肌肤，血气壅涩，因即瘃冻，燃赤疼肿，便成冻疮。"

4. 日光损伤 属热邪为患，因禀赋不耐，腠理不密，毒热之邪或毒热夹湿蕴蒸肌肤，不得外泄而导致皮肤出现红斑、丘疹、水疱、结节等损害，自觉灼热、瘙痒、刺痛。

5. 化学物质伤害 常见于接触强刺激性或高毒性的化学物质如强酸强碱等，金属及其制品如镍、铬、铍等，化妆品如油彩、香脂、染发剂等，日常生活用品如肥皂、洗衣粉等。大多由于禀赋不耐，皮肤腠理不密，毒邪侵入皮肤，蕴郁化热，热邪与气血相搏而发病。其引起的皮肤疾病常表现为红斑、肿胀、丘疹、水疱或大疱、糜烂、渗出，甚至坏死溃疡等，自觉瘙痒、灼热、疼痛。

四、七情

七情是指人的喜、怒、忧、思、悲、恐、惊七种情志变化。在正常情况下，七情是人体对客观外界事物和现象所作出的七种不同的情志反应，一般不会使人发病。只有突然、强烈或长期持久的情志刺激，超过人体本身的生理活动的调节范围，引起脏腑气血经络功能紊乱，才会导致疾病的发生。

人体的情志活动与内脏有密切的关系，必须以五脏精气作为物质基础。如《素问·阴阳应象大论》说："人有五脏化五气，以生喜怒悲忧恐。"不同的情志变化对各脏腑有不同的影响，而脏腑气血的变化，也会影响情志的变化。如《素问·调经论》说："血有余则怒，不足则恐。"《灵枢·本神》说："肝气虚则恐，实则怒。心气虚则悲，实则笑不休。"故七情与内脏气血关系密切。

七情的致病特点如下：七情内伤通过改变人的行为活动方式，直接影响相应的内脏，使脏腑气机逆乱，气血失调，从而导致血不润肤、血不荣发、气血瘀滞、肺气不利、肾精不能上注，产生斑秃、黄褐斑、痤疮、白癜风等多种皮肤病。

1.直接伤及内脏，影响脏腑气机 《素问·阴阳应象大论》说"怒伤肝""喜伤心""思伤脾""忧伤肺""恐伤肾"。《素问·举痛论》说："怒则气上，喜则气缓，悲则气消，恐则气下……惊则气乱……思则气结。"

肝藏血，主疏泄。过度愤怒则伤肝，致肝气横逆上冲，血随气逆，并走于上，可见面红目赤。若情绪抑郁日久，导致气滞血瘀，可损及容颜，而出现肝斑等症状。

心藏神，主血脉，其华在面。喜笑则心气和平调达，营卫通利，气血流行，充盈于面，故面色红润，神采奕奕。过喜则损伤心神，使心气涣散，气血运行失常，相应地使皮肤失于濡养而见肤色暗哑无泽。

脾主运化而位于中焦，是后天之本，气血生化之源。当思虑过度或所思不遂时，则会使气机郁滞而影响到脾的功能。脾之运化无力，气血化源不足，又思虑过度暗耗阴血，导致心神失养，从而出现形神疲惫、面色无华、皮肤失养而干涩无泽，还可见心悸、健忘、失眠、多梦，以及脘腹胀满、便溏等全身症状。故明代医家龚居中在《红炉点雪》中说："颜色憔悴，良由心思过度。"

肺主气，在体合皮。过度悲忧，可使肺气抑郁，意志消沉，肺气耗伤，而出现面色苍白、气短乏力或喘息等症状。

肾藏精，在志为恐。恐惧过度，可使肾气不固，气泄以下，临床可见二便失禁，或恐惧不解则伤精，发生骨酸痿厥、遗精等症。如《灵枢·本神》说："恐惧而不解则伤精，精伤则骨酸痿厥，精时自下。"

惊则气乱是指突然受惊，损伤心气，导致心气紊乱，心无所倚，神无所归，虑无所定，出现心悸、惊恐不安等症状。

2.病势变化与情志关系密切 情志变化对皮肤疾病的发展也有一定的影响，可促使病情好转或恶化。

总之，七情所致的皮肤疾病，大多起病缓慢，多发生于乳房、胸胁、颈之两侧等肝胆经循行部位。部分疾病可出现患处肿胀，或软如馒，或坚如石，皮色不变；甚者局部疼痛剧烈，化火则烧灼难忍，破溃则日久不愈；亦可伴精神抑郁、性情急躁、易怒等症状。

人人都有七情六欲，但贵在节制，特别是要保持乐观的情绪，豁达的胸怀，避免情志过激，以及长时间处于一种情绪状态。正如《长生秘诀》说："人之心思，一存和悦，其颜色现于外者，俨然蔼美。"

五、劳逸

正常的劳动与运动有助于气血流通，增强体质；必要的休息可以消除疲劳，恢复体力和脑力，均有利于维持人体正常的生理活动，不会使人发病。但是长时间的过度劳累或过度安逸，则能致人发病。

1. 过劳 包括劳力过度、劳神过度和房劳过度，能导致脏腑气血受损、阴阳失和、正气亏虚而引起皮肤外科疾病。

（1）**劳力过度** 是指较长时期的过度用力而积劳成疾。劳力过度则伤气，久之则气少力衰，神疲消瘦。如《素问·举痛论》说："劳则气耗……劳则喘息汗出，外内皆越，故气耗矣。"《素问·宣明五气》说："久立伤骨，久行伤筋。"因此，久立久行可使肌肉劳损而引起下肢筋瘤等。

（2）**劳神过度** 是指思虑太过，劳伤心脾。《素问·阴阳应象大论》说"脾在志为思"，而心主血藏神，所以思虑劳神过度，则耗伤心血，损伤脾气。除可引起发失所养而出现油风等皮肤病，还可出现心神失养的心悸、健忘、失眠、多梦，以及脾不健运的纳呆、腹胀、便溏等全身症状。

（3）**房劳过度** 是指性生活不节，房事过度、手淫等均能损伤肾精，亦可归属在房劳过度的范围。肾藏精，主封藏，肾精不宜过度耗泄。若房事过频则肾精耗伤，常出现腰膝酸软、眩晕耳鸣、精神萎靡、性功能减退，或遗精、早泄甚或阳痿，或月经不调，或不孕不育等证候。由房事损伤而致的皮肤外科疾病，大多为慢性疾患，病变可深入骨与关节，虚寒证象较多，患部肿胀不显、不红不热、隐隐酸痛、化脓迟缓；或见阴亏火旺之证，患部皮色暗红、微有灼热、痛亦不剧等。

2. 过度安逸 是指过度安闲，不参加劳动，又不运动。过度安逸主要导致人体气血运行不畅和全身虚弱。因为运动太少，全身气血运行减慢，流通不畅，进而可引起气滞血瘀而变生他病。由于脾主四肢，四肢少动则脾运不健，化生气血减少，日久渐趋虚弱，出现精神不振、食少乏力、肢体软弱，甚则形体虚胖，动则心悸、气喘、汗出等，或继发他病。如《素问·宣明五气》说："久卧伤气。"

六、饮食失宜

饮食是人体摄取食物，转化成水谷精微及气血，维持生命活动的最基本条件。但饮食失宜，又常会导致皮肤疾病的发生、加重或复发（即食复）。饮食物靠脾胃消化，故饮食失宜主要是损伤脾胃，导致脾胃升降失常，从而聚湿、生痰、化热或变生他病。饮食失宜包括饥饱失常、饮食不洁和饮食偏嗜三个方面。

1. 饥饱失常　饮食应以适量为宜。过饥则摄食不足，气血生化之源缺乏，气血得不到足够的补充，久之则气血衰少而为青腿牙疳等皮肤病。正如陈自明在《妇人大全良方》中所说："食既不充，荣卫凝涩，肌肤黄燥，面不光泽。"暴饮暴食、过饱，则饮食摄入过量，超过脾胃的消化、吸收和运化能力，可导致饮食物阻滞，脾胃损伤，出现脘腹胀满、嗳腐吞酸、厌食、吐泻等食伤脾胃病证。如《素问·痹论》说："饮食自倍，肠胃乃伤。"同时会使大量多余能量积存皮下或内脏，则易见形体肥胖等症。此外，在疾病初愈阶段，由于脾胃尚虚，饮食过量或吃不易消化的食物，常可引起疾病复发，称为"食复"，即《素问·热论》所说："病热少愈，食肉则复，多食则遗。"

2. 饮食不洁　进食不洁，可引起多种肠胃道疾病，出现腹痛、吐泻、痢疾等，或引起寄生虫病而见腹痛、嗜食异物、面黄肌瘦、隐疹等病症。若进食腐败变质有毒食物，常出现剧烈腹痛、吐泻等中毒症状。

3. 饮食偏嗜　饮食要适当调节，不应有所偏嗜，才能使人体获得各种需要的营养。若饮食过寒过热，或饮食五味有所偏嗜，则可导致阴阳失调或某些营养缺乏而发生皮肤外科疾病。饮食偏嗜可分为饮食偏寒偏热、饮食五味偏嗜、偏嗜饮酒三个方面。

（1）饮食偏寒偏热　食物有寒热温凉之别。如多食生冷寒凉，可损伤脾胃阳气，导致寒湿内生，发生腹痛泄泻等症。如恣食膏粱厚味、醇酒炙煿或辛辣刺激之品，可使脾胃功能失调，湿热火毒内生，则易发生痈、有头疽、疔疖、粉刺、酒渣鼻等疾病。如《素问·生气通天论》曰："膏粱之变，足生大丁。"

（2）饮食五味偏嗜　人体的精神气血都由饮食五味所资生，五味与五脏，各有其亲和性。《素问·至真要大论》说："夫五味入胃，各归所喜，故酸先入肝，苦先入心，甘先入脾，辛先入肺，咸先入肾。"如果长期嗜好某种食物，就会使与之相应的内脏功能偏盛，久之可损伤他脏，破坏五脏的平衡协调，从而发生多种内脏及皮肤病变。故《素问·生气通天论》说："味过于酸，肝气以津，脾气乃绝；味过于咸，大骨气劳，短肌，心气抑；味过于甘，心气喘满，色黑，肾气不衡；味过于苦，脾气不濡，胃气乃厚；味过于辛，筋脉沮弛，精神乃央。"《素问·五脏生成》又说："是故多食咸，则脉凝泣而变色；多食苦，则皮槁而毛拔；多食辛，则筋急而爪枯；多食酸，则肉胝䐢而唇揭；多食甘，则骨痛而发落，此五味之所伤也。"所以，饮食五味应当适宜，平时饮食不要偏嗜，病时更要注意饮食宜忌。饮食与病变相宜，能辅助治疗，促进疾病好转；反之，疾病就会加重。正如《素问·生气通天论》所说："是故谨和五味，骨正筋柔，气血以流，腠理以密，如是则骨气以精。谨道如法，长有天命。"

（3）偏嗜饮酒　适量饮酒可宣通血脉，疏筋活络。但酒性既热且湿，偏嗜饮酒则可损伤脾胃，内生湿热，产生酒渣鼻等皮肤病，并出现脘腹胀满、胃纳减退、口苦口腻、舌苔厚腻等症状。如《金匮要略·血痹虚劳病脉证并治》曰："饮伤……经络营卫气伤，内有干血，肌肤甲错，两目黯黑。"《诸病源候论》记载酒渣鼻："此由饮酒，热势冲面，而遇风冷之气相搏所生，故令鼻面生皶，赤疱匝匝然也。"

七、病理产物形成的病因

病理产物形成的病因，是指在疾病过程中形成的病理产物也能成为引起其他疾病的致病因素，可分为水湿痰饮、瘀血、结石三类。它们的形成主要由于各种病因，如六淫、七情、饮食、劳逸、外伤等侵犯人体，引起脏腑功能失调、气血运行与津液代谢失常而致。

1. 水湿痰饮　水湿与痰饮同源而异流，都是人体的津液在输布和排泄过程中发生障碍，停留于体内而形成的病理产物。一般认为，湿聚为水，积水成饮，饮凝成痰，因而就形质而言，稠浊者为痰，清稀者为饮，更清稀者为水，而湿乃水液弥散浸渍于人体组织中的状态。其中"痰"有"有形之痰"与"无形之痰"两种。"有形之痰"指视之可见、闻之有声的痰液，如咳嗽吐痰、喉中痰鸣或指触之有形的痰核等；"无形之痰"指只见征象，不见其形质的痰病，如眩晕等。

水湿痰饮多由外感六淫、内伤七情、饮食劳逸或感受特殊之毒等，使肺、脾、肾、肝、三焦及膀胱等脏腑气化功能失常，水液代谢障碍，以致水液停滞而成。水湿痰饮形成后，湿则多以困阻脾胃为主；水、饮则多留积于肠、胃、胸胁、腹腔及肌肤；而痰则随气升降流行，内而脏腑，外至筋骨皮肉，无处不到，造成各种复杂的病理变化。如《杂病源流犀烛·痰饮源流》说："其为物则流动不测，故其为害，上至颠顶，下至涌泉，随气升降，周身内外皆到，五脏六腑俱有。"

由于水湿痰饮为有形的病理产物，一旦形成既可阻滞气机，影响脏腑气机的升降；又可流注皮肤经络，阻碍气血的运行，从而导致多种疾病的发生。如痰凝肌肤可发为肌肤结节肿块；水饮溢于肌肤，则见肌肤水肿；湿热浸淫肌肤形成湿疮等。同时，由于水湿痰饮具有重浊黏滞的特性，因此其所致的疾病具有病势缠绵、病程较长的特点。总之，由水湿痰饮引起的皮肤疾病，起病缓慢，患部或漫肿无边，或聚成结块，皮色不变，麻木酸重，伴胸闷心悸、痞满呕恶、神呆乏力、舌胖苔厚等。

2. 瘀血　指体内有血液停滞，包括离经之血积存体内，或血运不畅，阻滞于经脉及脏腑内的血液。

瘀血的形成，主要有两方面：一是因气虚、气滞、血寒、血热等原因，使血行不畅而凝滞；二是由于内外伤、气虚失摄或血热妄行等原因造成血离经脉，积存于体内而形成瘀血。如《医林改错》中说："血受寒则凝结成块，血受热则煎熬成块。"明代缪希雍《神农本草经疏·杂症门》中说："蓄血俗名内伤，或积劳，或多怒，或饱后行房，或负重努力，或登高坠下，或奔逐过急，皆致蓄血。"

瘀血形成后，不仅失去正常血液的濡养作用，而且反过来又会影响全身或局部血液的运行，产生疼痛、出血或经脉瘀塞不通，内脏发生癥积，以及产生"瘀血不去，新血不生"等不良后果。

瘀血致病广泛，病种多，症状复杂，导致的皮肤疾病多见于慢性皮肤病。其一般特点为皮肤色黯、紫红、青紫，或出现肌肤甲错、色素沉着、瘀斑、肥厚、结节、肿块、瘢痕，舌质紫暗或有瘀点瘀斑、舌下静脉曲张，脉涩、结代或沉弦等。其所致的疼痛一般多表现为刺痛，痛处固定不移，拒按，多夜间益甚。还因瘀血所在部位不同而各具特点，如瘀血阻于头皮出现油风；瘀阻肌肤，营气不从，逆于肉理，乃生痈肿、疮疡等。瘀血更是翻花疮等皮肤恶性肿瘤的重要致病因素。

3. 结石 凡体内湿热浊邪，蕴结不散，或久经煎熬，形成砂石样的病理产物，称为结石。结石可因饮食不节，或情志内伤，或药物服用不当，或外感六淫，或过度安逸等，导致脏腑功能失调，气机不利，湿热内生而形成。结石蕴阻于肌肤导致的皮肤疾病，主要表现为坚硬的结节或肿块，如皮肤钙沉着症等，而且一般病程较长。

以上各种病因可单独致病，也可几种病因同时致病，并且内伤和外感常常相合而成。正如喻嘉言所说："疮疡之起，莫不有因。外因者，天时不正之时毒也，起居传染之秽毒也。内因者，醇酒厚味之热毒也，郁怒横决之火毒也。"所以对每种皮肤外科疾病的病因，应该具体分析，分别对待。

此外，皮肤外科疾病的病因与其发病部位也有一定的联系。凡发于人体上部（头面、颈项、上肢）的，多因风温、风热引起；凡发于人体中部（胸、腹、腰背）的，多因气郁、火郁引起；凡发于人体下部（臀、腿、胫足）的，多因寒湿、湿热引起。如清代高锦庭在《疡科心得集》例言中说："盖疡科之证，在上部者，俱属风温风热，风性上行故也；在下部者，俱属湿火湿热，水性下趋故也；在中部者，多属气郁火郁，以气火之俱发于中也。其中间有互变，十证中不过一二。"当然，条文所描述只是针对一般情况，在诊断时必须结合局部和全身症状，以及追问病史等，综合分析病因，不能单纯地拘泥于部位。

第二节 发病机制

皮肤外科疾病的主要病机是先天禀赋差异、邪正盛衰、气血失和、经络失常、脏腑失调五个方面。

一、先天禀赋差异

《灵枢·寿夭刚柔》云："人之生也，有刚有柔，有弱有强，有短有长，有阴有阳。"说明人的个体差异是由于父母的素质遗传给后代所致，这种遗传的素质就是先天禀赋。个体先天禀赋不同，形成个体体质的差异，对皮肤外科疾病的发生具有重要的意义。如蛇皮癣等遗传性皮肤病，多与先天禀赋有关。

二、邪正盛衰

皮肤外科疾病与其他疾病一样，自始至终都存在着邪正斗争的基本矛盾，它不但决定疾病证候"邪气盛则实""精气夺则虚"的特性，而且还直接影响着疾病的预后与转归。

正气旺盛，临床多见阳证、实证，发展顺利，预后良好。全身症状有高热、烦躁、便结、溲赤、苔黄、舌红、脉实有力等；局部症状因病而异，如邪实正盛的阳证疮疡，局部高肿根束、焮热灼痛、脓出稠厚、易溃易敛。

正气不足，则表现为阴证、虚证；正虚邪实或正虚邪恋则容易逆变，预后不良。全身症状见面黄神倦，或潮热盗汗，舌红或淡，脉虚无力等；局部多见患处色白、平塌或坚硬结肿，不红不热，不痛或微痛，溃后脓水清稀淋沥、久不收口、迁延难愈，或毒盛内陷脏腑而为败证。

皮肤外科疾病过程中，邪正盛衰的变化受治疗用药的影响较大。如阳证疮疡初期，过用寒凉的药物，常使正气内伤，气血凝滞而毒聚不散。又如疮疡脓成，无论阳证、阴证，不用托法，或溃后排泄不畅，不及时切开引流均可致毒留肌肤，甚而内攻脏腑。重症或久病伤正之后，或热毒伤阴，或脓泄大伤气血，阳证实证可转为阴证、虚证，从而导致正邪关系的本质发生动态变化。

三、气血失和

气血失和是指气血生化不及或运行障碍而致其功能失常的病理变化。当致病因素造成局部气血失和后会出现多种病理变化，常见的有两种：

1.气血凝滞　表现为疼痛，皮肤色暗、紫红、青紫，或肌肤甲错、肥厚、结节、肿块、瘢痕等。

2.气血亏虚　血虚肌肤失养则表现为皮肤瘙痒、干燥、粗糙、肥厚、脱屑等；气虚气不摄血，血溢脉外，表现为皮肤青紫；又由于气血亏虚之后，可使护卫不固，腠理不密，易致风、湿、热等病邪乘虚侵袭肌肤而发生多种皮肤外科疾病。

人体的气血盛衰与皮肤外科疾病的发生、发展、预后有着密切的关系。气血盛者，即使外感六淫邪毒、内伤七情也不一定发病，发病者病情变化较少，病情易愈；气血亏虚者，每遇外感六淫、内伤七情，易于发病，病后病情变化，病程迁延，不易治愈。正如《外科秘录》中说："天地之六气，无岁不有，人身之七情，何时不发，乃有病，有不病者何也？盖气血旺而外邪不能感，气血衰而内正不能拒。"

此外，气血的盛衰直接关系着外科疮疡的起发、破溃、收口等，对整个病程的长短有着一定的影响。一般来说，如气血充足，外科疮疡不仅易于起发、破溃，而且也易于生肌长肉而愈合；如气虚者则难于起发、破溃；血虚者则难以生肌收口。

四、经络失常

经络失常是皮肤外科疾病的发病机制之一，包括局部经络阻塞与身体经络的局部虚弱。如皮肤某一部位损伤后，易为毒邪外侵而成痈肿；头皮外伤血肿后，常可导致油风的发生等，即所谓"最虚之处，便是容邪之地"。

患处部位所属经络，与皮肤外科疾病的发生发展有着重要的联系。如有头疽生于项的两侧者，为足太阳膀胱经所属，该经为寒水之经，也为多血少气之经，所以难以起发；臁疮中的外臁与内臁相比，外臁较易于收口，因外臁为足三阳经所属，为多气多血之经，而内臁为足三阴经所属，为多气少血之经。

正常情况下，经络具有运行气血、联络人体内外各个组织器官的作用，但病理情况下则能成为病邪传导的通路。故体表的病邪可由外传里，内攻脏腑；脏腑内在病变可由里达表，均是通过经络的传导而形成的。

由此可见，经络与皮肤外科疾病的发生、变化有着密切的联系。

五、脏腑失调

人体是一个完整统一的有机体，皮肤外科疾病虽发于体表的某一部位，但与脏腑有着密切联系。如脏腑功能失调，可导致皮肤外科疾病的发生、发展。如《外科正宗·痈疽原委论》云："盖痈疽必出于脏腑乖变，关窍不得宣通而发也。"《外科启玄》曰："凡疮疡，皆由五脏不和，六腑壅滞，则令经脉不通而生焉。"故有"有诸内必形诸外""有诸外必本诸内"之说。因此，皮肤外科疾病的发生与脏腑功能的失调密切相关。

肝藏血，主疏泄，开窍于目，在体合筋，其华在爪，其色属青。如血虚则无以滋养肝脏，爪失所荣，则指（趾）甲肥厚干枯；肝虚血燥，筋气不荣，则生疣目；肝经怒火郁血，可致血痣；情志内伤，肝气郁结，日久化火，迫于阴血，发于胸胁则有缠腰火丹、腋痈等症。

肾藏精，为生殖发育之源，为先天之本、元气之根，开窍于耳，其荣在发，其色属黑。如肾脏精血不足，发失所养，则毛发易于枯脱。如《诸病源候论·令发润泽候》说："足少阴之经血，外养于发。血气盛，发则光润，若虚，则血不能养发，故发无润泽也。"肾虚黑色上泛，则面生黧黑。大凡皮肤外科疾病，日久则必累及于肾，肾气虚损，预后多凶；肾气尚足，病为向愈。

脾主运化，为后天之本，气血生化之源。只有脾的运化水谷功能正常，源源不断地化生气血，生命才得以维持，皮肤才得以滋养，人才能精神抖擞，容光焕发。若脾运障碍，气血不足，不能荣润于皮肤，必致精神萎靡、面色萎黄或色如尘垢、枯暗不华。若脾运化水湿的功能异常，水湿停聚于体内，久则化热，湿热上冲熏于面，可导致痤疮、酒渣鼻的发生。

肺主皮毛，肺将水谷精微布散到皮毛，使皮肤滋润，毫毛光泽。如《素问·经脉别论》曰："食气入胃，浊气归心，淫精于脉，脉气流经，经气归于肺，肺朝百脉，输精于皮毛。"若肺气亏虚，则皮毛憔悴，故《灵枢·经脉》曰："手太阴气绝，则皮毛焦。"同时肺宣发卫气，而卫气能温煦肌肉、充实皮肤、滋养腠理、调节汗孔的开闭。只有肺主气及宣发功能正常，才能将卫气宣布于体表肌肤，使肌肉开解通利，皮肤柔和润泽，腠理细致紧密，从而使皮肤能够适应外界气候的变化，防止外邪侵袭，以避免皮肤病的发生。

心主血脉，其华在面，开窍于舌。心气推动血液在脉中运行，流注全身，发挥营养和滋润作用，而面部血液分布丰富，所以心的功能正常与否，与面部容颜的荣润关系极大。如心气旺盛，血脉充盈通畅，则面部皮肤有血液的滋养而面色红润，富有光泽；若心气不足，心血亏少，则面部血供不足，皮肤得不到足够的滋养而面色枯槁黯淡。《素问·至真要大论》说："诸痛痒疮，皆属于心。"心火内炽，迫血妄行，脉流搏疾，血脉失调，逆于肉里则为痈；心火上炎，舌失滋养，则成舌疮；心血不足，阴血虚弱，无以充养滋润，肌肤失养则成瘙痒之症；外邪内侵，血脉受阻，凝滞不通，则疼痛难忍。

六腑失调导致的皮肤外科疾病，多与传导失职、气机不利、升降失常有密切的关系，多有疼痛剧烈、二便失常等症状。如胃气不降，痰湿内生，流于四肢而发流注疔肿。

同时，脏腑失调对皮肤外科疾病的发展转归也有极大的影响。如大疮溃后，肌肉不生，或收敛迟缓，多与脾胃失调、气血生化不足有关。脾主肌肉，脾胃为气血生化之源，健脾壮胃，则气血盛而肌肉渐生；脾胃困惫，则气血无以化生，溃疡难敛。

脏腑内在的病变可以反映于体表，而体表的毒邪通过经络的传导也可以影响脏腑而发生病变。如有头疽、颜面疔疮、疫疔，可因热毒、疫毒的毒邪炽盛，或因体虚正不胜邪而使毒邪走散，内攻脏腑。如毒邪攻心，蒙蔽心包，扰乱神明，则出现神昏谵语；毒邪犯肺可见咳嗽、胸痛、血痰等，形成走黄、内陷危证。

总之，从皮肤外科疾病的发生、发展、变化的过程来看，它与气血、脏腑、经络、禀赋、邪正的关系是极其密切的。但概括而言，脱离不了阴阳的平衡失调，因为阴阳平衡失调是疾病发生发展的根本原因。气血、脏腑、经络均是寓于阴阳之中。气为阳，血为阴；腑属阳，脏属阴；经络之中有阳经、阴经之分，它们之间相互依存、相互制约和相互转化。由于各种致病因素破坏了这种关系，造成了阴阳的平衡失调，就能导致疾病的发生。因此，中医皮肤外科疾病临床病象尽管千变万化，总是能以阴阳来分析疾病的基本性质，属阴证或阳证，为阴虚或阳虚。在"辨证求因"过程中，要抓住八纲辨证中的总纲，才不致有误。

（甘海芳　李红毅）

第五章

中医皮肤外科疾病
辨证

第一节　中医四诊

一、问诊

问诊即询问病史，内容涉及范围很广，是获取疾病信息的重要途径。一般资料应包括患者的年龄、性别、职业、籍贯、种族、婚姻状况等。另外还必须详细询问现病史、既往史、家族史、个人史。

（一）现病史

尤其是与现症状有关的病史。

1. 疾病最初发生时的特点。

2. 皮损的部位，发生的先后次序。

3. 疾病发展，快或慢，有无规律。

4. 病程特点。

5. 全身症状及局部症状。

6. 病期。

7. 加重或减轻因素。

8. 治疗情况，疗效如何，有无不良反应。

9. 详细询问病因。

（二）既往史

以前患过什么病，有无类似病史及药物过敏史等。

（三）家族史

对一些遗传性疾病或传染性疾病需详细询问家族史。

（四）个人史

嗜好、月经、婚姻、生育、职业等。

二、望诊

除了中医学所说的望神色、望形态、望舌象，对皮肤病来说更重要的是望皮损。如皮疹发生的部位，皮疹的形态、大小、颜色、排列、境界等，对诊断很有意义。

（一）望皮肤损害

皮肤损害是指可被他人看到或触摸到的皮肤、黏膜病变，皮肤损害可分为原发性损害和继发性损害两种。

1. 原发性损害 是由皮肤病理变化直接产生的，不同的皮肤病具有不同的原发性损害。常见的原发性损害有以下几种：斑疹、丘疹、斑块、风团、结节、水疱、脓疱、囊肿。

2. 继发性损害 可由原发性损害发展而来，也可以是治疗或机械损伤（如搔抓）引起。常见的继发性损害有鳞屑、浸渍、糜烂、溃疡、皲裂、抓痕、痂、瘢痕、苔藓样变、萎缩。

皮损的主要特征：分布是全身性还是局限性，是对称性还是单侧性；排列是否成线状、带状、环状、弧状、多弧状或不规则；大小用直径来表示，或用针尖、针头、核桃大小等实物来比喻；数目多少最好用数字来标明；颜色、边缘及界限清楚与否、模糊、整齐、隆起等；形状圆形、多角形、弧形、不规则等；表面光滑、粗糙、菜花状、半球形等；基底宽阔、狭窄等；湿度是潮湿、还是干燥、浸渍等；鳞屑或痂是油腻、糠秕样，还是鱼鳞状、云母片样及叠瓦形等；内容物是清澈，还是浑浊；与皮面的关系是高出皮面、低于皮面或与皮面平行；部位是暴露部位、遮盖部位、伸侧、屈侧、间擦部、皮肤黏膜交界部位等。

（二）望黏膜损害

常见的黏膜皮损有斑块、斑点、糜烂、溃疡、皲裂、脱屑、色素沉着等。斑块多呈乳白色或灰色，稍隆起，有的斑块是由多数丘疹聚集而成如扁平湿疣，有的斑块可表现为环状或片状如盘状红斑狼疮，有的呈散在丘疹、斑点如皮脂腺异位症，有的斑块表面可呈网纹状如扁平苔藓的口腔黏膜损害。斑块表面亦可出现角化或皲裂，如女阴白斑。黏膜的糜烂、溃疡也是常见的黏膜症状，有的伴有明显的分泌物如天疱疮、史-约综合征等；有的溃疡面清洁，如复发性阿弗他口腔炎等。色素沉着多呈斑点状，黑褐色或黑色，如 Addison 病、恶性黑色素瘤等。

（三）望舌

1. 舌质　分为舌色和舌体两个部分。健康人的舌质一般是略红而润，不胖不瘦，活动自如。病态的舌色可分为红、绛、紫、蓝四种。

（1）红色　舌淡红色表示心脾素虚；淡红而无苔是气阴两亏；红色是表示热证、实证；红而干是胃津已伤；红而干又无苔是津伤更甚；舌鲜红是急性热证；鲜红无苔是阴虚火旺；鲜红而起芒刺是营分热盛。

（2）绛色　舌深红便是绛。热病传入营血则舌为绛色，初期舌绛苔黄白是邪气在气分，未进入营血；全舌鲜绛是心包络受邪；舌绛而中心干是胃火伤津；舌尖独绛是心火盛；舌绛而有大红点，是热毒乘心；绛而光亮是胃阴已绝；若绛色不鲜而干涸，是肾阴已涸；若绛色舌表面似干而摸之觉有津液的，是津亏而湿热上蒸或有痰浊；若绛舌上有黏腻苔，是中焦夹有秽浊的征象。

（3）紫色　舌质紫有寒热之分，色深干枯属热，色浅湿润属寒，舌色紫暗而湿润是有瘀血。

（4）蓝色　舌蓝色多见于气血两亏的重证。

舌体可分为肥大、胖嫩、瘦瘪。肥大而肿胀者，病多属血分或为痰饮或湿热内蕴。舌色紫暗而肿者，是酒毒上壅，或心火上炎，也有因中药毒（药物过敏或中毒）舌肿青紫而暗的。胖嫩的舌体，浮肿娇嫩，舌边有齿痕，不论何种苔色，其病都属于虚。瘦瘪舌是指舌薄而瘦者，此多属虚证。

2. 舌苔　在中医辨证中占很重要的位置，舌苔的生成可分为三方面，一是胃气所生，二是邪气上升，三是饮食积滞所成。正常舌苔由胃气形成，其状薄白而清净，干湿适中，不滑不燥，夏日舌苔稍厚。病态舌苔一般分为白苔、黄苔、灰苔、黑苔。

（1）白苔　是最常见的舌苔，多主风寒湿邪，主表证。苔薄白而滑是外感风寒，苔白而腻是脾湿不运，苔白而厚是浊气上泛。

（2）黄苔　主里证，是阳明热盛，热在中焦气分。薄黄苔是风邪化热，尚未伤津，黄厚苔是胃有湿热；黄腻苔是湿邪结于气分，湿热结于中焦。

（3）灰苔　是黄苔转化而来，是热邪传里的表现。

（4）黑苔　由灰、黄苔转化而来，多主病情危重。

（四）望毛发改变

毛发改变常见有折断、稀疏、脱落、多毛、少毛或毛发结构异常，如出现结节、纵裂、扭转等，或出现色素异常如白发、灰发、棕色发、红发等。引起毛发改变的原因很多，种族或遗传因素、某些内分泌功能障碍、自身免疫病、外伤、真菌或细菌感染、医源性（如应用细胞毒药物）、物理因子（如过量电离照射、X线照射）、营养不良、精神及心理创伤等均可引起脱发或毛发改变。

（五）望甲损害

甲损害可单独出现，亦可为某种皮肤病或全身性疾病的一种表现。可为先天性、遗传性，亦可为后天性外界因素所致。如先天性外胚叶缺损、先天性无甲症、职业长期磨损、酸碱等化学物刺激、外伤、真菌及细菌感染、缺氧等。全身性疾病及营养不良也可出现甲损害。

甲损害多种多样，有的是生长发育缺陷，如无甲、甲分离、甲肥厚、甲萎缩；有的外形有改变，如匙状甲（反甲）、扁平甲；有的为颜色改变，如白甲、甲白斑、黑甲；有的表面可出现纵嵴、点状凹陷，或出现软化、萎缩。真菌感染可使甲板增厚、粗糙或被破坏呈空龛状。亦可发生肿瘤如甲下黑色素瘤、甲下角化棘皮瘤、血管球瘤等。甲损害常可为全身性疾病的反应，不可忽视。

三、闻诊

闻诊包括通过闻声、闻气味诊察病情。通过闻声可辨寒热虚实，声音重浊而粗，高亢洪亮，烦躁多言者多为实证、热证；声音轻清、细小低弱，懒言者多为虚证、寒证。皮肤病患者常伴有口臭、鼻臭，此外某些皮肤损害亦有特殊气味。通过闻气味亦可助以诊断及辨寒热虚实，如口气酸馊多为胃有宿食；口气臭秽为脾胃湿热、食物积滞；汗有腥味是由于湿热熏蒸而致；双腋常有汗臭味，则为狐臭；脓疱疮患者可闻及腥臭味，黄癣有鼠尿味，足癣糜烂有腐臭味等。

四、切诊

切诊包括脉诊和按诊两部分内容。脉诊是按脉搏，按诊是在患者身躯上一定的部位进行触、摸、按压，以了解疾病的内在变化或体表反应，从而获得辨证资料的一种诊断方法。

（一）脉诊

脉诊，是医者以指腹按一定部位的脉搏诊察脉象。通过诊脉，体察患者不同的脉象，以了解病情，诊断疾病。它是中医学一种独特的诊断疾病的方法。脉象的形成与脏腑气血关系十分密切，通过诊察脉象的变化，可以判断疾病的病位、性质、邪正盛衰与推断疾病的进退预后。

正常脉象古称平脉，是健康无病之人的脉象。正常脉象的形态是三部有脉，一息四至（闰以太息五至，相当 72～80 次／分），不浮不沉，不大不小，从容和缓，柔和有力，节律一致，尺脉沉取有一定力量，并随着生理活动和气候环境的不同而有相应的正常变化。正常脉象有胃、神、根三个特点。由于受气候的影响，平脉有春弦、夏洪、秋浮、冬沉的变化。疾病反映于脉象的变化，称作病脉。一般来说，除了正常生理变化范围及个体生理特异之外的脉象，均为病脉。

1. 浮脉类 因其脉位浅，浮取即得。

浮脉：轻取即得，重按稍减而不空，举之泛泛而有余，如水上漂木。主病：表证、虚证。

洪脉：指下极大，状若波涛汹涌，来盛去衰。主病：里热证。

濡脉：浮而细软，如帛在水中。主病：虚证、湿证。

散脉：浮散无根，至数不齐，如杨花散漫之象。主病：元气离散。

芤脉：浮大中空，如按葱管。主病：失血、伤阴。

革脉：浮而搏指，中空外坚，如按鼓皮。主病：亡血、失精、半产、漏下。

2. 沉脉类 脉位较深，重按乃得。

沉脉：轻取不应，重按乃得，如石沉水底。主病：里证。亦可见于无病之正常人。

伏脉：重手推筋按骨始得，甚则伏而不见。主病：邪闭、厥证、痛极。

弱脉：极软而沉细。主病：气血阴阳俱虚证。

牢脉：沉按实大弦长，坚牢不移。主病：阴寒凝结、内实坚积。

3. 迟脉类 脉动较慢，一息不足四到五至。

迟脉：脉来迟慢，一息不足四至（相当于每分钟脉搏 60 次以下）。主病：寒证。迟而有力为寒痛冷积，迟而无力为虚寒。久经锻炼的运动员，脉迟而有力，则不属病脉。

缓脉：一息四至，来去怠缓。主病：湿证、脾胃虚弱。

涩脉：迟细而短，往来艰涩，极不流利，如轻刀刮竹。主病：精血亏少、气滞血瘀。

结脉：脉来缓，时而一止，止无定数。主病：阴盛气结、寒痰血瘀、癥瘕积聚。

4. 数脉类　脉动较快，一息超过五至。

数脉：一息脉来五至以上。主病：热证。有力为实热，无力为虚热。

疾脉：脉来急疾，一息七八至。主病：阳极阴竭、元阳将脱。

促脉：脉来数，时而一止，止无定数。主病：阳热亢盛、气血痰食郁滞。

动脉：脉形如豆，厥厥动摇，滑数有力。主病：痛证、惊证。妇女妊娠反应期可出现动脉，这对临床诊断早孕，有一定价值。

5. 虚脉类　脉动应指无力。

虚脉：三部脉会之无力，按之空虚。主病：虚证。

细脉：脉细如线，但应指明显。主病：气血两虚、诸虚劳损、湿证。

微脉：极细极软，按之欲绝，似有若无。主病：阴阳气血诸虚、阳气衰微。

代脉：脉来时见一止，止有定数，良久方来。主病：脏气衰微、风证、痛证。

短脉：首尾俱短，不能满部。主病：气病。有力为气滞，无力为气虚。

6. 实脉类　脉动应指有力。

实脉：三部脉举按均有力。主病：实证。

滑脉：往来流利，如珠走盘，应指圆滑。主病：痰饮、食积、实热。

弦脉：端直以长，如按琴弦。主病：肝胆病、痰饮、痛证、疟疾。

紧脉：脉来绷急，状若牵绳转索。主病：寒证、痛证。

长脉：首尾端长，超过本位。主病：肝阳有余、火热邪毒等有余之症。

（二）按诊

按诊，就是医者用手直接触摸、按压患者体表某些部位，以了解局部的异常变化，从而推断疾病的部位、性质和病情的轻重等情况的一种诊病方法。按诊的应用范围较广，临床上以按皮肤、按手足、按胸腹、按腧穴等为常用，按诊的手法大致可分触、摸、推、按四类。而对皮肤患者除以脉诊来确定整体的变化外，皮肤的按诊也颇重要。皮肤的按诊是为了探明全身肌表的寒热、润燥及肿胀等情况，此外触按皮损的大小、深浅、软硬度，按之有无疼痛等都对诊断有意义。

凡阳气盛的身多热，阳气衰的身多寒。按肌肤不仅能从冷暖以知寒热，更可从热的甚微而分表里虚实。凡身热初按甚热，久按热反转轻的，是热在表；若久按其热反甚，热自内向外蒸发者，为热在里。肌肤濡软而喜按者，为虚证；患处硬痛拒按者，为实证。轻按即痛者，病在表浅；重按方痛者，病在深部。皮肤干燥者，尚未出汗或津液不足；干瘪者，津液不足；湿润者，身已汗出或津液未伤。皮肤甲错者，伤阴或内有干血。按压肿胀，皮肤肿胀的按诊可以辨别水肿和气肿。按之凹陷，放手即留手印，不能即起的为水肿；按之凹陷，举手即起的为气肿。

皮疹的按诊可辨别病证属阴属阳和是否成脓。肿而硬木不热者，属寒证；肿处烙手、压痛者，为热证。根盘平塌、漫肿的属虚，根盘收束而高起的属实。患处坚硬，多属无脓，边硬顶软，内必成脓。

第二节　整体辨证

一、八纲辨证

八纲，即阴阳、表里、寒热、虚实。八纲辨证是中医辨证的最基本方法。通过四诊获得的资料，根据人体正气的盈亏、病邪的盛衰、疾病的浅深等情况，进行综合分析，归纳为八种证候。

1. 表证

特点：病位浅、病程短、起病急。

临床表现：发热，恶风寒，无汗或有汗，头身酸痛，苔薄白，脉浮等。

常见疾病：风寒或风热所致的荨麻疹。

2. 里证

特点：病位深达脏腑、病程较长。

临床表现：壮热，口渴，神昏，谵语，尿赤，便结，舌红，苔黄，脉洪而数。

常见疾病：皮肤疖、痈等阳性感染性皮肤病，未经及时治疗，热毒传入营血。

3. 寒证

特点：感受寒邪或机体的机能活动衰减。

临床表现：恶寒喜暖，口淡不渴，面色苍白，手足厥冷，小便清长，大便稀溏，舌淡苔白而润滑，脉迟或沉。皮肤损害常表现为色淡白或青紫，温度偏低，或有疼痛，得暖则缓。

常见疾病：冻疮、肢端动脉痉挛。

4. 热证

特点：感受热邪或机体的功能亢盛。

临床表现：发热喜凉，口渴冷饮，面红耳赤，小便短赤，大便燥结，舌红苔黄而干燥，脉数。皮肤损害常表现为色鲜红、灼热、肿胀，或伴脓疱、瘀斑。

常见疾病：丹毒、败血症出现的皮肤紫癜。

5. 虚证

特点：正气虚弱不足。

临床表现：包括阴虚、阳虚、气虚、血虚的症状，一般常见的为精神萎靡，面色白，身倦无力，或五心烦热，形体消瘦，心悸气短，自汗盗汗，大便溏泻，小便频数或不禁，舌质淡，舌面光净无苔，脉细弱。

常见疾病：瘰疬性皮肤结核、系统性硬皮病、系统性红斑狼疮。

6. 实证

特点：邪气亢盛有余。

临床表现：包括气滞、血瘀、痰饮、虫积等。一般表现为呼吸气粗，精神烦躁，胸胁脘腹胀满，疼痛拒按，大便秘结，小便不通或淋沥涩痛，舌苔厚腻，脉实有力。

常见疾病：丹毒、痈、结节性红斑、带状疱疹。

7. 阴证

特点：机能衰减，脏腑功能降低，病势较缓。

临床表现：恶寒，无热，四肢厥冷，息短气乏，肢体沉重，精神不振，小便色白，下利清谷，爪甲色青，面白色淡，脉沉微。皮肤方面的表现为皮色不变或苍白、暗紫，疮形平塌，范围弥漫，质地坚硬如石或软如绵，按之发冷，病位较深，脓液稀薄，自觉酸胀或麻木。

常见疾病：结核性皮肤溃疡。

8. 阳证

特点：邪气盛而正气未衰，正邪斗争剧烈来势猛。

临床表现：身热不恶寒，心烦神躁，口渴冷饮，气高而粗，目赤唇红，口鼻气热，小便红赤，大便干结，舌质红绛，脉滑数有力。皮肤方面表现为色泽鲜红，疮形隆起，范围局限，按之灼热，病位浅表，脓汁稠厚，疼痛剧烈。

常见疾病：小腿丹毒或痈溃破后形成的溃疡。

二、脏腑辨证

脏腑是人体内在的器官，它与皮肤有着密切的联系，息息相关。因而脏腑辨证是皮肤病辨证中一个重要的方法。

1. 心病

特点：凡是火毒为病，均为心经所主。常见心火炽盛，心阳不足，心阴不足。

临床表现：心烦，心悸，口干，甚则谵妄，昏迷不醒，舌糜，苔薄黄，脉数。皮肤掀红、灼热、斑疹、糜烂、血痂。

常见疾病：疖、痈、红皮病。

2. 肝病

特点：凡情志不畅，病位在两胁、双耳、阴部，均为肝经所主。常见肝气郁滞、肝经湿热、肝血虚损。

临床表现：胸胁胀闷疼痛，口苦，咽干，目眩，舌质红或紫暗，苔白或黄，脉弦。皮肤有丘疹、水疱，或皮肤干燥、发痒脱屑。

常见疾病：带状疱疹、阴囊湿疹、女阴溃疡、瘙痒症等。

3. 脾病

特点：脾喜燥恶湿，故脾病多见湿。

临床表现：胃纳欠佳，消化不良，便溏，腹泻，舌苔腻，脉缓。皮肤损害有水疱、渗液、瘙痒。

常见疾病：湿疹、口疮。

4. 肺病

特点：肺主皮毛，其病多由风邪所致。

临床表现：鼻燥咽干，或干咳无痰，苔薄而少津，脉浮细而数。皮肤损害常有红斑、丘疹、风团，或肌肤甲错。

常见疾病：痤疮、酒渣鼻、荨麻疹、脂溢性皮炎等。

5. 肾病

特点：肾藏精，宜闭藏，肾病常为阳不足或阴不足。

临床表现：潮热盗汗，腹痛耳鸣，或面色白，腹胀，浮肿，便溏，肢冷，舌红，脉细数。皮肤损害面色黧黑。

常见疾病：黑变病、硬皮病、红斑狼疮、黄褐斑等。

三、六淫辨证

风、寒、暑、湿、燥、火，六种自然界现象在正常情况下为自然界四季气候变化的气象表现，称为"六气"。如果出现太过或不及，或非其时而出现其气，就可成为致病的因素或条件，称为"六淫"。人体外感六淫不正之气，加之机体正气不足，抵抗力下降，不能适应变异的自然条件即可发病。六淫辨证是中医皮肤病常用辨证方法之一。

1. 风证

特点：风为阳邪燥烈，善行数变，起病多突然，病位多偏上部。

临床表现：皮肤干燥、脱屑，瘙痒，或有风团，皮损游走不定，发病迅速，消退快，脉浮弦。

常见疾病：荨麻疹、瘙痒症、风疹。

2. 寒证

特点：寒为阴邪，易伤阳气，寒凝血瘀。

临床表现：肢体青冷，水液清白，肿块坚实，脱屑，皲裂，舌质淡，脉沉细。

常见疾病：冻疮、寒性脓疡。

3. 暑证

特点：暑为阳邪，性主升散，易耗气伤津，常夹湿、夹热。

临床表现：汗出，口渴，身重胸闷，食欲不振或气短乏力，泄泻，舌苔腻或白腻，脉滑或濡。皮肤红赤、丘疹或脓疱、痒痛相兼。

常见疾病：痱子、疖、脓疱疮。

4. 湿证

特点：湿为阴邪，其性黏滞重浊，病程缠绵，病位多偏于下部。

临床表现：头身酸重，胸闷，口不渴，大便黏滞不爽，小便涩滞不畅，舌苔白腻，脉濡或缓。皮肤起水疱、丘疹、糜烂、渗液、瘙痒。

常见疾病：湿疹、足癣、疥疮。

5. 燥证

特点：燥为阳邪，燥性干涸，易伤阴化热。

临床表现：口鼻干燥，毛发焦枯，大便干结，小便短少，舌干，脉细涩。皮肤干燥、皲裂、瘙痒。

常见疾病：银屑病、神经性皮炎、脂溢性皮炎。

6. 火证

特点：火为阳邪，火性上炎，消灼津液，迫血妄行，风湿热易于化火。

临床表现：发热，面红目赤，心烦多汗，口渴引饮，小便短少，大便干燥，皮肤红赤，灼热疼痛，舌红，脉数。

常见疾病：丹毒、过敏性紫癜、痈、疖。

四、卫气营血辨证

卫气营血辨证主要用于温病的辨证，用以表明疾病的浅深与发展的情况。但在临床实践中，卫气营血的辨证方法对一些皮肤病的辨证治疗同样有着重要的指导意义。

1. 卫分证

特点：肌表受邪气侵袭，病在表。

临床表现：恶寒，发热，头痛，口渴，皮肤瘙痒。如为风热证皮疹为红色，瘙痒不绝，舌红、苔黄，脉浮数；如为风寒证，皮疹为淡白或苍白，舌淡、苔薄白，脉浮紧。

常见疾病：皮肤病初起阶段（如荨麻疹、药物疹）。

2. 气分证

特点：卫分表邪未解，入里化热，邪正相搏，邪正俱盛。

临床表现：壮热，大汗，大渴，小便黄赤，大便秘结，舌红，苔黄干，脉洪大。

皮肤潮红焮热、肿胀、水疱、渗出。

常见疾病：急性湿疹、多形红斑、药物疹。

3. 营分证

特点：正气不支，邪气深入，毒热内陷。

临床表现：发热夜甚，心烦不寐，甚则昏谵，舌质红绛，苔少，脉细数。皮肤红斑、水疱或大疱。

常见疾病：药物疹、多形红斑、红斑狼疮。

4. 血分证

特点：营分邪热不解，邪热熏灼血分，耗血动血。

临床表现：高热，神昏谵语，便血，衄血，舌质深绛，脉细数。皮肤瘀斑或血疱。

常见疾病：多形红斑、药物疹、红斑狼疮、继发性红皮症。

第三节　局部辨证

一、皮损辨证

1. 斑疹

皮肤局限性色泽性改变，抚之不碍手者为斑疹。红斑为热邪所致，见于固定红斑型药疹、火激红斑；紫斑为气滞血瘀所致，见于冻疮、多形红斑；白斑为风邪外搏，气血失和所致，见于白癜风；黑斑多为肝郁气滞、肾气不足所致，见于黄褐斑、黑变病。

2. 丘疹

丘疹为高出皮面的较小的界限性实质性突起损害，抚之碍手。急性者色红多属风热或血热，见于风疹、药物疹。慢性者为正常肤色或稍暗，属气滞或血虚，见于慢性湿疹。

3. 疱疹

疱疹包括水疱、脓疱，为含有水分、高出皮面的针头大至豌豆大局限性损害。一般水疱由风、湿、热、虫、毒所致，见于湿疹、疥疮、接触性皮炎。大疱为心火妄动，脾虚失运，复感风热，暑湿之邪，伏郁于肺，不能疏通而成，见于天疱疮。脓疱则疱内含有脓性分泌物，基底部常有红晕，称为脓疱。本病多为热毒、湿毒所致，见于脓疱疮。

4. 风团

风团为皮肤一时性、水肿性、边缘清楚或不清楚的扁平性皮损，来去迅速，消退后不留任何痕迹，其颜色、形态、大小不定。色白为风寒，色赤为风热，色暗为血瘀，久不消退为气虚。本病见于荨麻疹类皮肤病。

5. 结节

结节为深陷皮下、大小不一、实质性、大者如桂圆、小者如豆粒的局限性皮损。结节色紫红、按之疼痛者为气血凝滞，见于结节性红斑；皮色不变、质地柔软者为气滞、寒湿或痰核结聚，见于瘰疬性皮肤结核或皮肤囊肿。

6. 鳞屑

本病为脱落的表皮组织，在病理情况下常显而易见。肤底红而干燥起屑为血热风燥，见于银屑病初期；底淡红而干燥起屑多为血虚风燥，见于银屑病后期；油腻为湿热，见于脂溢性皮炎（湿性）。

7. 结痂

本病是组织液、脓液、血液、上皮细胞，以及灰尘、细菌等物，干燥后凝结的一层附着物。脓痂多为热毒或湿毒，见于脓疱疮及湿疹。血痂多为血热，见于瘙痒症。浆痂多为湿热，见于湿疹。

8. 糜烂

本病为表皮组织的缺损，有浆液渗出，不侵入表皮下的乳头层，由脓疱、水疱浸渍演变而成，或由丘疹破损所致，愈后不留瘢痕。红肿糜烂渗出为湿热，见于湿疹、脓疱疮。

9. 溃疡

本病为皮损达真皮或皮下组织的局限性皮肤或黏膜缺损。溃疡边缘色红，疮面深陷，脓汁稠臭者为热毒所致，见于痈溃破后形成的溃疡；边缘苍白，疮面浅平，脓汁稀薄者为寒湿所致，见于结核性溃疡。阳证溃疡多色泽红活鲜润，疮面脓液稠厚黄白，腐肉易脱，新肉易生，疮口易敛，知觉正常。阴证溃疡多疮面色泽灰暗，脓液清稀，或时流血水，腐肉不脱，或新肉不生，疮口经久难敛，疮面不知痛痒。

10. 抓痕

本病为搔抓引起的线状皮损。身起红粟，血痕累累，为血热风盛，见于痒疹、慢性湿疹；皮色如常，搔出血，为血虚生风，见于瘙痒症。

11. 皲裂

本病为皮肤或深或浅的线状裂口。本病常发生于掌跖、耳周、口角、关节附近，多为风寒外侵或血虚风燥，见于手足皲裂及皲裂性湿疹。

12. 萎缩

本病为由于皮肤或皮下组织破坏或变性所致的皮肤组织变薄，为气血不运之虚证，见于盘状红斑狼疮及皮肤结核。

13. 瘢痕

本病是真皮及真皮层以下的皮肤组织受损后，由新生结缔组织修复，遗留一种表面光滑缺少正常皮纹的一种皮损。本病是瘀血凝结不化所致，见于皮肤结核、深脓疱疮。

二、浮肿辨证

1. 寒热

红肿伴焮热、疼痛，肿势急剧，常为热肿，见于阳证疮疡，如疖疔初期、丹毒等。肿而不红不硬，苍白或紫暗，肤温下降，常为寒肿，见于阴证疮疡，如冻疮、脱疽等。

2. 虚实

实肿为肿势高突，根盘收束，常见于正盛邪实之疮疡。虚肿为肿势平坦，根盘散漫，常见于正虚不能托毒之疮疡。

三、脓肿辨证

浅部脓疡，常为高突坚硬，中有软陷，皮薄焮红灼热，轻按则痛且应指。深部脓疡，常见肿块散漫坚硬，按之隐隐软陷，皮肤不热或微热，不红或微红，重按方痛。

根据脓液性质，如脓稠厚者，为元气充盛；淡薄者，为元气较弱。如先出黄白稠厚脓液，次出黄稠滋水，是将敛佳象；若脓液由稠厚转为稀薄，体质渐衰，为一时难敛。脓液为黄白质稠，色泽鲜明，为气血充足；如黄浊质稠，色泽不净，为气火有余，尚为顺证；如黄白质稀，色泽洁净，气血虽虚，未为败象；如脓色绿黑稀薄，为湿毒日久，有损筋伤骨之可能；如脓中夹有瘀血者，为血络损伤。脓液一般略带腥味者，质稠者大多是顺证；脓液腥秽恶臭者，质薄者大多是逆证，常为穿膜损骨之征。其他有如蟹沫者，为内膜已透，每多难治。

四、疼痛辨证

（一）根据致病因素

1. 热痛　皮色焮红，灼热疼痛，遇冷则痛减。见于阳证疮疡、丹毒等。

2. 寒痛　皮色不红不热，得温则痛缓。见于脱疽、寒痹等。

3. 风痛　痛无定处，走注甚速，遇风则剧。见于行痹等。

4. 气痛　攻痛无常，时感抽掣，喜缓怒甚。见于乳癖等。

5. 湿痛　痛而酸胀，肢体沉重，按之出现可凹性水肿或见糜烂流滋。见于臁疮等。

6. 痰痛　疼痛轻微，或隐隐作痛，皮色不变，压之酸痛。见于脂瘤、肉瘤。

7. 化脓痛　痛势急胀，痛无止时，如同鸡啄，按之中软应指。多见于疮疡成脓期。

8. 瘀血痛　初起隐痛、胀痛，皮色不变或皮色暗褐，或见皮色青紫、瘀斑。见于创伤或创伤性皮下出血。

（二）根据疼痛性质

1. 刺痛　痛如针刺。病变多在皮肤，如蛇串疮。

2. 灼痛　痛而有烧灼感。病变多在肌肤，如疖肿、颜面疔、烧伤等。

3. 裂痛　痛如撕裂。病变多在皮肉，如肛裂、手足皲裂较深者。

4. 胀痛　痛而有胀满不适感。如血肿等。

5. 啄痛　痛如鸡啄，并伴有节律性痛。病变多在肌肉，常见于阳证疮疡化脓阶段。

6. 抽掣痛　痛时扩散，除抽掣外，并伴有放射痛。如乳腺癌等恶性肿瘤之晚期。

五、瘙痒辨证

1. 风邪致痒　游走不定，遍体作痒，多为干性。常见于牛皮癣、白疕、隐疹等。

2. 湿邪致痒　浸淫四窜，伴糜烂渗液，多为湿性。常见于急性湿疮、脓疱疮等。

3. 热邪致痒　皮肤焮红，灼热作痒，或发于裸露部位，或遍布全身，甚则糜烂渗液，结痂成片。常见于接触性皮炎、虫咬皮炎等。

4. 虫邪致痒　浸淫蔓延，状如虫行皮中，其痒尤甚。如疥疮等。

5. 血虚致痒　皮肤肥厚、干燥、脱屑，很少糜烂渗液。如牛皮癣、白疕、慢性湿疮、皮肤淀粉样变等。

（梁海莹　李红毅）

第六章
中医皮肤外科疾病预防与治法

第一节　疾病预防

《素问·四气调神大论》曰："圣人不治已病治未病，不治已乱治未乱。"预防是指采取一定的措施，防止疾病的发生发展，中医学称之为"治未病"。孙思邈在《备急千金要方·论诊候》中说："上医医未病之病，中医医欲病之病，下医医已病之病。"中医"治未病"包括未病先防、既病防变两个方面。积极做好疾病预防工作，能够有效减少皮肤病的发生与传播，同时也提高人民的身心健康和生活质量。

一、保持皮肤的清洁卫生

良好的卫生习惯在预防皮肤病方面起着重要作用。皮肤作为保护身体的第一道屏障，外来刺激因素包括机械性、物理性、化学性和生物性（细菌、真菌、病毒、虫类等），这些都可以引起皮肤病。如外伤可直接伤害人体，引起局部气血凝滞、郁久化热、热盛肉腐等外伤性疾病，外伤而再感受毒邪，发生破伤风或手足疔疮等；挑刺可能引起甲沟炎等。

二、重视心理精神因素

随着社会的进步和科学技术的发展，人们的生活节奏加快，精神创伤、工作压力过大，导致情绪紧张、抑郁或烦躁等不良心理情况，也可导致皮肤病的发生或加重某些皮肤病的病情，如白癜风、神经性皮炎、银屑病、黄褐斑等。医务人员应主动关心患者，让他们保持平稳安定的情绪和乐观向上的态度。

三、增强机体抗病能力

中医学认为"邪之所凑，其气必虚"，要"培固正气，避免外邪"。疾病很多时候在人体抗病能力低下时发生，因此增强人体正气来抗御外邪的入侵也不可忽视。

四、注重饮食调护

因自然环境的破坏，水资源也不例外，若水质恶化和有毒物质污染，容易损害人体健康。而皮肤病的发生与食物因素有着很大关系，如海鲜类易导致急性荨麻疹、湿疹等的发生。对于存在此类食物过敏的患者，应做好平时的食谱工作，避免食用蟹、虾等海鲜类，少吃辛辣及刺激性食物，忌烟、酗酒等不良嗜好。

五、职业病和工作环境的预防

很多职业性皮肤病、皮肤癌与环境存在密切关系，与接触致病的化学、物理或生物性因素关联着，应避免接触致敏物质、有毒物质。必须接触时应做好皮肤的防护。对于职业性皮肤病的，应调查工作中接触何种致病的因素，脱离环境或改进生产劳动条件。对皮肤肿瘤，应早发现、早治疗，以避免长期接触刺激及疾病发展等引起恶变。

六、感染性皮肤病的预防

控制传染源，切断传播途径，保护易感人群：大多数感染性皮肤病如疥疮、真菌病、皮肤细菌感染等可以预防的，一旦发生，应首先控制传染源和带菌者，采取积极有效的措施，包括早期诊断和早期治疗，并做好消毒隔离工作，必要时隔离治疗，以切断传播途径，对一些老弱病残抵抗力下降者尽量避免接触。

七、性病的预防原则

加强宣传教育：性病绝大多数是经性接触传染的，除了对患者进行治疗外，也要对其性伴给予诊治。医生应将此类疾病的病因、传播途径及后果告知患者，使他们认识性病对自身、家庭及社会的危害性，让他们洁身自好，树立良好的生活作风。性病防治的主要措施：①防治性病和艾滋病的行为干预；②性病健康教育和咨询；③医疗干预；④加强性病防治的横向系统服务。

第二节　疾病治法

中医皮肤外科疾病治疗分内治法与外治法。内治法基本与内科相同，均应审症求因，辨证施治，整体和局部有机结合治疗。但应结合疾病发生发展规律，遵循消、托、补三大治疗原则，有透脓、托毒及结合某些外科独特的方药，与内科有区别之处；而外治中的外用药物、手术疗法和其他疗法如引流、火针等法，则为外科所独有。一般而言，大部分外科疾病必须外治与内治并重，相辅相成，增强疗效。由于本书侧重外治为主，则内治法简单介绍。

一、内治法

（一）治疗原则

1. 消法　适用于尚未成脓的初期肿疡和非化脓性肿块及某些皮肤病。但需要针对病种、病位、病因病机、病情，分别运用不同的方法。如有表邪者解表，里实者通里，热毒蕴结者清热，寒邪凝结者温通，痰凝者祛痰，湿阻者理湿，血瘀者化瘀和营等。若疮形已成，不可用内消法，以免毒散不收，气血受损；或脓毒内蕴，侵蚀肌肉，甚至腐烂筋骨，反使溃后难敛，不易愈合。

2. 托法　适用于外疡中期，即成脓期。根据患者体质强弱和邪毒盛衰情况，分为补托法和透托法。补托法用于正虚毒盛，不能托毒外达，疮形平塌，根脚散漫不收，难溃难腐的虚证。透托法用于正气未衰而毒邪炽盛者。

3. 补法　适用于疮疡后期，毒势已去，精神衰疲，血气虚弱，脓水清稀，肉芽灰白不实，疮口难愈。毒邪未尽，不可用补法。

（二）具体应用

消、托、补三法虽为内治法三大治疗原则，但是由于疾病病因病机的不同，故而在临床应用时，主要分为解表、清热、祛湿、祛风、温通、化痰、行气、活血、补益、内托等十多种治法。

1. 解表法

（1）辛凉解表法　用于外感风热证。症见疮疡局部红肿痛或皮肤急性泛发性红色皮疹、瘙痒，伴有恶寒轻、发热重、口渴欲饮、咽喉疼痛、小便黄、舌苔薄黄、脉浮数者。如痈病、头面部丹毒、玫瑰糠疹、风热型荨麻疹等。方选银翘散或牛蒡解肌汤加减。常用药物有金银花、连翘、桑叶、薄荷、牛蒡子、升麻、蝉蜕等。

（2）辛温解表法　用于外感风寒证。症见疮疡局部肿痛酸楚或皮肤急性泛发性白色皮疹、皮肤麻木，遇冷即发，伴有恶寒重、发热轻、无汗、头身痛、口不渴、舌苔薄白、脉浮紧者。如寒冷性多形红斑等。方选桂枝麻黄各半汤、麻黄汤加减。常用药物有麻黄、桂枝、紫苏叶、防风等。

＊注：《伤寒论·辨太阳病脉证并治中》讲："疮家虽身疼痛，不可发汗，汗出则痉。"此处"疮家"指身患恶疮，即气血两伤的患者，虽然有表证也不宜发汗，气血两虚，夺其汗则更伤阴血，故而"汗出则痉"。

2. 清热法

（1）清热解毒法　用于实火热毒证。症见局部红、肿、热、痛，身热，口干口苦，便秘溲赤，舌红苔黄、脉数，如丹毒、痈等。方选五味消毒饮或黄连解毒汤加减。常用药物有黄连、黄芩、黄柏、栀子、蒲公英、紫花地丁、白花蛇舌草等。

（2）清热凉血法　用于血热证或毒入营血证。症见局部焮红灼热、红斑、紫红斑，口渴饮冷，发热烦躁，大便干结，小便黄赤，舌质红绛、苔黄、脉数。如红蝴蝶疮等。方选清营汤或犀角地黄汤加减。常用药物有栀子、黄柏、生地黄、牡丹皮、赤芍、水牛角、羚羊角粉等。

（3）清心开窍法　用于热毒内传、邪陷心包而见烦躁不安，神昏谵语，身热，舌质红绛、苔黑褐而干、脉洪数或细数，是为疗疮走黄，疽毒内陷。可应用安宫牛黄丸、紫雪丹、至宝丹等。

（4）养阴清热法　用于阴虚火旺的慢性病证，如红蝴蝶疮、有头疽溃后、蛇串疮恢复期，或走黄、内陷后阴伤有热者。症见五心烦热，形体消瘦，口干，心悸气短，自汗盗汗，舌红、苔少或薄黄、脉细数。清骨蒸潮热一般用于瘰疬、流痰后期虚热不退者，可用六味地黄丸联合清骨散加减。常用药物有熟地黄、牡丹皮、银柴胡、胡黄连、鳖甲、地骨皮、青蒿、知母等。

3. 祛湿法

（1）健脾燥湿法　用于脾虚湿阻证。症见皮疹色淡、糜烂、渗液，伴有脘腹胀满，纳呆便溏，舌淡、苔厚腻或白腻、脉濡等。如疮疡等。方选除湿胃苓汤或参苓白术散加减。常用药物有党参、黄芪、五指毛桃、茯苓、白术、白扁豆、陈皮、薏苡仁等。

（2）清热利湿法　用于湿热并交证。症见红斑、水疱、糜烂、渗液，瘙痒剧烈或灼痛，伴口渴不欲饮，小便短赤，大便秘结或黏滞，舌红、苔黄腻、脉滑数等。如带状疱疹、生殖器疱疹等。方选龙胆泻肝汤、萆薢渗湿汤加减。常用药物有茵陈、黄柏、苦参、萆薢、滑石、土茯苓、薏苡仁、淡竹叶、龙胆草等。

（3）滋阴除湿法　用于肝肾阴亏、湿热未解之证。症见皮肤干燥、脱屑，瘙痒，伴口干不欲饮，大便干结或黏滞，舌红、苔少、脉细。如银屑病、慢性湿疹等。方选滋阴除湿汤。常用药物有生地黄、当归、苦参、茯苓、泽泻等。

（4）祛风除湿法　适用于风湿袭于肌表之证。症见恶风，无汗或有汗，头身酸重，口不渴，大便黏滞不爽，舌苔白或白腻，脉浮或濡或缓。皮肤起水疱、丘疹、糜烂、渗液，或伴干燥、脱屑，瘙痒。如白驳风、隐疹等。可选用豨莶丸等。常用药物有防风、徐长卿、豨莶草、海桐皮、威灵仙、丝瓜络、桑枝、桑寄生、海风藤等。

4. 温通法　主要有温经通阳、散寒化痰和温经散寒、祛风化湿两法。温通法用于体虚寒痰阻于筋骨，患处隐隐作痛、漫肿不显、形体恶寒、舌淡苔白、脉迟或沉等，如脱疽等。方选阳和汤或独活寄生汤加减。常用药物有羌活、独活、麻黄、炮姜、鹿角胶、制川乌、制附子等。

5. 化痰法

（1）疏风化痰法　用于风热夹痰证。症见颈痈结块肿痛，咽喉痛，恶风发热。方选牛蒡解肌汤和二陈汤。常用药物有牛蒡子、连翘、荆芥、牡丹皮、夏枯草、半夏等。

（2）清热化痰法　用于痰火凝聚证。皮损具有红、肿、热、痛的特点，局部色红，触之灼热碍手，红肿坚硬，灼热痛，气喘痰盛，壮热口渴，舌红绛，苔黄腻，脉弦滑数。方选黄连温胆汤加减。常用药物有黄连、黄芩、半夏、陈皮、竹茹等。

（3）解郁化痰法　用于气郁夹痰之证。症见皮疹暗淡，病程迁延，病情随情绪变化而变化，伴两胁或乳房胀痛，情绪急躁，舌苔白或腻，脉弦滑。如瘰疬，见结块坚实，色白，胸闷憋气，性情急躁等。方选逍遥散和二陈汤加减。常用药物有柴胡、白芍、当归、陈皮、半夏、茯苓、白术、昆布等。

（4）养营化痰法　适用于体虚夹痰之证。如瘰疬、流痰后期脓水稀薄，或渗流血水，伴形体消瘦、神疲肢软者。常用药物有人参、白术、茯苓、当归、熟地黄、白芍、川芎、甘草、贝母等。

6. 行气法　用于肝郁气滞血瘀证。症见皮疹暗淡，病程迁延，病情可随情绪变化而变化，伴烦躁易怒，口苦咽干，女性月经不调，舌尖变红或有瘀点，苔薄黄，脉弦或弦数。如痈疽后期肿块硬，伴胸闷不舒、口苦、脉弦等。方选清肝解郁汤、逍遥散加减。常用药物有柴胡、枳壳、香附、郁金、当归、白芍、延胡索等。

7. 活血法

（1）活血化瘀法　用于经络阻滞、气滞血瘀证。症见皮疹紫黯、瘀斑，伴结节、肥厚、苔藓样变，或疼痛有定处、如针刺，舌质暗红，舌底络脉瘀曲，脉弦涩。如肿疡或溃后疼痛不减，结块色淡或青紫。方选血府逐瘀汤、桃红四物汤加减。常用药物有桃仁、红花、当归、丹参、枳壳、赤芍、牡丹皮等。

（2）活血软坚法　用于痰浊瘀阻证。症见皮损为有形之物，或软或硬，不易消散，舌淡或暗红，苔白腻，脉弦滑。如瘢痕疙瘩。方选桃红四物汤合二陈汤加减。常用药物有桃红、大黄、川芎、赤芍、牡丹皮、昆布、海藻、法半夏、陈皮、茯苓等。

8. 补益法

（1）益气固表法　用于表虚卫气不固证。症见皮疹色淡，遇冷受风即发，反复发作，伴自汗怕冷，声低倦怠，舌淡，苔薄白，脉细无力。如慢性荨麻疹等。方选玉屏风散加减。常用药物有黄芪、防风、党参、白术等。

（2）滋阴降火法　用于肝肾阴虚和阴虚火旺证。症见疮疡弥漫，皮疹不鲜或潮红，水疱易破易溃，干燥脱屑，伴潮热盗汗、虚烦不眠、腰膝酸软，舌红少苔或无苔，脉细数。如系统性红斑狼疮、天疱疮等。方选知柏地黄丸、大补阴丸加减。常用药物有生地黄、知母、黄柏、枸杞子、鳖甲、女贞子等。

（3）温补肾阳法　用于肾阳虚证。一切疮疡肿形软漫，形寒肢体冷，腰膝酸软，自汗，舌淡，苔白，脉沉细。如皮肌炎、硬皮病等。方选桂附地黄丸、右归丸加减。常用药物有附子、肉桂、淫羊藿、补骨脂、菟丝子等。

（4）养血润燥法　用于血虚风燥证。症见皮肤干燥脱屑、增厚、粗糙、皲裂，瘙痒夜间尤甚，毛发枯槁，伴头晕眼花、失眠心悸，舌淡，苔薄白，脉细无力。如神经性皮炎、慢性湿疹。方选四物汤、当归补血汤加减。常用药物有熟地黄、当归、白芍、何首乌、鸡血藤、女贞子等。

9. 内托法

（1）透托法　用于肿疡已成，邪盛正气不虚，肿疡尚未破溃或破溃后脓出不畅。方选透脓散加减。常用药物有黄芪、川芎、当归、皂角刺、浙贝母、桔梗等。

（2）补托法　分为温阳托毒法与益气托毒法两种。温阳托毒法用于肿疡毒势盛，正气已虚，不能托毒外出。见疮形平塌，根脚散漫不收，难溃难腐。方选神功内托散。益气托毒法用于疮形平塌，根脚散漫不收，难溃难腐，或溃后脓水稀少，坚肿不消，伴神疲乏力，少气懒言，面色无华。方选托里消毒散加减。

10. 通里法　外科通里法常用的为攻下（寒下）和润下两法。

（1）攻下法　适用于表证已罢，热毒入腑，内结不散的实证、热证。如外科疾病局部焮红肿胀、疼痛剧烈，或皮肤病之皮损处焮红灼热，并伴口干饮冷，壮热烦躁，呕恶便秘，舌苔黄腻或黄糙，脉沉数有力者。方选大承气汤、内疏黄连汤、凉膈散等。常用药物有大黄、黄连、枳实、厚朴、芒硝、山栀、当归、黄芩、白芍、桔梗、连翘等。

（2）润下法　适用于阴虚肠燥便秘者。如疮疡、肛肠疾病、皮肤病等阴虚火旺、胃肠津液不足，而见口干食少，大便秘结，脘腹痞胀，舌干质红、苔黄腻或薄黄，脉细数者。方选济川煎等。常用药物有当归、牛膝、肉苁蓉、泽泻、升麻、枳实、火麻仁、知母等。

11. 调胃法 在具体运用时分理脾和胃、和胃化浊及清养胃阴等法。

（1）理脾和胃法 适用于脾胃虚弱、运化失职者。如溃疡兼纳呆食少、大便溏薄、舌淡、苔薄、脉濡等症。方选四君子汤、参苓白术散等。常用药物有党参、白术、茯苓、莲子、薏苡仁、白扁豆、白术、山药、陈皮等。

（2）和胃化浊法 适用于湿浊中阻、胃失和降者。如疔疮或有头疽溃后，症见胸闷泛恶、食欲不振、苔薄黄腻、脉濡滑者。方选平胃散、藿香正气散。常用药物有苍术、厚朴、陈皮、茯苓、藿香、白术、白芷、大腹皮等。

（3）清养胃阴法 适用于胃阴不足者。如疔疮走黄、有头疽内陷，症见口干少津而不喜饮、胃纳不香，或伴口糜，舌光红、脉细数者。方选叶氏养胃汤。常用药物有麦冬、白扁豆、玉竹、甘草、沙参、桑叶等。

12. 祛风法

（1）祛风盛湿法 用于风湿浸淫证。症见皮肤发红、水疱、糜烂、渗液、瘙痒，舌淡红、苔薄黄、脉濡数。如湿疹等。方选消风散加减。常用药物有荆芥、防风、蝉蜕、茯苓、泽泻、牛蒡子等。

（2）平肝息风法 用于血虚肝旺、肝风内动证。症见皮肤干燥脱屑或皲裂，自觉瘙痒，伴头晕眼花、口燥咽干、舌淡、苔白、脉细或弦。如皮肤瘙痒症、慢性荨麻疹等。方选天麻钩藤汤、当归饮子加减。常用药物有天麻、当归、钩藤、牡蛎、白芍、石决明等。

二、外治法

外治法是指除了内服药物治疗外的一切治疗方法，具体是运用药物或有关治疗操作，直接施于患者机体外表或病变部位，以达到治疗目的方法。外治法在中医外科疾病的治疗中占有极其重要的地位，甚至有时候直接施治一种或联合多种外治方法就可以达到治疗目的。

（一）中医外治

1. 药物外治 以药物为主，以手法或器械为辅，直接作用于皮损局部的外治法，大致可归纳为敷贴法、熏洗法、掺药法、药捻法、吹烘法、湿敷法、浸渍法、涂擦法、蒸汽法、点涂法、移毒法、热熨法、腐蚀法、生肌法、填药法等。

2. 外用药物 按功效归纳为：

（1）止痒类药 防风、花椒、白鲜皮、地肤子、荆芥、蛇床子、艾叶等。

（2）清热类药 黄柏、黄连、大黄、马齿苋、龙胆草、寒水石、紫花地丁等。

（3）收湿类药　熟石膏、滑石、炉甘石、龙骨、牡蛎、五倍子等。

（4）润肤类药　火麻仁、麦冬、当归、生地黄、蜂房等。

（5）腐蚀类药　鸦胆子、乌梅、石灰等。

（6）杀虫类药　百部、土槿皮、雄黄、川楝子、芦荟等。

（7）活血类药　乳香、没药、三棱、莪术等。

3. 外治药的剂型

（1）中西通用　散剂、洗剂、溶液剂、油剂、酊剂、醋剂、乳剂、软膏、硬膏、凝胶剂等。

（2）中医特色　药醋、药膏、药糊、搓药、熏药、丸剂、新鲜植物、药饼、药锭、药巾等。

（二）腧穴疗法

通过刺激体表的腧穴及经络，达到调节脏腑及其经络的平衡，激发运行气血的功能，使病变的皮肤恢复正常。包括针疗法、梅花针疗法、三棱针疗法、火针疗法、耳针疗法、挑刺疗法、放血疗法、穴位注射疗法、艾条疗法、火罐疗法等。

（三）手术治疗

手术治疗是以器械为主，直接作用于皮损局部的外治法，如划痕疗法、磨削疗法、引血疗法、开刀法、烧灼疗法、挑出疗法等。如痈比较大，可以选择脓肿切开引流术。白癜风常规治疗效果不明显，可考虑植皮术。如皮肤肿瘤（鲍恩病、基底细胞癌、鳞状细胞癌、黑素瘤），可选择手术切除。

（四）物理治疗

物理疗法是利用各种物理方法，如声、光、电、水、热、低温、同位素等，并将其研制成各种仪器，用于治疗疾病的方法。在皮肤科，物理治疗作为重要的治疗手段，应用广泛。

1. 电疗法　包括直流电机电离子导入、高频电外科治疗（电火花及电干燥治疗、电凝治疗、高频电脱毛）、音频电疗法、微波治疗、超声波治疗等。

2. 冷冻疗法　包括棉签法、接触法、冷刀接触法、喷雾法。

3. 光疗法　包括红外线治疗、紫外线治疗、光化学疗法。

4. 激光疗法　二氧化碳激光、氦氖激光、氩离子激光、脉冲掺钕钇铝石榴石激光、铜蒸气激光、染料激光、Q开关红宝石激光、Q开关翠绿宝石激光、半导体激光等。

5. 光子嫩肤技术　强脉冲光。

（黄金东　梁海莹）

第七章

手术相关的配置及基本技术

第一节 手术相关配置

一、皮肤外科手术相关配置及管理

皮肤外科常规配置手术间包括综合手术间和门诊手术间。综合手术间的设置、布局由医院按照全院手术室统一布局；门诊手术间应该是独立的，无菌的，主要完成门诊小肿物的局麻手术。进入这个手术间需要穿过一个"滤过"房间，"滤过"房间可以是更衣室或者洗漱间。手术间必须足够大，以便于安装手术设备并能保证医生自由活动。根据规定，进行电凝治疗、冷冻治疗、活检术、手术切除的皮肤外科手术间应不小于 4m×4m（16m^2），需要激光设备的外科操作要求房间不小于 5m×4m（20m^2）。

手术间需要有等候室、接待室（可兼记录室和管理室），患者和医务人员的独立盥洗室、更衣室、影像资料室（包括大体照相等）。另外，还需要医生可以做手术准备的诊室，分别放置洁净物品和污物的容器，电线和照明设备，要求照明强度为 200lux，诊区亮度为 500lux。目前，在病房手术室中，以下设备和器材是必需的：非手控制洗手池、高压灭菌器、超声水池、清洁手术器械的机器和手术器械打包的机器、手术台、无影灯、电凝器、器械车、负压装置、壁式照明设备、监护设备、装有无菌器材等物品的柜子、适合容纳体液和器官组织的医疗废物容器、适合容纳废弃锐器的容器。

手术间需要配备放置急救药品：如硫酸阿托品、地塞米松、肾上腺素、去甲肾上腺素、苯二氮䓬、抗组胺药、止血药等。还需备有急救器械（包括气管插管、除颤仪、心脏按压泵、呼吸球囊、扩音听诊器、氧气瓶、自动呼吸机等）。防护用品必备：一次性使用的无菌手套和无菌手术衣，口罩及护目镜等。

门诊手术间人员必须包括至少一名医生和一名护士，大手术室内则至少2名医生、一名麻醉师、一名专业护士、一名手术室护士。无关人员不可以进入手术室，医护人员在手术期间也不可随意进出手术室。手术室严格禁止使用手机。根据相关规定，需要带防护工具，例如用于控制呼气的口罩、帽子、鞋套、术中防液体流淌的无菌隔离巾、一次性手套、防护眼罩。

手术室内部墙面颜色多选择蓝色和绿色能够使患者放松。一个放满医疗器械、数码设备和信号灯闪烁的房间会使患者产生恐惧感，所以应该尽可能多地使用能够用墙壁隐藏起来的流线型模式家具。多数手术室还配备有音响设备，"软"音乐能够使患者放松。但手术过程中是否使用背景音乐还有很大争议。

二、外科常用手术器械和材料的使用方法

1. 敷料

（1）纱布块　用于消毒皮肤，擦拭术中渗血、脓液及分泌物，术后覆盖缝合切口，进入腹腔应用温湿纱布，以垂直角度在积液处轻压，蘸除积液，不可揩擦、横擦，否则易损伤组织。（图7-1-1）

（2）小纱布分离球　将纱布卷紧成0.5～1.0cm的圆球，用组织钳或长血管钳夹持作钝性分离组织用。

（3）大纱布垫　用于遮盖皮肤、腹膜，湿盐水纱面可作腹腔器的保护面，也可用来擦血，为防止遗留腹腔，常在一角附有带子，又称有尾纱。（图7-1-2）

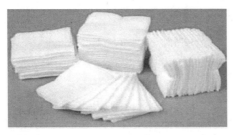
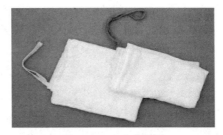

图7-1-1　纱布块　　　　　　　　　　图7-1-2　大纱块垫

2. 缝合针及线　目前外科缝线有可吸收缝线和不可吸收缝线。可吸收缝线主要用于皮下缝合，常用的有PGA、PGLA、PDS类等；不可吸收缝线主要用于表皮缝合，常用的主要有丝线、尼龙线。缝线的规格以数字表示，规格表示缝线的直径："0"号

以上开始，数码越大，缝线越粗，如 3 号线粗于 1 号线；抗张强度亦越大，一般有 1 ~ 10 号线。从"0"以下开始，"0"越多，直径越小抗张强度亦越低。一般有 0 ~（12-0）号线。皮肤外科多用（3-0）~（6-0）线，具体需要根据手术部位及张力情况选择。（图 7-1-3）

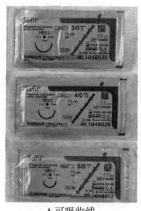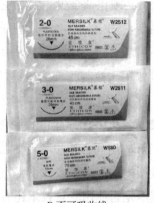

A 可吸收线　　　　　　　　　　　B 不可吸收线

图 7-1-3　缝合线

缝合针：引导缝合线穿过组织，实现缝合组织的目的。缝合不同类型的组织需要用不同类型的缝针，以尽可能减少组织损伤，达到最佳效果。缝合针主要由锻模或针眼、针体、针尖三部分构成。按截面形状可分为圆针、角针、钝针等；按不同弧度可分为 1/2 弧度针、1/4 弧度针、3/8 弧度针、5/8 弧度针。一般角针锋利，透皮性好，适用于表皮缝合；皮下组织缝合一般选择圆针。（图 7-1-4）

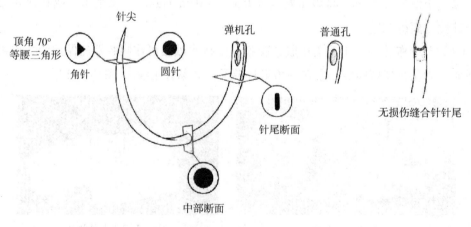

图 7-1-4　缝合针

3. 剪刀　手术剪通常分为组织剪和线剪两大类（图 7-1-5）。短柄剪刀适用于精细的表浅手术，长柄剪刀则适用于有一定深度的组织中。直剪适用于剪切较硬的组织、瘢痕或指甲，修剪移植物、皮瓣的边缘等。弯剪一般来说适于细致的解剖分离。当然，这些剪刀的功能并不是绝对的，许多剪刀可同时有多种用途。正确的执剪姿势为拇指和无名指分别扣入剪刀柄的两环，中指放在无名指剪刀柄上，示指压在轴节起稳定和导向作用（图 7-1-6）。初学者执剪常犯错误是将中指扣入柄环（图 7-1-7）。剪割组织时，一般采用正剪法，也可用反剪法，有时为了增加稳定性，可采用扶剪法（图 7-1-8）。

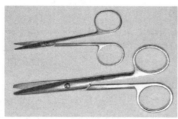

A 线剪   B 组织剪

图 7-1-5 手术剪

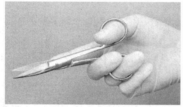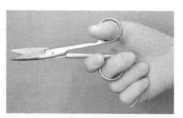

图 7-1-6 正确的执剪姿势   图 7-1-7 错误的执剪方式

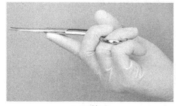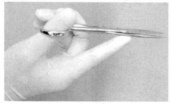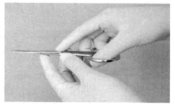

A 正剪法   B 反剪法   C 扶剪法

图 7-1-8 其他执剪方式

刀的传递：术者示、中指伸直，并作内收、外展的"剪开"动作，其余手指屈曲对握。（图 7-1-9）

4. 止血钳 也称为血管钳，虽然在大多数皮肤外科手术中使用电凝来止血，但有时动脉或动脉间隙出血则需要通过钳夹和结扎来达到止血。止血钳通过夹住出血管，便于缝线结扎或电凝止血，使术野无血。当然，止血钳也可以结合电凝以控制小动脉间隙的出血。还可以用于固定囊肿和脂肪瘤，或辅助甲部外科手术

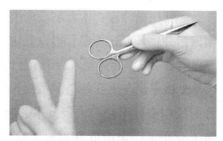

图 7-1-9 剪刀的传递

去除指甲。止血钳种类很多，皮肤外科手术中常用的类型均属精巧型，尖端细小，可为直钳或弯钳，常用 12cm 及 14cm（图 7-1-10）。止血钳的正确执法与手术剪相同，有时可以采用掌握法（图 7-1-11），注意避免错误的执钳法（图 7-1-12）。关闭血管钳时，两手动作相同，但在开放时，两手操作则不一致。开放时，用拇指和示指持住血管钳一个环口，中指和无名指持住另一个环口，将拇指和无名指轻轻用力对顶一下，即可开放（图 7-1-13）。

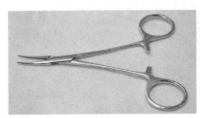

A 弯血管钳

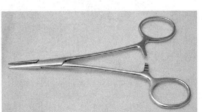

B 直血管钳

图 7-1-10　血管钳

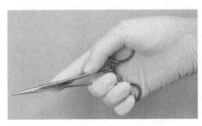

图 7-1-11　正确的掌握法

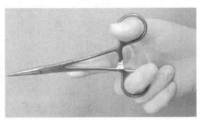

图 7-1-12　错误的执钳法

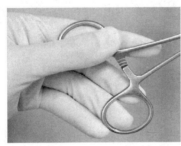

图 7-1-13　血管钳的开放

血管钳的传递：术者掌心向上，拇指外展，其余四指并拢伸直，传递者握血管钳前端，以柄环端轻敲术者手掌，传递至术者手中。（图 7-1-14）

5. 镊子　在皮肤外科手术操作中，对组织和皮缘的操作要轻柔是一个最基本的要求。一般来说，镊子有平面、锯齿或有齿镊等类型（图 7-1-15）。镊子的选择取决于其功能和组织类型，对多数皮肤

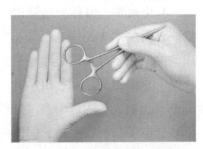

图 7-1-14　血管钳的传递

外科手术来说，平面镊不能很好地抓紧组织，细锯齿镊通常用来夹敷料，其容易挤压组织，而无齿镊对组织的损伤比有齿镊小得多。镊子按其用途可分为组织镊、分离镊、固定镊和拔毛镊。

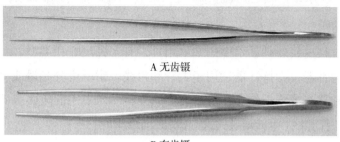

A 无齿镊

B 有齿镊

图 7-1-15　手术镊

正确的执镊姿势是拇指对示指与中指，把持两镊脚的中部，稳而适度地夹住组织；而错误执镊既影响操作的灵活性，又不易控制夹闭力度大小。（图 7-1-16）

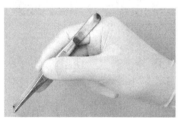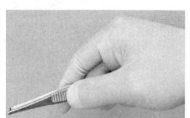

A 正确的执镊方法　　　　　　　　B 错误的执镊方法

图 7-1-16　执镊方法

6. 巾钳　在皮肤外科手术中可以固定消毒巾或电凝手柄。其实，在关闭大伤口时，巾钳会很有帮助。（图 7-1-17）

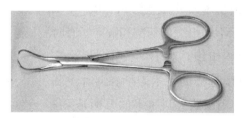

图 7-1-17　巾钳

7. 皮肤拉钩　和牵开器是最基本的工具（图 7-1-18）。许多外科医生认为它们能做到真正无损伤，即使是最细小的镊子也比皮肤拉钩易于损伤组织。这种意识，特别在美容手术中，显得尤为重要，任何的组织损伤都是应该避免的。它们用于深部肿物剥离或切除时更好的暴露手术视野；缝合时轻柔地牵拉组织或帮助处理皮瓣，或使组织突出的部位相靠近。

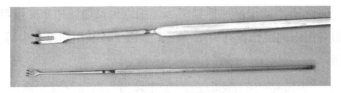

图 7-1-18　皮肤拉钩

8. 持针器　是皮肤外科手术中的基本用具，有多种尺寸和类型。一般而言，小针和细线应用小持针器，大持针器适用于大针和粗线。钳端可分光滑或呈锯齿形，因为钳端光滑的持针器对缝线损伤小，所以在皮肤外科手术中用的较多。而锯齿形的持针器可较好地夹住针和线，但却容易磨损或切断细线。

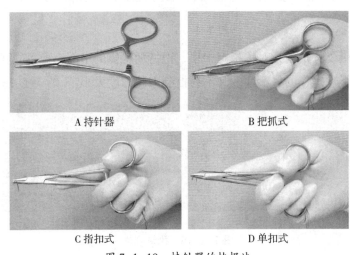

A 持针器　　　　　　　　B 把抓式

C 指扣式　　　　　　　　D 单扣式

图 7-1-19　持针器的执握法

持针器的传递：传递者握住持针器中部，将柄端递给术者，在持针器的传递和使用过程中切不可刺伤其他手术人员。（图 7-1-20）

9. 手术刀　主要用于不同组织的切割和解剖，有时也可用刀柄尾端钝性分离组织。对于皮肤外科医生来说，现在有各种各样可供选择的手术刀柄和刀片（图 7-1-21）。其中，较为常用皮肤外科手术的刀柄是第 3 号刀柄，常与第 10、11、15 号刀片配套使用。手术时根据实际需要，选择合适的刀柄和刀片。刀片应用持针器夹持安装，切不可徒手操作，以防割伤手指。装载刀片是用持针器夹持刀片前端背部，使刀片的缺口对准刀柄前部的凹槽，稍用力向后拉动即可装上。取下时，用持针器夹持刀片尾端背部，稍用力提起刀片向前推即可卸下。（图 7-1-22）

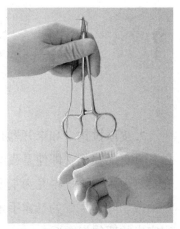

图 7-1-20　持针器的传递

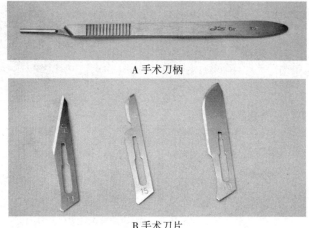

A 手术刀柄

B 手术刀片

图 7-1-21　手术刀

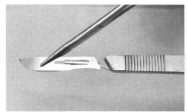　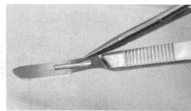

A 刀片装载　　　　　　　　　　B 刀片卸下

图 7-1-22　刀片的装卸

（1）执刀方式

①执弓式：是最常用的一种，动作范围广而灵活，用力涉及整个上肢，主要在腕部。执弓式用于较长的皮肤切口和腹直肌前鞘的切开等。

②执笔式：用力轻柔，操作灵活准确，便于控制刀的动度，其动作和力量主要在手指。执笔式用于短小切口及精细手术，如解剖血管、神经及切开腹膜等。

③握持式：全手握持刀柄，拇指与示指紧捏刀柄刻痕处。此法控刀较稳定。主要活动力点是肩关节。握持式用于切割范围广、组织坚厚、用力较大的切开，如截肢、肌腱切开等。

④反挑式：是执笔式的一种转换形式，刀刃向上挑开，以免损伤深部组织。操作时先刺入，动点在手指。反挑式用于切开脓肿、血管、气管、胆总管等空腔脏器，切断钳夹的组织或扩大皮肤切口等。（图 7-1-23）

（2）手术刀的传递　传递手术刀时，传递者应握住刀柄与刀片衔接处的背部，将刀柄尾端送至术者的手里，不可将刀刃指着向术者传递以免造成损伤。（图 7-1-24）

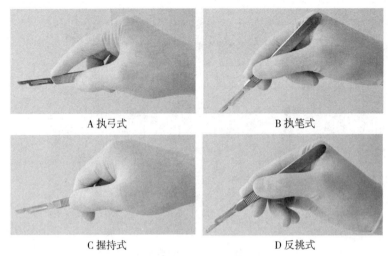

A 执弓式   B 执笔式

C 握持式   D 反挑式

图 7-1-23 执刀方式

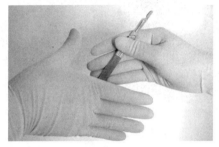

图 7-1-24 手术刀的传递

10. 取皮刀 在皮肤外科的植皮手术中经常要用到医用取皮刀，而它们刀片尺寸会因不同的厂家而有所不同，安装在专用皮瓣机上使用。取皮刀可为滚轴取皮刀、鼓式取皮刀和电动取皮刀（图 7-1-25）三种，随着技术的发展及手术的开展，鼓式取皮刀已较少使用。

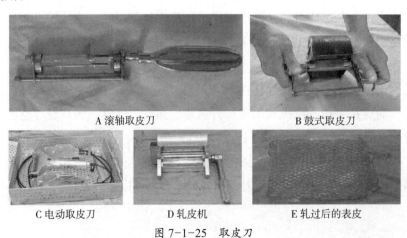

A 滚轴取皮刀   B 鼓式取皮刀

C 电动取皮刀   D 轧皮机   E 轧过后的表皮

图 7-1-25 取皮刀

11. 皮肤刮匙　是一种多功能的匙形用具。在去除良性和恶性病灶时非常有用，比如刮除脓肿的脓苔，切除基底细胞癌或鳞状细胞癌之前可以帮助勾划出它们的边界。刮匙有不同的尺码和形状，可为直柄或弯柄。（图 7-1-26）

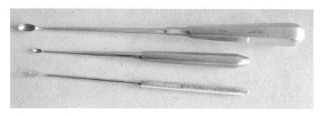

图 7-1-26　刮匙

12. 皮肤环钻　也称为打孔器。根据不同用途，有去除瘢痕的打孔器，也有为头发移植设计特殊的打孔器。而在皮肤活检手术中，用得较多的是一次性皮肤环钻，如此方可保证锋利。一次性皮肤环钻其直径可在圆形钻孔器直径有 2 ～ 8mm 大小，组织病理学上很难诊断直径小于等于 3mm 大小的样本，直径大于 6mm 闭合时容易形成猫耳，故活检常用 4 ～ 6mm 钻孔器。（图 7-1-27）

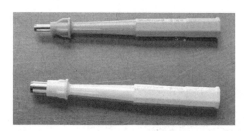

图 7-1-27　环钻

13. 毛发移植器械　头发移植是通过特殊器械将头发毛囊周围部分组织一并完整切取，脱离头皮原位，随后移植到需要头发又经过一定准备、具备接受该头发条件的位置，称毛发移植。植发手术的适应证：瘢痕性脱发、男性型脱发、女性型脱发、脂溢性脱发、神经性脱发、疾病性脱发、药物性脱发等。（图 7-1-28）

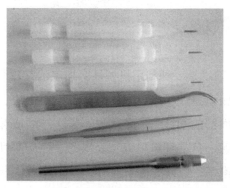

图 7-1-28　毛发移植器械

14. 溶脂机　　主要是用于溶脂减肥术中。而溶脂机能够恢复和加快顽固脂肪堆积区域的血液循环，高效代谢囤积的脂肪，有效地减少肥胖部位尺寸，相对安全地重塑腹部、大腿、臀部和髋部线条，帮助消除橘皮组织和蜂窝组织，使皮肤重新变得光滑和紧致。根据不同作用原理，溶脂机有不同的种类，如激光溶脂机、冰冻溶脂机、超声溶脂机、真空溶脂机等。（图 7-1-29）

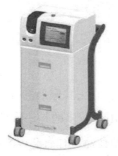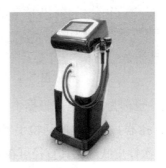

图 7-1-29　溶脂机

15. 吸脂机　　主要用于吸脂术，除此之外吸脂手术还需要的医疗器械通常包括储脂桶、吸脂硅胶管、吸脂手柄、吸脂针、防倒流过滤器和主控制器。通常吸脂机是一台可以独立使用的医疗设备。吸脂机的类型根据厂家的生产有所不同，但工作原理基本相同。（图 7-1-30）

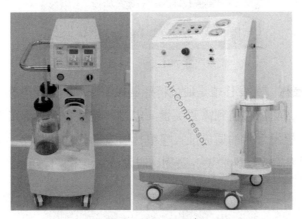

图 7-1-30　吸脂机

16. 磨削机　　皮肤磨削术是一种利用机械性磨损来治疗皮肤病的方法。皮肤磨削术开始主要用来治疗痤疮瘢痕。近年来，我国磨削术发展很快，治疗范围扩大到许多影响美容的皮肤病，如颜面部的细皱纹、黄褐斑、雀斑、酒渣鼻的鼻赘、血管痣、汗管瘤、皮肤腺瘤、瘢痕疙瘩、盘状红斑狼疮、表皮痣、口周假性皲裂、睑黄疣、基底细胞癌、毛囊角化病、色素痣，以及去除文身等，其治疗范围非常广泛。随着技术的发展，皮肤磨削工具从一开始的砂纸，到金属刷，再到钻石头磨削机（图 7-1-31），到现在的微晶磨削机，甚至是一体化磨削机。

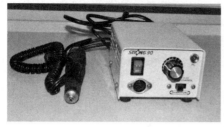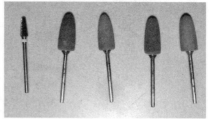

图 7-1-31　钻石头磨削机

17. 负压表皮吸疱仪　在皮肤外科里主要用于白癜风的自体表皮移植手术。（图 7-1-32）

18. 止血带　四肢的手术可以采用止血带法减少出血。止血带有充气式和橡皮带式两种。根据手术部位绑扎在上臂或大腿处。电动止血带一般为充气式止血带，充气式一般应控制充气压力较肢体血压高 10.6 ～ 16.3kPa，即上肢为 33.0 ～ 41.0kPa，下肢为 55.0 ～ 85.0kPa。如果手术时间长，超过 1 小时，应放松 5 ～ 10 分钟，然后再绑扎，以免肢体缺血坏死。

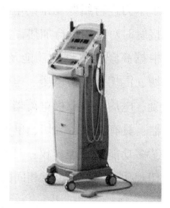

图 7-1-32　负压表皮吸疱仪

橡皮带止血使用方法与充气式的相同，绑扎时应掌握止血带的松紧度，以免局部软组织损伤。巨乳手术时也可以在乳房基部绑扎止血带以减少出血。（图 7-1-33）

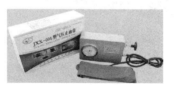

A 橡皮止血带　　　　B 充气式止血带

图 7-1-33　止血带

19. 气压治疗仪　主要通过由远心端至近心端依次放气过程，将瘀积的淋巴液推回血循环中，加速肢体静脉血流速度，消除水肿。促进瘀血静脉排空及肢体血液循环，预防凝血因子的聚集及对血管内膜的黏附，防止血栓形成。增加纤溶系统的活性，刺激内源性纤维蛋白溶解活性。加速新陈代谢，提高人体体温。其适应证有肢体创伤后水肿，淋巴回流障碍性水肿，截肢后残端肿胀，复杂性区域性疼痛综合征（神经反射性水肿、脑血管意外后偏瘫肢体水肿），静脉瘀积性溃疡，对长期卧床或手术被动体位者预防下肢深静脉血栓形成。（图 7-1-34）

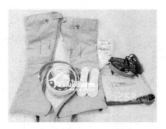
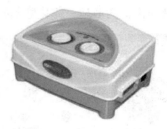

图 7-1-34　气压治疗仪

20. 高频电刀、电凝、射频刀等离子刀　高频电刀（高频手术器）是一种取代机械手术刀进行组织切割的电外科器械。它通过有效电极尖端产生的高频高压电流与肌体接触时对组织进行加热，实现对机体组织的分离和凝固，从而起到切割和止血的目的。根据高频手术器的功能及用途，大致可分为以下类型：①多功能高频电刀：具有纯切、混切、单极电凝、电灼、双极电凝。②单极高频电刀：具有纯切、混切、单极电凝、电灼。③双极电凝器：双极电凝。④电灼器：单极电灼。⑤内窥镜专用高频发生器：具有纯切、混切、单极电凝。⑥高频氩气刀：具有氩气保护切割、氩弧喷射凝血。⑦多功能高频美容仪：具有点凝、点灼、超高频电灼。高频电刀本身带有电凝止血和切割，而射频刀也有相同的功能，只是切割的接头不同而已。（图 7-1-35、图 7-1-36）

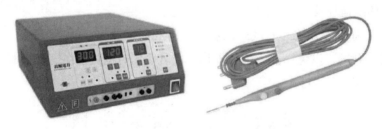

图 7-1-35　高频电刀

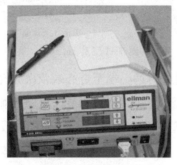

图 7-1-36　射频刀

第二节 外科基本技术

一、无菌术

无菌术是针对可能的感染来源和途径采取有效的预防方法，包括灭菌、消毒法、操作规则及管理制度。

二、切线及切口设计原则

1. 切口应选择在病变区域附近，能充分显露术野，直达手术区域，并便于必要时延长切口。

2. 切口大小应以方便手术操作为原则。切口过大会造成不必要的组织损伤，切口过小会影响手术操作，延长手术时间。

3. 愈合后尽可能不影响生理功能，应尽量做到：①避开负重部位，如手的掌面、足底部和肩部等，以防负重时引起瘢痕疼痛。②面颈部手术切口须考虑尽量与皱纹一致，以减少或隐藏愈合后的瘢痕。③避免纵形切口超过关节，遇关节手术可作横切口或 S 形切口，以免瘢痕挛缩而影响关节活动。④尽可能按 Langer 线的分布切开皮肤，有利于切口的愈合，最大限度恢复外观和功能。

4. 切开操作简单，经过的组织层次少的，缝合切口所需时间短的路径。

三、切开

皮肤外科的切开和其他外科手术不同，除方便暴露外，还要求术后瘢痕尽量隐蔽或不明显，使手术对组织的损伤达到最小。

1. 皮肤切开时应尽量与该部位的血管和神经路径相平行，减少组织损伤，避免损伤重要的血管和神经。

2. 遵循外科运刀基本原则：垂直下刀，水平走刀，垂直出刀。切开时用力要适当，手术刀刃须与皮肤垂直，以防斜切，以免缝合时不易完全对合。

3. 切开力求一次完成，避免中途起刀再切，特别是在同一平面上多次切开，可造成切缘不整齐和过多损伤组织。

4. 电刀切割时，不可在同一点上烧灼过久，避免灼伤皮缘。依据解剖学层次逐层切开，并保持切口从外到内大小一致。

四、止血

止血的目的是为了在手术中封闭出血的血管。理想的止血方法需要尽量减少损伤和加速愈合过程。止血方法可分为以下几种：

1. 压迫止血法　①热盐水纱布填塞；②止血带止血法。

2. 结扎止血法　指用血管钳钳夹出血部位的血管，然后予以结扎或缝扎。

3. 电凝止血法　指高频电流可以凝结小血管而止血，实际上是电热作用使血流凝结，这种方法可使小块组织炭化。

4. 止血剂局部止血法　指用局部止血剂覆盖。一般方法难以止血的创面，如肝脏、骨质等的渗血，起到局部止血的作用。常用促凝物质如吸收性明胶海绵、纤维蛋白泡沫体、氧化纤维素、胶原丝等，均为局部止血剂的基本成分。

五、缝合

缝合是使切开或离断的组织创缘相互对合，消灭死腔，促进伤口早期愈合。缝合可分为以下几种：

1. 单纯对合缝合　包括单纯间断缝合、单纯连续缝合法、连续锁边缝合、"8"字缝合、皮内缝合、减张缝合、贯穿缝扎。

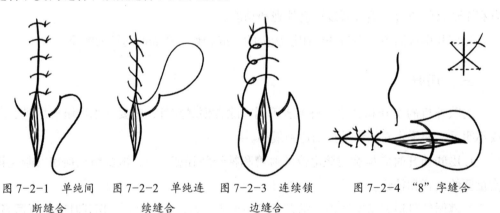

图 7-2-1　单纯间　　图 7-2-2　单纯连　　图 7-2-3　连续锁　　图 7-2-4　"8"字缝合
　　　　断缝合　　　　　　　续缝合　　　　　　　边缝合

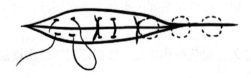

图 7-2-5　皮内间断缝合

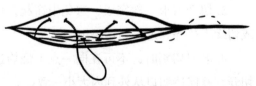

图 7-2-6　皮内连续缝合

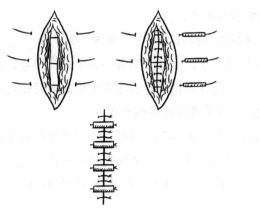

图 7-2-7　减张缝合

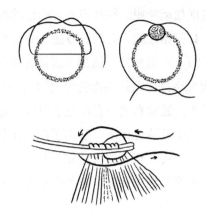

图 7-2-8　贯穿缝扎（6字缝合）

2. 内翻缝合法　使创缘部分组织内翻，外面保持平滑。一般用于胃肠道吻合和膀胱的缝合，皮肤外科较少用此法。

3. 外翻缝合法　包括单纯间断外翻缝合法、间断垂直褥式外翻缝合、间断水平褥式外翻缝合、连续水平褥式外翻缝合。

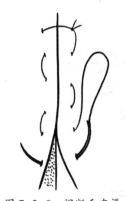

图 7-2-9　间断垂直褥
式外翻缝合

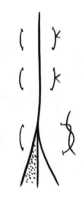

图 7-2-10　间断水平褥
式外翻缝合

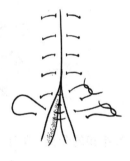

图 7-2-11　连续水平褥
式外翻缝合

4. 荷包缝合　用于完全或部分闭合圆形或类圆形皮肤缺损，术口周围进行游离，止血后在创缘真皮层进行环形连续皮内缝合。在缝合的最后，缝针从接近缝合开始的地方出针，拉紧缝线的两端牢固打结。（图 7-2-12）

六、外科打结法、剪线和拆线

打结法是外科手术中最常用和最基本的操作之一，打结的质量和速度对手术时间的长短、手术的安全，以及患者的预后都会产生重要的影响。结扣打得不正确就

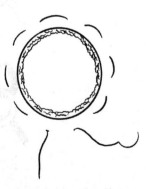

图 7-2-12　荷包缝合

有可能松动滑脱，导致出血或缝合的组织裂开不愈。

1. 打结递线 有两种方法，分为手递线法和器械递线法，如图 7-2-13。

（1）**手递线法** 适用于表浅部位的组织结扎，是指打结者一只手握持线卷，将结扎线头绕钳夹组织的血管钳递给另一只手；也有人将线卷绕钳夹组织的血管钳递给另一只手。通常右利手者以左手握持线卷，左利手者以右手握持线卷。

（2）**器械递线法** 适用于深部组织的结扎，是指在打结前用一把血管钳夹住丝线的一端，将该钳夹线头绕钳夹组织的血管钳递给另一只手从而打结的方法；也可将带线的血管钳绕钳夹组织的血管钳递给另一只手，从而使双手握住线的两端打结。

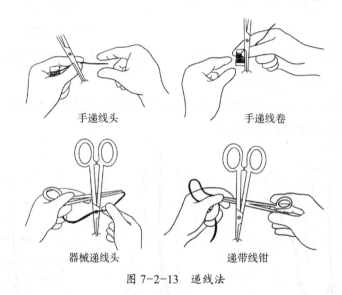

手递线头　　　　　　　　　手递线卷

器械递线头　　　　　　　　递带线钳

图 7-2-13　递线法

2. 结扣的分类 临床上常见的以下几种：

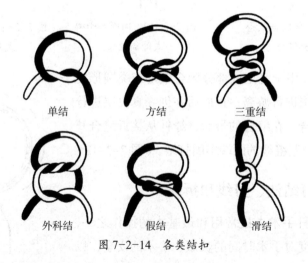

单结　　　　　　方结　　　　　　三重结

外科结　　　　　　假结　　　　　　滑结

图 7-2-14　各类结扣

3. 打结方法

（1）单手打结法　简便迅速的打结方法，易学易懂，术中应用最广泛，应重点掌握和练习。单手打结法分为右手打结法和左手打结法。

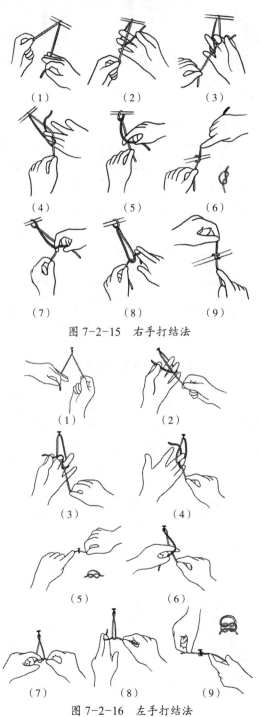

図 7-2-15　右手打结法

図 7-2-16　左手打结法

（2）双手打结法　作结方便，牢固可靠，除用于一般结扎外，还用于深部或组织张力较大的缝合结扎。双手打结法分为双手动作不同跟双手动作相同两种。

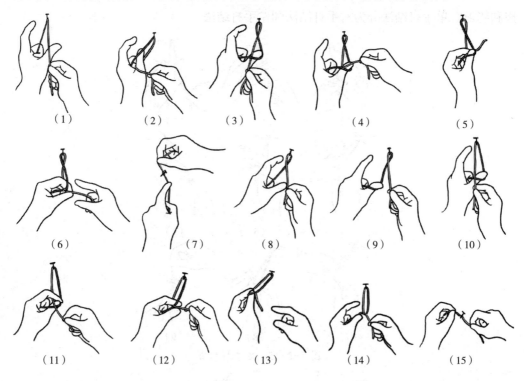

（1）　　　　　（2）　　　　　（3）　　　　　　（4）　　　　　　（5）

（6）　　　　　（7）　　　　　（8）　　　　　　（9）　　　　　　（10）

（11）　　　　　（12）　　　　　（13）　　　　　（14）　　　　　（15）

图 7-2-17　双手打结动作不同

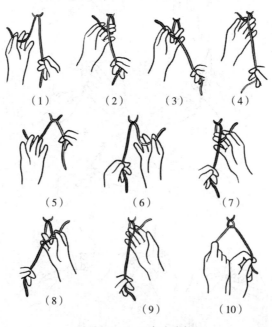

（1）　　　（2）　　　（3）　　　（4）

（5）　　　（6）　　　（7）

（8）　　　（9）　　　（10）

图 7-2-18　双手动作相同

（3）**持钳打结法** 使用血管钳或持针钳绕长线、夹短线进行打结，即所谓持钳打结法。可用于浅、深部结扎。血管钳或持针钳既是线的延长，也是操作者手的延伸。此法适用于线头太短，徒手打结有困难时或打结空间狭小时的结扎；有时也可节省缝线和穿线时间。

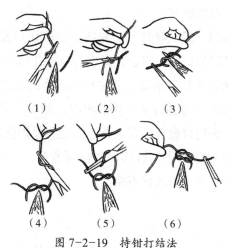

（1） （2） （3）

（4） （5） （6）

图 7-2-19 持钳打结法

4. 剪线 将缝合或结扎打结后残余的缝线剪除，一般由助手操作完成。总结四个字：靠→滑→斜→剪。

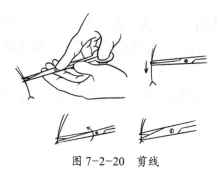

图 7-2-20 剪线

5. 拆线 指在缝合的皮肤切口愈合以后或手术切口发生某些并发症时（如切口化脓性感染、皮下血肿压迫重要器官等）拆除缝线的操作过程。一般情况下头、面、颈部切口在术后4～5日拆线；下腹部、会阴部6～7日；胸、上腹、背、臀部7～10日；四肢14日左右（近关节处还可适当延长一些）。

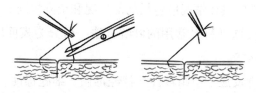

图 7-2-21 拆线

七、清创及伤口换药

1. 清创术　是用外科手术的方法，清除开放伤口内的异物，切除坏死、失活或严重污染的组织、缝合伤口，使之尽量减少污染，甚至变成清洁伤口，达到一期愈合，有利受伤部位的功能和形态的恢复。

2. 换药　包括检查伤口、除去脓液和分泌物、清洁伤口及更换覆盖敷料，是预防和控制创面感染，消除妨碍伤口愈合因素，促进伤口愈合的一项重要外科操作。

（1）目的　①了解和观察伤口情况，及时提出适当的处理方法。②改善伤口局部环境，控制局部感染。③减少毒性分解产物的吸收，减少分泌物的刺激。④湿敷有效的药物，使炎症局限，促进伤口愈合。⑤包扎、固定和保护伤口。

（2）基本原则　①换药是为了促进伤口和创面愈合。②严格遵守无菌操作原则。③避免引流物和敷料放置不当或者久置不换。

八、外科引流

1. 目的　防止血液、脓液、渗出液等液体在组织或体腔积聚，去除细菌的培养基，阻止感染的发生或扩散。阻止伤口皮肤的过早闭合，延长引流时间，有利于脓腔或积液腔的缩小和自其基底部开始的肉芽组织生长和伤口良好愈合。

2. 适应证　脓肿切排术后、深部伤口清创术后、切口继续存在有渗血或渗液等。

3. 原则　通畅、彻底、对组织损伤或干扰最小、顺应解剖及生理要求、确定病原菌。

4. 分类　按引流的作用原理分为被动引流和主动引流；根据引流的目的分为治疗性引流和预防性引流。

九、外科麻醉技术

1. 麻醉的选择原则

（1）手术的要求除能满足无痛外，还应方便手术操作。

（2）各种麻醉方法均可达到手术要求时，则应首先选择对患者生理扰乱小，并发症少，恢复快的麻醉。

（3）患者纳入考虑的具体情况应包括局部情况和全身情况。

2. 局部麻醉　是皮肤外科最常用的麻醉方法。可分为表面麻醉、局部浸润麻醉、神经阻滞麻醉、膨胀麻醉。

3. 局部麻醉的不良反应　组织毒性、神经毒性、细胞毒性、高敏反应、局麻药产生过敏反应、变态反应、中毒反应、心脏骤停等。

第三节 皮肤外科常用技术及应用

一、皮肤病理组织活检术

皮肤活检术是皮肤科协助明确诊断的一种常见方法，该手术过程中需要取下成熟皮损处一部分皮肤和皮下组织，制片染色用于光学显微镜或电镜下的组织学检查，以明确皮肤病诊断。皮肤活检术的方式主要有切取式、削取式、钻孔式等。

【适应证】

需要皮肤病理组织以进一步明确诊断者。

【禁忌证】

1. 凝血功能异常（包括正在服用阿司匹林、华法林或活血化瘀类中成药导致的凝血功能异常）。
2. 麻醉药过敏。
3. 其他：患者不配合、癫痫或其他重大疾病。

【并发症】

出血、感染、伤口裂开、瘢痕，以及麻醉药和外用消毒剂的副作用等。

二、Mohs 显微外科描记技术

Mohs 显微外科描记手术是皮肤外科最重要的术种之一。经组织学检查确认肿瘤被全部切除，保证手术原发缺损最小，最大限度地保留正常皮肤。Mohs 显微外科描记手术是连续生长性皮肤肿瘤切除的金标准。

【适应证】

最佳适应证是复发性基底细胞癌和鳞状细胞癌。原发性基底细胞瘤和鳞状细胞癌、隆突性皮肤纤维肉瘤、疣状癌、角化棘皮瘤、乳房外 Paget 病、Merkel 细胞癌、恶性黑素瘤也是较好的适应证。理论上，任何直径大于 2.0cm 的肿瘤都应使用 Mohs 显微外科治疗。Mohs 显微外科技术对神经、血管周围的浸润性肿瘤有特别疗效，眼睑、外生殖器、外耳道、鼻、手指、足趾等富余皮肤较少部位意义较大。

【禁忌证】

凝血功能异常，精神异常不能配合手术者，内科情况差不能耐受长时间手术者。

【并发症】

出血、神经损伤、血肿、感染、伤口裂开、皮肤坏死、瘢痕，以及麻醉药和外用消毒剂的副作用等。

三、注射技术

注射技术包括肉毒素注射、透明质酸注射、局部封闭注射、皮损内注射等。

（一）肉毒素注射

肉毒素注射技术指的是将肉毒素类药物注射至皮肤、皮下组织内或者皮损内，达到治疗目的的一种方法。

【适应证】

1. 面颈部除皱：额纹、眉间纹、鼻背横纹、鱼尾纹、鼻小柱横纹、面颊部皱褶、口周放射纹、颈阔肌纹等。

2. 轮廓美容和改善动态美：矫正单纯性咬肌肥大、鼻部畸形、改善鼻唇沟、矫治口角下垂、改善露龈笑、下颌皱褶和小腿轮廓等。

3. 治疗腺体疾病和创伤：多汗症、臭汗症、流涎症、涎瘘、涎腺炎、鼻黏膜变应性疾病等。

4. 治疗头颈部肌张力障碍：治疗特发性睑痉挛、面肌抽搐症、Meige 综合征、痉挛性斜颈、面瘫后的不对称畸形等。

5. 其他方面的应用：对美容手术的辅助功效，治疗瘢痕和肥胖症，治疗夜磨症，治疗疼痛和瘙痒症如带状疱疹神经痛等，皮肤血管功能紊乱症和外阴臭痒症等。

【禁忌证】

1. 精神不稳定或有不现实目标的人。

2. 孕妇或哺乳期妇女。

3. 不能减少面部表情肌频繁活动的人（如演员）。

4. 患有神经肌肉疾病的，如重症肌无力和 Lambert–Eaton 综合征等。

5. 对肉毒毒素制品中任何成分（肉毒毒素、盐水、人血蛋白）过敏的人。

6. 两周内使用过影响神经肌肉传导或影响肉毒素效果的药物（如氨基糖苷类药物、青霉胺、奎宁和钙离子拮抗剂等）的人。

7. 注射部位感染者。

【并发症】

1. 过敏反应与出血性水肿。

2. 上睑下垂：多见于治疗眉间纹、额纹时。

3. 复视：多见于治疗鱼尾纹时。

4. 局部反应：瘀斑、血肿、水肿、疼痛等。

5. 其他：如表情不自然、畏光流泪、局部麻木、头痛等。

（二）透明质酸注射

透明质酸注射指的是将透明质酸类产品注射于患者的真皮层或皮下组织，达到预期目的的一种方法。透明质酸俗称玻尿酸，是一种酸性黏多糖，具有强大的吸水能力，它的含量直接影响人体皮肤的弹性，与人体的衰老密切相关。

【适应证】

塑造面部轮廓、除皱、填充凹痕等。

【禁忌证】

1. 精神不稳定或有不现实目标者。

2. 孕妇或哺乳期妇女。

3. 对透明质酸制品中任何成分过敏者。

4. 凝血功能异常者。

【并发症】

疼痛、局部红肿、瘀斑、瘙痒、过敏反应、血管栓塞、局部感染、皮下硬结、延迟性色素沉着等。

（三）局部封闭注射

局部封闭注射，是通过局部注射使药物作用于局部而发挥治疗作用的一种方法。

【适应证】

局限性皮肤病，如瘢痕、斑秃、结节性痒疹等。

【禁忌证】

诊断不明确的疾病、注射的部位有或疑有细菌性感染、骨折、较严重的组织损伤、化脓性炎症、骨质疏松、结核等疾病。

【并发症】

1. 过敏反应与出血性水肿。

2. 局部反应（瘀斑、血肿、水肿、疼痛等）。

3. 局部萎缩。

（四）皮损内注射

皮损内注射就是在损伤的皮肤下注射药物。一般因病情的不同，注射的药剂也不同。常见的有 2.5% 醋酸氢化可的松混悬液（25mg/mL）或 2.5% 醋酸泼尼松混悬液（25mg/mL）或 1% 曲安奈德混悬液（10mg/mL），复方倍他米松注射液。

【适应证】

瘢痕疙瘩、肥厚性瘢痕、囊肿性痤疮、环状肉芽肿、结节性痒疹、盘状红斑狼疮、顽固性肥厚性湿疹、硬斑病及斑秃等小面积皮肤损害。

【禁忌证】

诊断不明确的疾病、注射的部位有或疑有细菌性感染、骨折、较严重的组织损伤、化脓性炎症、骨质疏松、结核等疾病。

【并发症】

1. 过敏反应与出血性水肿。

2. 局部反应（瘀斑、血肿、水肿、疼痛等）。

3. 局部萎缩。

四、负压创面治疗技术

负压创面治疗技术（Negative Pressure Wound Therapy, NPWT），是以引流管与医用泡沫材料作为创面的中介，封闭是保持创面持续负压，使创面与外界隔绝，防止污染和感染。负压持续吸引使创面渗出物及时被清除而保持创面清洁。该技术分为负压封闭引流技术（Vacuum Sealing Drainage, VSD）和封闭式负压引流技术（Vacuum Assisted Closure, VAC）。VSD 是一种负压引流技术，其目的是引流创腔、清洁伤口、缩小切口、促进肉芽组织新生，为二期手术创造条件。对于体内脏器或者腔隙的深部引流，一般选择 VSD。VSD 泡沫辅料一般选择 PVA（聚乙烯醇水化海藻盐）：亲水性，防止组织向敷料内生长，窦道或更小空间敷料容易安放和移除（高拉伸强度）不粘连，提高移植成功率。VAC 作为一种治疗手段，能够达到闭合浅表伤口的效果。四肢软组织挫裂伤、糖尿病足溃疡及坏疽、深度压疮、溃疡等表浅伤口，一般选用 VAC 治疗。

VAC 泡沫辅料一般选择 PU（聚氨酯）：疏水性，高引流能力，促进肉芽组织形成，确保均匀的传输负压。

【适应证】

1. 体表特大脓肿、坏死性筋膜炎、大面积化脓性感染、慢性溃疡及褥疮。

2. 烧伤感染创面。

3. 大面积植皮术后的植皮区。

4. 大的陈旧性血肿或积液。

5. 手术后切口感染。

【禁忌证】

1. 凝血功能异常，具有明显活动性出血的伤口。

2. 不能保证良好的密封的术口。

3. 不能保持有效的负压者。

【并发症】

1. 术口出血。

2. 切口疝。

3. 术口周围组织粘连。

4. 皮疹：张力性水疱、毛囊炎等。

5. 术口感染。

五、微粒移植术

微粒皮移植术包括微粒皮植皮术和微粒皮种植术。

（一）微粒皮植皮术

据文献记载，该技术是 1986 年由张明良等用于大面积烧伤患者的治疗，取得较好的效果。其机制在于皮肤存在亲水面（真皮面）及张水面（表皮面），把皮肤剪为 $1mm^2$ 以下的微粒，减轻了皮肤重量，有利于漂浮，并能增加皮肤的相对面积。通过绸布的介导，可使微粒皮肤正向散布于异体皮上，在异体皮的有效存活期（3～4 周），保护自体皮扩延，直至封闭创面。

【适应证】

大面积深度烧伤后，供皮区极为有限的患者。

【禁忌证】

1. 术口感染未控制者。

2. 全身状况差，发生各脏器严重并发症及败血症等。

【并发症】

皮片下血肿、皮片坏死、感染等。

（二）微粒皮种植术

该技术是应用于大面积烧伤、难治性皮肤溃疡的治疗的微创修复技术，并取得了较好的临床效果。其方法是将 1/20～1/30 的刃厚制备成 0.1～0.2cm 的微小皮粒，种植于创面肉芽组织内，通过 MEBT/MEBO 技术培植，形成皮丁、皮岛、皮面直至相互融合而覆盖创面，从而达到修复创面的目的。

【适应证】

各种良性创面及烧伤残余创面。

【禁忌证】

1. 创面严重感染未控制者。

2. 有活动性出血倾向的患者等。

3. 对治疗期望值过高者。

【并发症】

皮粒成活不佳、出血、感染等。

六、皮瓣移植术

皮瓣由具有血液供应的皮肤及其附着的皮下组织所构成。皮瓣移植术是指把人体或动物的皮瓣从其原来生长的部位移植到另一个部位或机体的一种手术方法。

【适应证】

1. 有骨、关节、肌肉、主干血管、神经和脏器等组织裸露的创面，且无法利用周围皮肤直接缝合覆盖时，应选用皮瓣移植修复。

2. 为了获得较接近正常的皮肤色泽、质地和优良的外形效果，或为了获得满意的功能效果，也可以选用皮瓣移植。

3. 器官再造，包括鼻、唇、眼睑、耳、眉毛、阴茎、拇指或手指再造等，均需以皮瓣为基础，再配合支撑组织的移植。

4.面颊、鼻、上腭等部位的洞穿性缺损，除制作衬里外，亦需要有丰富血供的皮瓣覆盖。

5.慢性溃疡，特别是放射性溃疡、压疮或其他局部营养贫乏的很难愈合的伤口，可以通过皮瓣输送血液，改善局部营养状况，因此均需选用皮瓣移植修复。

【禁忌证】

1.凝血功能异常。

2.全身基础状况差，不能耐受手术者。

3.精神异常不能配合治疗者。

【并发症】

1.皮瓣部分坏死或完全坏死。

2.术口裂开。

3.血肿。

4.感染。

5.供区创面坏死。

七、皮肤扩张术

皮肤扩张术是应用皮肤扩张器植入正常皮肤软组织下，通过增加扩张器内的容量，对表面皮肤软组织产生压力，使扩张器外的皮肤软组织增量产生"额外"的皮肤软组织，利用新增加的皮肤软组织转移覆盖创面的一种方法。

【适应证】

1.烧伤、烫伤、各种感染后引起的瘢痕，特别是瘢痕挛缩引起的各种畸形。

2.面积较大的血管瘤、神经纤维瘤、表皮痣、皮脂腺痣等良性肿瘤。

3.恶性肿瘤切除植皮术口，2年无复发者。

4.外伤后的皮肤软组织缺损。

【禁忌证】

1.全身或局部有化脓性感染、皮疹。

2.有出血性疾病或有出血倾向、凝血机制障碍者。

3.严重肝、肾功能不全，或其他内脏器官功能严重代偿不全者。

4.恶性肿瘤或良性肿瘤、溃疡疑有恶变者。精神异常或儿童尤其是3岁以下的婴幼儿等不能配合治疗者。特殊感染，如梅毒、麻风、结核、深部真菌病尚未治愈者。

【并发症】

1. 血肿。

2. 感染。

3. 扩张器外露。

4. 扩张囊不扩张。

5. 皮瓣坏死。

6. 排斥反应。

7. 注射壶找不到。

8. 其他，如局部疼痛、局部水肿、神经暂时性麻痹、骨吸收、暂时性秃发、皮肤萎缩纹等。

八、毛发移植术

毛发移植术是通过手术刀或毛囊提取仪将毛发毛囊周围部分组织一并完整切取，脱离毛发原位，经过分离修剪然后移植到需要毛发又具备接受该毛发条件的位置的一种方法。

【适应证】

1. 雄激素性脱发、瘢痕性脱发、女性型脱发等。

2. 外伤和手术造成的头皮秃发、眉毛及阴毛缺损。

3. 因美观需要发际线重建者。

【禁忌证】

1. 体内存在脱发的潜在病因（如系统性红斑狼疮等）。

2. 患严重的脏器疾病不宜手术者。

3. 供区毛发质量太差。

4. 对秃发的恢复有不切实际的期望等。

5. 有活动性出血倾向者。

【并发症】

1. 术后出血。

2. 感染。

3. 术后肿胀。

4. 瘢痕形成。

5. 表皮囊肿形成。

6. 手术引起的一过性脱发。

7. 移植毛囊不成活。

8. 其他，如头痛、头皮麻木等。

九、吸脂术

吸脂术是脂肪抽吸术的简称，是通过外科技术以微小的皮肤创口将多余的皮下脂肪去除，以达到体形雕塑等目的的手术方法。

【适应证】

1. 单纯局部脂肪沉积、重度肥胖患者等精神正常、自行要求进行吸脂手术者。

2. 脂肪瘤、隆起皮瓣、皮下游离或皮瓣移动时皮肤和皮下组织的成形等。

【禁忌证】

1. 心、肺等主要脏器功能减退不能耐受手术者。

2. 有心理障碍、期望值过高，以及对自身形体要求过于苛刻者。

3. 皮肤严重松弛而皮下脂肪组织过少者。

4. 病态肥胖者。

5. 局部皮肤有感染病灶及较多瘢痕者。

6. 伤口愈合能力较差者。

7. 下肢静脉曲张、静脉炎。

【并发症】

1. 皮肤松弛、皮肤凹凸不平或不对称。

2. 血肿、假性囊肿。

3. 皮肤瘀斑。

4. 皮肤麻木或疼痛。

5. 皮下硬结。

6. 严重者可发生深静脉血栓形成、脂肪栓塞、死亡。

十、溶脂术

溶脂术是用特定溶脂仪器如激光溶脂仪、冷冻溶脂仪等作用于皮肤脂肪组织，通过热效应或冷效应等使脂肪组织溶解，通过引流或自行吸收等方式达到去除脂肪的一种治疗手段。

【适应证】

单纯局部脂肪沉积、重度肥胖患者等精神正常、自行要求进行吸脂手术者。

【禁忌证】

同"吸脂术"。

【并发症】

同"吸脂术"。

十一、包皮环切术

包皮环切术是指将阴茎上面的多余包皮进行切除，使阴茎头外露出来，是治疗包茎、包皮过长及防止其并发症的有效治疗方法。

【适应证】

包茎或患包皮过长反复感染者及包皮良性肿瘤等。

【禁忌证】

1. 有活动性出血倾向者。
2. 对正在并发严重包皮、龟头感染者，需同步加强抗感染治疗。

【并发症】

感染、出血、血肿、包皮切除不当（切除过多导致影响阴茎勃起或切除过少包皮仍包裹龟头）、包皮系带水肿等。

十二、指甲成形术

外伤、甲疾病可引起指甲缺损，影响手指正常功能及美观。目前对指甲缺损的修复手段主要有吻合血管的趾甲瓣移植、游离趾甲移植、甲床扩大术、矩形推进皮瓣配合甲床扩大成形术等。

【适应证】

外伤、甲癣、钳形甲、嵌甲等甲疾病，甲手术后、长期化学物刺激等引起的甲床损伤或缺失。

【禁忌证】

甲癣、甲下疣尚未控制或痊愈者等。

【并发症】

疼痛、感染、水肿、瘢痕、术后指甲变窄、指甲不成活等。

十三、重睑术

重睑术，即双眼皮成形术，是整形美容外科最常见的手术之一。针对不同的重睑术病例，手术方法也不尽相同。一般分为切开法和埋线法两大类。

【适应证】

1. 身体健康、精神正常，主动要求手术而又无禁忌证的单眼皮者。

2. 轻度上睑内翻倒睫。

3. 上睑皮肤松弛、下垂，影响视野者。

4. 睁眼时重睑不明显的内双眼皮者等。

【禁忌证】

1. 精神不正常或有心理障碍者。

2. 家属反对者。

3. 出血倾向者。

4. 高血压病、糖尿病尚未控制者。

5. 先天性弱视、眼部急慢性感染性疾患尚未控制或痊愈者。

6. 眼球过突、过凹或眼睑退缩者。

【并发症】

结膜充血、消肿慢、血肿、感染、重睑线不明显等。

十四、游离皮片取皮术

将人体或动物的正常皮肤从其生长部位（或机体）切取一部分并离断的过程，就是游离皮片取皮术。常用的取皮刀有手术刀、滚轴式取皮刀、鼓式取皮刀、电动取皮刀。

【适应证】

身体出现创面需要皮肤覆盖以保证皮肤的完整性和连续性。

【禁忌证】

1. 局部皮肤活动性感染。

2. 凝血功能异常。

3. 系统器官功能低下。

【并发症】

1. 创面感染。

2. 创面延迟愈合或愈合不良。

3. 创面瘢痕形成。

十五、游离皮片移植术

将皮肤从其原来生长的部位（或机体）移植到另一个部位或机体的方法，就是皮肤移植。被移植的皮肤叫"移植皮片"，供给皮肤的部位（或机体）称为"供皮区"（或供体），接受移植的部位（或机体）称为"受皮区"（或受体）。根据皮片厚度分：刃厚皮片、中厚皮片、全厚皮片和含真皮下血管网的皮片移植。刃厚皮片是指厚度 0.20 ~ 0.25mm 的皮片，成活能力强。缺点是受区移植皮片较易挛缩、不耐磨，手术后与周围皮肤色差大，表皮高低不平，易擦破，全厚皮片（1.0mm）含有全层皮肤，生长条件要求较高，感染的创面不易成活，供区面积受限，特别是大面积烧伤的患者难以满足。

【适应证】

1. 刃厚皮移植适应证

（1）肉芽创面，如下肢溃疡、大隐静脉曲张及天疱疮形成的肉芽创面等。

（2）非功能及面部的大面积皮肤缺损，如大面积烧伤后的植皮等。

（3）用于修复口腔、鼻腔、阴道部位创面，作为黏膜的替代物。

2. 中厚皮移植适应证

（1）新鲜无感染的皮肤缺损，如头部大面积的撕脱伤、体表巨大肿瘤切除软组织的修复、Ⅲ度烧伤后早的切痂植皮术等。

（2）面、颈、手、足、关节部位瘢痕挛缩的畸形修复。

（3）其他受区基床条件尚好的创面，如健康的肉芽创面。

3. 全厚皮片移植适应证

（1）面积较小的新鲜或无感染创面。

（2）阴道再造。

（3）某些耐摩擦部位的软组织缺损（如手掌、指腹、虎口）。

（4）利用带毛囊的全厚头皮修复眉缺损。

（5）其他无骨骼、肌腱、关节、神经及血管外露的新鲜创面，但面积不大者。

4. 含真皮下血管网皮片移植（血管网状皮移植）适应证

（1）手部关节周围的无菌创面者。

（2）截肢或截指残端者。

（3）其他外伤、瘢痕或体表肿物切除后残留的较小面积新鲜创面者。

（4）器官再造或洞穴的衬里，如眼窝再造、尿道再造、外耳道再造、阴道再造等。

【禁忌证】

1. 伴有全身性疾病、不能耐受手术者。

2. 手术局部有严重感染者。

【并发症】

1. 受区血肿或血清肿。

2. 皮片坏死。

3. 感染。

4. 供区感染及延迟愈合、瘢痕形成。

【注意事项】

1. 止血要彻底，否则易致皮片下积血，使皮片与创面分离，影响成活。

2. 瘢痕切除要彻底，如瘢痕切除不彻底易渗血且血运差影响皮片的成活。

3. 皮片移植后，皮片下冲洗是必要的步骤，可将皮片下的血块或污物冲洗出去，提高皮片成活率及降低感染率。冲洗时，先用针尖轻轻挑起皮缘，再用抽满生理盐水的注射器针尖插入皮片下，变换方向缓缓冲洗，然后用纱布轻轻压出盐水，即可包扎。手术时间长者或污染较重的创面可用抗生素生理盐水溶液冲洗。

4. 皮片固定要可靠，否则皮片易滑动移位以至无营养来源而坏死。必要时可用夹板、石膏托或石膏绷带固定。

5. 包扎压力要适当，压力过小皮片与基底部接触不紧，可影响皮片成活；压力过大，则血管向皮片生长受阻碍，也会造成皮片坏死。

十六、泡沫硬化注射术

泡沫硬化技术（Foam sclerotherapy）是血管硬化疗法应用的一方面，是指将泡沫硬化剂注入病变静脉或囊肿内，通过其化学刺激作用造成局部静脉血管或囊肿内皮损伤，进而发生血栓、内皮剥脱和胶原纤维皱缩，使静脉血管或囊肿闭塞最终转化为不能再通纤维条索，从而达到祛除病变静脉血管或囊肿的治疗过程。其功能效果相当于外科切除术。

【适应证】

1. 主干静脉（大隐静脉和小隐静脉）。

2. 侧支静脉。

3. 伴穿通静脉功能不全的静脉曲张。

4. 网状型静脉曲张。

5. 蜘蛛状静脉曲张。

6. 治疗后残余和复发的静脉曲张。

7. 外生殖器和外生殖器周围静脉曲张。

8. 周围静脉性溃疡和静脉畸形。

9. 体表良性囊肿。

10. 体表静脉畸形。

【禁忌证】

绝对禁忌证：

1. 已知对硬化剂过敏。

2. 严重的全身疾病。

3. 急性深静脉血栓。

4. 硬化治疗区局部感染或严重的全身感染。

5. 持续制动和限制卧床。

6. 周围动脉闭塞性疾病晚期（Ⅲ或Ⅳ期）。

7. 甲状腺功能亢进（使用含碘硬化剂时）。

8. 妊娠（除非存在强制性医学原因）。

9. 已知症状性卵圆孔未闭。

相对禁忌证：失代偿的腿部水肿、糖尿病晚期并发症（如多发性神经病变）、动脉闭塞性疾病Ⅱ期、一般健康状况不佳、支气管哮喘、明显的过敏体质、已知血栓形成倾向或高凝状态伴或不伴深静脉血栓病史、已知无症状性卵圆孔未闭、存在血栓栓塞事件的高危因素、既往泡沫硬化治疗出现视觉障碍或神经系统功能障碍。

【并发症】

1. 疼痛。

2. 色素沉着。

3. 毛细血管扩张样改变。

4. 浅静脉炎。

5. 皮肤坏死、溃疡。

6. 下肢深静脉血栓。

7. 暂时性视觉障碍。

8. 其他并发症，如药物过敏反应、一过性脑缺血和脑卒中。

（陈祺　黄金东　康旭）

第八章

中医皮肤外科的传统外治法

第一节　撒药疗法

【疗法概述】

撒药疗法，是指用一种或数种药物的干燥粉末按处方剂量规定均匀混合后，直接撒在患处，使得局部腠理肌肉疏通而达到治疗作用的一种方法。撒药疗法是中医传统的独特疗法之一，是散剂疗法中的一种。（附图1）

早在《黄帝内经》中就记载了散剂治疗疾病。主要功效是安抚收敛，散热止痒，保护药膏，固着粉剂。由于散剂表面积较大，具有易分散、便于吸收、奏效较快的特点，至今仍是中医学常用的治疗剂型。按中药粉末接触皮损的情况，可分为直接法和间接法。

1. 直接法　将药粉直接扑撒于皮损表面，由于扑撒时患处受力轻微，极少刺激，撒在皮损上的细小颗粒又有安抚、收敛及散热作用，故适用于基本无渗出的急性炎症，或用于扑撒爽身粉、防护粉等。

2. 间接法　先在皮损上涂药膏、药油或蜜水等，然后再将药粉均匀扑撒于上述药物之上。间接法功效有三：①利用药粉颗粒的隔离及润滑作用保护药膏，减轻衣被等对其的粘除。②当薄涂药膏，再稍微用力厚朴药粉时，可使部分药粉混入药膏中，而起到类似糊膏的作用。③利用药膏、药油或蜜水等的黏腻作用，可加强药粉的固着。

【操作规范】

（一）散药的准备

1. 粉碎 药物的粉碎是将药物按处方要求分别进行加工炮制、干燥后，根据药物性质进行粉碎，其粉碎操作又分如下几种。

（1）共研法 适用于无特殊胶质、黏性或挥发性的药粉，如烫火散等。

（2）分研法 适用于贵重药物，或含香气浓郁的药物，如麝香、冰片等，或锡类散、珍珠散等。

（3）掺研法 适用于含有油脂多的药物如胡麻子，或颗粒较小的药物如车前子，研碎后再与其他药物细末掺和均匀。

（4）串研法 适用于黏性强的药物如地黄等，先将其他药物预粉碎，取部分粉末与黏性药物串研，使成碎块或颗粒，低温干燥后，再共轧成粉。

2. 过筛 外用散药如血竭、龙骨等化石类药物，难以研碎，可先过筛，取药物细末用。

3. 混合 对含有毒性药物的散剂，最好混合以减低毒性。

（二）扑撒

1. 直接法 用棉球、粉扑、毛笔、纱布等蘸取药粉，或将药粉装入孔盒、纱布袋中，轻轻地在皮损上方均匀扑撒，也可将药粉装在喷瓶内，在皮损上方均匀喷撒。

2. 间接法 根据治疗需要，先在皮损上涂擦适当厚度的药膏、药油或蜜水等，然后再将药粉均匀扑撒于上述药物上。

【适应证】

撒药疗法适用于溃而不腐、新肉不生的皮肤慢性溃疡、皮肤疣状增生物如疣，或皮肤瘙痒症等。直接法多应用于急性期皮肤病，窦道、溃疡腐肉未脱者，或为爽身、防护之用等。间接法多应用于亚急性皮肤病，使用时药膏宜薄，药粉宜厚，让药粉颗粒尽量进入药膏中。此法用于治疗慢性皮肤病时，应选作用较强的药粉。

【禁忌证】

1. 有脓液形成时或分泌物较多时。

2. 过敏体质者。

3. 孕妇忌用。

4. 毛发部位忌用。

【技法要点】

（一）直接法

1. 量较少或临时配制的药粉，多用棉球、纱布、粉扑、毛笔蘸药扑撒。

2. 量较大或固定处方的药粉，多用孔盒、纱布袋或喷瓶装药后扑撒。

3. 为减轻刺激及增加蘸取药粉的面积，棉球及纱布要经拉扯使其尽量松软，毛笔要剪去尖并揉捻松散。

（二）间接法

1. 以保护药膏为目的时，应选用作用缓和的粉剂，如滑石粉等，用力宜轻。

2. 以治疗亚急性皮肤病为目的时，药膏宜薄，药粉宜厚，特别注意扑药粉时适当用力，以使药粉颗粒进入药膏中，达到类似糊膏状而起到一定吸收分泌物的作用。

3. 治疗慢性皮肤病时药膏宜薄，药粉应选取作用较强者。

4. 所用蜜水要注意黏度适当，一般可用原蜜加等量的水。

（三）药物选择原则

通过中医整体辨证和局部辨证，选择相应证型的药物外治。如溃疡有渗血，可选择止血生肌的药物如白及、血余炭等，如创面渗清水，可选收湿药物如滑石、龙骨等。

（四）时间、年龄原则

一般撒在创面上的药物不超过 24 小时，冲洗干净后再使用。因人制宜，老年人、小于 6 岁的儿童和皮肤薄者，选择温和性药物，少用刺激性大的药物。

【注意事项、问题防范】

1. 使用之前，注意防潮。因散剂是粉末状的固体制剂，与空气的接触面很大，极易吸潮。

2. 做好保存与储藏，储藏时以密闭不漏气为原则，放在暗冷干燥处。使用前观察含芳香成分的散剂挥发损失情况，含树脂类药物多的散剂是否结成块。

3. 有腐蚀性的药物，使用时注意患者主观感觉和皮肤改变。

4. 外用散剂部分多含有毒性药物，不宜内服，需尽量避免用于颜面部。

5. 观察皮肤过敏情况，如红斑、皮肤瘙痒等，必要时给予对症抗过敏止痒抗过敏处理。

6. 保护眼睛，可以戴眼罩，尤其是儿童。如果撒入眼睛要及时用生理盐水冲洗，必要时点眼药水，或立即到眼科处理。

7. 撒药配制时应研极细，研至无声为度。植物类药品宜另研过筛；矿物类药品宜水飞；麝香、樟脑、冰片、朱砂粉、牛黄等香料贵重药品宜另研后再与其他药物和匀，制成散剂方可应用。用于肿疡的药性不易渗透，用于溃疡的容易引起疼痛。

【经验体会】

1. 因散剂疗法多是现配现用，散剂处方简单，治疗范围有限，可将单味药物各自制成粉剂，根据病情临时配制成复方散剂。

2. 对于较大创面，渗出较多时，注意不宜撒药过厚，避免为病菌创造环境。

3. 撒药不能替代换药，临床效果是关键，可配合其他疗法。

【临床验证】

有临床研究表明，白及具有收敛、生肌、止血、消炎功效，因其含有60％的白及胶质，可在溃疡创面上形成一层胶状保护膜，同时刺激肉芽组织增生，促进溃疡的愈合。治疗慢性疮疡，选用白及、白芷等分研为细末，直接撒在创面，每天或隔日1次外敷，上覆纱布保持20分钟，1个月后创面缩小。

（黄金东　梁海莹）

第二节　洗药疗法

【疗法概述】

洗药疗法，是指利用药液洗涤局部皮损或全身的一种外治法，是皮肤病常用的外治法之一。这种方法一方面利用了水的温度和清洁作用，另一方面利用了化学药液或中药汤剂的作用，来清洗皮损局部或全身，以达到治疗的目的。常用于治疗感染性皮肤病，慢性局限性瘙痒性皮肤病，以及浸渍、角化、增生、肥厚性皮损等。

通过药液的洗涤作用，可以达到各种治疗目的：

1. 清洁皮肤，提高机体抵抗力。

2. 洗涤皮损，去除皮屑和陈旧药物，提高皮肤对新药物的吸收能力，或者增加光疗、射频等物理治疗的穿透性。

3. 收敛及清除渗出物。洗涤有渗出性的皮损，可减少病菌的滋生，可减少渗出液分解产物对皮肤的刺激作用，同时减少分解产物被吸收后作为抗原而引起过敏反应。

4. 温度作用，不同温度的药液对皮肤均有刺激作用，例如温水浴36～38℃，有镇静、安抚、止痒作用；热水浴38～40℃，具有促进新陈代谢、改善皮肤血循环和促进浸润吸收等作用。

5. 洗药疗法，还能产生一定的机械性能，如水压、浮力或流动力等，可对人体产生相应的治疗作用。

6.根据不同的药液配方，还具有软化皮肤、补水保湿、护肤润肤、清热解毒、收湿敛疮、杀虫止痒、软坚散结、活血通络等功效。

依据不同的洗涤方式，洗药疗法可分为淋洗法、荡洗法、擦洗法、浸洗法、坐浴法五种。

【操作规范】

（一）药液的配制

洗药疗法所用药液，主要是以水为溶媒调制的药液。药液制备大致分为水浸和水煎两类。

水浸，是用水浸泡药物，使药物本身或其有效成分溶于水中，药液过滤或不过滤，供治疗使用。例如《永类钤方》中记载，使用煅绿矾泡汤洗，治疗烂弦风眼（眼睑湿疹）等。

水煎，是将药物在水中加热煎煮，使得药物本身或有效成分溶于水中，取药液使用。这也是现在临床上最常用的外洗药物制备方法。

水煎药液的常规制备方法：首先需要根据患者病情，四诊合参，辨证论治，开具外用药物中草药处方。然后，将药物用水浸泡 15～20 分钟，大火煮沸，小火煎煮 20～40 分钟，依据药物不同、药量不同，掌握煎煮时间。药液煎煮好后，关火，滤除药渣，保留药液备用。最后，必须待药液温度合适后，进行外洗操作，不可过凉或过热。

不同病情，也可加入不同辅助药物。例如，淀粉浴可加入药用淀粉；海盐浴可加入海盐；治疗真菌感染，可加入食用醋同煎等。

（二）操作方法

1.淋洗法

（1）概述　淋洗法是用药液自上而下淋洗皮疹或创面的一种外治法。

（2）操作方法　将配制好的药液装入喷壶等器具中，或饱蘸于 8～10 层医用纱布，用淋洒、倾倒、拧挤等方式施药液于皮疹或创面。每次 10～15 分钟，每日 1～2 次。

（3）适应证　本方法适用于各种感染性皮肤病，如脓疱疮、脓疖、脓癣、天疱疮继发感染、浸渍糜烂性足癣、手足癣继发感染等。

（4）注意事项　淋洗法常用于感染性皮肤病，药液淋洗后应随即流走，或盛接后倒掉，不能重复使用。

2.荡洗疗法

（1）概述　荡洗疗法是利用一定压力，使药液反复冲洗腔体结构患病部位的外治法。

（2）操作方法　使用注射器吸取药液，从腔体内的病灶上缘进入，推注药液，使药液从病灶下缘流出，利用药液的冲击力，对病灶进行冲洗治疗，反复冲洗数次，直至无脓液为止。一般每次5～15分钟，每日1～2次。

（3）适应证　本方法适用于有特殊结构的患病部位或皮损，例如孔窍、管腔病灶、窦道、瘘管、坏疽性脓皮病等。

（4）注意事项　由于各种孔窍、管腔、窦道、瘘管等患处的结构特点，常规方法不易清洗干净，因此可借助注射器，将药液注入患处，保证药液流速均匀、冲击力合适，反复、彻底冲洗患处，将脓液或分泌物冲洗干净，患处才能加快愈合，减少复发。

3.擦洗法

（1）概述　擦洗法，是使用配制的药液擦洗患部皮损的外治法。

（2）操作方法　将患处浸入药液中，用麻布、毛刷或丝瓜络等浸透药液，根据皮损状态，反复轻柔擦洗或较用力搓洗。每次15～30分钟，每日1～2次。

（3）适应证　本方法常用于局限性瘙痒性皮肤病，如皮肤瘙痒症、慢性湿疹、局限性神经性皮炎等。

（4）注意事项　擦洗力度要均匀、适中，若用力过度，或反复摩擦，可能会刺激皮肤，损伤皮肤屏障，加重皮损。

4.浸洗法

（1）概述　浸洗法，是指用药液浸泡全身或局部（患处）的外治法。

（2）操作方法　全身浸洗，适用于皮肤瘙痒症、玫瑰糠疹、银屑病、剥脱性皮炎、慢性湿疹、鱼鳞病、系统性硬皮病、慢性单纯苔藓等。具体操作方法：将浴室温度调整到20～22℃，将药液倒入浴盆、木桶或浴缸内，药液与水比例3∶10，温水浴药温30～37℃，热水浴药温38～45℃，使患者躯体及四肢浸泡于药液中，用软毛巾或棉垫浸透药液，反复轻轻搽洗病灶，每次20～30分钟，每日1次。

局部浸洗，适用于皮肤淀粉样变病、脂溢性皮炎、真菌性皮肤病、手足皲裂、汗疱疹、脂溢性皮炎等。具体操作方法：将配制好的药液放在容器内，将患处浸入药液中，反复轻轻搽洗病灶，每次20～30分钟或更长时间，每日1～2次。

（3）适应证　适用于全身或局部慢性、肥厚浸润性、瘙痒性皮肤病，如皮肤瘙痒症、泛发性神经性皮炎、特应性皮炎、银屑病静止期等。

（4）注意事项　全身或局部使用浸洗法时要注意，药水温度不宜过高或过低，以感觉舒适为度。患处浸入药液后，可轻轻搽洗，不可暴力反复搓洗，以免损伤皮肤，加重病情。全身浸洗法时间不宜过长。

（5）禁忌证　全身浸洗法禁用于高血压、心脏功能不全、严重的心脏病、恶性肿瘤、癫痫患者及其他严重全身性疾病、急性皮肤炎症及急性皮炎等，高龄患者不适宜进行此疗法。

5. 坐浴法

（1）概述　坐浴法，系指将臀部坐浴于温热药液治疗外阴或肛门的外治法。

（2）操作方法　将药物煮汤，置于盆中，待水温合适，将臀部坐浴于盆中，使药液直接浸入肛门或阴道及周围皮肤，进行浸泡、洗浴。洗浴结束，用干净毛巾将患处擦干，使用过的毛巾太阳曝晒消毒。每次 15～30 分钟，每日 1～2 次。

（3）适应证　常用于某些特殊部位的皮损，如阴囊湿疹、肛门湿疹、肛门瘙痒症、女阴瘙痒症、阴道炎等。

（4）注意事项　注意药液温度，预防烫伤；药液新鲜配制，不可反复使用；浸泡时间不宜过长。浴盆、毛巾单独使用，预防交叉感染。

【技法要点】

1. 洗药煎煮前，药物应切碎或捣烂为粗末，特别是不易溶化或不易溶解的药物，如乳香、没药等树脂类药物；金石类药物和介壳类药物需捣碎、久煎。

2. 芳香药物及易挥发药物宜轻煎，不宜久煎，久煎恐失去药效。

3. 极易溶于水的药物宜后下，或煎汤去渣后冲化。

4. 煎煮时，最好将中药饮片包煎，或洗涤前尽量滤除中药渣，防止中药渣刺激患处，或擦洗时损伤皮肤。特别是洗眼药或冲洗窦道的荡洗药液，需过滤杂质，以防杂质对眼睛或窦道造成损伤。

5. 每次煎煮的药液只能使用 1 次，用后将药液倒掉，用具清洗干净。切不可将用过的药液再次使用，以防继发感染。

6. 有些洗药煎煮 1 次药力尚未用完，可再煎煮 1 次，则将煮过的药袋捞出并放在阴凉、干燥处，待下次再煎煮。

7. 凡高低不平，或皱褶、缝隙的部位，如耳、肛门、阴部、鼻部、足趾缝等区域，淋洗或浸洗时要使药液和患处充分接触，且保留足够时间，避免留有死角，影响治疗效果。

【注意事项、问题防范】

1. 每次使用的药液最好新鲜配制，随用随配，不可反复使用。

2. 洗涤温度适宜，不可过凉或过烫。过凉恐药力不足，且容易导致寒湿浸入；过烫容易刺激皮肤，加重皮损，或造成烫伤。

3.治疗使用的物品，如纱布、毛巾、洗涤用盆，应严格消毒、单人使用，以防交叉感染。

4.全身浸洗，不宜在空腹或饱餐后进行，宜在餐后1小时左右进行。

5.年老体弱和有严重心脑血管疾病患者不宜用全身浸洗；使用洗药疗法，时间不宜过长，最好有家人辅助或陪同。

6.药物外洗后，一般不再用清水冲洗，以延长药物作用时间；若药液残留有刺激感，则使用温清水稍做清洗。

7.浸洗疗法，特别是全身浸洗后应及时外涂润肤剂（尤其是皮肤干燥者）或其他外用制剂，既可以治疗皮损，又可以保护皮肤。

8.冬季使用洗药疗法，要注意保暖，避免受凉，加重病情。

【经验体会】

徐宜厚教授总结外用药物经验：①功效以安抚止痒作用为主，多选用辛温、辛热、发散类中草药。②功效以清热解毒、抑菌杀菌为主，多选用苦寒泻火类的中草药。③功效以抑制渗出、促进浅表糜烂恢复为主，多用苦寒、酸涩类的中草药。

在用药选择上，凡皮损处于急性期，选用马齿苋、生地榆、石榴皮、黄柏、败酱草、五倍子、黄连等，有解毒、消肿、抑制滋水外溢的作用。皮损肥厚，状如牛领之皮，或痒感泛发且剧，选用楮桃叶、艾叶、威灵仙、香附、苦参、五加皮、徐长卿、苍耳子、陈皮、路路通、吴茱萸等，有软皮润肤、散风除湿、杀虫止痒的作用。

常用外洗方：急性湿疹、皮炎常用马齿苋水洗方，脂溢性脱发常用透骨草水洗方，脂溢性皮炎、石棉状糠疹常用桑白皮水洗方，感染性皮肤病常用苍肤水（苍耳子、地肤子等）洗方。

【临床验证】

有文献报道，马齿苋合剂（马齿苋、马鞭草、苦参、白鲜皮、炒莱菔子）外洗，治疗手部慢性湿疹，有清热利湿、解毒活血之效。牡荆洗剂，浸洗治疗糜烂型足癣，疗效确切。

（蔡翔）

第三节　涂药疗法

【疗法概述】

涂药疗法是用适当器具蘸取药液、软膏、药糊、乳膏或者混悬剂等均匀搽于患处的治疗方法。该疗法适用于多种剂型，是中医皮肤科常见的外治法之一。

【操作方法】

1.药液类涂药法　用棉签、棉球或小毛刷蘸取适量药液，均匀涂搽于患处，每日2～3次。

2.软膏类涂药法　用棉签或者手指洗净后，蘸取适量药膏，均匀薄薄涂于患处，每日1～2次。（附图2）

3.洗剂涂药法　使用前先将药物充分摇匀，用棉签或小毛刷蘸取适量药物均匀涂于患处，每日2～3次。

【适应证】

本法可用于多种药物，适应证广泛，如斑秃、白癜风、疣、银屑病、急慢性湿疹皮炎等。

【禁忌证】

对使用药物过敏者，部分药物孕妇忌用（如含汞、砷毒性药物）。

【技法要点】

1.涂药液类时，每次使用棉签、棉球或小毛刷蘸取药液时，药量适中，切忌药物从器具上滴落。面积大者可分多次涂搽，尽量不要让药物流到健康皮肤处，以免对健康皮肤造成损伤。

2.涂软膏类时，大部分药膏药性较缓和，可用手指洗净后外涂。凡有毒性、刺激性、腐蚀性的药物，应使用棉签或止血钳夹小纱布蘸药外涂。涂药时应均匀薄薄涂搽于患处，并适当用力揉动，使药物充分吸收。

3.涂洗剂时，使用前要充分摇晃药物，以使药物混匀。

【注意事项、问题防范】

1.皮损处应均匀薄薄涂药物。

2.应尽量避免将药物涂至正常皮肤。

3.随时注意药物的过敏反应，一旦发生过敏，应及时停药。

4.大面积涂药时，要注意保暖，预防感冒。

5.某些药物（如汞、砷制剂等）大面积涂药时，应注意防止吸收中毒。

【经验体会】

本疗法是把药物制成煎剂、油剂、酊剂、洗剂、软膏等类型，涂搽于病变部位的一种治疗方法。其治疗作用是药性通过体表或穴位吸收并传导，调整机体机能或直接作用于患者处，发挥其局部治理效应。笔者所在科室长期应用中药涂搽治疗多种皮肤病，疗效满意，如复方青黛膏应用于银屑病治疗，有效减轻红斑、鳞屑，减轻皮损浸润程度；生发酊应用于斑秃、脂溢性脱发，促进了毛发生长；其他如参黄洗剂、青黛散、金黄膏、消痤散、祛斑散等在临床应用中得到患者肯定，疗效显著。

【临床验证】

陈丽红、赵文杰采用复方青黛膏外涂治疗寻常型银屑病。复方青黛膏成分为青黛粉 50g，黄柏粉 20g，滑石粉 20g，炉甘石粉 20g。其以凡士林 2000mL 为基质，100℃熔解后加入药物，调均，冷却后分装备用。每日早晚各外涂 1 次，疗程 4 周。研究结束后，治疗组总有效率为 85.0%，疗效明显优于其他两组。吕海鹏、苏志坚、王官清等采用椒莲酊剂治疗男子雄性激素源性秃发 50 例，治疗组给予椒莲酊剂（处方组成：侧柏叶、旱莲草、花椒、红花、何首乌、硼砂、山柰等，每毫升相当于含 0.2g 生药），每日涂药于脱发部位，早晚各 1 次，每次 2mL，用药 12 个月。治疗 12 个月后，治疗组改善 43 例，治疗组效果明显好于对照组。

（黄志熔）

第四节　湿敷疗法

【疗法概述】

湿敷疗法是用敷料浸吸药液敷于皮损上，以达治疗目的的一种外治法。本法利用冷或热的物理作用，影响末梢血管、淋巴管的舒缩性，改善局部体液循环，从而达到抑制渗出、止痒、止痛及促进浸润吸收的作用。覆盖的湿润敷料可软化痂皮，吸收各种分泌物，隔绝外界刺激，因而有保护及清洁作用。湿敷的液体可使角质细胞膨胀，因而有利于药物吸收。本法可按药液温度分为冷湿敷和热湿敷。

【操作方法】

1.基本操作　用 6～8 层纱布浸入配置药物后，纱布湿透后，用镊子取出，拧至不滴水为度，敷于患处，务必使其与皮损紧密接触，大小与皮损相当，每次 30～40 分钟，每隔 5～10 分钟更换一次湿敷纱布，每天 1～2 次。（附图 3）

2.分类特点　①冷湿敷法：所用药液不加热，一般药物控制在 0～10℃，必要时药物可放冰箱保鲜后使用。②热湿敷法：所用药液需加热，一般药物温度控制在 30～40℃。

【适应证】

1. 急性潮红、肿胀、糜烂、疼痛、水疱、渗出性皮肤病，如急性皮炎、急性湿疹、丹毒、带状疱疹、银屑病等（主要用冷湿敷）。

2. 亚急性皮肤炎症仍有肥厚、轻度糜烂、少量渗出者，如亚急性湿疹等（可用热湿敷）。

【禁忌证】

对药物过敏者，大疱性皮肤病、表皮剥脱松解症不宜用。

【技法要点】

1. 湿敷前先了解患者病情病史，根据病情需要准备好药物、器具。

2. 根据患者患处的部位、面积的不同，制作不同形状及大小湿敷垫，面部患处可适当剪出孔洞，以便露出眼、鼻、口等。

3. 湿敷时湿敷垫吸收药液，用镊子拧至不滴水为度，必要时眼、鼻、耳可放置干棉球，以防药液流入眼、鼻、耳等孔窍。

4. 为了避免药液浸湿衣被，可在湿敷部位下部铺上防水垫。

5. 冷湿敷时为保持敷料低温，可在其上放置冰袋；热湿敷时为了使敷料保温，可在其上放置热水袋。

【注意事项、问题防范】

1. 每次湿敷的溶液必须根据患者病情辨证论治后，新鲜配制。

2. 湿敷的敷料面积尽量与皮损相当，避免敷在正常皮肤。

3. 湿敷面积不应该超过全身面积的 1/3，在大面积湿敷时，要警惕药物过多吸收导致中毒。

4. 湿敷时，要注意保暖，防止感冒，特别是老人、儿童等人群。

5. 在热湿敷时要避免烫伤，温度不宜过高，必要时可在皮损周围涂一层凡士林并盖上一块干纱布。

【经验体会】

在临床诊疗过程中，湿敷法应用广泛，可以达到消除患者渗液和坏死组织，消肿脱痂，收敛止痒等功效，主要应用于皮损渗出液多或红肿明显的急慢性皮肤病。中药冷湿敷疗法，应用历史悠久，副作用小，不容易依赖，特别适用于婴儿湿疹、面部皮炎。笔者所在科室长期使用复方马齿苋洗剂治疗急性期婴儿湿疹及面部皮炎，疗效肯定。

【临床验证】

吕海鹏采用复方马齿苋洗剂治疗婴儿湿疹60例，治疗组采用中药冷湿敷，处方组成：马齿苋30g，黄柏20g，甘草15g，加冷水1500mL，煎取750mL，放置冷后外洗湿敷患处，每日3次，每次10分钟，每日1剂。对照组：外搽尤卓尔（丁酸氢化可的松乳膏）每日2次。治疗7天，治疗组的总有效率为90.2%，对照组总有效率为86.4%，两组疗效相当，无显著差异。停药7天后，观察其患病情况，治疗组复发率（18.2%）明显低于对照组复发率（51.0%），差异具有统计学意义。

（黄志熔）

第五节　渐渍疗法

渐渍疗法是渐和渍两种医疗处理方法的合称。渐是将包含药液的纱布敷于患处，渍是将患处浸泡于药液之中，因两种方法往往同时进行，故两法合称之为渐渍疗法。主要分为中药浴疗法、温泉疗法、淀粉浴、米糠浴。中医学对渐渍疗法早就有认识，如《素问·阴阳应象大论》曰"其有邪者，渍形以为汗"，是利用热汤沐浴发汗的先例。

一、中药浴疗法

【疗法概述】

中药浴疗法是中医外治法中的一种特色疗法。它根据不同病症，根据辨证论治原则，选取适当的中药，经加工配制成中药浴液，进行全身、半身洗浴或局部浸浴、淋浴、擦浴等，以达到治疗疾病的一种中医外治法。中药浴主要功效是疏通腠理，调和气血，清热解毒，安抚止痒。

【操作方法】

1.先采集患者的四诊资料，根据辨证论治原则，选择适合中药处方，并通过煎煮等方法配制中药溶液。

2.将配制好的药液倒入浴盆或大盆中，调好适当温度，患者进行全身、半身或局部患处浸浴、淋浴、擦浴，每日1次或隔日1次，每次10～30分钟。

【适应证】

1.瘙痒性皮肤病，如皮肤瘙痒症、急慢性湿疹、神经性皮炎等。

2.肥厚浸润性皮肤病，如银屑病静止期、角化型手足癣、红斑角化症等。

3.感染性皮肤病，如脓疱疮、糜烂型手足癣、传染性湿疹样皮炎等。

【禁忌证】

对药浴药物过敏者禁用，心功能不全、肾病及严重肺疾患者禁用，孕妇及经期避免使用。

【技法要点】

1.药浴时，药液浓度应根据病情需要配制适当浓度。

2.药浴时，药液温度要根据患者病情需要及其耐受度灵活掌握，对于瘙痒性、感染性皮肤病药液温度适当低一些，不宜超过37℃，对于肥厚性皮肤病，药液温度38～45℃。

3.药浴时间，可根据患者病情需要及耐受程度灵活掌握，一般控制在10～30分钟为宜。

4.药浴后，一般不宜再用清水冲洗，否则将减少药物的作用。

【注意事项、问题防范】

1.过饥、过饱、极度疲劳、醉酒、剧烈运动后不宜药浴。

2.药浴期间要注意观察患者情况，若出现皮肤过敏、头晕、心跳加速、呼吸急促等情况，应立即停止药浴。

3.药浴时控制好药液温度，以免烫伤。

4.对行走不便且需要全身或半身泡浴者，应有专业人员搀扶抬入浴桶，并请家属协助。洗浴的温度、时间严格遵医嘱。如老年患者体力欠佳者，建议10分钟泡浴即可。

5.药浴时注意控制好浴室温度，药浴后注意着衣，避免感冒。

【经验体会】

目前临床上中药浴疗法主要应用于银屑病、湿疹、皮肤瘙痒症、手足癣等治疗，可以根据患者病情需要，通过中医辨证临方调配药液，使用方便有效。《疡科心得集》记载："《大全》苦参汤，一切疥癞风癣，洗之并佳。"苦参汤由苦参、黄柏、蛇床子、地肤子、金银花、野菊花、石菖蒲、白芷组成。笔者在临床中采用该方应用于湿疹的治疗，每得良效。赵炳南先生认为，湿邪与许多皮肤病的发生发展有密切关系，从湿论治亦是赵老学术体系中重要的组成部分，根据该病机创立苍肤洗剂（苍耳子、蛇床子、苦参、明矾、马齿苋、地肤子、败酱草、川槿皮），该方具有燥湿润肤、杀虫止痒之功效，临床适用于慢性湿疹、手足癣、掌跖角化症，以及其他肥厚性、角化性皮肤病等一系列因湿邪留滞经络、气机升降失常导致的顽固性皮肤病。

中药浴疗法在银屑病中的应用，其功效主要有清热解毒，润肤止痒，软坚散结，活血化瘀。适应证：各期寻常型银屑病，但皮疹有破损、渗出或皮疹鲜红及进展较快时不宜使用。推荐中药组成：①进行期可用马齿苋、黄柏、苦参、蛇床子、土茯苓等；②静止期及退行期可用鸡血藤、丹参、桃仁、黄芪、茯苓、白术等。

【临床验证】

曾武城、陶茂灿、曹毅采用中药药浴治疗手足部慢性湿疹，治疗组给予中药药浴治疗。处方如下：土槿皮30g，蛇床子20g，黄柏30g，苦参30g，桃仁30g，红花15g。水煎，煮沸30分钟后，降温至40℃，连渣浸泡患部，早晚各1次，每次30分钟，2周为1疗程。对照组给予0.1%丁酸氢化可的松乳膏外搽，每日2次，2周为1疗程。1疗程后进行疗效评价。结果：治疗组临床疗效明显优于对照组（$P < 0.05$）。

李鹏英、张桂荣、刘红霞采用中药药浴治疗寻常型银屑病，对照组给予复方氟米松软膏外涂，1～2次/天；皮损处外涂卡泊三醇软膏，每日2次，早晚各1次。以上4周为1疗程，连续治疗3个疗程。观察组在此基础上采用本院自拟的基本方，由马齿苋、当归、丹参、夏枯草、地肤子、白鲜皮、黄柏、大青叶、土茯苓等中草药加减后制成Ⅱ号药液，煎熬出5L药液，加50L水稀释，倒入药浴桶中浸泡全身，水温控制在37～41℃，每次浸泡30分钟，1次/天。结果：治疗后，两组的PASI评分均出现下降，前后对比差异有统计意义（$P < 0.05$），观察组临床总有效率为91.00%，明显高于对照组的77.00%，两组差异具有统计学意义（$P < 0.05$）。

二、温泉疗法

【疗法概述】

温泉疗法是利用温泉水的化学和物理综合作用，达到治疗和预防疾病的一种疗法。温泉水是在特殊条件下形成的有物理化学作用的自然泉水，其可含有硫黄、溴、砷、碘及放射性物质等，相对无菌，具有一定治疗活性。温泉疗法具有清洁、抗炎、促角质合成、抗氧化和止痒的作用。近年来温泉疗法已经成功应用于皮炎湿疹、银屑病、皮肤瘙痒症等疾病。

【操作方法】

1.准备好浴缸或浴池，加入适量温泉水，治疗前控制好泉水温度。

2.温泉浴采取全身浸浴法，入浴后取半卧位或坐位，每天1次，1次20～30分钟。

【适应证】

湿疹、银屑病、皮肤瘙痒症等皮肤病。

【禁忌证】

心功能不全、肾病及严重肺疾患者禁用，皮肤溃疡、感染者禁用，孕妇及经期避免使用。

【技法要点】

1. 水浴前控制好温泉水温度，一般水温控制在38℃～42℃之间为宜，最高不超过45℃，以免烫伤。

2. 水浴时不宜搓澡，不可用沐浴液，浴后使用全棉毛巾轻轻擦拭。

3. 水浴至全身微微汗出，切勿大汗淋漓。

4. 水浴后应饮用适量温水补充水分。

【注意事项、问题防范】

1. 过饥、过饱、极度疲劳、醉酒、剧烈运动后不宜温泉浴。

2. 温泉浴期间要时时观察患者情况，若出现皮肤过敏、头晕、心跳加速、呼吸急促等情况，应立即停止泡浴。

3. 温泉浴时控制好温度，以免烫伤。

4. 对行走不便者，应有专业人员搀扶抬入浴桶，并请家属协助。洗浴的温度、时间严格遵医嘱。如老年患者体力欠佳者，建议10分钟泡浴即可。

5. 温泉浴时注意控制好浴室温度，浴后注意着衣，避免着凉感冒。

【经验体会】

温泉浴属于自然疗法。根据文献报道，目前皮肤科应用在银屑病、瘙痒症、湿疹等的辅助治疗上，在皮肤病中采用温泉浴治疗的以银屑病居多。银屑病的病因复杂，无特效药，目前的治疗方案主要是根据病情严重程度采取综合疗法。采用温泉浴治疗银屑病，主要机制可能是温泉浴对创面有机械清洗作用，使分泌物、鳞屑清除。其温热效应能促进胆碱能的效应，活血化瘀、散结。温泉水中的铁、锰、铜、锌、钴、砷及放射性氡元素有造血、促能量代谢、促生长和杀菌的作用，能增强皮肤防御能力、加速皮损愈合，可调节神经和机体的功能，有镇痛止痒、镇静安神、减轻痛痒的作用。但温泉浴对于银屑病治疗仍是辅助方法，在治疗过程中要根据患者病情需要采取综合疗法。

【临床验证】

周桂金、张瑞花、吴世云采用温泉浴结合NB-UVB治疗寻常型银屑病疗效观察。治疗组每天进行温泉全身浸浴，水温调至42℃，时间30分钟，然后采用上海希格玛公司生产的 NB-UVB（波长为 311nm）全身照射，隔日 1 次，通常起始剂量为 $0.5J/cm^2$，以后每次递增 $0.1J/cm^2$，至出现红斑，维持剂量，红斑消失再增加剂量。若出现疼痛性红斑则暂停照射，剂量降低为原来的 50%。光疗时戴好 UV 护目镜，以衣物遮盖外生殖器等部位。对照组只进行温泉浴，方法同前。10 天为 1 个疗程，治疗 2 个疗程后进行疗效判定。治疗组（有效率为 88.2%）与对照组（有效率为 84.6%）对比，有效率无显著性差异（$P > 0.05$），但治疗组住院时间明显缩短。

三、淀粉浴

【疗法概述】

淀粉浴是药浴疗法之一，主要通过淀粉的成分和水作用于人体皮肤或黏膜产生治疗作用，具有药物和水浴的双重治疗作用。淀粉浴对皮肤具有清洁作用，去除皮肤上痂皮、鳞屑及污染物，且淀粉中含有多种维生素和碳水化合物，对皮肤具有滋润、保湿作用。温水浴具有镇静安神止痒功效，热水浴可使皮肤毛细血管扩张，血流加快，改善局部微循环，促进新陈代谢，加速组织修复。

【操作方法】

1. 准备好医用淀粉、浴桶，套上一次性浴桶套。

2. 取适量医用淀粉（0.5 ～ 1.0kg）于消毒碗内充分溶解后倒入浴水中，边倒边搅拌至浴水呈乳白色，水温控制在 35 ～ 40℃，保持室温在 25℃～ 28℃。患者除了头面部外，全身均浸泡在淀粉液中，浸泡时间 15 ～ 30 分钟 / 次，每天或隔天 1 次。

【适应证】

皮肤瘙痒症、亚急性及慢性湿疹、银屑病、玫瑰糠疹、红皮病、剥脱性皮炎等。

【禁忌证】

对淀粉过敏者禁用，心功能不全、肾病及严重肺疾患者禁用，皮肤溃疡、感染者禁用，孕妇及经期避免使用。

【技法要点】

1. 根据病情需要选择水温，慢性湿疹、神经性皮炎等皮肤肥厚可选用热水浴（温度为 38 ～ 40℃），其他病种一般采用温水浴（温度为 35 ～ 37℃）。

2. 浴毕不用清水冲洗，仅用清洁全棉干毛巾轻轻擦拭，使部分淀粉附着于皮肤上。

【注意事项、问题防范】

1. 过饥、过饱、极度疲劳、醉酒、剧烈运动后不宜淀粉浴。

2. 淀粉浴期间要时时观察患者情况，若出现皮肤过敏、头晕、心跳加速、呼吸急促等情况，应立即停止泡浴。

3. 淀粉浴时控制好温度，以免烫伤。

4. 对行走不便者，应有专业人员搀扶抬入浴桶，并请家属协助。洗浴的温度、时间严格遵医嘱。如老年患者体力欠佳者，建议泡浴 10 分钟即可。

5. 淀粉浴时注意控制好浴室温度，浴后注意着衣，避免感冒。

【经验体会】

淀粉浴价格低廉，无明显副作用。根据目前文献报道，淀粉浴主要应用于瘙痒性皮肤病治疗的辅助方法之一，特别是老年性瘙痒症。老年性皮肤瘙痒症病因较为复杂，但皮肤屏障功能受损可能是引起瘙痒的常见原因之一。老年人皮脂腺和汗腺萎缩，皮脂及汗液分泌相对减少，容易出现皮肤瘙痒。淀粉浴可以改善皮肤干燥。此外，淀粉浴具有镇静、安抚和止痒作用。淀粉浴后，毛细血管扩张，改善微循环，皮脂腺汗腺的分泌功能得以提高，同时可以补充皮肤水分，使皮肤保持湿润的状态，增加角质层的水合作用和皮肤的湿度。

【临床验证】

屈园园等采用淀粉浴联合窄谱中波紫外线治疗老年皮肤瘙痒症，方法：将入选的 90 例老年皮肤瘙痒症患者随机分成 3 组，对照 1 组予以 NB-UVB 全身照射；对照 2 组予以淀粉浴 30 分钟，浴毕自然晾干；治疗组予以淀粉泡浴后联合 NB-UVB 照射。4 周为 1 疗程，1 疗程后判定疗效。结果：治疗组有效率（88.57%）优于对照 1 组（68.57%）和对照 2 组（40.00%），且治疗组瘙痒积分（0.96±1.15）低于对照 1 组（1.62±1.35）和对照 2 组（2.47±1.69），差异均有统计学意义（$P < 0.05$）。三组均未出现明显不良反应。结论：淀粉浴联合窄谱中波紫外线照射治疗老年皮肤瘙痒症疗效好，能较快缓解病情。

四、米糠浴

【疗法概述】

米糠浴是用含有米糠的热水作浸浴来治疗皮肤病的一种药浴疗法。米糠浴主要通过热水和米糠的综合作用，起到祛风燥湿、疏通经络、调和气血、收敛止痒等作用。

【操作方法】

1. 准备好米糠、布袋、浴桶，套上一次性浴桶套。

2. 将适量米糠（1kg）装入布袋，加入适量水煮沸 10～15 分钟后，放入浴桶中，再用适量热水在布袋上冲，轻轻揉搓布袋，使布袋中细糠粒浸入浴水中，待水温降至 35 ～ 40℃，保持室温在 25℃～ 28℃。患者除了头面部外，全身均浸泡在米糠液中，浸泡时间 15 ～ 30 分钟 / 次，每天或隔天 1 次。

【适应证】

皮肤瘙痒症、亚急性及慢性湿疹、银屑病、玫瑰糠疹、红皮病、剥脱性皮炎等。

【禁忌证】

对米糠过敏者禁用，心功能不全、肾病及严重肺疾患者禁用，皮肤溃疡、感染者禁用，孕妇及经期避免使用。

【技法要点】

1. 根据病情需要选择水温，慢性湿疹、神经性皮炎等皮肤肥厚可选用热水浴（温度为 38 ～ 40℃），其他病种一般采用温水浴（温度为 35 ～ 37℃）。

2. 浴毕不用清水冲洗，仅用清洁全棉干毛巾轻轻擦拭，使部分米糠附着于皮肤上。

【注意事项、问题防范】

1. 过饥、过饱、极度疲劳、醉酒、剧烈运动后不宜米糠浴。

2. 米糠浴期间要时时观察患者情况，若出现皮肤过敏、头晕、心跳加速、呼吸急促等情况，应立即停止泡浴。

3. 米糠浴时控制好温度，以免烫伤。

4. 对行走不便者，应有专业人员搀扶抬入浴桶，并请家属协助。洗浴的温度、时间严格遵医嘱。如老年患者体力欠佳者，建议 10 分钟泡浴即可。

5. 米糠浴时注意控制好浴室温度，浴后注意着衣，避免感冒。

【经验体会】

采用米糠浴治疗皮肤病，目前文献报道少，编者临床使用经验不多。

（黄志熔）

第六节　贴敷疗法

【疗法概述】

贴敷疗法是以中医基本理论为指导，将中药制成适宜的制剂形式，施于皮肤、孔窍、腧穴或病变局部的治疗方法，属于中医外治法的药物外治法范畴。贴敷疗法从药物类型上分敷法和贴法。敷法的药物一般无皮肤黏合力，需要用辅料调和药物，使其和皮肤贴合；贴法的药物一般有自黏力，很容易和皮肤贴合。根据操作方法、部位不同，可分为中药倒模面膜疗法、敷脐疗法、穴位敷贴疗法。

1. 中药倒模面膜疗法 是集中医循经络穴位按摩、药物和理疗为一体，用以治疗面部皮肤病和皮肤保健的一种外治法。本法通过选用不同药物进行按摩，以及利用定型粉冷却过程中的收缩、放热等物理作用，可加速皮肤血液循环，增强其渗透性，从而有利于药物的吸收。同时，去除面膜时，可将面部松脱的上皮细胞及皮脂、灰尘等一同清除。其功效为清热消疮、活血理气、疏风清热、解毒利湿、收敛生肌、滋养肌肤等。

2. 敷脐疗法 是将适当的药物制成一定剂型填敷脐中并加以覆盖固定以治疗疾病的外治法。本法利用神阙穴联系诸经百脉、五脏六腑及皮肉筋膜等特性，以脐部敏感性高、渗透力强的特点，使药力迅速弥散，以调节人体气血阴阳，扶正祛邪，从而达到治病的目的。功效为温阳健脾、回阳固脱、通调三焦、行气活血、调和冲任、强壮保健等。

3. 穴位敷贴疗法 又称外敷疗法，是将药物研细末，与各种不同的液体调制成糊状制剂，敷贴于所需的穴位或患部，以治疗疾病的方法。敷贴疗法除能使药力直达病灶发挥作用之外，还可以使药性通过皮毛腠理而由表及里，循经络传至脏腑，以调节脏腑气血阴阳以祛邪，从而治愈疾病。

【操作规范】

1. 中药倒膜面膜疗法 患者仰卧，用治疗巾包头，铺巾，再用 0.1% 新洁尔灭按皮纹方向做面部清洁。根据不同病情选择相应药物涂于面部，然后运用摩、揉、推、搓、按、扣、梳等手法进行面部按摩约 20 分钟，以面部潮红、肤温增高为度。继用油纱条对眼、眉、口做保护性遮盖，然后上面膜，以倒模粉（或医用熟石膏）250～350g，加 42～46℃清洁水约 200mL 调成糊状，从额、鼻根部迅速向下颏部均匀摊成面具型，留出鼻孔。30 分钟后揭膜，用热毛巾擦净面部，当晚不洗脸。每周 1～2 次，10 次为 1 个疗程。

2. 敷脐疗法 洗净脐部，然后将制成一定剂型的药物（药糊、药饼、药丸或药粉等）置入脐中，胶布或纱布覆盖固定。或将某些药物如膏药直接贴于脐部，固定扎紧。最后根据病情，或 1～2 天换药 1 次，或 3～5 天换药 1 次。（附图 4）

3. 穴位敷贴疗法 将胶布剪成 3.5cm×6cm 大小规格，将中药研成粉末，用姜汁或蜂蜜调成糊状，置于胶布中央。根据辨证施治，贴在相应的穴位上，1 天 1 次或 2 天 1 次。（附图 5）

【适应证】

1. 中药倒模面膜疗法

（1）面部皮炎类　激素依赖性皮炎、过敏性皮炎、化妆品皮炎、日光性皮炎等。

（2）皮肤附属器疾病类　痤疮、脂溢性皮炎、玫瑰痤疮等。

（3）色素沉着类　黄褐斑、黑变病、雀斑等。

（4）色素脱失类　白癜风。

2. 敷脐疗法　除严重过敏体质外，几乎所有皮肤病均适用。如带状疱疹、银屑病、慢性荨麻疹、皮肤瘙痒症、湿疹、白癜风。

3. 穴位敷贴疗法　荨麻疹、银屑病、白癜风等。

【禁忌证】

1. 皮肤有破损、渗出倾向、感染时禁用。

2. 对药物组成成分或胶布过敏者禁用。

3. 孕妇禁用。

【技法要点】

1. 中药倒模面膜疗法

（1）按摩速度宜适中，不宜太快或太慢，用力亦不可太重或太轻。一般对年轻人可稍用力，老年人则宜轻柔而和缓。

（2）眼、口部位做圆形手法按摩，次数可增加，因这些部位表情活动多，较易起皱。

（3）敷面厚度以 2～3mm 为度，使用温开水调配，稠度的配比不宜过稀或过稠。

（4）面膜调敷好后可覆盖面膜纸，以防止面膜干燥过快。

2. 敷脐疗法

（1）敷脐药物组成宜少而精，尽量研为细末应用，以充分发挥药效。

（2）所用剂型及其大小、形状应随病症及患者脐区情况灵活掌握，其目的要能够固定药物且患者无不适感。

（3）小儿皮肤娇嫩，敷脐时间不宜过长，一般以 1～2 小时为宜，并且禁用性质剧烈的药物。

3. 穴位敷贴疗法

（1）辨证准确。

（2）穴位定位准确。

（3）直接敷贴于辨证选穴的穴位上。

【注意事项、问题防范】

1. 中药倒模面膜疗法

（1）面膜倒模时，眼、鼻、口一定要覆盖纱布，鼻孔不要涂上石膏，以免影响呼吸。

（2）倒模用的石膏粉稀稠宜适中，操作时要迅速而均匀，以免石膏过早凝结成块。

（3）易出现皱纹的部位及皮损部位应重点按摩。

（4）术毕当日勿洗脸，以利药物继续发挥作用。

（5）避免强日光曝晒，暂时不要使用化妆品或护肤品等。

（6）面膜治疗用药仍然遵循辨证论治的原则。

（7）一旦出现面部皮肤发痒、潮红，属于皮肤过敏现象，停用面膜，并及时处理。

2. 敷脐疗法

（1）敷药前应先将脐部清洁干净。

（2）若加用膏药烘烤不可太热，严防烫伤皮肤。

（3）若患者出现局部红肿、痒痛等过敏反应，立即揩去药物并适当处理。

3. 穴位敷贴疗法

（1）清洁穴位体表皮肤，揭掉治疗贴保护膜，将功效面外敷于穴位。

（2）每贴敷贴时间以 12 ~ 24 小时为宜，若出现瘙痒、灼热不适等过敏反应，应及时揭去敷贴并做相应处理。

【经验体会】

1. 中药倒模面膜疗法

（1）面部皮肤问题非常常见，有时严重影响美观，运用中药倒模面膜疗法这种无创性操作患者易接受，并且简便效廉。

（2）运用倒模面膜疗法可使面部皮肤血液循环增加，毛孔及微小血管扩张，加速药物向皮肤渗透，通过皮肤直接运转而吸收，使药物直达病所。

（3）若伴随有其他不适症状，建议配合其他疗法进一步治疗。

2. 敷脐疗法

（1）脐区表皮角质层特别薄，无脂肪组织，和筋膜、腹膜直接相连，渗透力强，用药剂量小、吸收快，疗效可靠。

（2）中药敷脐可使药物分子透过皮肤表皮、角质层、汗腺、皮脂腺及微循环进入细胞间质及血液循环，刺激神经、体液、内分泌等系统，从而起到改善组织器官的功能，促使机体恢复正常的作用。

3. 穴位敷贴疗法

（1）此法可以抗过敏，提高机体免疫力，扶正祛邪，防止复发，达到预防保健为主、防患于未然的目的。

（2）穴位贴敷用药，实本于针灸经络穴位之理，药物贴敷于特殊经穴，能迅速在相应组织器官产生较强的药理效应，起到单向或双向调节作用。

（3）穴位敷贴疗法用药绕过胃肠屏障而直达病灶，用药量小，对身体其他部位几乎无毒副作用，肝肾解、排毒负担小。

【临床验证】

有研究表明，使用其自拟中药面膜治疗面部敏感性皮肤患者 30 例，总有效率为 96.67%。药物成分青蒿、薏苡仁、金银花、徐长卿、菊花、酒黄芩、蒲公英、紫花地丁、佩兰、当归、苦杏仁、白鲜皮，颗粒剂各一袋。将每一份药物充分用热水融化并放凉，将统一发放的面膜纸蘸取药液敷于面部，同时用冷喷仪冷喷，30 分钟后取下面膜，清洗后搽保湿霜，每天 1 次，共治疗 1 个月。诸药并用，消中寓补、补中有消、标本共治，可起消热解毒、凉血消肿、利水祛湿之效。

（冯瑞瑶　席建元）

第七节　熏蒸疗法

【疗法概述】

熏蒸疗法是以中医理论为指导，利用药物煎煮后所产生的蒸汽，通过熏蒸机体达到治疗目的的一种中医外治法。此法应用已久，在中医古籍中可以见到相关记载。《素问·阴阳应象大论》有云："其有邪者，渍形以为汗，邪可随汗解。"我国唐书上就有利用药物配合蒸汽熏蒸治疗疾病的记载，现在已是中医治疗多种疾病的疗法之一。其功效有疏通经络、活血化瘀、温阳通脉、止痒润燥、养血解毒等。

【操作规范】

1. 全身熏蒸疗法　在大小适宜的蒸疗室内放一浴盆或铁锅，内放中药，加水煎煮，使室内充满药气。药物剂量要根据病情而定，加入水量以淹没药物而不至于熬干为度。浴盆或锅上要装有带小孔的盖，以防蒸汽过猛造成烫伤。室内要有通风窗，以调节室温，使室温保持在 35～45℃为宜。每次可 10～15 人同时蒸疗，每次蒸疗时间为 30～45 分钟。也可使用中药熏蒸治疗仪进行全身熏蒸。

2. 局部熏蒸疗法　一般用于患病局部。即将配伍好的饮片煮沸后先熏，待温度下降到适宜温度后用药液洗擦局部，并可将药渣热敷局部。

【适应证】

熏蒸疗法适用于泛发性或局限型湿疹、皮肤瘙痒症、特应性皮炎、硬皮病、银屑病、手足癣等。

【禁忌证】

急性传染病、严重心脏病及高血压、肾病、妊娠期、月经期、过饥或过饱、年老体弱者等。

【技法要点】

1. 注意药物浓度。

2. 加热时严格掌握药物温度。

3. 一般体质好耐热者温度稍高，怕热者温度稍低。

4. 熏蒸完毕嘱患者擦干身体，室内休息10分钟，以免着凉。

【注意事项、问题防范】

1. 急性皮肤病有潮红、水肿、糜烂者忌用。

2. 严重心脑血管疾病患者、严重肺部疾病患者忌用。

3. 年老体弱者慎用。

4. 空腹时忌用，以防引起虚脱。

5. 耐受力差的缩短治疗时间，耐受力好的可适当延长治疗时间。

【经验体会】

1. 熏蒸时间可根据治疗需要及患者耐受度灵活掌握，一般为30分钟，短者可10分钟，长者不超过1小时。

2. 为预防感冒，应把熏蒸室温度控制在22～24℃为宜，洗浴完成后及时嘱患者擦干水并着衣。

3. 蒸疗之后，患者要在温暖、宽敞、干燥的休息室内休息1小时，同时补充水分。在蒸疗过程中，医务人员每隔10～15分钟查看患者1次，发现意外及时救护。在进行蒸疗的同时，可配合内服中药。

【临床验证】

王倩等经研究发现，对不同证型的自拟方内服配合清热消肿洗剂（药物组成为黄柏、马齿苋等），使用中药熏蒸仪治疗银屑病患者可取得较好的疗效。并与单纯口服中药相对比，疗程仅1个月，PASI评分及各单项分值均有显著降低。研究者认为，中药熏蒸疗法作为一种中医外治方法，可以有效地避免内服药物的不良反应，如胃肠刺激、肝肾毒性等，且可有效地缩短银屑病的治疗疗程。

（冯瑞瑶　席建元）

第八节　刮痧疗法

【疗法概述】

刮痧是指用边缘光滑的器具，如水牛角、瓷匙等工具，在体表的某些部位反复刮动，使皮下出现红色或紫色瘀斑以治疗疾病的一种方法。其原理是依据中医十二经络及奇经八脉在体表分布，运用手法刺激经络，使局部皮肤发红充血，从而起到醒神救厥、扶正祛邪、清热解毒、行气止痛、健脾和胃的功效。

【操作规范】

操作者持握刮痧板，蘸食用油或清水，与皮肤成45°，按照人体血液循环方向，由上而下或由内而外顺序刮拭，以疏通病变部位的血脉。对刮痧部位反复刮拭，力度由轻到重，以患者感受舒适为度，直到刮拭出痧疹为止，每天1次。（附图6）

【适应证】

刮痧疗法适用于斑秃、痤疮、黄褐斑、带状疱疹、带状疱疹后遗神经痛、神经性皮炎、脂溢性脱发等。

【禁忌证】

1. 孕妇腰骶部、腹部禁刮。
2. 小儿囟门未闭者禁刮。
3. 皮肤有感染、溃疡、瘢痕或有肿瘤部位禁刮。
4. 有出血倾向的疾病慎用此法。

【技法要点】

1. 刮痧工具应光滑、圆钝，若有破损及毛躁不得使用，以免皮肤受损。
2. 操作时，应单向刮动，用力均匀，轻重以患者能耐受为度。背部、胸腹部刮痧时不宜过多暴露患者，以防受凉。
3. 第二次刮痧应在患处痧疹消退及疼痛消失之后进行。

【注意事项、问题防范】

1. 刮痧时局部疼痛较明显，前应向患者解释，以取得患者合作。

2.刮痧时要注意室内保暖，特别是冬季，应避免寒冷与风口；夏季应避免风扇、空调直吹刮痧部位。

3.刮痧过程中应观察患者面色、脉象、汗出等情况，如有异常应立即停止操作，及时处理。

【经验体会】

1.出痧后30分钟内忌洗凉水澡，注意保暖，卧床休息。

2.刮痧出痧后最好饮1杯淡盐水或糖水，以补充体内消耗的津液，促进新陈代谢，并休息15～20分钟。

3.刮痧不必强出痧。

【临床验证】

张磊等对神经性皮炎使用刮痧治疗及梅花针治疗疗效进行对比。刮痧组采用拍痧法，用拍痧板依序拍打颈部风池、大椎，背部膈俞，上肢曲池、合谷，下肢委中、血海、三阴交，然后指揉风池。力度中等，采用平补平泻法。每日1次，5日为1个疗程。刮痧选取穴位进行治疗，其作用点不仅局限于穴位一点，梅花针施术于大片皮肤，仍沿脉络循行位置。在本病治疗中，刮痧治疗也主要集中于膀胱经及督脉走行位置，梅花针治疗法刺激位置也包括大椎、膈俞等刮痧穴位。正由于应用理论相近，刺激部位相近，梅花针治疗法与刮（拍）痧治疗法治疗神经性皮炎疗效相近。

（冯瑞瑶　席建元）

第九节　推拿疗法

【疗法概述】

推拿，古称按摩、乔摩，是中医外治法的重要组成部分。推拿是在人体经络腧穴及一定部位上，施以推、拿、按、摩、揉、捏、点、拍等形式多样的手法，既是治疗方法，也是预防手段，在我国已被应用了数千年。主要功效是通过刺激人体的经络穴位，起到疏筋活血、通络止痛、扶正祛邪、调和阴阳的作用，对颈、肩、腰、腿等部位疼痛，以及失眠、头痛、头晕等病症有明显疗效。

推拿疗法有多种分类方法。按其用途，可分为医疗推拿和保健推拿；按其被治疗的对象成年与否，分为成人推拿和小儿推拿；按其治病的内容，分为内科推拿、妇科推拿、伤科推拿等；按手法作用于穴位或部位，分为穴位推拿和部位推拿；按使用的手法，可分为一指禅推拿、滚法推拿等。每一种分类法都有其优点和特点。

【操作规范】

临床常用的几种推拿手法如下：

（一）摆动类手法

通过腕关节有节奏的摆动，使手法产生的力轻重交替、持续不断地作用于所施部位的手法，归类为摆动类手法。主要包括一指禅推法、滚法和揉法三种。

1. 一指禅推法　用拇指指腹或指端贴于推拿部位或穴位，通过腕部摆动或拇指屈伸做有节律的运动。本法要求操作时使患者有透热感或传导感，运用于人体各个部位。

2. 滚法　术者右手四指并拢微屈，拇指自然略外展，以小指、无名指、中指背侧掌指关节处接触推拿部位，以腕关节的连续外旋动作行推拿治疗。本法着力深透，多用于面积较大，肌肉丰满部位。

3. 揉法　以术者手掌的大鱼际或掌根、拇指指腹，着力于推拿部位，以腕关节或拇指掌指关节做回旋动作，要求用力适度，缓急均匀，适用于全身各部。

（二）摩擦类手法

含有摩擦运动的手法归类为摩擦类手法，主要包括摩法、擦法、推法、抹法、搓法等手法。

1. 摩法　以术者的掌面或手指指腹，贴于推拿部位，以前臂带动手掌做环形移动。此法要求动作快而有节奏，每分钟保持在 80 ～ 120 次，使肌肤深层有感应，体表无不适感。本法多适用于胸腹部。

2. 推法　术者手掌贴于推拿部位上，以掌根、大鱼际、小鱼际为着力点，做直线单向摩擦，或回旋动作，亦可双手同时向两边分向推动。本法适用于身体各部。

（三）振颤类手法

振颤类手法，是指能使治疗部位产生振动效应的一类手法动作，主要包括抖法、颤法、振法。

1. 抖法　用双手握住患者的上肢或下肢远端，用力做连续的小幅度的上下抖动的手法。

2. 颤法　以指或掌在施术部位做颤动的方法，称为颤法。一般可分为指颤法和掌颤法两种。

3. 振法　以掌或指在体表施以振动的方法，称为振法。振法分为指振法和掌振法两种。

（四）挤压类手法

把用指、掌或肢体在所施部位上做按压或相对挤压的手法归类为挤压类手法。挤压类手法包括按压与捏拿两类，按压类手法主要包括按法、点法、拨法、压法等；捏拿类手法主要包括捏法、拿法、揪法、捻法、挤法等。

1. 按法 用拇指、掌面或肘部在推拿部位按压。根据着力部位不同，轻重不一，可分按、点、压不同手法，统称按法。此法要求用力要稳，轻重适宜。本法适用于人体各部位。

2. 拿法 用拇指指腹及食指、中指指腹或用拇指与其余四指指腹相对，拿捏推拿部位的肌肉、筋膜，做提起、放下的活动，动作要求和缓，用力须由轻到重。本法适用于颈项、肩背、腹部和四肢等处。

【适应证】

推拿疗法没有服药的不便及针刺的痛苦，经济效益高，安全性好，且如果方法得当，长期推拿治疗没有任何副作用，不仅可以治病，还可以预防疾病的发生，因此受到很多人的推崇。中医推拿疗法也可以认为是自然的物理的预防和治疗疾病的一种方法。

推拿疗法在皮肤科的使用较少，近年随着中医特色疗法的大力推广，推拿疗法多用于治疗变态反应疾病如湿疹、特应性皮炎、荨麻疹等疾病，亦可用于带状疱疹后遗神经痛的治疗。

【禁忌证】

1. 有血液病或出血倾向的患者，如血友病、恶性贫血等，推拿疗法可能造成局部组织内出血，应慎用手法。

2. 妇女在妊娠期、月经期，其腰骶部和腹部不宜使用此疗法。

3. 恶性肿瘤患者一般不宜推拿。

4. 皮肤有过敏、溃疡、破裂、水肿处，不宜推拿，以免加重病情或导致局部组织感染。

5. 患者在剧烈运动后、过饥、过劳及精神失常者不宜进行推拿治疗。

6. 严重的心、脑、肺、肾等器质性疾患，禁止单独使用推拿手法治疗。

【技法要点】

1. 手法操作要选择适当的体位。患者宜选择肌肉放松、呼吸自由，且能够维持较长时间的体位。医师宜选择有利于手法操作、力量发挥的体位。

2. 手法操作必须注意手法的作用量、力度。在临床治疗时，必须根据患者的具体情况，给予相适应的刺激量。若刺激量过大，可能导致患者局部不适，甚至挫伤、骨折等医源性损伤；刺激量不及，可能治疗作用欠佳。

3. 推拿疗法需要对手法的频率进行度量。在临床应用时，不同的手法可能有不同的刺激频率，需要根据临床需要，使用不同的刺激频率而达到补或泻的治疗作用。

4. 适当把握推拿手法的操作持续时间，一般刺激强度大的手法，其手法的持续时间应相对短一些，但手法持续的时间亦不能过短，以免影响治疗疗效。

5. 推拿治疗的时候，需要注意手法的均匀度、柔和度、深浅度、角度和方向等问题。

【注意事项、问题防范】

1. 推拿医师态度应和蔼、严肃，行推拿治疗前，应向患者做好解释工作，消除患者紧张心理，取得患者配合。

2. 推拿操作时应摆好患者体位，以患者舒适、不易疲劳、操作方便为宜，冬季注意保暖，避免受凉。

3. 初次行推拿手法时，应尽量采用轻手法，以后根据患者适应情况逐渐加大手法力量。体质瘦弱者，手法宜轻。个别患者按摩后第二天皮肤出现青紫现象，可改用轻手法或改换推拿部位。

4. 结核病、骨髓炎、肿瘤所致骨质病理性改变，以及化脓性疾病（化脓性关节炎）等，不宜进行手法治疗，以免加重病情。

5. 精神病患者或精神过度紧张时不宜推拿治疗。

6. 妇女在妊娠期和月经期，不可在腰骶部及腹部进行推拿手法。

7. 高龄体弱、久病体虚、过度疲劳、过饥过饱、醉酒之后均不宜进行推拿。

【经验体会】

1. 在推拿疗法的治疗过程中，需要注意手法力度及推拿时间的问题。一般推拿力量要适度，时间不宜过长，否则容易造成身体损伤和人体经穴疲劳，疗效反而会更差。推拿手法一般应控制在20分钟左右，成人全身推拿不超过45分钟。

2. 推拿疗法在施术的过程中，要求掌握持久、有力、均匀、柔和与深透等技术要领。推拿之所以有效，是与以上几种技术要领密切相关的，并有机组合在一起，才能起到很好的推拿疗效。

3. 推拿的手法种类很多，动作结构不完全一样，对于每一种手法操作技术的要求各有侧重。如一指禅推法，要求以"柔和为贵"；点法要求选点准确、用力果敢，快速而刚强；而摩法强调操作时"不宜急、不宜缓、不宜轻、不宜重"，突出了中和。所以医者需把握好各项手法技术的特点，通过刻苦练习，能够达到"手法自如"的境界。

【临床验证】

临床实践证实，推拿疗法在小儿湿疹、特应性皮炎等变态反应性疾病和带状疱疹后遗神经痛等疾病中具有良好的疗效。婴儿湿疹、特应性皮炎病因复杂，与多种因素有关，多因感受风热湿邪、郁阻皮肤而致。湿疹表现虽在皮肤，而病位根源多认为在中焦脾胃，脾失健运，内蕴湿热，湿热凝滞于皮肤，肌肤失养是导致本病的主要原因。何玉华等运用推拿手法，主要穴位处方为手阴阳、脾土、八卦、四横纹、小天心、外劳宫、乙窝风、天河水、六腑、风市。通过运用各种手法技巧作用于小儿体表的特定穴位，使经络传感性增强，以利于疏通经络、清热祛湿、健脾助运，达到调和营卫气血及脏腑功能之效，使郁于肌肤湿毒或湿热之邪得以祛除。

带状疱疹后遗神经痛是由于气血为病邪阻滞郁闭而引起的痛症。张镇峰临床运用一指禅推法和滚法，直接作用于引起疼痛的神经根部，能起到温经通络、活血化瘀的作用。可直接改善神经根部的血液循环，促进神经根部的炎症吸收，消除炎症对神经根部的刺激而产生的疼痛。推法和扳法作用于相关的脊椎，使紊乱的椎间小关节得以复位，恢复脊柱的稳定性。同时，脊柱周围的软组织由于其不稳定而受到过度牵拉也得以放松，血管壁得以重新发挥其弹性功能，局部血液能及时得到循环，从而根本上消除炎症产生的根源，彻底治愈带状疱后的神经痛。

推拿疗法临床疗效确切、操作规范，且安全无创，易被患儿及家长接受，值得推广运用，在皮肤病的治疗中亦可发挥较大的作用。

（熊述清）

第十节　拔罐疗法

【疗法概述】

拔罐疗法是以罐为工具，利用燃烧、抽吸、蒸汽等方法造成罐内负压，使罐吸附于腧穴或体表的一定部位，产生刺激，达到调整机体功能、防病治病的一种方法。拔罐疗法首见于《五十二病方》，书中记载为"角法"，是使用动物的犄角作为拔罐的罐具。拔罐疗法历史悠久，是经过长期实践而逐渐发展成熟的中医特色疗法之一，以其操作简便、安全有效而广泛应用于临床。主要功效有抵御外邪、保卫机体，活血化瘀、疏通经络，调整气血、平衡阴阳，反映病候、协助诊断。按照罐的吸附方法，拔罐疗法可分为火罐法、水罐法和抽气吸罐法。

1. 火罐法　是利用火在罐内燃烧时产生的热力排出罐内空气，形成负压，使罐吸附在皮肤上的方法，常见的具体方法有闪火法、投火法、滴酒法、贴棉法等。

2. 水罐法　一般选用的是竹罐，放在锅内，加水煮沸，然后用镊子将灌口朝下夹出，迅速用凉毛巾紧扪罐口，立即将罐扣在应拔的部位，即能吸附在皮肤上。可根据病情需要在水中放入药物同煮，即药罐法。

3. 抽气吸罐法　主要是利用器械抽气使罐体内形成负压，从而使罐体能够吸附在选定的部位。

【操作规范】

临床上拔罐疗法使用广泛，可根据患者的病情、体质及辨证，选用不同的拔罐方法，常见的拔罐方法及其操作规范如下：

1. 留罐法　将罐吸附在体表后，使罐子吸拔留置于施术部位 10～15 分钟，然后将罐起下。此法是常用的一种方法，一般疾病均可应用，而且单罐、多罐皆可应用。

2. 闪罐法　用闪火法将罐拔上后，立即取下，如此反复多次地拔住取下，取下拔上，直至皮肤潮红充血为度。此法多用于局部皮肤麻木、疼痛或功能减退等疾患，尤其适用于不宜留罐的患者。

3. 走罐法　选用口径较大、罐口平滑的玻璃罐，先在罐口和施术部位涂一层凡士林等润滑油，再用闪火法将罐吸拔住，然后以手握住罐子，向上、下或向左、右施术部位往返推动，至较大面积的皮肤出现潮红为度。此法适宜于面积较大、肌肉丰厚部位，如脊背、腰臀、大腿等部位。

4. 药罐法　在水罐法的基础上加入中草药，使竹罐与药汤同煮，取出后拔在有关腧穴上，从而形成了药罐疗法。把竹罐罐口朝下放入药汤内同煮沸 2 分钟，当罐内充满沸腾的热药水气时，用镊子迅速取出竹罐，甩净或用干毛巾吸附沸水滴，随即紧扣在患者身体的腧穴上，然后覆盖衣服保温，留罐 8 分钟左右即可起之。此法用于治疗颈椎病、腰椎病、肩周炎等疼痛疾病，见效快。

5. 刺络拔罐法　又称刺血拔罐。先在施术部位消毒后，用三棱针点刺出血或用皮肤针扣刺出血，再将火罐吸拔于点刺的部位，以加强刺血治疗的作用。一般留置 10～15 分钟，起罐后擦净血迹。此法多用于治疗丹毒、扭伤等。

6. 平衡火罐法　是平衡针灸学的重要组成部分，强调以阴阳学说为基础，以神经传导学说为途径，以自身平衡为核心，运用不同的拔罐手法作用于人体的疗法。可以起到疏通经络、活血通脉、平衡阴阳的功效，多用于带状疱疹神经痛、痤疮、银屑病、荨麻疹等。平衡火罐法是各种拔火罐手法的综合运用，主要运用闪罐、走罐、摩罐、抖罐、留罐等手法，选择相对修复病变起平衡作用的背部，实施熨刮、牵拉、挤压、弹拨等良性刺激。

（1）闪罐　在留罐的基础上进行，为"留→拔→留"的循环手法。沿着神经或膀胱经，从患者背部至腰骶部，分左右、上下，分别在两侧膀胱经，循经自上而下或自下而上做闪罐操作，拔罐时动作要迅速，有爆发力，发出清脆的闪罐声响。

（2）走罐　在留罐的基础上进行，沿着神经或膀胱经，从患者背部至腰骶部，分左右、上下，分别在督脉及两侧膀胱经，循经来回做推罐操作。走罐具有透痧、引邪出表的作用，操作是要注意力度，柔和、流畅、舒适，常选用2号和3号火罐。

（3）摩罐　涂上润滑剂在留罐的基础上进行，以平衡穴位或腧穴为中心，做环旋运动。

（4）抖罐　在留罐的基础上进行，垂直神经或经络方向快速抖动，从上到下，从左到右。抖罐的作用及操作要求：①通过抖的手法起到通经活络、活血化瘀的作用。②力度：柔和、流畅、舒适。③手法：空心握罐，手腕灵活。④常选用3号火罐，泻法，快。⑤罐内负压，角度都要偏小。

（5）留罐　根据年龄、病情、对疼痛耐受程度选择留罐数量及罐内的负压，留罐时间5～10分钟。

7. 火龙罐法　火龙罐是利用特殊定制的陶瓷工具，结合中草药艾草，在燃烧时产生的天然红外线辐射热源，主要对应身体腰背臀部的常规保健穴位和病灶疼痛康复点。多运用点推按揉手法，可同时进行温敷、熨烫、理筋、正骨、刮痧，这种不用针、不用刀的自然疗法，特别对腰背脊柱疼痛，畏寒惧冷的体质效果明显。将艾绒或剪好的艾条，点燃后放入火龙罐内。将艾罐置于应灸的穴位上，盖上盖子后，手持或者直接用绑带将它固定于患处，以微烫而不痛为宜。皮肤科多用于带状疱疹后遗神经痛，风寒湿瘀所致的湿疹、银屑病等疾病。

【适应证】

拔罐疗法因其操作简单方便，患者无痛苦，接受度高，且疗效显著，深受医患的欢迎。适应范围十分广泛，适用于临床各科诸多疾病的治疗，如内科的感冒、咳嗽、胃痛、腹泻等，外科的疮疡肿毒、急慢性软组织损伤，骨科的颈椎病、腰腿痛等，妇科的月经病、痛经闭经等病症。

拔罐疗法亦为临床上中医外治治疗皮肤病提供了一种新的、有效的方法。近年来，拔罐疗法运用于银屑病、慢性湿疹、神经性皮炎、带状疱疹后遗神经痛、硬皮病等皮肤病的治疗，取得了较好的临床疗效，充分发挥了其简、便、廉、验、不良反应少的中医特色治疗优势。

【禁忌证】

1. 皮肤有过敏、溃疡、破裂、水肿处，不宜拔罐；在疮疡部位脓未完全成熟时，不宜拔罐；颜面部脓肿未成时禁忌拔罐。

2.孕妇及恶性肿瘤患者不宜拔罐。

3.醉酒、过饥、过饱、过劳及精神失常者不宜拔罐。

4.有出血倾向者不宜拔罐。

5.高热、抽搐、痉挛患者不宜拔罐。

【技法要点】

1.根据所拔部位的面积大小，选择合适的罐具。

2.拔罐时，室内需保持适宜温度，最好在避风向阳处。

3.体位要适当，一般以俯卧位为主，充分暴露施术部位；拔罐过程中不要移动体位，以免火罐脱落。

4.拔罐时注意棉球蘸取乙醇不可过多，亦勿在罐口停留，以免罐口烧烫灼伤皮肤。

5.起罐手法要轻缓，以一手抵住罐边皮肤，按压一下，使气漏入，罐即脱下，不可硬拉或旋动。

6.使用多罐时，火罐的排列顺序不宜太近，以免皮肤被牵拉产生疼痛。

7.拔罐一般情况下出现局部红晕或紫色，无须特殊处理，可自行消退。若留罐时间过长，皮肤出现水疱，小者当敷以消毒纱布，防止擦破；大的须用消毒针将水放出并包敷，防止感染。

【注意事项、问题防范】

1.拔罐时应选适当体位和肌肉丰厚的部位。若体位不当、移动、骨骼突出，皮肉松弛、毛发较多的部位不易吸附，罐易脱落。

2.拔罐时要根据所拔部位的面积大小，选择合适的火罐。

3.用火罐时应注意勿灼伤或烫伤皮肤。若烫伤或留罐时间太长而皮肤起水疱时，小的无须处理，可其自行吸收，防止擦破即可。水疱较大时，用消毒针将水放出并包敷，预防感染。

4.皮肤有过敏、疮疡、水肿，以及心脏、大血管分布部位，不宜拔罐。高热抽搐者，以及孕妇的腹部、腰骶部位，亦不宜拔罐。

5.针刺或刺血拔罐时，若用火力排气，须待消毒部位乙醇完全挥发后方可拔罐。否则易灼伤皮肤。

6.留针拔罐时，要防止肌肉收缩而发生弯针或折针，并避免撞压针入深处，损伤脏器及血管。发现后要及时起罐，拔出针具。

7.拔罐期间应密切观察患者的反应，若出现头晕、恶心呕吐、面色苍白、出冷汗、四肢发凉等症状，甚至血压下降、呼吸困难等情况，应及时取下罐具，将患者仰卧位平放，轻者可给予少量温开水，重者针刺人中、合谷施救。

8.患者在过饥、过饱、过劳、过渴、高热、高度水肿、高度神经质、皮肤高度过敏、皮肤破损、皮肤弹性极差、严重皮肤病、肿痛、血友病、活动性肺结核、月经期、孕期，均应禁用或慎用拔罐。

【经验体会】

1.拔罐疗法操作简便，疗程短，临床疗效显著，无明显不良反应，临床可广泛应用于内、外、妇、骨、皮肤等各科，值得进一步推广应用。

2.拔罐疗法在皮肤病的治疗中亦逐渐被人们重视，可治疗感染性皮肤病，如疖、丹毒、带状疱疹等；变态反应性皮肤病，如湿疹、荨麻疹、接触性皮炎等；神经精神功能障碍性皮肤病，如皮肤瘙痒症、神经性皮炎、结节性痒疹等；红斑鳞屑性皮肤病，如银屑病、玫瑰糠疹等；还有皮肤附属器性皮肤病，如痤疮、斑秃、脂溢性皮炎等病症。

3.临床应用拔罐疗法时，需依据中医基础理论来进行辨证论治。如带状疱疹，辨证为肝经郁热证，可选用留罐法或者刺络拔罐法进行治疗；脾虚湿蕴证，可选用闪罐法或神阙留罐法进行治疗；气滞血瘀证，可选用刺络拔罐法，走罐法后留罐的方法治疗。

【临床验证】

丹毒起病急，发展快，容易复发，有足癣的患者一定要彻底治疗足癣，患者宜卧床休息，患肢可垫软枕稍抬高。黄茹茜应用刺血拔罐法有利于阻塞局部血液中有毒物质的排除，改善病变部位微循环，加速局部血流量，提高局部新陈代谢。可加强疗效，缩短疗程，控制炎症发展，促进炎症消退，缩短治愈时间，值得临床广泛使用。

寻常型银屑病是皮肤科常见疾病之一，可严重影响患者工作及生活。刺络拔罐法是刺络放血与拔火罐相结合的治疗方法，具有养血、活血、疏通经络及调和阴阳之效。李永聪等观察刺络拔罐联合耳穴放血治疗斑块型银屑病疗效，并与对照组口服消银颗粒相比较。治疗组选用大椎、双侧肺俞、膈俞、灵台、至阳及委中为主穴，避开皮肤有破溃处走罐，一次取穴不超过10个。每周2次，4周后发现治疗组临床总有效率为88.89%，高于对照组的71.43%。研究证实，刺络拔罐与耳穴放血联合治疗，有共奏疏通经脉、清热解毒、活血化瘀之效。

（熊述清）

第十一节　艾灸疗法

艾灸，简称灸疗或灸法，是用艾叶制成的艾条或者艾炷，产生的艾热刺激人体穴位或特定部位，通过激发经气的活动来调整人体紊乱的生理生化功能，从而达到防病治病目的的一种治疗方法。《灵枢·官能》指出："针所不为，灸之所宜。"传统中医灸法具有行气活血、温经通络、消肿散结、强壮保健的作用。在治疗方法上主要通过局部刺激作用、经络调节作用、免疫功能调节作用、药理作用等发挥疗效。灸疗的适应证比较广，内科、外科，以及各种急慢性疾病，寒热、虚实、表里、阴阳都有艾灸疗法的适应证。原则上其操作方法是阴、里、虚、寒证多灸，阳、表、实、热证少灸。在皮肤病方面，其由于特殊的功效可以治疗较多疼痛、瘙痒等疾病。艾灸分类较多，可以通过不同手法及与其他治疗方法结合发挥疗效。本篇主要阐述的是温针灸、督脉灸、悬灸、麦粒灸、雷火灸等治疗方法。

一、温针灸

【方法概述】

温针灸是艾灸疗法中一种将针刺与艾灸相结合的治疗方法，具有简单易行的特点。温针灸可通过温通经脉，行气血、培补元气，预防疾病、健助益胃，培补后天达到治疗疾病的目的。灸法其性温热，可温通经络，促进血液运行。气血运行循经脉流行，方可营运周身，濡养机体，如《灵枢·刺节真邪》说："脉中之血，凝而留止，弗之火调，弗能取之。"艾为辛、温、苦之药，以火助之，两阳相得，可补阳壮阳，其元气充足，则人体健壮，因而灸法有强壮元阳、防治疾病的作用。如《扁鹊心书》曰："夫人之真元，乃一身之主宰，真气壮则人强，真气虚则人病，真气脱则人死。保命之法，灼艾第一。"《素问·刺法论》言："正气存内，邪不可干。"

灸法对脾胃有明显的强壮作用，在中脘施灸，可以温运脾阳，补中益气。常灸足三里，不但能使消化系统功能旺盛，增加人体对营养物质的吸收，濡养全身，还可达到防病治病、抗衰老和延年益寿的功效。如《针灸资生经》云："凡饮食不思，心腹膨胀，面色萎黄，世谓之脾肾病者，宜灸中脘。"温针灸疗法的适应范围以寒证、虚证、阴证为主，对慢性病及阳气虚寒者尤宜。《灵枢·经脉》曰："陷下则灸之。"《医学入门·灸法》："药之不及，针之不到，必须灸之。"

【操作规范】

首先要有一间舒适安静、宽敞明亮的房间，要求通风良好，有取暖设施，如取暖炉、换气扇和病床。

1. 工具 治疗盘、毫针、75%乙醇、棉签或棉球、艾条、火柴、镊子、清洁弯盘、盛艾灰的纸。

2. 操作步骤

（1）核对患者姓名、医嘱明细，嘱患者取下各种首饰、饰物，记录血压、心率、呼吸。

（2）选穴，针刺得气后留针。

（3）将艾绒搓团捏在针柄上，或用一段长 3～5cm 的艾条插在针柄上，点燃施灸。（附图 7）

（4）艾绒燃尽，视具体情况，易炷再灸；一般可连续灸 2～5 壮。

（5）施灸完毕，除去艾灰，起出毫针，用无菌棉球轻压针孔片刻。

（6）治疗过程中观察患者的反应，了解患者感受，若感到不适，应立刻停止。

【适应证】

1. 神经损伤性皮肤病：带状疱疹。

2. 内分泌相关皮肤病：痤疮、黄褐斑等。

3. 风湿性皮肤病：类风湿关节炎、风湿性关节炎、强直性脊柱炎等。

4. 其他慢性皮肤病：慢性湿疹、特应性皮炎、银屑病等。

【禁忌证】

1. 重症高血压、心脏病、急性脑血管意外、急慢性心功能不全、严重肺源性心脏病、重度贫血、动脉硬化症等忌用。

2. 饭前饭后半小时、饥饿、过度疲劳忌用。

3. 妇女妊娠及月经期忌用。

4. 急性传染病忌用。

5. 有开放性伤口、感染性病灶、智能低下、年龄过大或体质特别虚弱的人忌用。儿童治疗时需家属陪同。

6. 要注意全身治疗时，防止出汗过多而导致站立时虚脱跌倒。

7. 口腔、眼周、外阴不宜操作。

【技法要点】

将针刺入腧穴得气后并给予适当补泻手法，可将纯净细软的艾绒捏在针尾上，或用艾条一段（长 1～2cm）插在针柄上，点燃施灸。待艾绒或艾条烧完后除去灰烬，将针取出。

【注意事项】

1. 施灸时，注意观察有无出现针刺意外。

2. 及时清除脱落的艾灰，防止灰火脱落烧伤皮肤。

3. 治疗过程中需注意无菌操作。

4. 全身治疗前一定要注意观察患者生命体征，了解患者血压、心率及精神状态，均无异常时可进行操作。

5. 小孩治疗时需家属全程陪同，告知家属注意事项。

【经验体会】

1. 体位一方面要适合艾灸的需要，同时要注意体位舒适、自然，要根据处方找准部位、穴位，以保证温针灸的效果。

2. 细节决定成败，应根据不同病症、不同性别、不同年龄适当调整针刺手法，以及艾炷大小，提高患者的满意度。

二、督脉灸

【方法概述】

督脉铺灸，又称长蛇灸。督脉，中医学称之为"阳脉之海"，总督一身之阳。暑夏三伏天、冬天三九天是督脉灸祛病的最佳季节，可以起到冬病夏治、夏病冬治的效果。盛夏天气炎热人体阳气最盛，腠理疏松，百脉通畅，督脉铺灸刺激背部督脉和督络，借助暑夏之伏天（阳中之阳）炎热之气候，能起到强壮真元，祛邪扶正，鼓动气血流畅，防病保健，治愈顽疾。

督脉铺灸是中医治病的一种特色疗法，就是在督脉的大椎穴至腰俞穴，首先使用温热姜汁敷涂擦脊柱周围的皮肤，然后加撒特制中药粉剂，即铺灸粉，再以适当宽度的白杨布敷盖在脊背上，以姜泥均匀铺在白布上面，宽 10cm，高 2cm。再铺一长条蕲艾绒，其状如一条乌梢蛇伏于脊背。分别点燃蛇头、身、尾三点，一次燃尽后成为"一壮"，连续灸 3 壮，每年铺灸一次，连续 3 年为 1 疗程。与传统冬病夏治贴膏等方法相比，督脉铺灸的铺灸面广，刺激部位为督脉、足太阳膀胱经等经脉循行所过，将多经多穴组合应用，且艾炷多、火力足、温通力强，非一般灸法所及，是强壮补虚，治疗虚劳顽痹，冬病夏治疗法的"经典"。

【操作规范】

首先要有一间舒适、安静、宽敞、明亮的房间，要求通风良好，有取暖设施和病床。

1. 工具

（1）用物准备：不锈钢托盘、容器碗、剪刀、镊子、打火机、勺子、毛巾、纱布块、铺巾、绒巾、果酱机等器械。

（2）生姜适量制作成姜泥，艾绒适量制作成艾炷。

2. 操作步骤

（1）核对患者姓名、医嘱明细，嘱患者取下各种首饰、饰物，记录血压、心率、呼吸。

（2）患者俯卧在床上，冬天用绒巾铺在脊柱两侧，避免受凉。将姜泥和姜汁预热一下，然后涂擦在脊柱及其两侧，上辅灸粉（比如云南白药粉及一些活血化瘀、消炎止痛的中药粉剂）、辅巾、辅姜泥，整理姜泥，辅上艾炷。

（3）点火。在艾炷的头部、体部、尾部多点逐一点燃。（附图8）

（4）留观。在进行督脉辅灸时，一定需要专业的医务人员在患者旁边守护，避免因艾灸火力强盛烧伤患者，或因患者躁动打翻艾炷导致烧伤或火灾。当室内烟雾过大时应该打开排气扇进行通风排烟，避免因长期吸入烟雾而导致呼吸道损伤。

（5）移除燃烧完全的艾炷，注意应该细心操作，避免因燃烧不完全而灼伤患者。

（6）更换新艾炷。一般患者可以灸治3壮，体质寒湿过重患者可以辅灸5壮。连续三次为一周期，间隔7～10天，接着准备下一次辅灸工作。

（7）灸治后，患者脊柱上出现红色灸印为有效灸治。还可以等艾炷燃烧完全后，用一大橡皮膏将姜泥固定在脊柱上留灸4～6个小时。此方法主要用于寒湿内盛，久病不愈的慢性病患者，可使得其温灸时间大大延长，提高辅灸的临床效果。

（8）留灸。用宽橡皮膏将姜泥及燃烧完全的艾炷灰固定在后背脊柱上，时间约6个小时。这样留灸可以提高督脉辅灸的功效，缩短患者病程，减轻患者的经济负担，同时也起到节省医疗资源的目的。

【适应证】

督脉灸对湿疹、特应性皮炎、接触性皮炎、足癣、天疱疮、带状疱疹、手足皲裂、银屑病等均有较好的疗效。此外，督脉辅灸也适用于督脉诸证和慢性、虚寒性疾病，如类风湿关节炎、风湿性关节炎、强直性脊柱炎等。

【禁忌证】

同"温针灸"。

【技法要点】

将预热后的姜泥和姜汁涂擦在脊柱及其两侧，上辅灸粉、辅姜泥，辅上艾炷后点火，留观，注意应该细心操作，避免因燃烧不完全而灼伤患者。更换新艾炷，一般患者可以灸治 3 壮，体质寒湿过重患者可以辅灸 5 壮。连续三次为一周期，间隔 7 ～ 10 天，接着准备下一次辅灸工作。

【注意事项】

在灸治的过程中，如果患者感觉皮肤灼热，应该在灼热部位加垫纱布块，避免患者皮肤烧伤。如果有灼伤起泡现象，应该在三天后用无菌注射器抽吸泡液，外涂龙胆紫保护疮面。患者进行过辅灸后，全身毛孔开放，故而在辅灸后应该避免洗浴，避风，避免因此导致感冒。避免饮食寒凉食物，使寒湿停留于体内，影响辅灸效果。

【经验体会】

1. 体位一方面要适合艾灸的需要，同时要注意体位舒适、自然，要根据处方找准部位、穴位，以保证督脉灸的效果。

2. 施灸时要注意思想集中，不要在施灸时分散注意力，以免艾条移动。

3. 细节决定成败，应根据不同病症、不同性别、不同年龄适当调整针刺手法，以及艾炷大小，提高患者的满意度。

三、悬灸

【方法概述】

悬灸是艾条灸法中的一种，是古代治疗疾病常用疗法之一。根据操作方法不同，艾条灸法分为悬灸和实按灸，而间接灸又可分为隔物灸和悬灸。直接灸通过直接接触皮肤施行灸法，患者非常痛苦。悬灸是指将艾条悬空，离开皮肤一定距离施灸。根据操作方法不同，悬灸又分为回旋、温和灸和雀啄灸。

艾叶气味芳香、性温、味辛苦，具有温通经脉、行气散寒、调理气血等功用，能够使气血调畅，肌腠筋骨得到濡养。艾条又称艾卷，系用艾绒卷成的圆柱形长条，一般长约 20cm，直径 1.5cm。艾条灸法借助艾条为主要灸材，进行熏熨，借其温热刺激及药物作用，温通气血，扶正祛邪，达到预防和治疗疾病的目的，对慢性皮肤病有一定的治疗作用。

（一）温和灸

【操作规范】

1. 工具　医用一次性使用巾单、治疗盘、艾条、火柴、镊子、清洁弯盘、盛艾灰的纸。

2. 操作步骤

（1）核对患者姓名、医嘱明细，记录患者皮疹。

（2）关闭门窗，调节室温，必要时用屏风遮挡患者。

（3）依据选穴，帮助患者调整至舒适体位，并充分暴露施灸部位，注意保暖。

（4）点燃艾卷。选用纯艾卷，将其一端点燃，并记录时间。

（5）施灸。术者手持艾卷的中上部，将艾卷燃烧端对准腧穴，距腧穴皮肤2～3cm进行熏烤，艾卷与施灸处皮肤的距离应保持相对固定。期间询问患者感受，观察患者表情。若患者感到局部温热舒适可固定不动；若感觉太烫可加大与皮肤的距离；若遇到小儿或局部知觉减退者，医者可将食、中两指，置于施灸部位两侧，通过医者的手指来测知患者局部受热程度，以便随时调节施灸时间和距离，防止烫伤。

（6）把握灸量。灸至局部皮肤出现红晕，有温热感而无灼痛为度，一般每穴灸5～10分钟。（附图9）

（7）灸毕熄灭艾火。

（8）为患者清洁局部皮肤，整理床单位，开窗通风。

（9）整理用物，洗手。

【适应证】

寒冷性荨麻疹、面部带状疱疹引起面瘫、痤疮、银屑病。

【禁忌证】

同温针灸。

【技法要点】

依据选穴，嘱咐患者取合适体位以暴露施灸部位，手持药艾条，距患者皮肤2～3cm对选穴处进行施灸，每穴施灸5～10分钟，以皮肤潮红为度。

【注意事项】

1. 手持艾卷宜上下调适与皮肤的距离，而非前后左右移动。

2. 施灸中注意及时掸除艾灰。

3. 取穴，根据患者病情进行定位取穴。

（二）雀啄灸

【操作规范】

1. 工具　医用一次性使用巾单、治疗盘、艾条、火柴、盛艾灰的纸。

2. 操作步骤

（1）核对患者姓名、医嘱明细，记录患者皮疹。

（2）关闭门窗，调节室温，必要时用屏风遮挡患者。

（3）依据选穴，帮助患者调整至舒适体位，并充分暴露施灸部位，注意保暖。

（4）点燃艾卷。选用纯艾卷，将其一端点燃，并记录时间。

（5）施灸。术者手持艾卷的中上部，将艾卷燃烧端对准腧穴，像麻雀啄米样一上一下移动，使艾卷燃烧端与皮肤的距离远近不一。动作要匀速，起落幅度应大小一致。燃艾施灸，如此反复操作，给予施灸局部以变量刺激。若遇到小儿或局部知觉减退者，术者应以食指和中指，置于施灸部位两侧，通过医者的手指来测知患者局部受热程度，以便随时调节施灸时间和距离，防止烫伤。（附图10）

（6）把握灸量。灸至皮肤出现红晕，有温热感而无灼痛为度，一般灸5～10分钟。

（7）为患者清洁局部皮肤，整理床单位，开窗通风。

（8）整理用物，洗手。

【适应证】

寒冷性荨麻疹、面部带状疱疹引起面瘫、痤疮、银屑病。

【禁忌证】

同"温针灸"。

【技法要点】

置点燃的艾条于穴位上约3cm处，艾条一起一落，忽近忽远上下移动，如鸟雀啄食。一般每穴灸5分钟。

【注意事项】

1. 此法热感较强，注意防止烫伤。

2. 艾卷向下移动时，勿将燃烧端触到皮肤，以免烫伤。

3. 施灸中注意及时掸除艾灰。

（三）回旋灸

【操作规范】

1.工具　医用一次性使用巾单、治疗盘、艾条、火柴、盛艾灰的纸。

2.操作步骤

（1）核对患者姓名、医嘱明细，记录患者皮疹。

（2）关闭门窗，调节室温，必要时用屏风遮挡患者。

（3）依据选穴，帮助患者调整至舒适体位，并充分暴露施灸部位，注意保暖。

（4）点燃艾卷。选用纯艾卷，将其一端点燃，并记录时间。

（5）施灸。平面回旋灸，将艾条点燃端先在选定的穴区或患部熏灸测试，至局部有灼热感时，即在此距离做平行往复回旋施灸。螺旋式回旋灸，将灸条燃着端反复从离穴区或病灶最近处，由近及远呈螺旋式施灸。（附图 11）

（6）把握灸量。艾条灸每次灸 20～30 分钟，以施灸部位出现红晕为度。

（7）为患者清洁局部皮肤，整理床单位，开窗通风。

（8）整理用物，洗手。

【适应证】

寒冷性荨麻疹、面部带状疱疹引起面瘫、痤疮、银屑病。

【禁忌证】

同"温针灸"。

【技法要点】

点燃艾条，置于施灸部位上方，艾条在施灸部位上做平行往复回旋施灸，或将灸条燃着端反复从离穴区或病灶最近处，由近及远呈螺旋式施灸。

【注意事项】

1.艾卷移动时，勿将燃烧端触到皮肤，以免烫伤。

2.施灸中注意及时掸除艾灰。

【经验体会】

1.实施艾灸前要全面了解受术者整体状况，明确诊断，做到有针对性。准备好施术时所需要的器材、用品等。指导受术者采取合适的体位，加强与受术者之间的交流。

2.治疗过程中施术者要全神贯注，艾灸操作要保持合适的温度，以受术者感觉舒适为佳，并且认真观察受术者的反应情况，必要时调整艾灸的角度及距离。

3. 治疗后受术者宜卧床休息 5 ～ 10 分钟，不宜马上进行剧烈运动。

四、麦粒灸

【方法概述】

麦粒灸属于艾灸疗法中小艾炷直接灸的范围，是用小如麦粒大小的艾炷在穴位上施灸以治疗疾病的一种疗法。其具有定位准确、热力渗透、患者易于接受、疗效显著的特点，并且相比于普通灸法具有节省原料、烟雾较少的优点。它通过取艾草温热之性，结合腧穴作用，达到扶正祛邪、温经散寒、活血通络、益气回阳、防病保健的目的。在临床上广泛应用于皮肤科及外科疾病、运动系统疾病、消化系统疾病等各科疾病的治疗。

在古代文献中，并无"麦粒灸"一词出现，其是以施灸时壮（炷）如"麦"大小表示。有笔者检索了大量的古代医籍，"炷如小麦大"这一描述首见于唐代《黄帝明堂灸经》中。

从已知的文献中可以发现，随着经络腧穴理论的发展，施灸的部位已从一开始的非穴位到现在的穴位。据目前现有现代临床文献证明，在痛证的阿是穴上施灸也可取得较好的疗效。在施灸部位中，出现频次较高的有至阴、神门等，均与治疗范围密切相关。

麦粒灸多用于治疗儿科疾病，概因为其施灸面积小、施术时间短、刺激量相对集中，适合用于儿童，也用于内科、外科、妇产科、精神科、骨伤科等各科各种疾病。经统计，在文献中出现频次较高的是横产手先出、小儿五痫、急慢惊风、中风口眼歪斜、卒心痛。施灸壮数亦与病情及患者体质密切相关。凡施灸壮数较少的，概病情较急（如神志病、急症等），或者小儿稚嫩不能接受较强的刺激。但凡施灸壮数较多的，都是属大病久病之后机体极度虚弱，以至正无力胜邪，需借外力辅助。

灸法效应是麦粒灸灸量的研究基础，灸量主要包括艾绒燃烧时温度的高低、穿透力的大小、药材燃烧生成物的刺激程度等，而麦粒灸的灸量主要体现在艾火的强度和施灸壮数两个因素上。当麦粒灸的灼热、灼痛刺激达到一定阈强度，能触发、启动机体调整效应所需要的最低刺激强度，即为麦粒灸起效的最小灸量。因施灸过程中达到灸量时特有的灼痛和化脓现象，麦粒灸显著地具有现代学者总结的"通"的特性，即麦粒灸具有疏通经络、畅通血脉的特性和优势。麦粒灸从开始操作之初就出现灼痛，并很快造成血管扩张，可以看作是麦粒灸对机体产生的初级的、基础的"温通"效应，预示着麦粒灸已经启动了机体包括感觉在内的神经反应与调节机制，使机体能够感知麦粒灸短暂的灼痛，并产生一系列的反应。包括麦粒灸引起的感觉、感知、行为、局部血管的生理反应，都可以看作是麦粒灸"沟通经络、通畅血脉"的初级效应。正是由于麦粒灸"通"的特性是在艾火的温热性刺激条件下发生和造成的，因此温通就是麦粒灸与生俱来的本质与效应灵魂。

【操作规范】

1. 工具 金艾绒、护肤霜、医用一次性使用巾单。

2. 操作步骤

（1）核对患者姓名、医嘱，进行局部皮疹记录。

（2）将金艾绒做成半个米粒大小之三棱形艾炷，作用于身体之特殊敏感点及相应部位。

（3）为了防止艾炷滚落，可以在灸处涂抹约 1mm 的护肤霜，使艾炷易于黏附，保护皮肤又不影响温热的传导。（附图 12）

（4）用线香点燃艾炷顶端，至燃烧尽，再换另一炷，一般 3 ～ 5 壮即可。

（5）治疗过程中观察患者的反应，了解患者感受，若感到不适，应立刻停止。

【适应证】

带状疱疹、寻常疣、扁平疣。

【禁忌证】

1. 重症高血压、心脏病、急性脑血管意外、急慢性心功能不全、严重肺源性心脏病、重度贫血、动脉硬化症等忌用。

2. 饭前饭后半小时、饥饿、过度疲劳忌用。

3. 妇女妊娠及月经期忌用。

4. 瘢痕体质患者。

【技法要点】

1. 麦粒灸实施的困难之处在于操作中造成的短时间灼痛，在穴位表面可能会形成大约 $1cm^2$ 的灼伤区域，甚至留下深浅不一的永久性瘢痕，能否接受这两种特殊现象，需要医患双方共同斟酌，权衡利弊。

2. 避免在血管丰富的位置进行操作，以免大量出血。

3. 操作过程温度、距离及治疗时间的把握。患者在操作过程中感觉疼痛，医生需要把握其局部温度及患者痛感，根据患者病症选择合适距离及时间长短。

【注意事项】

1. 操作过程中，如患者出现不能忍受的症状或者在操作过后患者不能接受其并发症，予暂停使用，可采取冷敷治疗部位，如仍不能缓解者需配合使用药物治疗。

2. 治疗过程中需注意无菌操作。

3. 注意避免烫伤患者。

4. 治疗中一定要注意观察患者生命体征，了解患者血压、心率及精神状态，均无异常时可进行操作。

5. 治疗过程中应避免小孩接触治疗用品和艾炷，需在家长陪同下治疗。

【经验体会】

1. 灸量一般从小到大，逐渐增加。全身大多数穴位都可施以麦粒灸，治疗上选用背腰、脘腹和下肢等肌肉较厚部位穴位，每次治疗以 2～4 穴为宜。

2. 对于皮损部位选择要准确，以减少其形成瘢痕的可能。外露部位不建议进行。

3. 涂抹护肤霜或者凡士林减少烫伤可能性。

五、雷火灸

【方法概述】

雷火灸是在雷火神针的基础上演变而来，将实按灸改为悬灸，其药艾条与普通艾条相比，直径更大，内含精制艾绒和沉香、乳香、木香等中药，燃烧时温度可达 240℃左右。类比针灸操作的刺手和押手，雷火灸灸治手法亦分为刺手移动式操作和押手拉式操作，前者包括回旋、雀啄、横行、纵行及斜行灸，后者包括点按、揉等。

灸法系中医学传统治法之一。《医学入门·灸法》载："药之不及，针之不到，必须灸之。"气血不足者，灸可补之；经络瘀阻者，灸可通之。慢性盆腔疼痛病程较长，且缠绵难愈。赵氏雷火灸就是针对疼痛病机，集针、灸、药外治法于一体而改进成的。其所研用的艾条与普通的艾条不同，成分以艾绒为主，并加入多味名贵中药组成。艾条粗大，燃烧时具有独特的热力与红外线辐射作用，最强温度可达到 240℃左右。药物燃烧时，由于其药力峻猛、渗透力强，各种不同配制的药物分子因其未被破坏，被迅速吸附在人体表层，通过一定时间的熏烤，在皮肤周围形成高浓度药区，渗透到腧穴内。通过经络腧穴的传导调节作用，温通经络，行气活血，祛湿逐瘀，从而达到止痛的功效。

【操作规范】

1. 工具　大头针、灸盒、植物柱、医用一次性使用巾单。

2. 操作步骤

（1）核对患者姓名、医嘱明细，记录患者皮疹。

（2）扭开灸盒中部，将备用大头针插入盒口小孔以固定植物柱。

（3）点燃植物柱顶端，将火头对准应灸部位，根据不同手法距离皮肤 1.5 ～ 5cm 之间（注意随时保持红火），灸至皮肤发红，深部组织发热为度（注意避免烫伤）。

（4）火燃至盒口，取出大头针，拉开底盖用拇指推出植物柱，再用大头针固定继续使用。

（5）治疗时间为 20 ～ 30 分钟。不用时取出大头针，盖上盒盖使其窒息灭火备用。

【适应证】

带状疱疹、黄褐斑、荨麻疹、特应性皮炎、血管神经性水肿。

【禁忌证】

1. 忍耐程度较低者应避免使用。

2. 不能配合或者有心理疾病者。

3. 孕妇。

4. 急性传染病患者。

【技法要点】

1. 雷火灸治疗时燃烧端与皮肤的距离在 1.5 ～ 5cm 之间。（附图 13）

2. 火灸灸治时间因总时间与单穴灸治时间不同而各异。雷火灸总灸治时间多在 20 ～ 30 分钟之间，皮肤浅薄部位一般灸治 10 ～ 15 分钟。单独灸治每个穴位的时间因不同疾病而各异，多在 10 ～ 15 分钟之间。

3. 雷火灸灸治皮肤反应多以皮肤发红或微红为度。

4. 患者的主观感觉也是灸量控制的重要因素。

【注意事项】

1. 治疗时，火头与皮肤保持用灸距离，切忌火头接触皮肤，以免烫伤。

2. 治疗时，注意患者忍耐程度，以避免灼伤。

3. 治疗后，请勿即刻洗涤，否则影响效果。

4. 对体质虚弱、神经衰弱的患者，治疗时火力宜小，精神紧张的患者应先消除其思想顾虑，饥饿的患者应先进食或喝些糖水。

5. 进行雷火灸时，治疗人员可戴一次性手套进行操作。治疗过程中注意对患者其他暴露部位保暖。

6. 青光眼、眼底出血、孕妇、心脏病、呼吸衰竭、哮喘及高血压并发症期间等病症禁灸。

7. 使用温灸盒，要左右随时移动，温灸盒移动的距离是一个火头的距离，上下左右移动均可。因为温灸的时间较长，以防烫伤。

【经验体会】

雷火灸治疗的疗效与以上距离、灸治时间、皮肤反应、患者的主观感觉等 4 个量学要素最为密切。距离在行刺手操作移动式操作时，与皮肤距离 2～3cm，使患者皮肤发红、有温热感最为合适。雀啄法与皮肤距离 1.5cm 最为合适，灸至患者感觉如有针刺最为合适，皮肤浅薄部位发红、微烫即可。押手行点按、揉时，要注意按揉皮下有压痛、条索状、结节处，总治疗时间一般以 30 分钟最为合适。为取得较好的疗效，患者的皮肤反应、主观感觉更为重要，治疗时需密切注意患者皮肤的反应，时时询问患者的感受。

（林金　曹毅）

第十二节　针刺疗法

中医外治技法源远流长，是经过长期实践而逐渐发展建立起来的具有特色的医疗方法。其治疗疾病的范围也越来越广泛。由外症外治、内症内治，发展到了内外症皆可外治。根据古代文献记载，早在我国远古时代（即石器时代），我们的祖先在生活及生产实践过程中，以砭石来刺激人体的某一病痛部位（即以痛为腧）来治疗疾病。汉代《说文解字》中说："砭，以石刺病也。"《山海经·东山经》也说："高氏之山，其上多玉，其下多针石。"这是关于石针的最早记载。

近年来，通过多学科的协作，深入研究了针灸的治病原理，证明了针刺对机体各系统功能有调整作用，能增强机体的抗病能力。针刺镇痛原理已深入到神经细胞、电生理和神经递质等分子生化学水平。在针刺方面创用了许多新方法，在针法中，主要有毫针、电针、腹针、三棱针、皮肤针、皮内针、耳针、头针、腕踝针、指针、火针、割治、针挑疗法、刺血疗法、小剂量药物穴位注射、穴位埋藏、穴位结扎等。

一、梅花针疗法

【疗法概述】

梅花针是在古代九针中的镵针基础上，经历代医家不断研究、改进而发展起来的一种针法，即《内经》中的"扬刺"（即五星针）。术者右手握住针柄，在人体皮肤（应刺部位）上，运用一定的手法，只叩击皮肤，不伤肌肉，是疏通经络、调节脏腑、祛邪扶正、防治疾病的一种针刺疗法。又因针后皮肤叩刺部位泛起的红晕形状颇似梅花，故称之为"梅花针疗法"。

| *167* |

【操作规范】

1. 物品准备　治疗盘、75%乙醇棉球、无菌梅花针（即以 5 ～ 7 枚不锈钢针固定在略有弹性 20 ～ 30cm 长的针杆一端制成）、无菌镊子、弯盘。

2. 体位　以充分暴露叩刺部位，患者感舒适，不易受凉为宜。

3. 操作方法

（1）暴露叩刺部位，以 75%乙醇棉球充分消毒皮肤。

（2）术者以右手握住针柄后端，食指伸直压住针柄前端，运用腕关节上下弹力进行由轻到重叩击。

（3）叩刺时要求针尖与皮肤呈垂直点，针尖触及皮肤即迅速弹起，动作连续，一般每分钟 60 ～ 90 次。

（4）根据部位大小，掌握叩刺时间，一般每次 5 ～ 15 分钟。（附图 14）

（5）叩刺完毕，再用乙醇棉球消毒叩刺部位。

（6）将梅花针用棉球擦净，浸入消毒液中。

4. 手法　梅花针的手法要求用腕力弹刺。刺时落针要稳准，针尖与皮肤呈垂直接触；提针要快，发出短促清脆"踺"的声音。这种叩打的力量，是腕部的弹力。刺时一定要弹刺、平刺，不能慢刺、压刺、斜刺和拖刺。频率不宜过快或过慢，一般每分钟叩打 60 ～ 90 次。刺激的强度分三种：

（1）轻　腕力轻，冲力也小；叩打到局部皮肤略有潮红的程度。

（2）重　腕力重，冲力大；叩打到局部皮肤明显发红，并可有轻微出血的程度。

（3）中　介于轻、重之间；叩打到局部有潮红、丘疹，但不出血的程度。

【适应证】

梅花针疗法适用于各类皮肤疾病。如病毒性皮肤病：带状疱疹、单纯疱疹；球菌感染性皮肤病：丹毒、毛囊炎；瘙痒性皮肤病：皮肤瘙痒症、结节性痒疹；皮肤附属器疾病：斑秃、脂溢性脱发；色素性皮肤病：白癜风、黄褐斑等。

【禁忌证】

为了避免不必要的事故发生或造成传染病的流行，以及延误患者的治疗。凡是外伤、难产、急腹症、急性出血、诊断未明的高热和急性传染病、严重器质性疾病、重度贫血及严重心脏病、癌症晚期，以及叩刺后容易引起出血的疾病，如血友病、血小板减少性紫癜、过敏性紫癜等，应列为本疗法的禁忌证。

下列情况也应慎用，如咯血、呕血、衄血、尿血、便血和外伤性大出血疾病，应避免叩刺出血部位，以防叩刺后加重出血；各种骨折，忌在患部叩刺，可在患部附近用轻手法叩刺；妇女怀孕期应慎用，尤其是有习惯性流产史的孕妇尤应慎用。

【操作要点】

1. 叩刺法　有压击法和敲击法。

（1）**压击法**　拇指和中指、无名指握住针柄，针柄末端靠在手掌后部，食指压在针柄上。压击时手腕活动，食指加压，刺激的强度在于食指的压力，适合于硬柄针。

（2）**敲击法**　拇指和食指捏住针柄的末端，上下颤动针头，利用针柄的弹性敲击皮肤，刺激的轻重应根据针头的重量和针柄的弹力，靠颤动的力量来掌握，适合于弹性针柄。

叩刺部位须准确，每叩刺一针之间的距离在 0.3～1.0cm 之间。一般每日叩刺 1 次，连续治疗 7～10 日为 1 个疗程。如系慢性顽固性疾病，可持续多治疗几个疗程，疗程之间可间隔 3～5 日。运用梅花针刺血拔罐法治疗各种痛症疗效特佳。在应用刺血拔罐时，针刺皮肤出血量须适当，每次总量成人以不超过 10mL 为宜。

2. 叩击技巧　梅花针叩刺时要灵巧地运用手腕部弹力，使针尖叩击到皮肤后，由于反作用力迅速弹起，仅在表皮上一击而起，急刺速离，要有弹性，弹跳着连续有节律地叩刺，要做到平稳、准确和灵活，叩刺速度要均匀，要防止快慢不一，用力不匀地乱刺。如持针不牢，提针慢或针尖带钩，都容易产生拖刺，容易划破皮肤，形成"一"字形的伤痕，并使患者产生刺痛和畏针。针尖起落要呈垂直方向，即将针垂直地刺下，垂直地提起，如此反复操作。防止针尖斜着刺入和向后拖拉着起针，这样会增加患者的疼痛。

【注意事项】

握针不能过紧或过松，过紧了会使腕关节肌肉紧张，影响灵活运动；过松了会使针身左右摆动，容易引起出血。正确的持针法是：右手握针柄，用无名指和小指将针柄末端固定于手掌小鱼际处，针柄尾端露出手掌 1～1.5cm，再以中指和拇指夹持针柄，食指按于针柄中段。这样可以充分、灵活运用手腕的弹力。

【经验体会】

1. 叩刺前应检查梅花针有无倒刺或不平整现象，有则不宜使用。

2. 叩刺时用力须均匀、稳准，切忌拖刺、斜刺。

3. 根据病情可分轻、中、重三种不同手法叩刺，一般初次接受治疗宜轻刺，即皮肤经叩刺后呈潮红状，不出血为度。中叩刺即以皮肤潮红有丘疹为度。对某些顽固病症，如神经性皮炎，即可重刺，以皮肤轻微出血为度。

4. 局部皮肤有外伤、溃烂者，禁用此法。

5. 叩刺后，局部皮肤偶有瘙痒，嘱患者可用乙醇棉球涂抹，避免抓破皮肤。

6. 临床上应根据病情、体质、部位选择不同手法。凡是小孩、老人、体弱和初诊患者，都应是轻度刺激；壮年、急热性病等，一般用重刺激；也可根据病情需要，以及患者对针刺的耐受程度，由轻刺激逐渐改用中刺激或重刺激。

【临床验证】

梅花针叩刺体表皮肤，具有调和气血、通经活络之效，以达到调节人体营卫气血之功，改善血液循环，滋润毛发生长，刺激萎缩的毛囊恢复生长功能。梅花针叩刺后拔罐放血的疗法，可以起到祛风活血通络的作用，治疗贝尔面瘫（特发性面瘫）急性期患者，疏通局部经气，温经散寒，临床上明显缩短治疗疗程，减轻了患者的痛苦。

二、滚针疗法

【疗法概述】

滚针是一种多针浅刺式针具，主要由针筒与针柄两部分组成，根据滚针的规格用途不同，针筒的宽窄不同，针筒上等距镶嵌着固定的短针，针柄固定，为操作时手持之用。滚针是在皮肤针的基础上更新改进而来，在皮肤针中将18根针嵌制在竹签上的称为罗汉针，而滚针上的固定的短针数量远远多于罗汉针，局部刺激面积更大更广。

滚针疗法是针灸特色疗法之一，具有操作简便、刺激面积较大、安全、省时省力、疗效较好的特点，其作用部位在人体皮部，通过皮部"络脉—经脉—腑脏"的途径有效调节人体脏腑的气血阴阳，防治疾病。

【操作规范】

滚针针数众多，一般都在30颗针以上，滚动面积范围大，特别适用于大面积、长距离皮肤针刺激治疗。临床上多在病变局部或沿着经脉循行部位而滚动，即多用于线和面的治疗。

滚针治疗为非刺入性治疗，滚动治疗力度易于掌握调控，易于做到滚动力度的均匀，和皮肤接触平稳，安全性因而高于一般皮肤针。

操作：用特制的滚刺筒，经75%乙醇消毒后，手持筒柄，将针筒在皮肤上来回滚动，使刺激范围成为一狭长的面，或扩展成一片广泛的区域。

【适应证】

滚针属于皮肤针，皮肤针的适应范围很广，临床病证均可应用，如近视、视神经萎缩、急性扁桃体炎、感冒、咳嗽、慢性肠胃病、便秘、头痛、失眠、腰痛、皮神经炎、斑秃、痛经等。其中治疗极具特色的疾病，如肢体麻木、偏瘫、小儿脑瘫、腰腿痛、带状疱疹、色斑、胃脘痛、失眠等。

【禁忌证】

1.操作部位有破损、水肿、红肿、炎症者。

2.处于备孕、怀孕或哺乳期的妇女。

3.体质易过敏者。

4.合并心脑血管、肝、肾、造血系统、内分泌系统等严重原发性疾病、并发症及精神疾病患者。

【技法要点】

患者合适体位，针具沿经络循行部位或施治部位滚动（循经方向滚动刺激），以较慢速度循经滚动 10 次左右，用力大小因人而异，以患者感到舒适、皮肤红润为度，每次治疗 15 ～ 20 分钟。

1.滚针部位

（1）循经滚刺　是指循着经脉进行滚刺的一种方法，常用于项背腰骶部的督脉和足太阳膀胱经。督脉为阳脉之海，能调节一身之阳气。五脏六腑之背俞穴，皆分布于膀胱经，故其治疗范围广泛。其次是四肢肘膝以下经络，因其分布着各经原穴、络穴、郄穴等，可治疗各相应脏腑经络的疾病。

（2）穴位滚刺　是指在穴位上进行滚刺的一种方法，主要是根据穴位的主治作用，选择适当的穴位予以滚刺治疗。临床常用的是各种特定穴、华佗夹脊穴、阿是穴等。

（3）局部滚刺　是指在患部进行滚刺的一种方法，如扭伤后局部瘀肿疼痛及顽癣等，可在局部进行滚刺。

2.刺激强度　根据刺激的部位、患者的体质和病情的不同而决定的，一般分轻、中、重三种。

（1）轻刺　用力稍小，皮肤仅现潮红、充血为度。适用于头面部、老弱妇女患者，以及病属虚证、久病者。

（2）重刺　用力较大，以皮肤有明显潮红，并有微出血为度。适用于压痛点、背部、臀部、年轻体壮患者，以及病属实证、新病者。

（3）中刺　介于轻刺与重刺之间，以局部有较明显潮红，但不出血为度，适用于一般部位，以及一般患者。

【注意事项、问题防范】

1.针具要经常检查，注意针尖有无毛钩，针面是否平齐；滚刺筒转动是否灵活。

2.滚刺时动作要轻捷，正直无偏斜，以免造成患者疼痛。

3.局部如有溃疡或损伤者不宜使用本法，急性传染性疾病和急腹症也不宜使用本法。

4.滚刺局部和穴位，若手法重而出血者，应进行清洁和消毒，注意防止感染。

5.滚刺筒不要在骨骼突出部位处滚动，以免产生疼痛或出血。

【经验体会】

1.对年老体弱者和小儿要慎用。

2.治疗部位交替进行，为治疗部位留足恢复时间。

3.注意进针深度和时间，注意治疗部位的消毒及护理，防止感染。

【临床验证】

滚针改进了传统七星皮肤针（梅花针）刺激性较大、操作刺激量不易控制、刺激面积较小等缺点，具有操作时用力均匀、易控制、方便易行、浅刺而疾出、疼痛刺激少的特点。且较传统只有七颗针头的皮肤针叩打省时省力、刺激面积较大，扩大了患者使用的年龄及体质范围，凡是体质虚弱，无论老幼，皆可用之。

三、火针疗法

【疗法概述】

火针，古称其为燔针、焠刺、烧针、白针、煨针。将其针体烧红，然后刺入人体一定的穴位或部位，从而达到治疗疾病的一种针刺方法称之为火针疗法。此法为针灸之传统疗法，临床应用广泛，对许多疾病治疗效果良好。火针疗法用火烧红针尖迅速刺入穴位内，予以一定的热性刺激，具有针和灸的双重作用，即温热作用，集毫针、艾灸之功效于一身，以达到治疗疾病的一种中医外治方法。火针疗法是传统针灸法中的一种，早在两千多年前的《内经》中就有记载，当时称"焠刺""燔针"，《伤寒论》称为"烧针"。明清以来，在《针灸聚英》《针灸大成》《针灸集成》等著作中俱谓"火针"。《医宗金鉴》曰："火针者，即古之燔针也。凡周身淫邪，或风或水，溢于机体，留而不能过关节，壅滞为病者，以此刺之。"

【操作规范】

1.患者安静仰卧，先于局部皮肤常规消毒，消毒方法宜75％乙醇消毒，以防感染。

2.右手拇指、食指及中指持1～3根长25mm毫针。

3.烧针是使用火针的关键步骤，必须把针烧红，才能起作用。较为方便的方法是用乙醇灯烧针，也可用血管钳夹持乙醇棉球点燃烧针。

4.针刺时，用烧红的针具，迅速刺入选定的穴位内，即迅速出针。火针针刺的深度要根据患者病情、体质、年龄，和针刺部位的肌肉厚薄、血管深浅而定。一般四肢、腰腹针刺稍深，可刺 2 ～ 4cm；胸背部穴位针刺宜浅，可刺 1 ～ 1.5cm。

5. 总原则重在速刺，频率一般为 3 ～ 4 针 / 秒。

6. 所刺面积约占皮损面积的 80%，以针点均匀、局部皮肤潮红为度。

7. 每星期治疗 1 ～ 2 次，疗程视病情而定，连续治疗 2 ～ 3 个疗程。

8. 除以上操作规程中所述事项外，应注意面部慎刺；胸背部浅刺；老年人、儿童及孕妇慎刺；且应注意饮食起居，调整情绪等。

【适应证】

"九针之宜，各有所为。"《针灸聚英》中所述火针的适应证包括外科的溃脓、积、结块、风湿痹证、瘫痪等。尤其用治瘫痪，书中其评价甚高："凡治瘫痪，尤宜火针，易获功效。盖火针大开其孔，不塞其门，风邪从此而出。"

皮肤科常用于带状疱疹、痤疮、扁平疣、白癜风、神经性皮炎、慢性湿疹、冻疮、寻常疣、丹毒、多发性鸡眼、蜘蛛痣等。

【禁忌证】

一般来说火针刺激强烈，孕妇及年老体弱者禁用。高血压、心脏病、恶性肿瘤等禁用。

【技法要点】

烧针在热源方面，古文献提到用麻油灯火，即"以麻油满盏，灯草令多如大指许。其灯火烧针，频以麻油蘸其针烧"。而烧针的程度则是指"烧令通红，用方有功，若不红者，反损于人，不能去病"。另外，为了避免操作时术者手被灼伤，提出了多种办法予以解决：一是"烧时令针头低下，恐热伤手"；二是"先令他人烧针，医者临时用之，以免致手热"。

对术者，《针灸聚英》要求"须有屠儿心、刽子手，方可行针"。即令医者心"狠"方可达火针之"稳、准、快"三要求。在患者一方，则是须"凡行火针，必先安慰患者，令勿惊心"，即要使其消除恐惧心理，以便顺利施针。

1. 施术前，应首先解除患者恐惧心理，使其配合治疗。

2. 点刺时，不宜过深，达表皮即可。

3. 烧针时，针尖一定要烧至发红、发白，进针要稳、准、快，以减少患者痛苦，提高疗效。

4. 施术后，保护好创面，2 ～ 3 天不得沾水。

【注意事项、问题防范】

1. 切忌过深，避免刺伤肌腱及内脏器官。不可过浅，浅则治疗无功。

2. 针刺前要严格消毒，施术局部皮肤以 75% 乙醇消毒；针刺后再以 75% 的乙醇消毒局部。

3. 烧针针孔要适度，在出针后应与周围皮肤基本平整，局部微红。如果出针时连同皮肤一同粘着拔起，则为操作不当所致。

4. 尽量让患者采取卧位，以避免发生意外。

【经验体会】

火针疗法可起到温经散寒、通经活络的作用。临床中主要应用于外科及皮肤科的某些疾病的治疗，适用范围较为广泛。火针目前主要用于痈、疽、疖、瘰疬、鸡眼、疣、穿凿性毛囊炎、银屑病、结节性痒疹、神经性皮炎、带状疱疹等的治疗。（附图15）

临床上适用于痈疽、疖肿等，在用于排脓时，选择的针要粗些。如用于痈疽坚肿不易消散，难以成脓时，当选择细针。在深刺操作时，一定要做到取穴准确，动作迅速，一定要细心慎重，一刺即要达到所需要的深度。

临床上治疗疣、顽癣、血管瘤等疾病操作时，可采用多针浅刺，用装有木柄的火针在酒精灯上烧红后，轻轻地在皮肤表面点刺，点刺时用力要均匀、稀疏，不可用力过猛。

【临床验证】

现代实验研究表明，火针可以降低体内炎症因子，如白介素-1、肿瘤坏死因子 α、白介素-6、白介素-1β 的发生趋化，提高血液中 6-酮前列腺素 F1 含量、提高损伤组织中的微量元素含量和在中枢形成的第二兴奋灶的作用。

四、三棱针疗法

【疗法概述】

用三棱针刺破人体的一定部位，放出少量血液，达到治疗疾病目的的方法，叫三棱针法。古人称之为"刺血络"或"刺络"，现代称为"放血疗法"。三棱针是一种用不锈钢制成，针长 6cm 左右，针柄稍粗呈圆柱形，针身呈三棱状，尖端三面有刃，针尖锋利的针具。

三棱针古称"锋针"。古人对此十分重视，如《灵枢·九针论》谈到九针中的锋针主要就用于"泻热出血"。《灵枢·九针十二原》则提出了"宛陈则除之"的治疗原则。

《灵枢·官针》中更有"络刺""赞刺""豹纹刺"等的记载。由此可见，古人在刺络放血方面具有丰富的经验，也表明三棱针刺络放血法是一种十分重要而又常用的针刺法。（附图 16）

【操作规范】

1.针具三棱针用不锈钢制成，针长约 6cm，针柄较粗，呈圆柱形，针身呈三棱形，三面有刃，针尖锋利。

2.针具使用前可用高压消毒，也可在 75％的乙醇内浸泡 30 分钟。

3.选取适宜体位，充分暴露待针腧穴。

4.医者戴一次性手套。

5.使施术部位充血。可先在针刺部位及其周围，轻轻地推、揉、挤、捋，使局部充血。

6.穴区皮肤常规消毒。

7.医者用一手固定点刺部位，另一手持针，露出针尖 3 ～ 5mm，对准点刺部位快速刺入，迅速出针。一般刺入 2 ～ 3mm。

8.轻轻挤压针孔周围，使之适量出血或出黏液。

9.用消毒干棉球按压针孔，可在点刺部位贴敷创可贴。

【适应证】

三棱针放血疗法具有通经活络、开窍泻热、消肿止痛等作用。其适应范围较为广泛，凡各种实证、热证、瘀血、疼痛等均可应用。较常用于某些急症和慢性病，如昏厥、高热、中暑、中风闭证、咽喉肿痛、目赤肿痛、顽癣、疔痈初起，扭挫伤、痔证、痔疮、顽痹、头痛、丹毒指（趾）麻木等。

【禁忌证】

1.凝血机制障碍的患者禁用。

2.有高热、急性炎症及心力衰竭等症时，慎用头针治疗。

3.血管瘤部位、不明原因的肿块部位禁刺。

4.对于孕妇和习惯性流产者，贫血体质虚弱者，有传染性疾病的人群禁用。

【技法要点】

三棱针的针刺方法一般分为点刺法、散刺法、刺络法、挑刺法四种。

1.点刺法（速刺法） 针刺前，在预定针刺部位上下用左手拇食指向针刺处推按，使血液积聚于针刺部位，继之用 2％碘酒棉球消毒，再用 75％乙醇棉球脱碘。针刺时，左手拇、食、中三指捏紧被刺部位，右手持针，用拇、食两指捏住针柄，中指指腹紧靠针身下端，针尖露出 3～5mm。对准已消毒的部位，刺入 3～5mm 深，随即将针迅速退出，轻轻挤压针孔周围，使出血少许，然后用消毒棉球按压针孔。此法多用于指、趾末端的十宣、十二井穴和耳尖及头面部的攒竹、上星、太阳等穴。

2. 散刺法　又叫豹纹刺，是对病变局部周围进行点刺的一种方法。根据病变部位大小的不同，可刺 10 针以上。由病变外缘环形向中心点刺，以促使瘀血或水肿得以排除，达到祛瘀生新，通经活络的目的。此法多用于局部瘀血、血肿或水肿、顽癣等。

3. 刺络法　先用带子或橡皮管，结扎在针刺部位上端（近心端），然后迅速消毒。针刺时，左手拇指压在被针刺部位下端，右手持三棱针对准针刺部位的静脉，刺入脉中（2～3mm），立即将针退出，使其流出少量血液，出血停后，再用消毒棉球按压针孔。当出血时，也可轻轻按压静脉上端，以助瘀血外出，毒邪得泄。此法多用于曲泽、委中等穴，治疗急性吐泻、中暑、发热等。

4. 挑刺法　用左手按压施术部位两侧，或捏起皮肤，使皮肤固定，右手持针迅速刺入皮肤 1～2mm，随即将针身倾斜挑破皮肤，使之出少量血液或少量黏液。也有再刺入 5mm 左右深，将针身倾斜并使针尖轻轻挑起，挑断皮下部分纤维组织，然后出针，覆盖敷料。此法常用于肩周炎、胃痛、颈椎综合征、失眠、支气管哮喘、血管神经性头痛等。

【注意事项、问题防范】

1. 对患者要做必要的解释工作，以消除思想顾虑。

2. 严格消毒，防止感染。

3. 点刺时手法宜轻、稳、准、快，不可用力过猛，防止刺入过深，创伤过大，损害其他组织。一般出血不宜过多，切勿伤及动脉。

4. 体质虚弱者、孕妇、产后及有出血倾向者，均不宜使用本法。注意患者体位要舒适，谨防晕针。

5. 每日或隔日治疗 1 次，1～3 次为 1 疗程，一般每次出血量以数滴至 3～5mL 为宜。

【经验体会】

三棱针疗法强度与点刺的深浅、范围及出血的多少有关。病情轻的、范围小的、体质差的患者，宜采用浅刺、少刺、微出血的轻刺激。反之，病情重的、范围大的、体质好的患者，应采用深刺、多刺、多出血的强刺激。

疗程也要看出血多少和病情轻重而定。一般浅刺微出血，可每日 2 次或 1 次；如深刺多出血，每周可放血 2～3 次，或可每隔 1～2 周放血 1 次。

【临床验证】

研究发现，三棱针刺络法放血，可以起到促进血液循环的作用。另外，在局部有囊性肿物导致局部疼痛时进行刺络放血，瘀毒随血液一起排出体外，从而减轻了疼痛，达到镇痛的作用。如果在一定部位进行刺络放血，可以调整微血管的血流速度及血压，保证了组织细胞的正常代谢，加速了细胞损伤后进行的修复和再生。并且，三棱针刺络疗法也可起到促进炎症恢复的功能。因为毒素和炎症介质随血液流出，减小甚至扫清了血液循环的障碍，使机体的神经—血管—体液能正常发挥功能作用，从而到达促进炎症修复的目的。

五、揿针疗法

【疗法概述】

揿针疗法是将特制的小型针具固定于腧穴部位的皮内，做较长时间留针的一种方法，又称之为"埋针法"。它是古代针刺留针方法的发展，《素问·离合真邪论》有"静以久留"的刺法。针刺入皮肤后，固定留置一定的时间，给皮肤以长时间的刺激，可调整经络脏腑功能，达到防治疾病的目的。

将麦粒型针或特制的图钉型针具刺入皮内，有效刺激皮部，调整经络脏腑功能，有效达到防治作用。且揿针属于创新型皮内针，属于一种微型针灸针，结合了经络腧穴理论和经筋皮部理论，运用针刺电化学效应，释放微量元素，改变局部电位差，在体内产生微电流，有效达到改变神经目的。（附图17）

揿针的针具有两种。一种呈颗粒型，或称麦粒型，一般长1cm，针柄形似麦粒；一种呈揿钉型，或称图钉型，长0.2～0.3cm，针柄呈环形。前一种针身与针柄成一直线，而后一种针身与针柄呈垂直状。

针刺部位多以不妨碍正常的活动处腧穴为主，一般多选用背俞穴、四肢穴和耳穴等。

【操作规范】

1. 术前准备

（1）针具选择　根据疾病和操作部位的不同选择相应的皮内针。

（2）部位选择　宜选择易于固定且不妨碍活动的腧穴。

（3）体位选择　宜选择患者舒适、医者便于操作的治疗体位。

（4）环境选择　应注意环境清洁卫生，避免污染。

（5）消毒　①针具消毒：宜使用一次性皮内针。②部位消毒：宜用75%乙醇或1%～2%碘伏在施术部位消毒。③医者消毒：医者双手应先用肥皂水清洗，再用75%

乙醇棉球擦拭。

2. 施术方法　麦粒型皮内针操作：用镊子的尖端夹持皮内针圆环中之针体，对准腧穴与皮肤成15°横刺入皮内5～7mm，用胶布固定，按之有酸胀感为宜。留针3～4天，取针时用镊子夹住皮下有针体的一头胶布，并向另一头方向剥离，皮内针即能退出。

图钉型皮内针操作：用镊子夹持带有揿针的胶布，揿针针尖对准穴位，垂直慢慢按下，揿入皮内，要求圆环平整地贴在皮肤上，并用指腹按压，无刺痛即可。留针3～4天，取针时用镊子夹住胶布向外拉出。

【适应证】

揿针临床适用于某些需要久留针的疼痛性疾病和久治不愈的慢性病证的治疗。如各种腰腿痛、颈椎病、肩周炎、头痛、牙痛等各种疼痛病症；神经炎、末梢神经炎、带状疱疹、三叉神经痛、牙神经痛、面神经炎（面瘫）、肋间神经痛等各种神经性炎性病症；咳嗽、胸闷、哮喘、呃逆、腹痛、前列腺炎、尿急尿频、夜尿、失眠、美容（面部祛斑）、减肥等各种内科杂病的治疗；月经不调、痛经、产后宫缩疼痛、乳腺疾病等妇科功能失调等疾病治疗。

【禁忌证】

1. 皮损局部红肿或皮肤病患处。
2. 伴有紫癜或瘢痕的部位。
3. 伴有体表大血管的部位。
4. 孕妇下腹、腰骶部。
5. 金属过敏者。

【技法要点】

皮内针、镊子和埋针部皮肤严密消毒后，进行针刺。

1. 颗粒式皮内针　用镊子夹住针柄，对准腧穴，沿皮下横向刺入，针身可刺0.5～0.8cm，针柄留于皮外，然后用胶布顺着针身进入的方向粘贴固定。

2. 揿钉式皮内针　用镊子夹住针圈，对准腧穴，直刺揿入，然后用胶布固定。也可将针圈贴在小块胶布上，手执胶布直压揿入所刺穴位。

皮内针可根据病情决定其留针时间的长短，一般为3～5天，最长可达1周。若天气炎热，留针时间不宜过长，以1～2天为好，以防感染。在留针期间，可每隔4小时用手按压埋针处1～2分钟，以加强刺激，提高疗效。

【注意事项】

1. 初次接受治疗的患者，应首先消除其紧张情绪。

2. 老人、儿童、孕妇、体弱者宜选取卧位。

3. 埋针部位持续疼痛时，应调整针的深度、方向，调整后仍疼痛应出针。

4. 埋针期间局部发生感染应立即出针，并进行相应处理。

5. 关节附近不可埋针，因活动时会疼痛。胸腹部因呼吸时会活动，亦不宜埋针。颜面部慎用。

6. 埋针后，如患者感觉疼痛或妨碍肢体活动时，应将针取出，改选穴位重埋。

7. 埋针期间，针处不可着水，避免感染。热天出汗较多，埋针时间勿过长，以防感染。

【经验体会】

揿针疗法操作简单，安全无痛，起效迅速，疗效持久可靠，特别是对疼痛性疾患，可达针到痛减之效。方便运动，适应证广，凡针灸体针的适应证均可采用皮内针治疗。而且此法在运用过程中不影响患者的运动，避免了体针固定单一姿势给患者带来的痛苦，还可令患者适当运动。患者随治随走，不耽误时间，疗效稳定持久。

【临床验证】

揿针是皮内针的一种，属浅刺法，能减轻针刺时带来的疼痛，且埋针于耳穴上能保持长时间的弱性刺激，延长效应，起到通经活络，调节脏腑阴阳的作用。而所选神门、交感、内分泌三穴，具有调节交感神经、内分泌，改善脑部血运状况的功效，合用能提高睡眠质量，改善睡眠状态。

六、穴位注射疗法

【疗法概述】

穴位注射疗法，是将药水注入穴位以防治疾病的一种治疗方法。它可将针刺刺激和药物的性能，以及对穴位的渗透作用相结合，发挥其综合效应，故对某些疾病有特殊的疗效。

穴位注射疗法是一种利用针刺作用和药物作用相结合来治疗疾病的方法，可根据所患疾病，按照穴位的治疗作用和药物的药理性能，选择相应的腧穴和药物，发挥其综合效应，达到治疗疾病的目的。穴位注射疗法初创于 20 世纪 50 年代，20 世纪 60 年代穴位注射疗法得到推广和应用；到 20 世纪 70 年代，穴位注射疗法应用于临床内、外、妇、儿、皮肤、五官各科的各类疾病治疗。20 世纪 90 年代中期，穴位注射疗法采用的穴位从少到多，所用的药物扩大到上百种，治疗病症也扩大到数百种。临床资料显示，穴位注射的药效是独特的，临床实践提示穴位注射的疗效也是肯定的。

【操作规范】

1. 针具 使用消毒的注射器和针头，根据使用药物的剂量大小及针刺的深度，选用不同的注射器和针头。常用的注射器为 1mL（用于耳穴和眼区穴位）、2mL、5mL、10mL、20mL。常用针头为 4 ～ 6 号普通注射针头。

2. 穴位选择 选穴原则同针刺法，但作为本法的特点，常结合经络、穴位、按诊法以选取阳性反应点。如在背部、胸腹部或四肢的特定穴部位，出现的条索、结节、压痛，以及皮肤的凹陷、隆起、色泽变异等，软组织损伤可选取最明显的压痛点。一般每次 2 ～ 4 穴，不宜过多，以精为要。

3. 注射剂量 穴位注射的用药剂量决定于注射部位及药物的性质和浓度。头面部和耳穴等处用药量较小，每个穴位一次注入药量为 0.1 ～ 0.5mL；四肢及腰背部肌肉丰厚处用药量较大，每个穴位一次注入药量为 2 ～ 2.5mL；中药注射液的一般常用量为 1 ～ 2mL。

4. 操作 根据所选穴位及用药量的不同，选择合适的注射器和针头。局部皮肤常规消毒后，用无痛快速进针法将针刺入皮下组织，然后缓慢推进或上下提插，探得酸胀等"得气"感应后，回抽一下，如无回血，即可将药物推入。一般疾病用中等速度推入药液；慢性病体弱者用轻刺激，将药液缓慢轻轻推入；急性病体强者可用强刺激，快速将药液推入。如需注入较多药液时，可将注射针由深部逐步提出到浅层，边退边推药，或将注射针更换几个方向注射药液。（附图 18）

5. 疗程 每日或隔日注射 1 次，反应强烈者亦可隔 2 ～ 3 天 1 次，穴位可左右交替使用。7 ～ 10 次为 1 疗程，休息 5 ～ 7 天再进行下一个疗程的治疗。

【适应证】

穴位注射疗法的适应范围很广，凡是针灸治疗的适应证大部分均可采用本法，如痹证、腰腿痛等。

【禁忌证】

1. 孕妇的下腹部、腰骶部和三阴交、合谷等穴不宜用穴位注射疗法。

2. 年老、体弱者，选穴宜少，药液剂量应酌减。

3. 对注射药物过敏者禁用

【技法要点】

1. 辨病辨证取穴，力求规范化。

2. 辨病辨证选药，寻求最佳的治疗药物。

3. 最佳的治疗深度。

4. 最佳治疗时间等。

【注意事项】

1. 治疗时，应对患者说明治疗特点和注射后的正常反应。如注射后局部可能有酸胀感，8 小时内局部有轻度不适，但一般不超过一日。如因消毒不严而引起的局部红肿、发热等，应及时处理。

2. 严格无菌操作，防止感染。

3. 注意药物的性能、药理作用、剂量、配伍禁忌，以及过敏反应等情况。

4. 在神经干旁注射时，必须避开神经干，或浅刺以不达神经干所在的深度。如神经干较浅，可超过神经干之深度，以避开神经干。如针尖触到神经干，患者有触电感，就须退针，改换角度，避开神经干后再注射，以免损伤神经，带来不良后果。

5. 躯干部穴位注射不宜过深，防止刺伤内脏。背部脊柱两侧穴位针尖可斜向脊柱，避免直刺而引起气胸。

6. 体质虚弱者，轻刺缓慢注药，体质强者可重刺快速注药。

【经验体会】

一般可根据针灸治疗时的处方原则辨证取穴，局部取穴则选用压痛点、皮下结节、条索状物等阳性反应点进行治疗。选穴宜精练，以 1 ~ 2 个穴为妥，最多不超过 4 个穴，并宜选取肌肉比较丰富的部位进行穴位注射。根据穴位所在部位与病变组织的不同要求，决定针刺角度和注射的深浅，如头面及四肢远端等皮肉浅薄处的穴位多浅刺，而腰部和四肢肌肉丰厚部位的穴位可深刺。三叉神经痛于面部有触痛点，可在皮内注射成一"皮丘"；腰肌劳损的部位多较深，故宜适当深刺注射。

【临床验证】

选择适当的穴位给予药物的化学性刺激，对于疗效的发挥起着重要作用，而穴位注射法是一种针刺和药物并用的中西医结合治疗方法。当药液注入相关穴位，针刺及药液的吸收过程对穴位有物理及化学刺激，加上长时间持续发挥效应，可提高疗效，激发经气，使滞者通之，清中有补，虚实皆宜，利用针刺和药液产生的双重治疗作用，起到事半功倍的临床疗效。穴位注射疗法不单纯是针刺穴位作用和药物作用算术式的相加，穴位注射是在针刺对机体进行了整体性、良性调整的前提下，克服药物的某些副反应，使药物的作用呈几何式的放大。

七、纳晶微针疗法

【疗法概述】

纳晶微针疗法，又叫经皮胶原蛋白诱导疗法，是新兴的美容促渗技术，由单晶硅制成，直径为头发直径的千分之一，可以短时间打开皮肤微细毛孔，促进药物吸收，刺激表皮产生更多的胶原蛋白。纳晶微针具有无痛，安全有效的优势，对肌肤表皮没有损伤，可以减轻患者皮肤色素沉着等不良反应。同时相比传统微针，其拥有损伤小、疼痛低、应用简便的优势。

微针作用于皮肤，刺入表皮内或表皮层下，形成无数微小通道，彻底破坏表皮牢固的屏障，使药物经通道渗透，在皮损部位蓄积，足量直接作用于病位，增强治疗效果。

【操作规范】

患者彻底清洗施术部位，取合适体位，对患者需要施术部位使用乙醇消毒。然后，在受损的皮肤周围进行交替涂抹介质，边涂抹医者边采用 150μm 纳晶微针沿患者面部皮肤肌肉纹理走向，由下向上，由内向外用力缓慢均匀滑动，以受术部位皮肤潮红，轻微点状出血为度，每个部位每次作 3～5 遍，凹陷性瘢痕处增大刺激量，以渗血为度。结束后，生理盐水纱布湿敷 15 分钟，以减轻红肿。一周治疗 1 次，4 周为 1 个疗程，共治疗 3 个疗程。

【适应证】

适用于面部美容，可运用于黄褐斑、痤疮后凹陷性瘢痕、斑秃等。可减淡皱纹、治疗凹陷性瘢痕及妊娠纹、肌肤美白、减淡色斑、改善眼部皱纹、黑眼圈、收紧及提升面部皮肤组织等理想效果。

【禁忌证】

1. 妊娠（包括准备妊娠）及哺乳期妇女。

2. 局部存在细菌感染的患者。

3. 合并心脑血管、肝肾和造血系统等系统、性疾病、糖尿病者；精神性疾病者。

【技法要点】

1. 无菌操作。

2. 面部操作时沿面部皮肤肌肉纹理走向，按照由下向上，由内向外的原则操作。

3. 缓慢均匀滑动，以受术部位皮肤潮红为度，皮损区增大刺激量，以渗血为度。

4. 操作结束后，生理盐水纱布湿敷 15 分钟，以减轻红肿。

【注意事项】

1. 注意施术部位皮损周围合并感染。

2. 操作后皮肤可出现红肿，局部可冰敷减少水肿。

【经验体会】

患者行纳晶微针滚刺后，20分钟之内通道不会闭合，可配合中药面膜粉治疗难治性黄褐斑、痤疮瘢痕。通过纳晶微针滚刺后打开了表皮屏障，药力迅速渗透肌肤，直达病所，刺激真皮层胶原蛋白及成纤维细胞的增生。促进炎性致病因子吸收，提高组织再生修复能力，加快代谢产物排泄，改善痤疮凹陷性瘢痕外观、淡化色素沉着。

【临床验证】

相关研究表明，150μm纳晶微针仅为微量注射针头的20%。可以短时间打开皮肤微细毛孔，促进药物吸收，而且不会触及血管和面部神经，通过刺激表皮产生更多的胶原蛋白，改善患者凹陷性瘢痕。纳晶微针具有无痛，安全有效的优势，对肌肤表皮没有损伤，可以减轻患者皮肤色素沉着等不良反应。而且，纳晶微针相对传统激光或皮肤消磨术价格更低廉，色素不易沉着，患者容易接受。

（丰靓　刘红霞）

第十三节　蜂针疗法

【疗法概述】

蜂针疗法是利用蜜蜂（工蜂）的螫针针刺于人体的经络穴位，通过蜂针液（蜂毒）的药理作用和经络穴位的调整作用防治疾病的一种方法。蜂针疗法是中医传统的独特疗法之一，是针刺疗法中的一种。现在认为，蜂针疗法具有针、药、灸三种作用，蜂针液的主要功效有祛风通络，化瘀止痛，调和阴阳。常用的蜂针疗法有蜂针直刺法、蜂针散刺法、蜂针点刺法、减毒蜂刺法、多位点刺法、速刺速拔针法。

【操作规范】

1. 蜂针直刺法　其特点在于刺激量大、痛感明显。

（1）操作方法　持镊子从蜂盒中取出一只蜂，注意夹其腰部，让蜜蜂尾部与已消毒穴位或痛点碰触，蜜蜂受到刺激便弯曲腹部伸出有倒钩的螫针刺入皮肤，将蜜蜂移开，这时可看到螫针有节律的收缩，此时螫针不断深入皮肤且伴随蜂毒注入，当蜂针的毒囊干瘪后可知蜂毒完全注入人体，这时便可用尖细镊子将蜂针拔出皮肤，一般留针 10 ～ 20 分钟。

（2）操作流程

①取常规穴位或痛点，用 75% 乙醇棉球消毒。

②用镊子从有机透明玻璃蜂盒中取一只蜂，夹着活蜂腰段。

③将蜜蜂的尾部对准穴位或痛点，蜜蜂受刺激则自然将尾针刺入。

④蜂针的毒囊干瘪后将蜂刺拔出，后将蜜蜂放置于盛水的广口瓶中。

2. 蜂针散刺法 拔针散刺法属蜂针散刺法一种，为一种浅刺激刺法，其特点为力度轻、针刺浅、刺多点，患者很少痛苦，易于接受。

（1）操作方法 先用镊子夹住蜜蜂的腰部，观察蜜蜂尾部，它因受刺激会将蜂刺时时探出。若不探出，可用镊子轻轻刺刺激其尾部让其探出。当探出时，用另一只镊子夹住蜂针刺部将蜂蜇针从活蜂尾部拔出。夹持着蜂针，在患部或与疾病相关的经脉、腧穴点刺即出。要求针不离镊子，随刺随拔。1 只蜂针可刺三五点，多至十几点，最后可将蜂刺留针几分钟，或不留针。

（2）操作流程

①取常规穴位或痛点，用 75% 乙醇棉球消毒。

②用镊子从有机透明玻璃蜂盒中取一只蜂，夹着活蜂腰部，当蜂刺探出，拔出蜂刺。

③手持镊子夹取蜂刺，针不离镊子、随刺随拔地在局部痛点范围或循经进行散刺。

3. 蜂体散刺法 与拔针散刺法同属蜂针散刺法一种，其特点与拔针散刺法相似，力度轻、针刺浅、刺多点。只是此法与拔针散刺法第一次进针方式不同，而后都是针不离镊地散刺。

（1）操作方法 此法是将蜜蜂从蜂盒中取出，从蜂体中截出腹尾，夹住腹尾，将其尾尖对准要针刺的部位，蜇针刺入后随即拔出。然后针不离镊地每隔 2mm，轻轻呈带状垂直散刺，随刺随拔，可散刺 2 ～ 8 点。

（2）操作流程

①取常规穴位或痛点，用 75% 乙醇棉球消毒。

②用镊子从有机透明玻璃蜂盒中取一只蜂，一手用尖细镊子夹其细腰部，一手夹其尾部。拿尖细镊子的一手用力夹断其腰部，另一手夹住腹尾准备针刺。

③夹住腹尾，将尾部对准针刺的穴位，当蜇针进入皮肤后，移开腹尾。

④镊子夹持蜂针，针不离镊地在穴位或患部点刺即出。

4. 挤毒囊点刺法 是蜂针点刺法中的一种，其特点在于减轻痛感。此法可用于试针法。

（1）操作方法 如直刺法，当蜂刺进入皮肤后，立即将毒囊挤扁并即刻拔出蜂刺。

（2）操作流程

①取几个常规穴位或患部痛点局部皮肤消毒。

②用镊子从透明有机玻璃蜂盒中取出一只蜂，夹住蜂的腰部，将蜜蜂尾部对准穴位或痛点上直刺。

③将毒囊挤扁后立即拔出蜂刺。

5. 多位点刺法 与挤毒囊点刺法同属蜂体点刺法。其特点在于将一只蜜蜂毒分散注入多个点，且各个点的留针时间可不等，其进行机体的蜂毒量也不同。多位点刺法是直刺法与散刺法相结合的方法。

（1）操作方法 该针法与散刺法相似，但留针时间较散刺法长。开始如同直刺法，将蜂针刺入穴位后即用镊子将它从机体上拔出，继而将它针入机体痛点或穴位。一只蜂针刺1个痛点或穴位后，继而刺入第2点、第3点。此法能针3至8点，蜂针时镊可离针，每点可留针1秒至1分时间不等。

（2）操作流程

①取几个常规穴位或患部痛点局部皮肤消毒。

②用镊子从透明有机玻璃蜂盒中取出一只蜂，夹住蜂的腰部，将蜜蜂尾部对准穴位或痛点上直刺。

③迅速拔出蜂刺，刺入穴位，留针1～2秒。

④再拔出蜂刺，最后一穴可留针半分钟到5分钟。

6. 速刺速拔针法 属于减毒蜂刺法中一种，其特点在于"点刺即出"，以达到减毒的目的。因蜂针直刺法常使患者有强烈的剧痛感，且蜂针早期容易产生不良反应，故使患者不能坚持或拒绝蜂疗。但用散刺法对技术的要求性较高，特别是将蜂刺从蜂体拔出难度较大，所以此法是达到减毒目的的常用针法。成永明教授的岭南无痛蜂针疗法就是在此法的基础上进行了改良。

（1）操作方法 一手抓蜂一手拿镊，当蜜蜂放出蜂针后，另一手拿镊立即将蜂针拔出。

（2）操作流程

①取几个常规穴位或患部痛点局部皮肤消毒。

②用镊子从透明有机玻璃蜂盒中取出一只蜂，一手拿镊夹住蜂的腰部，将蜜蜂尾部对准穴位或痛点，另一手拿另一支镊。

③放蜂针后，另一手即刻配合拔针。

【适应证】

蜂针疗法在皮肤病方面适用于荨麻疹、银屑病、天疱疮、类天疱疮、带状疱疹、神经性皮炎、过敏性紫癜、斑秃、系统性红斑狼疮、硬皮病、白癜风等。

【禁忌证】

1. 心肺功能衰竭、肝肾功能障碍、孕妇。

2. 严重过敏反应患者，体虚难以接受者。

3. 严重动脉硬化、月经期、手术后慎用。

4. 饥饿、疲劳、大汗、大渴、腹泻时慎用。

【技法要点】

1. 蜂针直刺法 夹其腰部，对准穴位，针体要直。当蜜蜂不蜇时，用另一手食指轻压蜂的胸部以刺激蜜蜂放针，也可以去其中枢部分后再针。夹持蜜蜂时，不要夹其四肢或翅膀，以免蜜蜂飞脱，也不要夹其头部，易使蜜蜂不放针。蜇刺时，要使蜜蜂的尾部垂直于皮肤蜇刺，以减轻痛感。

2. 蜂针散刺法 需等待蜂刺探出，把握住时机，对镊子使用要求较高，使用尖细镊子较容易拔出针刺，需要技术娴熟。夹持蜂针的力量要适宜，用劲稍小易失落，用劲大易夹伤或夹断蜂针。夹持部位要适宜，要夹其上 1/3 和下 2/3 交界处，太偏上会影响贮液囊收缩和蜂针液排出，太偏下因刺针较细易被夹断，且不易蜇刺，需两只镊子互相配合使用。

3. 蜂体散刺法 刺时适当用力，蜇针方向成 90°，不然蜂针易断而无法继续针刺。此外垂直刺也可减轻疼痛。腹尾截出后，要即时进行蜇刺，否则会不易刺入。要浅刺轻刺，浅刺深度控制在 0.5～1.0mm，随刺随拔。技术娴熟者一根刺针可散刺十余点。

4. 点刺法 此针法要求镊子不要太尖，以免挤毒囊时过于困难或刺破毒囊。另外要求速度要快，技术熟练。

5. 多位点刺法 ①此法的关键点在于拔蜂针，从机体上拔出蜂针时，要用尖细头镊子夹与皮肤紧贴的蜂刺部分，即蜂刺尖部，不可夹其毒囊部分。②点刺力度适当，蜂针要垂直刺入与拔出，不然蜂针容易折断，蜂毒不能进入机体。③由于蜂刺太细小，当不知道蜂刺是否刺入机体时，可用镊子轻拔蜂刺，以察看蜂刺是否从机体上脱落，如无脱落，说明蜂刺已刺入。

6. 速刺速拔针法 双手配合恰当，速度迅速。

【注意事项、问题防范】

1. 蜂针直刺法 ①一般留针 10～20 分钟，当毒囊里蜂毒排尽后，需将蜂刺拔出。如果不将蜂刺拔出，对机体是异物刺激，易使局部产生反应加大，或易有硬结形成，有的蜂刺当一定时间后也会自行脱落。留针期间需密切观察蜂针患者，如发生蜂针不良反应情况需及时处理。②1～2只蜂起始量，逐渐增加，蜂量视患者体质及病情而定，每天蜂量可维持8～15只，初期切不可大剂量蜂针，以免引起严重不良反应。③蜂针直刺法简单易行，刺激量大，因蜂毒注入量较多，局部痛感及过敏反应均较大，不适合初次蜂针治疗患者。对于机体敏感度大的患者、怕痛者、体虚者随刺随拔，或改用其他蜂针针法治疗。④警惕过敏性休克等严重不良反应的发生，观察有无剧烈红肿、奇痒等局部反应和皮肤水肿、皮疹、胸闷、气促、恶心、呕吐、腹痛、心悸、乏力、发热等全身反应，提前准备好应急防治措施。

2. 蜂针散刺法 ①为防止蜂毒从蜇针尖端排出及其有效挥发物质散失，当从蜂针尾部拔出整针后，应在几秒内进行蜇刺，以免因耽搁时间太长而影响疗效。②适应畏痛者、体虚者、高敏体质者、保健者及面部穴、经络病变。

3. 蜂体散刺法 此法犹如针灸疗法中的梅花针疗法。适用于蜂针治疗的第1周、头面部的部位，尤其是畏痛者、幼儿、高敏体质患者、蜂针保健者，也可用于试针。散刺法治疗可减少过敏产生的机会。拔针散刺法与蜂体散刺法同属于蜂针散刺法，其关键不同点在于进针第一针，蜂体散刺法比拔针散刺法的刺激量稍大，痛感稍强。

4. 点刺法 ①挤毒囊时避免刺破毒囊。②当蜂针进行机体后，迅速将毒囊挤出。

5. 多位点刺法 ①注意点同散刺法，点刺时用力要适当，蜂刺成90°刺入与拔出，可使蜂刺不容易折断而能够针刺多个穴位。②此法对于中华蜜蜂与意大利蜜蜂均可使用，刺激强度较直刺法弱。适用于畏痛者、幼儿、高敏体质患者、蜂针养生保健者，蜂针治疗第二周、口腔黏膜敏感点、面部等部位的治疗。

【经验体会】

1. 开始蜂针治疗时，最好用速刺速拔法或成永明教授的岭南无痛蜂针疗法，患者容易接受，而且不容易产生过敏等不良反应。

2. 蜂针要循序渐进进行加量，前四次最好不要超过三只中华小蜜蜂速刺速拔的蜂毒量，而且有两只蜂针要扎在足跟角质层较厚的地方，可以起到缓释蜂毒进入人体的作用，让机体适应蜂毒，较少蜂毒过敏的不良反应。

3. 蜂针能够很好地调节免疫功能，对自身免疫性皮肤病有比较好的治疗效果。

【临床验证】

朱凤等选取30例寻常性银屑病（稳定期）患者，均为蜂针试验阴性或弱阳性者。选取10日龄以上意大利蜂，用蜂量从2只开始，每1周治疗1次，4周为1个疗程，共治疗2个疗程。治疗前后采用双抗体夹心ELISA法，检测外周血Th17相关因子IL-17，IL-22，IL-23的水平。同时选择30例健康人为对照组。结果蜂针疗法后，银屑病患者外周血中 IL-17, IL-23 水平较治疗前有所下降, 差异有统计学意义 (P 均 < 0.05); IL-22 水平较治疗前有所下降, 差异无统计学意义 ($P > 0.05$)。蜂疗结束后, 有 5 例患者出现新的银屑病皮疹, 皮疹主要分布在蜂疗外区域, 占临床总有效患者的 17.24%。结论: 蜂针疗法治疗寻常性银屑病效果明显, 能有效改善银屑病皮损, 蜂毒能有效降低银屑病患者血液中 IL-17 和 IL-23 的水平, 通过降低 IL-17 的水平, 促进皮损的消退。

（王友发 梁海莹）

第十四节 挑刺疗法

【疗法概述】

挑刺疗法是用金属制成不同形状的针具, 刺入人体一定的部位或穴位, 挑破皮表, 或挑断一定部位的皮下白色纤维样物, 或挤出一些液体、血液, 从而减轻患者痛苦, 消除症状, 达到治疗疾病目的的一种外治法, 又称为针挑疗法、截根疗法。

挑刺疗法是在古代"九针"中的"毛刺""扬刺""浮刺""半刺", 以及"络刺"的基础上演变而来的。如《灵枢·官针》所述"毛刺者, 刺浮痹皮肤也", "扬刺者, 正内一, 旁内四而浮之, 以治寒气博大者也", "半刺者, 浅内而疾发针, 无针伤肉, 如拔毛状", "络刺者, 刺小络之血脉也"。挑刺原理就在于其有宣导经络, 通调气血, 助其荣卫运行, 改善脏腑功能, 达到祛邪扶正, 治愈疾病的目的。

【操作规范】

（一）挑刺用具

1.三棱针、圆利针、大号注射针头, 亦可用牙科用的器械改制成锋利的三棱针样长约 10cm 的挑治针, 还可用眼科角膜钩改制成钩状挑治针。

2.消毒用品、乙醇棉球、碘酒和碘酒棉球、敷料、胶布等。

（二）部位选择

挑刺法必须按照辨证施治的原则, 明确病位, 以作出临床诊断, 确定治则和治法, 选取相应的穴位和部位。

1. 以背俞、夹脊穴为主作定点挑治 背俞, 是脏腑经气输注于背部的腧穴。《灵枢·背腧》提出背俞穴可主治五脏疾病, 并提出了五脏背俞的穴名和穴位。同时还提出了背俞穴定穴时所出现的"按其处, 应在中而痛解, 乃其输也"的阳性反应现象。临床可观察背俞穴处的皮下组织有无隆起、凹陷、松弛和皮肤温度的变异等反应现象,以此分析、判断属于某一经的疾病。也可以此寻求有关穴位邻近的阳性反应点作为取穴依据。如临床治疗头面、颊、颈、项部诸器官疾病，取颈 1 至 7 椎夹脊穴；治疗胸腔内脏及上肢疾病，取颈 3 至胸 7 椎夹脊穴；治上腹部内脏疾患，取胸 8 至 12 椎夹脊穴；治疗腰部和下腹部内脏疾患，取胸 10 至腰 2 椎夹脊穴；治疗肛门部和下肢部的疾患，取腰 2 至骶 4 椎夹脊穴等。

2. 以痛为腧，找痛点挑刺 在病变体表局部区域内，找最明显的压痛点进行挑刺，如肩痛多在肩胛骨上的表面和三角肌的前缘等处找到痛点；腿痛多在腰骶关节表面找到痛点，即可在该痛点处挑治。

3. 以脊髓神经节段分布，选点挑刺 是运用"脊髓神经节段性分布"的理论应用于挑刺疗法中的一种方法。

4. 选反应点挑治 选用某些疾病在体表有关部位出现的反应点，如压敏点、疹点等。疹点的特征似丘疹，稍突出于皮肤，似针帽大小，多为灰白色或暗红色，棕褐或浅红色，压之不退色。选点时要注意与痣、毛囊炎、色素斑相鉴别。找点困难时，可用手摩擦相应部位皮肤后，再进行寻找。以上四种选穴方法，可单独应用，亦可综合选定穴位或部位进行挑治。

（三）挑刺方法

挑刺部位确定后，用碘酒、乙醇常规消毒。左手固定穴点，右手持针，将针横刺刺入穴点的皮肤，纵行挑破 0.2 ～ 0.3cm 皮肤，然后将针深入表皮下挑，挑断皮下白色纤维样物数根，以挑尽为止。术后用碘酒消毒，敷上无菌纱布用胶布固定。也可先用 0.5% 盐酸普鲁卡因打一皮丘，用手术刀在皮丘上切一小口，再将挑针刺入，挑出皮下白色纤维样物，用刀割断。术后处置同上。

【适应证】

挑刺疗法适用于肛门瘙痒症、外阴瘙痒症、神经性皮炎、慢性湿疹、慢性荨麻疹等。

【禁忌证】

孕妇、糖尿病患者，肺结核活动期、骨结核、严重心脏病、瘢痕体质及有出血倾向的患者不宜挑刺。

【技法要点】

1. 患者应取适当的体位，一般取卧位，以便操作和防止晕针。

2. 严格无菌操作，术后嘱患者注意局部清洁，3 ～ 5 日内不可用水洗，防止感染。

3. 操作前首先要选择针挑点。

【注意事项、问题防范】

1. 术中注意无菌操作，嘱患者注意保持局部清洁，3～5日不用水洗，防止感染。

2. 针尖应在原口出入，不要在创口上下乱刺。

3. 挑治后注意休息，不吃刺激性食物。

4. 对孕妇、严重心脏病及有出血倾向的患者慎用或不用。

【经验体会】

挑刺疗法作为一种中医特色外治法，要达到较好的临床疗效，关键在于选好挑刺的反应点。如何选好反应点，这个需要我们在临床中反复实践及总结。

【临床验证】

有研究表明，在背部大椎穴与肩胛骨内侧所组成的三角区内（两肩背部）寻找反应点，挑断其皮下白丝，对神经性皮炎有很好的临床疗效。

（王友发　梁海莹）

第十五节　耳穴压豆疗法

【疗法概述】

耳穴压豆疗法，是用胶布将药豆准确地粘贴于耳穴处，给予适度的揉、按、捏、压，使其产生酸、麻、胀、痛等刺激感应，以达到治疗目的的一种外治法。又称耳郭穴区压迫疗法。

关于耳穴的记载，最早见于马王堆汉墓出土的医书《足臂十一脉灸经》和《阴阳十一脉灸经》，首次提出与上肢、眼、咽喉相关的"耳脉"。《黄帝内经》丰富了耳与五脏六腑、经脉、经别、经筋之间的关系，提出"耳者，宗脉之所聚也"，为耳穴贴压治疗全身性疾病提供理论依据。中国第一部针灸专著《针灸甲乙经》中论述了耳针疗法在内、外、妇、儿、五官等各科病症的应用，为耳穴贴压在临床中的应用提供了实践经验。孙思邈所著的《备急千金要方》和《千金翼方》中，已明确记载了耳中穴、阳维穴等位置、主治及施治方法。《针灸大成》中对耳尖穴部位、主治、取穴方法的理论一直沿用至今，逐步形成了脏腑辨证和经络辨证相结合的辨证施治体系。从明代开始已有耳穴图的记载，清代著作《厘正按摩要术·察耳》将耳郭分为心、肝、脾、肺、肾五部，并绘出了耳背穴位图，由此耳穴疗法形成了独立的诊疗体系。

现代学者主要从解剖形态学和生理学等方面研究耳穴。在解剖学的研究中发现，分布在耳郭上的神经主要有来自脊神经颈丛的耳大神经和枕小神经，有来自脑神经的耳颞神经、面神经、舌咽神经、迷走神经的分支，以及随颈外动脉而来的交感神经。这些神经通过脊髓灰质后角的初级整合，完成脊髓节内或节间的反射；通过脑干内躯体感觉和内脏感觉核的整合，完成体表与内脏相关反射；通过脑干内网状结构中网状核之间的整合，完成基本生命活动的调节。所以内脏的病变会引起耳穴部位的神经敏感、疼痛，甚至引起局部血管扩张，汗腺、皮脂腺分泌的改变。

【操作规范】

1. 备齐用物，做好解释，取得患者配合。

2. 患者取侧卧位或坐位。

3. 术者一手持耳轮后上方，另一手持探针由上而下在选区内找敏感点，常规消毒。

4. 埋籽。左手手指托持耳郭，右手用镊子夹取割好的方块胶布，中心粘上准备好的药豆，对准穴位紧贴压其上，并轻轻揉按 1～2 分钟，以局部耳郭微红、发热为度。

5. 一边按压，一边询问患者有无酸、胀、痛等"得气"感。

6. 教会患者或家属按压的方法。

7. 撤籽。撤除胶布和王不留行籽，观察局部皮肤有无红肿、破损，并及时给予处理。

8. 操作完毕，清理用物，归还原处。操作后应进行手的卫生消毒。

【适应证】

耳穴压豆疗法适用于痤疮、带状疱疹、带状疱疹性神经痛、黄褐斑、慢性荨麻疹、脂溢性皮炎等。

【禁忌证】

1. 耳郭上有湿疹、溃疡、冻疮、破溃等，不宜用耳穴治疗。

2. 有习惯性流产的孕妇禁用耳穴压豆治疗；妇女怀孕期间也应慎用，尤其不宜用子宫、卵巢、内分泌、肾等穴。

【技法要点】

耳穴压豆的关键是选准穴位，根据耳穴在耳郭上的分布，结合中医基础知识、前人经验，以及耳郭上的反应点作为压豆穴位。寻找反应点的方法有两种：一是直接观察法，观察耳郭有无脱屑、水疱、丘疹、充血、硬结、疣赘、色素沉着等，出现以上变形、变色点的相应脏腑器官往往患有不同程度的疾病，可以用耳穴贴压治疗。二是压痛点探查法，用前端圆滑的金属探棒或火柴棍，以近似相等的压力，探查耳郭上出现压痛点，这些压痛点大多是压豆刺激所应选用的穴位。

【注意事项、问题防范】

1. 每次以贴压 5～7 穴为宜，每日按压 3～5 次，隔 1～3 天换 1 次，两组穴位交替贴压。两耳交替或同时贴用。

2. 动作轻巧，按压力度均匀适中，使患者有热、麻、胀、痛等感觉即可。

3. 贴压耳穴应注意防水，以免脱落，一旦胶布潮湿，脱落应及时更换。

4. 夏天易出汗，贴压耳穴不宜过多，时间不宜过长，以防胶布潮湿或皮肤感染。

5. 如对胶布过敏者，可用黏合纸代之。

6. 对过度饥饿、疲劳、精神高度紧张、年老体弱、孕妇按压宜轻，急性疼痛性病症宜重手法强刺激。

【经验体会】

1. 耳穴压豆疗法治疗关键在于辨证选穴，选好了穴位，才能达到很好的临床疗效。

2. 贴好耳豆后，每天按压多次，达到必要的刺激量，也是影响临床疗效的另外一个因素，所以我们在贴好耳豆后应该叮嘱患者经常按压刺激穴位。

【临床验证】

有研究表明，耳穴贴压法配合外用龙珠软膏治疗寻常型痤疮可以达到标本兼治的疗效，且耳穴贴压简单易行，不良反应小。

（王友发　梁海莹）

第十六节　黑布药膏疗法

【疗法概述】

黑布药膏原是民间用于治疗痈疽的一个有效秘方。赵炳南教授在行医过程中发现，黑布药膏用于治疗"背痈"等化脓性疾病，无论面积大小，或是很深的疮面治愈后，瘢痕很小。遂将其改制为主要治疗瘢痕疙瘩的药物，并引申出黑布药膏疗法。1955年，皮肤性病学家胡传揆在波兰的东欧社会主义国家皮肤科国际会议上做了赵炳南《黑布药膏治疗瘢痕疙瘩》学术报告，引起与会各国专家的强烈反响。据当时卫生部中医司同志说，黑布药膏称得上是最早的中医药国际交流事件。

黑布药膏组成：老黑醋 2500mL，五倍子 840g，金头蜈蚣 10 条研面，冰片 3g，蜂蜜 180g。制法：将黑醋放于砂锅内煎开 30 分钟，再加蜂蜜煎沸，然后将五倍子粉慢慢地均匀加入，再改用文火煎成膏状离火，最后兑入蜈蚣面和冰片粉搅拌均匀即可。方中五倍子收敛解毒，为君药。药理研究报道，其具有强大的抗病毒、抗细菌作用，以及明确的收敛、抗炎、止痛作用。金头蜈蚣破瘀以毒攻毒，为臣药。冰片止痒镇痛解毒，老黑醋解毒软坚，二者共为佐药。蜂蜜调和诸药，为使药。黑布药膏疗法有破瘀软坚、止痛、解毒、活血、消炎作用。在临床应用于瘢痕疙瘩、疖、痈、毛囊炎初起、乳头状皮炎等。

【操作规范】

1. 换药前清洁局部皮肤，有条件时可予75%乙醇外用消毒患处；

2. 将黑布药膏厚敷患处（2～3mm厚），上用黑布（现在多用数层纱布）覆盖，用胶布固定。（附图19）

3. 1～3天换药1次。

【适应证】

黑布药膏疗法适用于瘢痕疙瘩、乳头状皮炎、神经性皮炎、疖、痈、毛囊炎，以及其他增生性皮肤病等。

【禁忌证】

黑布药膏疗法对药物成分过敏者不可用。

【技法要点】

1. 每次在换药之前，注意首先清洁患处，然后厚涂黑布药膏，防止药膏残留皮肤造成刺激。

2. 涂药厚度要超过一元硬币的边缘厚度，如果涂药过薄效果不佳，涂药后用黑布或多层纱布覆盖，这样不仅可以促进药物吸收，而且避免弄脏衣物。

3. 治疗病种不同，换药间隔不同。化脓性皮肤病可每日换1次。瘢痕疙瘩、神经性皮炎等可每2～3日换1次。

【注意事项、问题防范】

1. 因为黑布药膏的基质中含有老黑醋，所以在涂抹黑布药膏时忌用金属器械辅助，金属器械会与醋产生相关化学反应，从而改变药物性质，使功效不能达到最好的发挥。

2. 使用前需要详细询问患者的过敏史，黑布药膏成分中的五倍子、蜈蚣、老黑醋等，外用容易形成接触过敏，以及局部刺激症状，所以使用前要详细交代给患者。

3. 刚开始使用时，不要大面积涂抹于所有瘢痕，应于局部涂抹少量药膏试用，密切观察有无过敏反应和刺激现象发生。一旦发生过敏，应及时停药，清洁局部皮肤。若症状不能缓解，需给予抗过敏药物治疗。

【经验体会】

1. 治疗瘢痕疙瘩时，换药间隔需根据气候、人体出汗多少调整。天气凉爽时最好2天换药1次，若高温闷热可1天换药1次。

2. 因为瘢痕疙瘩疗程很长，患者多尝试过各种治疗手段（如手术或放射治疗等），此时寻求中医治疗，若瘢痕炎症反应比较明显，患者主诉痒痛难耐，则不能过早使用黑布药膏，以免进一步刺激皮肤，而是应首先控制急性炎症反应，等炎症完全消退后再予使用。

【临床验证】

实验研究证实，蜈蚣和五倍子可以显著减少瘢痕疙瘩胶原蛋白合成，以及成纤维细胞增殖。曹为等运用黑布药膏治疗瘢痕疙瘩，用药6个月后，随访患者，诉皮损处颜色变淡，瘢痕面积缩小，质地较前变软，虽未全部消退，但费用低、可持续操作性强，同时患者对治疗效果满意。

（朱慧婷　周冬梅）

第十七节　拔膏疗法

【疗法概述】

拔膏疗法是赵炳南教授在1958年根据临床实际需要，在传统黑膏药的基础上，进行了创新改进，制作出易于保存、携带的长条状中药外用制剂，并用于多种顽固、角化型皮肤病的一种皮科外治方法。黑色拔膏棍制成品形同木棍，为长约3.5cm、直径1cm圆柱体，故名"黑色拔膏棍"。与传统黑膏药相比，使用时无须摊涂于纸背或布背，仅需根据患处大小选择合适剂量，略加温软化即可贴敷牢固，使用方便、疗效显著的同时，有效减少用药量，避免污染皮肤，更大大降低治疗费用。最初制作的为黑色拔膏棍，其后根据临床需要又开发了脱色拔膏棍和稀释拔膏棍。

黑色拔膏棍组成，群药类：鲜羊蹄根梗叶（土大黄）、大枫子、百部、皂角刺、鲜凤仙花、羊踯躅花、透骨草、马前子、苦杏仁、银杏、蜂房、苦参子、山甲、川乌、草乌、全蝎、斑蝥、金头蜈蚣；药面类：白及面、藤黄面、轻粉、硇砂面。制备方法大致与黑膏药的制法相同，包括炸料、炼油、下丹成膏、去火毒。但是，最后制药条是经过赵炳南老先生根据多年经验总结和独创，将药膏团块置于容器中，温度不超70℃并搅匀，取出放于滑石粉上搓成药条，然后再切成小段，密封保存即可。由于药油内加入的樟丹、官粉及药面比例不同，可制成黑色拔膏棍、脱色拔膏棍、稀释拔膏棍三种膏药制剂。拔膏疗法功效是拔毒提脓、通经止痛、破瘀软坚、除湿止痒杀虫，可改善局部血液循环，促进炎症吸收，软化角质和瘢痕。（附图 20）

【操作规范】

1. 热滴法　用胶布保护正常皮肤，将药棍一端热熔后滴于患处，上覆胶布。本法适用于角化浸润明显，且面积小的皮损。

2. 蘸烙法　将药棍一端热熔后对准皮损面，快速烙贴患处，上覆胶布。本法适用于孤立、散在、角化性小面积皮损。

3. 摊贴法　将膏药熔后摊于布片上，热贴患处。本法适用于较大面积皮损。

以上三种治疗方法，一般每 3 ～ 5 天换药 1 次，10 次为 1 疗程。

【适应证】

拔膏疗法适用于带状疱疹后遗神经痛、神经性皮炎、毛囊炎、结节性痒疹、寻常疣、鸡眼、甲癣、瘢痕疙瘩及肥厚性角化性皮肤疾患。

【禁忌证】

拔膏疗法对药物成分过敏者禁用。

【技法要点】

1. 热滴法和蘸烙法需要注意保护周围正常皮肤，将拔膏准确用到皮损处，以免正常皮肤出现烫伤。

2. 带状疱疹后遗神经痛者可将拔膏用于疼痛最明显处。

【注意事项、问题防范】

1. 根据不同皮疹，疗程不同。通常 1 ～ 3 个疗程可见效。瘢痕疙瘩相对顽固，平均疗程为 10 个月。

2. 部分易受摩擦部位的拔膏会在 3 天内出现移位甚至脱落，可嘱患者在家用打火机将脱落的拔膏加热至软化，再次贴到皮损处，可不影响疗效。自行操作时注意加热时间勿过长，以免温度过高烫伤皮肤。

【经验体会】

根据赵老提出的拔膏疗法临床适应证，一般皮损符合以下条件之一的皮肤病为其适应证：①皮损呈慢性、限局、浸润、肥厚者；②皮损呈散在、孤立、角化者；③皮损呈限局、硬化、萎缩者；④皮损呈干燥、皲裂者；⑤以神经痛为主要症状者。既往应用抗组胺药物、维生素、中草药内服及糖皮质激素外用等多种方法而效果不理想者，可尝试拔膏疗法。

拔膏疗法可改善局部血液循环，利于促进其化脓的形成及炎症吸收，并可密闭皮损软化角质层，使之剥脱，促进皮肤代谢过程，具有杀虫、除湿、止痒、拔毒提脓、通经止痛和破瘀软坚的作用，临床主要适用于皮肤湿热毒类、皮肤增生性病变类等病症。

拔膏疗法可以根据皮损面积调整用药剂量，随取随用，对于局限性的皮损应用方便。

【临床验证】

徐佳等采用开放性研究观察黑色拔膏棍疗法治疗局限性神经性皮炎、慢性局限性湿疹、寻常疣、跖疣的疗效。入组患者每 3 天换药 1 次，疗程共 4 周。结果：92 例局限性神经性皮炎、慢性局限性湿疹组总有效率为 84.8%。其中，皮损改善总有效率为 73.9%，瘙痒改善总有效率为 70.7%，69 例寻常疣、跖疣组总有效率 59.4%。

（朱慧婷　周冬梅）

第十八节　引血疗法

【疗法概述】

引血疗法是中医传统的外治法，又称刺血、刺络。它是根据"血实宜决之"（《素问·阴阳应象大论》），"宛陈则除之"（《灵枢·九针十二原》），"其受邪气，蓄则肿热，砭射之也"（《难经·第二十八难》）的治疗原则而直接针刺于络脉，并使之出血的一种方法。

传统刺血多限于高热、神昏、中暑、癫狂、头痛目眩、喉痹、急性扭伤、风湿痹痛等阳证、实证、热证、痛证。著名皮外科专家赵炳南教授早年行医时，用引血疗法治疗丹毒、急性淋巴管炎、下肢静脉曲张、带状疱疹等皮外科时毒瘀血壅盛的实证；晚年则多有创新，在"呼脓祛腐""煨脓长肉""回阳化腐生肌""去瘀生新"等学术思想指导下，将引血疗法独用于本属阴证、虚证、寒证的慢性下肢溃疡（赵老将其称为"锁口疮"）。并在长期的临床实践中逐步完善其理论和手法，归纳出"锁口疮"辨证要点和引血疗法治疗锁口疮"三不用"，使之与其他四种独特疗法（拔膏、熏药、搓药、黑布药膏）齐名，广泛用于临床，取得明显疗效。

【操作规范】

1. 疮面周围皮肤常规消毒。
2. 用镊子酌量去掉疮口边缘锁口皮。

3. 取三棱针（以银制者为佳）沿疮周瘀斑处快速垂直啄刺。刺法由密至疏，由深至浅，针距 1～3 分，以拔针见血如珠为度。

4. 引血完毕后，用消毒棉球将出血全部擦净，创面覆盖朱红纱条或生肌长肉之药膏后加压包扎。

5. 每周引血两次，连用数周，待疮周暗紫色瘀血斑转至红色止。

【适应证】

丹毒、下肢静脉曲张、带状疱疹等属于皮外科时毒瘀血壅盛的实证，以及慢性下肢溃疡属阴证、虚证、寒证者。

【禁忌证】

无锁口皮者不用；疮面塌陷者不用；疮周无紫色瘀斑者不用。

【技法要点】

1. 引血手法虽与古代文献记载不尽相同，但大体属于局部点刺和循经刺血的范畴。

2. 目前多用一次性采血针代替银制三棱针，采血针针头锐利，且均经过消毒处理，安全便捷。

3. 治疗期间需要细致观察疮面变化：一般 1 周左右，脓量增多，色白质稠；两周左右，腐肉脱落，肉芽鲜活红润；三周左右，白色伪膜向心性爬行，疮面滋生肉芽岛；四周左右疮面趋于愈合，溃疡表面有痂皮形成。

【注意事项、问题防范】

1. 术前疮面周围皮肤可用安尔碘消毒。

2. 银制三棱针需反复消毒，且反复使用消毒会导致针头变钝，故可用一次性采血针替代三棱针。采血针针头锐利，且均经过消毒处理，容易采购到，安全便捷。

3. 赵炳南教授所用朱红纱条由北京中医医院制剂室制作。成分有红升丹、朱砂，共为细末，凡士林调膏制成油纱条。如无朱红纱条，亦可用血余蛋黄油或湿润烧伤膏替代。

【经验体会】

慢性下肢溃疡因发于形似镰刀的胫骨两侧，故又名"臁疮"。赵炳南教授因其顽疮久不收口，如同被锁住而称其为"锁口疮"。锁口疮是由于湿热下注，经络阻隔，气血凝滞，脉道不通，日久耗气伤阴，营卫失和，肌肤失于濡养所致。因此，气滞、寒凝、血瘀的存在为溃疡经久不愈的主要障碍。引血疗法刺其局部瘀积之留血，可以"通其经脉、调其血气"（《灵枢·九针十二原》），激活慢性溃疡的僵化状态，变静为动，变瘀为通，从而达到"经脉流行，营复阴阳"（《灵枢·本脏》），回阳化腐，生肌长肉固皮的治疗目的。

引血疗法治疗慢性下肢溃疡，首辨有无锁口疮和锁口皮的凹凸程度。赵炳南教授认为凹陷者，疮面大，血虚气虚；突起者，面积小，血虚，气不甚虚。并提出引血疗法的三不用：①无锁口皮者不用；②疮面塌陷者不用；③疮周无紫色瘀斑者不用。

锁口疮临床的辨证要点有六：①病程长达数月或数年；②好发于多皮、多筋、多骨、少气、少血的胫骨内外侧；③疮面既不扩大，也不缩小，经久不愈合；④疮面周边可见形似橡皮圈灰白色厚坚皮，谓之"锁口皮"；⑤疮周乌黑僵硬，瘀斑沉着，肉芽晦暗，脓汁稀少；⑥局部有紧压感，但无明显痛痒。

在现代医学飞速发展的今天，下肢慢性溃疡仍然是皮外科尚待攻克的难点。引血疗法治疗下肢慢性溃疡，仍不失为一种简、便、廉、效的好方法。

【临床验证】

陈凯等运用引血疗法联合朱红纱条换药治疗下肢慢性溃疡 74 例患者，与常规朱红纱条换药疗法对照。结果：引血组有效者 72 例，有效率 97%；对照组 24 例中有效者 20 例，有效率 83%。治疗四周左右疮面趋于愈合，凹陷、表面有痂皮形成。

（朱慧婷　周冬梅）

第十九节　放血疗法

【疗法概述】

放血疗法，又称刺络放血，是中医临床常用的治疗方法，是一种采用三棱针或其他针具刺破皮肤，放出适量血液以治疗疾病的方法。放血疗法的适应证十分广泛，可用于多种实证、热证、瘀血、疼痛等，是中医学在长期发展实践中形成的特色治疗手段之一。

放血疗法的起源最早可追溯到石器时代。在艰苦环境中生存的古人慢慢发现，有时受伤流血后，身体原有的其他不适减轻或消失了。随着知识和经验的代代相传，这些"偶然"的发现被反复试验，最后形成了通过人工有意刺破皮肤，放出血液而治疗一些疾病，缓解一些症状的方法。为了力求操作简便，减轻痛苦，人们开始有意将石头打磨成一端扁平带刃的形状，后来逐渐发展成"砭石"。据《刘涓子鬼遗方》记载："毒发于背者……急破出青血三五升，方有黄脓白汁相和发泄。"我们有理由推测，最初的砭石是用来刺破皮肤，排出脓液和血液的工具，应用砭石是放血疗法的最初形式。《灵枢·官针》将放血疗法称为"赞刺"，即"赞刺者，直入直出，数发针而浅之，出血是谓治痈肿也"。其治法已与当代有相似的操作。此后随着时代发展，放血疗法的理论在《外台秘要》《儒门事亲》《针灸大成》等中医专著里不断延伸，适应证不断扩展至多种内科外科疾病及疫疠和急症。

在皮肤科，放血疗法由于其良好的泻火解毒、活血化瘀、养血活血、舒经通络等功效，常被用于带状疱疹、痤疮、荨麻疹、皮炎、下肢淤积性皮炎等皮肤病。按放血部位来分，皮肤科常用的有耳背放血、耳尖放血、穴位放血。

【操作规范】

1.耳背放血操作规范

（1）嘱患者坐位，在患者颈肩部用治疗巾做好铺垫，防止血液污染患者衣物。

（2）选用耳郭后上部静脉处（单侧），充分暴露耳郭后皮肤，局部用75%乙醇或安尔碘常规消毒。

（3）选择一条比较粗大的静脉，用锋利的三棱针或一次性采血针刺破三处，然后用消毒干棉球将挤出的三滴血擦去，如此再重复二遍，放出九滴血即可。

（4）放血后局部消毒、清洁，外敷干洁纱布以保护创面。

（5）疗程为隔日对侧放血1次，一般以6天为1疗程。

2.耳尖放血操作规范

（1）嘱患者坐位，在患者颈肩部用治疗巾做好铺垫，防止血液污染患者衣物。

（2）折耳向前，于耳郭上端取穴（多选单侧），充分暴露耳郭上端皮肤，局部用75%乙醇或安尔碘常规消毒。

（3）施术者手部消毒，用一手固定、捏挤被刺部位，以减少针刺时的疼痛。另一手持三棱针或一次性采血针，迅速在耳尖刺破3～6处，随即用75%乙醇棉球擦拭挤出的血液，防止出血过快凝血，直到自然止血为止。

（4）放血后局部消毒、清洁，外敷干洁纱布保护创面。

（5）疗程为隔日对侧放血1次，1周为1疗程。

3.穴位放血操作规范

（1）依据腧穴位置，嘱患者取坐位或卧位，充分暴露腧穴位置，用治疗巾做好铺垫，防止血液污染患者衣物或床褥。

（2）局部用75%乙醇或安尔碘常规消毒。

（3）施术者手部消毒，用一手固定/捏挤被刺部位，以减少针刺时的疼痛。另一手持三棱针或一次性采血针，迅速在所选穴位刺破皮肤，随即用75%乙醇棉球擦拭挤出的血液，防止出血过快凝血，直到自然止血为止。或用三棱针点刺血放血，在穴位上闪火拔罐各5～10分钟。

（4）放血后局部消毒、清洁，外敷干洁纱布保护创面。

（5）疗程为每周 1 ～ 3 次，治疗一周为 1 个疗程。

【适应证】

带状疱疹、丹毒、淋巴管炎、痤疮、湿疹、神经性皮炎、脂溢性皮炎、荨麻疹、瘙痒症、结节性痒疹、银屑病等。

【禁忌证】

体质虚弱、贫血、低血压、孕产经期、传染病、有自发性出血倾向或有严重系统疾病患者；过饥、过饱、有晕血晕针倾向者；严重创伤、开放性伤口不宜放血。

【技法要点】

1. 被刺部位要充分暴露并严格消毒，防止感染，耳郭周围碎发可用胶布轻轻固定，以免影响操作。

2. 医者戴一次性无菌手套，避免接触患者所出血液，用过的火罐需要清洗后用多酶清洗剂（1∶128 稀释）浸泡，注意消毒，防止交叉感染。

3. 放血量及针刺深度根据施术部位、病种、病情而定。耳背及耳尖放血必须迅速、轻巧，不可深刺，避免刺伤耳软骨，放血量一般不超过 1mL。头面部皮肤较薄，血管分布丰富，宜浅刺并可适当多放。四肢躯干肌肉丰满处可适当深刺，针刺过浅则出血量过少影响疗效，但需注意过深则易导致刺穿或损伤过度。

4. 为减轻刺破皮肤时的疼痛，对于皮肤皮下组织较薄且松软处，可用手指捏挤被刺部位。对于皮肤皮下组织紧实处，宜用手指固定且略撑开被刺部位。

5. 头面部血管丰富，在放血尤其是拔罐后会出现局部瘀斑，需提前告知患者，且治疗结束按压创面 15 分钟或适当缩短留罐时间，以减轻瘀斑情况。

【注意事项、问题防范】

1. 放血操作前，一定要确定患者不是空腹，空腹禁止放血，以免患者晕血、晕针。

2. 围产期妇女慎用；精神过于紧张、疲劳患者不宜用。

3. 放血操作时，操作者要佩戴帽子、口罩及一次性手套，注意无菌操作，每位患者要更换手套。

4. 放血操作前，要向患者交代病情和操作过程。由于放血涉及出血，可能会对某些患者产生恐惧，同时针刺时会比较疼痛，需提前告知，并帮助患者做好心理准备。

5. 要注意严格消毒，防止感染，放血后可用 75% 乙醇或安尔碘清洁消毒操作部位，并予以干净纱布适当包扎。

6. 出血较多时，患者宜适当休息 10 ～ 30 分钟后离开。

7.放血处当天不宜着水,以防感染。

8.头面部血管丰富,放血治疗后部分区域可能形成皮下血肿,向患者充分解释。皮下血肿自行消退,一般不做特殊处理,如局部肿胀较重,可先做冷敷止血,24小时后再做热敷,以促使局部瘀血消散吸收。

【经验体会】

1.针具选择,放血常用针具有三棱针、针灸针、采血针、一次性真空采血器、一次性注射器针头、火针、梅花针等。传统放血疗法采用三棱针,伴随时代的发展,一次性的放血工具被广泛使用,如一次性真空采血针、指尖采血针、注射器针头。目前较常用且简便易得的是一次性真空采血针,它比较锋利,容易快速进针,针管长度合适操作,也有利于大量放血及位置较深的放血治疗。同理,注射器针头、指尖采血针也是临床上常用针具,也可选用。

2.放血前的准备,将棉签、消毒剂（乙醇或安尔碘）、放血针具、火罐、烧针器、打火机、纱布等均放置在治疗盘中,以便随用随取。取得患者知情同意,如有紧张焦虑者需给予安慰和疏导,帮助患者放松。如仍无法放松,需重新评估是否使用放血疗法。

3.放血手法宜稳、准、快,以减轻痛苦。耳尖、耳背或指尖等无法拔罐的部位,可用75%乙醇棉球不断擦拭,防止血液过快凝固,增加放血量。

4.一般地,头面部疾病如痤疮、脂溢性皮炎、玫瑰痤疮、头面部带状疱疹、头面部丹毒,常选用耳尖或耳背放血,或者大椎放血配合拔罐。神经性皮炎、湿疹、荨麻疹、瘙痒症等属于湿热浸淫或肝经湿热证者,选用大椎、膈俞、肺俞、血海放血。神经性皮炎、湿疹、瘙痒症等属血虚风燥证者,可选用膈俞、血海、脾俞、胃俞、肾俞或皮损处放血。

5.放血疗法一般用于银屑病血瘀证,相当于静止期,尤其是一些斑块型银屑病。银屑病血热证,由于处于进行期,存在同形反应,一般禁用放血疗法。严重的红皮病型银屑病、脓疱型银屑病,应视病情及患者体质情况而定,一般不做放血治疗。

【临床验证】

刘春阳等将104例带状疱疹急性期肝经郁热证患者,随机分为治疗组和对照组各52例,对照组予中药内服和针刺基础治疗,治疗组在对照组基础之上加用针刺放血方法。两组均以7天为1个疗程,疼痛完全消失后停止治疗,规定治疗时间为7～28天。结果:治疗组止疱时间、开始结痂时间、全部结痂时间、开始脱痂时间、疼痛开始减轻时间、疼痛消失时间均短于对照组（$P < 0.05$）;两组30天后患者后遗神经痛发生率均为3.85%（$P > 0.05$）。治疗后,治疗组综合疗效评价总有效率为92.31%,对照组为86.54%，治疗组高于对照组（$P < 0.05$）。

左倩玉将60例痤疮患者随机分为两组。对照组30例，口服枇杷清肺饮（枇杷叶、桑白皮、连翘、银花、淫羊藿、夏枯草各10g，柴胡、黄芩各12g，白芷30g，川楝子、莱菔子各15g，苦参9g，甘草6g，薏苡仁20g）。治疗组30例，采用放血疗法，取肺俞、胃俞、耳尖予梅花针叩刺，以局部皮肤明显潮红、充血，患者有明显疼痛感觉为度，也可见出血为度；用闪火法将玻璃罐吸拔于叩刺部位，留罐10分钟后取下；三棱针点刺耳尖放血。连续治疗20天。结果：治疗组临床痊愈20例，显效6例，有效2例，无效2例，总有效率93.33%；对照组临床痊愈15例，显效4例，有效2例，无效9例，总有效率70.00%；治疗组疗效优于对照组（$P < 0.05$）。

杨杨等将62例玫瑰痤疮患者，随机分为治疗组33例和对照组29例。治疗组采用耳背放血联合清肺除湿方内服外用治疗，对照组仅采用清肺除湿方内服外用治疗，疗程为4周。结果：治疗组愈显率为81.8%，对照组愈显率为62.1%。治疗组愈显率优于对照组（$P < 0.05$），治疗组在改善中医证候评分方面优于对照组（$P < 0.05$）。

徐佳等将62例湿疹患者按就诊顺序随机分为针刺加穴位放血组（治疗组）和西药组（对照组）。治疗组，按辨证分型的方法分为3型，采用针刺加穴位放血疗法。主穴：大椎、曲池、合谷、风市、三阴交、阿是穴。配穴：湿热内蕴型，选用阴陵泉、陶道、肺俞；脾虚湿盛型，选用脾俞、胃俞；血虚风燥型，选用膈俞、肝俞、血海。对照组，口服西药盐酸西替利嗪。共治疗6周。结果：两组总有效率分别为83.9%和58.1%，治疗组优于对照组（$P < 0.05$）。

（朱慧婷　周冬梅）

第二十节　自血疗法

【疗法概述】

自血疗法，即抽取患者静脉的血液，再注入患者相关穴位、臀部肌肉或局部皮损内的一种治疗方法。自血疗法被认为集中医传统放血、针刺、穴位注射疗法于一体，通过持久刺激穴位以协调机体阴阳，调整脏腑经络功能，从而达到治疗疾病的目的。

从临床报道资料看，自血疗法近年来在某些皮肤病如痤疮、慢性荨麻疹、湿疹、银屑病、白癜风等治疗中取得一定疗效，但其作用机制尚不明确。推测可能为血液中含有多种微量元素、抗体、激素和酶类，注入体内后，可能刺激机体产生非特异性免疫反应，抑制白细胞游走、溶酶体释放，降低血清IgE和白介素6等的水平，达到调节机体内环境，降低机体敏感性的目的。

【操作规范】

1. 依据患者疾病及辨证选择注射穴位，并让患者相应采用坐位或卧位。

2. 常规消毒后，在严格无菌条件下从患者肘部抽取适量静脉血，通常抽取 4mL。

3. 常规消毒所选穴位后迅速刺入，有针感后注入静脉血，每次每穴位注入 1 ～ 2mL。足三里、曲池等均为常用穴位。

4. 棉签按压针眼 5 分钟以止血。

5. 嘱患者休息 20 ～ 30 分钟，如无不适，可结束治疗。

【适应证】

痤疮、荨麻疹、湿疹、银屑病。

【禁忌证】

1. 注射局部皮肤有脓液形成时或分泌物较多时。

2. 过敏体质者。

3. 孕妇忌用。

4. 毛发部位忌用。

【技法要点】

1. 治疗部位要充分暴露并严格消毒，防止感染。

2. 医者戴一次性外科口罩、无菌手套进行操作。

3. 为减轻疼痛，自血疗法进针时宜用手指固定且略撑开被刺部位。

【注意事项、问题防范】

1. 女性患者应避开月经期。

2. 空腹禁止操作，以免患者晕血、晕针。

3. 操作时，操作者要佩戴帽子、口罩及一次性手套，注意无菌操作，每位患者要更换手套。

4. 术后患者宜适当休息 10 ～ 30 分钟后离开。

5. 头面部血管丰富，治疗后部分区域可能出现皮下瘀血，向患者充分解释，一般不做特殊处理。

【经验体会】

1. 痤疮 可采用辨证取穴。肺经风热型，选用曲池、肺俞、大椎、合谷等穴；脾胃湿热型，选用曲池、足三里、丰隆、阴陵泉等穴；冲任失调型，选用三阴交、足三里、太冲、血海等穴。10 次为 1 疗程，前 3 天每日 1 次，以后每周 1 ～ 2 次。

2. 慢性湿疹 选取双侧足三里、曲池、血海等穴位交替注射，隔日 1 次，10 次为 1 疗程。

3. 慢性荨麻疹 常取双侧足三里或双侧曲池，有针感后将血液缓慢注入，双侧足三里、曲池交替注射，隔日 1 次，10 次为 1 疗程。也可采用臀部肌肉注射，每日 1 次，连续 4 次后休息 3 日，再进行注射，4 周为 1 疗程。

4. 银屑病 一般可选用足三里、曲池穴位自血疗法，一周 1～2 次，10 次为 1 疗程。也可结合患者具体病情选取血海、曲池、足三里等穴位为主，背部选择大椎、肝俞、肺俞等穴位；上肢选择合谷、手三里等穴位；腿部选择风市、悬钟等穴位，持续治疗 10 天为 1 个疗程。

5. 白癜风 据辨证可选风池、大椎、肺俞、脾俞、肾俞、膈俞、曲池、足三里、血海、三阴交等穴。以上每个穴位注射 0.5～1mL，1 周 1 次，5 次为 1 个疗程。

【临床验证】

周梅花等采用口服消风散联合自血疗法治疗慢性荨麻疹 40 例，与口服酮替芬对照。结果：治疗组有效率达 92.50%，疗后血清 IgE 水平、CRP 及 IL-6 水平均较对照组显著降低，有效降低炎症因子水平。

颜雪珍等采用自血穴位注射疗法治疗寻常痤疮 28 例，取穴：双侧曲池、血海、足三里，每周 2 次，共治疗 4 周。总有效率 92.86%，且皮肤出油、皮损数量、颜色、肿痛评分均较疗前减轻。

附：PRP 技术皮肤病治疗的应用

PRP（Platelet rich plasma）的中文全称为富血小板血浆，通过抽取一定的静脉血，经过体外离心、分离获取，是近年来兴起的一项操作技术。PRP 的主要成分为血小板、白细胞及纤连蛋白。血小板经激活以后，可以止血并促进组织愈合，释放大量的生长因子和细胞因子，并以当地信号反应，精心编排生长因子释放。白细胞具有抗感染功能，而纤连蛋白可以提供细胞支架；血浆可以提供细胞营养和生长因子。目前 PRP 应用于临床多个科室，如血管外科、骨科、整形美容科、皮肤科等。单就皮肤科来讲，PRP 的适应证有脱发、黄褐斑，部分美容需求（如改善黑眼圈、抗衰老等）。

【操作规范】

1. 血液采集。皮肤消毒，使用采血针配合专用分离管进行采血，并对胶塞进行消毒（注意事项：抽取过程中，血液沿试管壁流入），到分离管黑色标识位置即 8mL。

2. 混匀。抽取后管体翻转 10～20 次，使试管内抗凝剂与血液充分混合，抽取多管血液时，在助手帮助下翻转摇匀，手法要轻柔，防止溶血。

3. 离心分离。试管在微量秤上称重配平对称，放入离心机中，转速 3500 ～ 4000 转，时间 5 ～ 10 分钟。

4. 机器停稳后取出试管，静止 3 ～ 5 分钟（使血小板完全沉淀）后，使用 10mL 的注射器配合加长针（7cm 以上长度），自上而下逐层抽取 PRP。剩下的 1 ～ 2mL 血清（根据需要的浓度留存），采用震荡晃动 20 ～ 30 次，把管壁和分离胶上的 PRP 全部清洗干净，管体倒置，用 3mL 注射器抽取剩余所有 PRP。两支注射器有明显对比，PRP 注射器中的颜色更深。

5. 根据患者病情，进行相应的治疗。

【适应证】

1. 面部年轻化治疗。

2. 黄褐斑的治疗。

3. 脱发治疗。

4. 慢性溃疡。

【禁忌证】

1. 皮肤局部有炎症。

2. 过敏体质者。

3. 孕妇忌用。

【技法要点】

1. 治疗部位要充分暴露并严格消毒，防止感染。

2. 医者戴一次性外科口罩、无菌手套进行操作。

3. 在皮内注射成皮丘即可。

4. 尽量做到注射点分布均匀。

5. 为减轻疼痛，注射前可以局部外敷 5% 复方利多卡因乳膏。

【注意事项、问题防范】

1. 女性患者应避开月经期。

2. 空腹禁止操作，以免患者晕血、晕针。

3. 操作时，操作者要佩戴帽子、口罩及一次性手套，注意无菌操作，每位患者要更换手套。

4. 术后患者宜适当休息 10 ～ 30 分钟后离开。

5. 脱发治疗应剃发以暴露头皮，方便操作。

【临床验证】

许教雄等对 18 例女性采用自体 PRP 进行面部点状皮下注射及皱纹处注射，进行面部年轻化观察。随访 6 个月，发现治疗后 VISIA 皮肤斑点、皱纹、纹理、毛孔定量检测分值均有不同程度下降，SOFT 检测皮肤水分、弹性指标数值均上升，显示 PRP 具有较全面的皮肤年轻化作用。

宁娟等采用电动纳米微针结合 PRP 应用于面部皮肤美容，将 PRP 利用微针均匀导入面部皮肤，治疗后达到了良好的面部美容效果，有效改善了肤质、肤色、色斑、细纹、皮肤弹性等方面，就医者、医生及第三方满意度均在 90% 以上。

苏碧凤等采用 PRP 水光注射联合调 Q 激光治疗黄褐斑患者 50 例，疗效优于单纯使用调 Q 激光治疗者，提示利用 PRP 水光注射修复受损的屏障功能及抑制炎症反应，协同 Q 开关 Nd：YAG1064nm 激光去除已存在的过量色素，可以在黄褐斑治疗上取得不错效果。

谢君强等采用 PRP ＋铒激光点阵＋非那雄胺、PRP ＋非那雄胺与单纯口服非那雄胺对照治疗雄激素源性脱发 90 例。结果：联合组疗效明显高于单纯口服非那雄胺和口服非那雄胺＋ PRP。三组受试者瘙痒、鳞屑、油腻、脱发积分下降程度，联合组＞PRP 组＞非那雄胺组，说明联合治疗能有效增加患者的头发量，改善相关症状，起效时间迅速，而且没有出现明显不良反应。

任君文等采用 PRP 联合藻酸盐敷料治疗 32 例慢性静脉性溃疡，与单用藻酸盐敷料对照，疗程 1 个月。结果：PRP 组患者治疗后创面面积缩小显著，创面愈合时间明显短于对照组。

（朱慧婷　周冬梅）

第二十一节　割治疗法

【疗法概述】

割治疗法是在一定的穴位或者部位上，使用外科手术的方法切开，割取少量脂肪组织，并在局部施加刺激，或只是在皮肤上划割（划痕疗法），以治疗疾病的一种方法。

割治疗法其机理为通过刺激穴位，使体内合成代谢提高，分解代谢下降，改善血液循环，以达到调和气血、疏通经络的功效。

【操作规范】

1.工具　消毒用品、手术刀、止血钳、持针器、无菌纱布、带针慕丝线、胶布、利多卡因、注射器、无菌巾单。

2.操作步骤

（1）核对患者姓名、评估病情，把握适应证，指定割治部位。

（2）割治部位皮肤常规消毒，铺无菌巾单，局部浸润麻醉。

（3）用手术刀片纵行切开皮肤 0.5 ～ 1.0cm，深至皮下，用血管钳分离切口，暴露脂肪组织，取出黄豆或蚕豆大小的脂肪组织。

（4）将血管钳伸入皮下，对局部经穴按摩刺激，要求得气，并向四周扩散。

（5）用丝线缝合切口，无菌敷料包扎固定，5 ～ 7 天拆线。

（6）治疗后对患者进行评估，并交代治疗后的注意事项。

（7）清理用物，洗手。

【适应证】

割治疗法适用于皮肤瘙痒症、神经性皮炎、慢性荨麻疹、银屑病等顽固性皮肤病。

【禁忌证】

1.重症高血压、心脏病、急性脑血管意外、急慢性心功能不全、肺结核活动期患者等忌用。

2.皮肤局部有感染、肿块、破溃、凝血障碍、有活动性出血者忌用。

3.孕妇、月经期患者慎用。

【技法要点】

1.老、弱、妇、儿患者刺激宜轻巧，防止眩晕。

2.麻醉不可过多和过深，以免影响割治效果。

【注意事项】

1.严格遵守无菌操作，预防感染。

2.切口不宜过深，防止损伤血管、神经或肌腱韧带。

3.两次割治疗法的时间间隔至少 10 天以上。第二次割治可在原部位旁开 1cm 处，亦可另取穴位。

4.耳穴割治法用刀尖在穴位上划割，深度不可穿透骨膜，刀口约 0.1cm，见血即可。

5.手术部位 5 ～ 7 天不宜接触水，防止感染。

【问题防范】

1. 局部并发感染，应予抗感染治疗。

2. 割治反应，割治后可出现全身不适、关节酸痛、食欲不振等症状，一般在 3 天内发生，持续 1～2 天。足底割治反应在术后 1～14 天内发生，持续 1～6 天。反应严重者可对症处理。

【经验体会】

姜振华用耳穴割治放血法治疗银屑病，在耳部消毒后，用手术刀在耳蜗根部中央割治放血，每次 3～5 滴，2 天 1 次，连续 10 次为 1 个疗程。23 例患者痊愈 9 例，基本痊愈 11 例，显效 2 例，有效 1 例。

吴桂玲等运用针刺结合耳背割治放血，治疗肺经风热型痤疮。其将 60 例肺经风热型痤疮患者随机分为对照组和治疗组各 30 例。对照组采用针刺治疗；治疗组采用针刺结合耳背割治疗法。3 个疗程后，对照组总有效率为 76.7%，治疗组总有效率为 96.7%，治疗组的疗效优于对照组（$P < 0.05$）。针刺结合耳背割治放血治疗肺经风热型痤疮疗效显著。

附：划痕疗法

【疗法概述】

划痕疗法是利用手术刀片尖端在皮肤病皮损范围沿皮纹进行划割，致使皮损出现划痕，并有少量血液或血清渗出，改善局部微循环，调理脏腑机能，以治疗疾病的一种方法。

【适应证】

局限性神经性皮炎、结节性痒疹、慢性湿疹等。

【操作方法】

1. 皮损处常规消毒。

2. 用手术刀片尖端在皮损外缘作点状划痕一周，刀痕长约 0.5cm，每刀相隔 0.2cm。

3. 在皮损范围内沿皮纹方向划满刀痕，每条刀痕间隔 0.2cm，刀痕深度以划破真皮浅层有血清渗出或少量血液渗出即可。

4. 擦干血迹后，外擦枯矾粉，无菌纱块轻轻按揉 1～2 分钟。

5. 覆盖无菌敷料，胶布固定。5～7 天 1 次，7～10 次为 1 疗程。

【注意事项】

1. 注意无菌操作，避免感染。

2. 面颈部和急性皮肤病患者忌用。

3. 瘢痕体质患者忌用。

4. 治疗期间禁食刺激性食物，如酒、辣椒、姜、牛肉、鲤鱼等。

（王奕夫　康旭）

第二十二节　小针刀疗法

【疗法概述】

小针刀疗法是一种介于手术方法和非手术疗法之间的闭合性松解术。在中医筋伤辨证论治和西医解剖学等知识的指导下，利用小针刀刺入治疗部位病变处进行切割，剥离有害组织，以达到止痛祛病的效果。此疗法具有疗效好、见效快、疗程短、无毒副作用、适应范围广等特点。

在皮肤科方面小针刀一般用于治疗腋臭、足底鸡眼。

【操作规范】

（一）工具

小针刀、75%乙醇、碘伏、1%利多卡因、0.9%生理盐水、肾上腺素、注射器、微型齿形刮匙、橡胶引流条、无菌巾单、棉签、无菌敷料及胶布。

（二）操作步骤

1. 腋臭治疗操作

（1）核对患者姓名、评估病情，术前沿腋毛分布区边缘标记"◇"线。

（2）患者平卧位，屈肘，手臂上抬至头顶，常规皮肤消毒，铺无菌巾单。

（3）双侧腋下手术区域局部浸润麻醉（1%利多卡因5mL、肾上腺素0.2mL、0.9%生理盐水10mL）。

（4）麻醉成功后取腋后线"◇"线交点进针，用小针刀拉锯式分离皮肤与皮下组织。

（5）充分游离皮肤与皮下组织后，退出小针刀，将微型齿形刮匙置入切口，刮匙齿牙面向皮下真皮层方向，反复搔刮破坏汗腺，并将破坏的组织刮出切口外。

（6）清除汗腺后，检查有无活动性出血，切口放置橡胶引流条。

（7）切口加压包扎。

（8）术后 1 周可除去包扎敷料。

2. 鸡眼治疗操作

（1）核对患者姓名、评估病情。

（2）患者平卧位，常规皮肤消毒，铺无菌巾单。

（3）手术区域局部浸润麻醉（1%利多卡因 5mL、肾上腺素 0.2mL、0.9%生理盐水 10mL）。

（4）麻醉成功后，用小针刀从鸡眼侧方刺入皮损底部，左右横向剥离 2～3 次，再从与上次进针方向的垂直方向在皮损外侧进针，与上次剥离方向垂直，在皮损底部剥离 2～3 次。

（5）出针后加压包扎患处。

（6）2～3 日切口闭合可除去包扎敷料。

（7）切口加压包扎。

【适应证】

小针刀疗法适用于腋臭、足底鸡眼。

【禁忌证】

1. 重症高血压、心脏病、急性脑血管意外、急慢性心功能不全、肺结核活动期、严重糖尿病患者等忌用。

2. 皮肤局部有感染、肿块、破溃、凝血障碍、有活动性出血者忌用。

3. 孕妇患者忌用。

4. 月经期患者慎用。

【技法要点】

1. 小针刀进针及操作要迅速，以减少患者的疼痛。

2. 在深部进行剥离操作时，手法宜轻，避免加重疼痛或损伤周围组织。

3. 小针刀治疗腋臭，用小针刀锐性拉锯式分离皮肤与皮下组织，周边分离边界达规划手术范围边缘，充分剥离皮肤与皮下组织。通过微切口置入微型齿形刮匙，刮匙齿牙向皮下真皮层方向，反复搔刮，破坏汗腺，并将被破坏组织刮出体外，搔刮后的皮肤能隐现刮匙齿牙，结束手术。

【注意事项】

1. 严格遵守无菌操作，预防感染。

2. 腋臭治疗时，应一手提捏皮肤，另一手持针斜行刺入，避免损伤腋窝组织。

3.治疗时机宜选在凉爽季节。

4.局部皮肤有感染或溃疡、肺结核活动期、骨结核、严重心脏病或妊娠患者不宜使用该疗法。

【问题防范】

1.晕针

表现：头晕、心慌、面色苍白、欲呕、心跳加速、血压下降等。

预防：术前做好思想工作，消除恐惧心理。

处理：立即平卧，注意保暖，送服温开水，一般数分钟后血压随即回升，面色转为正常，头晕呕吐症状减轻，15分钟左右即恢复正常。个别患者上述处理方法无效时，立即掐人中，双内关穴、外关穴，一般可恢复正常。若上述处理无效，立即应用中西药进行常规急救处理。

2.出血　术后腋下压迫止血24小时，并嘱患者24小时内避免上抬手臂。

3.皮下瘀血　术后术口放置橡胶引流条，引流24小时。

4.术口感染　手术前后可预防性使用抗生素治疗。

5.皮肤溃烂　术后24小时内出现缺血性改变，局部用温热盐水热敷，避免皮肤摩擦。

【经验体会】

相对于外科手术治疗，小针刀的切口小，恢复快，不需拆线，术后瘢痕小，安全有效。

李捷等于部队基层医疗单位开展小针刀腋臭根治术，治疗986例，术后均无出血，无皮肤坏死，治疗效果满意。

（王奕夫　康旭）

第二十三节　埋藏疗法

【疗法概述】

埋藏疗法是在针灸理论的指导下，将动物的脏器组织等埋藏在相应穴位内，从而产生一系列治疗效应的治疗方法。埋藏物品可包括各种动物组织，如狗的脾脏，猪、羊、鸡的肾上腺，以及各种药物等。目前主流的埋藏疗法多使用医用肠线埋入穴位治疗，又称埋线疗法。

埋线疗法是中医经络理论与现代医学手段相结合的产物。《黄帝内经》提出"深纳而久留之，以治顽疾"的理论思想。埋线疗法利用羊肠线在穴位的长时间刺激作用，将穴位的刺激信息和能量通过经络传入人体，调整五脏六腑的功能，从而达到"疏其血气，令其条达"的治疗目的。近年来在临床上已经取得了令人瞩目的疗效。

传统的埋线疗法主要有切开埋线法、三角针埋线法、切开结扎埋线法。这三种埋线方式均要求局部麻醉，使用手术器械，操作较为复杂，同时容易出现感染。因此，目前临床已经很少应用传统埋线疗法，主要使用注入式埋线疗法进行治疗。

【操作规范】

（一）工具

消毒用品，镊子，一次性换药盘，消毒纱布，7号或8号注射针头，若干长度约1cm的"0"号或"00"号医用羊肠线（浸泡在75%乙醇内备用），直径0.4mm、长50mm的毫针（剪去针尖作为针芯），棉签，无菌敷料及胶布。

（二）操作步骤

1. 核对患者姓名、评估病情，把握适应证，指定穴位处方。

2. 根据取穴的位置，背部穴位取俯卧位，其他穴位取仰卧位。选取穴位，做好进针点的标记，常规皮肤消毒。

3. 将针芯退出少许，用镊子将羊肠线置入注射器针头中。

4. 左手双指绷紧，或捏起进针部位的皮肤，右手持穿好羊肠线的注射针头，快速刺入皮肤。

5. 将针刺入所需深度，稍做提插，出现针感后，推动针芯将羊肠线留于穴位中，再将注射针头连同针芯一起拔出，用棉签按压针口。必要时覆盖无菌敷料，胶布固定。

6. 治疗后对患者进行评估，并交代治疗后的注意事项。

7. 清理用物，洗手。

【适应证】

埋藏疗法对银屑病、白癜风、神经性皮炎、荨麻疹、痤疮、斑秃、带状疱疹后遗神经痛等均有较好的疗效。

【禁忌证】

1. 重症高血压、心脏病、急性脑血管意外、急慢性心功能不全、肺结核活动期患者等忌用。

2. 皮肤局部有感染、肿块、破溃、凝血障碍、有活动性出血者忌用。

3. 过敏体质、孕妇、月经期患者慎用。

【技法要点】

1. 埋藏疗法所用埋藏物种类较多。根据患者是否有过敏体质，选取适当的线，过敏体质患者避免使用羊肠线，可选用高分子植物淀粉纤维线。

2. 埋藏的皮损以典型的中期皮损为宜。

3. 埋线应埋在皮下组织和肌肉之间为宜。

4. 在一个穴位做多次治疗时，应偏离前次治疗的部位。

【注意事项】

1. 严格遵守无菌操作，预防感染。

2. 埋线应埋在皮下组织和肌肉之间，肌肉丰满的部位可埋入肌层，不要埋在脂肪组织中，以免不吸收。同时不可暴露于皮外，防止感染。

3. 根据不同部位掌握埋线的深度，不能伤及内脏、大血管与神经干，避免造成功能障碍与疼痛。

4. 局部皮肤有感染或溃疡时不宜埋线，肺结核活动期、骨结核、严重心脏病或妊娠患者不宜使用该疗法。

5. 埋线后尽量要按压针口，以免出血或瘀青。针眼处贴创可贴，埋线后 6～8 小时内，埋线局部禁沾水，24 小时内不宜洗澡，隔一天取下，刚埋线后的针眼避免着水。

6. 术后 1～5 天内，局部可能出现不同程度的无菌性炎症反应，一般无须处理。少数患者可以有全身反应，术后 4～24 小时内体温升高，一般为 37℃至 38℃左右。若无感染，体温可在 1～2 天内恢复正常。如果局部出现红肿热痛者，应做相应抗感染处理。

7. 女性在月经期、妊娠期等特殊生理期时期，尽量不埋线。对于月经量少或处于月经后期患者，可由医生视情况是否埋线。

8. 埋线后宜避风寒、调情志，以清淡饮食为主，忌烟酒、海鲜及辛辣刺激性食物。

【问题防范】

1. 局部并发感染，应予抗感染治疗。

2. 过敏反应，应予抗过敏治疗。

3. 局部血肿，应用无菌棉花或棉签按压 5～10 分钟。

4. 神经损伤，应及时抽出羊肠线，并按照神经损伤给予适当处理。

【经验体会】

韦玲等认为带状疱疹后遗神经痛患者经络不通，不通则痛。病机多与肝、脾、肾三经相关，治疗以疏通经络为主，运用埋线疗法治疗。主取阿是穴（依据皮损面积选取 4～6 个穴位），辨证配穴，肝气郁结者选取太冲、曲池，脾失健运者选取血海、地机，气虚血瘀者选取足三里、三阴交。治疗 50 例带状疱疹后遗神经痛患者，治愈 42 例，有效 6 例，无效 2 例，总有效率达 96.0%。

门延松等利用埋线疗法治疗斑秃，在斑秃部位常规消毒后，用三角皮针将羊肠线埋藏于斑秃边缘皮下。治疗患者 60 例，其中痊愈 54 例，改善 4 例，无效 2 例，总有效率达 96.7%。

（王奕夫　康旭）

第二十四节　保留灌肠疗法

【疗法概述】

保留灌肠疗法是将一定量的中药药液或掺入散剂，灌入直肠或结肠内，通过黏膜的吸收和物质交换，具有通里攻下、清热解毒、活血化瘀等治疗功效。其操作方法简便，药物吸收迅速，作用效果较快。保留灌肠疗法避免某些药物对胃黏膜的不良刺激，同时也避免了消化酶对药物的破坏。

中药保留灌肠疗法起源于《伤寒论》中的"导法"。《黄帝内经》提出"肺主皮毛""肺与大肠相表里"，因此皮肤疾病常常能引起大肠疾病，同时大肠疾病也能引起皮肤疾病，这就是所谓的"皮肠同病"。由于现代人日常生活和办公中长时间采用坐姿，长期压迫大肠，致使血液循环受阻。加上作息不合理，经常缺乏运动，极易造成大肠阻滞。人体排泄物中有一定量的毒素，一旦出现瘀滞，气血凝留，发于肌肉皮肤之间，会引发皮肤疾病的发生。同理，排泄物中的致敏物质在大肠中停留时间过长，就会发生过敏反应，引起各种皮肤病。

中药保留灌肠疗法直接将中药液灌入大肠中，相比口服中药汤剂，此疗法对大肠的清洗通利更彻底，更迅速。以"皮肠同病""通肠治皮"等理论指导的中药保留灌肠疗法，在临床上已经取得了令人瞩目的疗效。

【操作规范】

（一）工具

治疗盘（内备注洗器）、量杯（或小容量灌肠筒）、小号肛管、弯盘、止血钳、橡胶单、医用纱块、医用一次性使用巾单、润滑剂、10cm 高的小枕、温度计、药液、温开水、屏风。

（二）操作步骤

1.核对患者姓名、医嘱明细，记录血压、心率、呼吸。

2.选择适宜体位（左侧或右侧卧位），裤袜脱至膝部，双膝屈曲，臀部移至床沿，上腿弯曲，下腿伸直微弯，垫橡胶单与治疗巾于臀下，垫小枕于橡胶单下以抬高臀部10cm，清洁患者肛门及周围皮肤。

3.检测药液温度，注洗器抽取药液（或倒入小容量灌肠筒中），连接肛管，润滑肛管前端，排气，夹紧肛管并放入清洁弯盘中，弯盘放置于臀部下方。左手分开臀部，暴露肛门，右手持血管钳夹住肛管前端轻轻插入肛门内 7～10cm。

4.松开血管钳，缓慢注入药液（灌肠筒滴入速度视病情而定），液面距离肛门不超过 30cm，注入时间宜在 15～20 分钟内。

5.药液灌注完毕（不超过 200mL），夹紧肛管，分离注洗器，抽 5～10mL 温开水从肛管缓缓注入（或直接将温开水 10mL 倒入灌肠筒内滴入）。

6.分离注洗器，抬高肛管，反折或捏紧肛管（封闭式灌入法直接关上开关，开放式灌入法则是夹紧橡胶管），用纱块包住肛管前端，拔出肛管放于弯盘内。

7.轻揉肛门片刻，让患者抬高臀部，待 10～15 分钟后取出小枕、橡胶单和治疗巾，嘱患者保持膝胸卧位姿势大约 1 小时。

8.整理病床，撤去屏风，开窗通风，观察患者反应。

9.清理用物，洗手，记录并签名。

【适应证】

保留灌肠疗法对湿疹、神经性皮炎、痤疮、脂溢性皮炎、银屑病等均有较好的疗效。

【禁忌证】

1.重症高血压、心脏病、急性脑血管意外、急慢性心功能不全等忌用。

2.严重内痔、糜烂性肠梗阻、肛管黏膜炎症、有活动性出血者忌用。

3.结、直肠术后及因其他疾病所致直肠狭窄的患者慎用。

4.孕妇禁用。

5.有开放性伤口、感染性病灶、智能低下、年龄过大或体质特别虚弱的人忌用。儿童治疗时需家属陪同。

6.对药物过敏者忌用。

【技法要点】

1. 灌肠液应温度适宜，一般为 39℃～ 41℃。可根据药性、年龄及季节做适当调整。清热解毒药温度宜偏低，以 10℃～ 20℃之间为宜；清热利湿药则稍低于体温，以 20℃～ 30℃为宜；补气温阳，温中散寒之药以 38℃～ 40℃为宜。老年人药温宜偏高。冬季药温宜偏高，夏季可偏低。

2. 灌肠时嘱咐患者排空大便，采用膝胸卧位，下腹部垫 1 ～ 2 个软枕，可使药物顺利分布于整个结肠。药物灌完后，让患者抬高臀部姿势大约 1 小时，使药液不易流出，从而达到有效的治疗目的。

3. 选择合适的灌肠容器及肛管。保留灌肠的剂量较少，一般不超过 200mL。使用合适的肛管，对肠黏膜的刺激小，可减少肠道损伤，降低灌注速度，减轻患者不适感，提高舒适度，延长药物在肠道的保留时间。

【注意事项】

1. 遵医嘱实施中药保留灌肠疗法。

2. 操作时注意保暖及保护患者隐私。

3. 操作前嘱患者排空大便，必要时遵医嘱先行清洁灌肠。

4. 中药保留灌肠后，患者大便次数增加，需注意对肛周皮肤进行观察和保护，必要时可涂抹膏剂或油剂。

5. 操作过程中询问患者感受，并嘱患者深呼吸，可减轻便意，延长药液的保留时间。如有不适，立即停止灌肠，并做好相应的处理。

6. 操作完记录灌肠时间、保留时间及患者排便情况。

【问题防范】

1. 肠道痉挛或出血

处理：如发生脉速，面色苍白，出冷汗，剧烈腹部疼痛，心慌气急时，应立即停止灌肠，并给予治疗药物。

预防：正确选用灌肠药液，温度适当。关注患者生命体征及主诉。肛管插入轻柔，插入 7 ～ 10cm，勿插入过深。

2. 腹压升高

处理：灌肠中途如有腹胀或便意时，嘱深呼吸及放松腹部肌肉；降低灌肠筒的高度，以减慢流速或暂停片刻。

预防：密切观察病情变化；转移患者注意力；注意灌肠液流入速度（一般每分钟 1000mL，需 10 ～ 16 分钟）。

3. 损伤肠黏膜

处理：立即停止灌肠，保护受损黏膜。

预防：掌握好灌肠液的剂量、温度、浓度、流速和压力；动作轻柔，如插入受阻，可退出少许旋转后缓缓插入。

【经验体会】

李丽等以清热解毒为治法，对70例普通型手足口病患儿进行"喷灌疗法"（儿童型开喉剑喷雾剂口腔喷雾联合清热解毒中药灌肠），可有效缩短普通型手足口病的患儿的口腔黏膜病变消失时间、皮疹/疱疹消失时间，明显改善症状，且安全性高。

李波等用中药保留灌肠治疗婴幼儿湿疹，认为婴幼儿直肠静脉新嫩，主要活动为爬行或睡卧，保留灌肠的吸收效果佳，加上较难配合口服药物，因此中药保留灌肠对婴幼儿更有意义。

（王奕夫　康旭）

第二十五节　传统特色联合疗法

【疗法概述】

传统特色联合疗法，是指将两种或两种以上的传统或现代疗法联合使用的一种治疗方法。中医很早就意识到联合疗法在治疗疾病中的重要性，如我们常说的针灸并用，就是针刺和灸法联合使用。而在外科疾病的治疗中，联合疗法更是常用。早在《黄帝内经》中就有了相关记载，如《灵枢·痈疽》言："（痈）发于腋下赤坚者，名曰米疽。治之以砭石，欲细而长，疏砭之，涂以豕膏，六日已，勿裹之。"即砭法和涂药疗法的联合使用。联合疗法的优势在于利用不同治疗方法的优势，或扬长避短，或协同起效，以最大限度地提高临床疗效，降低毒副作用。

随着科学技术的发展，人们在传统特色疗法的基础上，吸纳了一些现代技术，如光疗、电疗等。目前，在中医皮肤外科较为常用的传统特色联合疗法有药光联合、药电联合、药针联合、耳穴贴压联合艾灸、艾灸联合梅花针、拔罐联合刮痧、针罐联合、针电联合、拔罐联合紫外线和耳穴割治联合针刺等。这些治疗方法既可以同时或先后用于同一部位，也可以根据病情需要施治于不同部位。

1. 药光联合 指将药物和光疗联合使用的一种治疗方法。对于一些色素性皮肤病，如白癜风，单纯药物外用治疗或光疗很难起到满意的疗效。人们利用一些药物中的特殊化学成分在光照下可发生光化学反应的特性，将两者联合使用，以达到提高疗效的目的。光疗一般包括紫外线疗法、可见光疗法、红外线疗法和激光疗法。临床最常用为红光、蓝光、紫外线、红外光、强脉冲光及各种激光等。可跟光疗联合应用的药物有补骨脂、白芷、独活、茜草、大黄等。在临床中，先用这些中药的乙醇浸出液或是水煮液外用，再给予光疗，可显著提高临床疗效。

2. 药电联合 一般指药物与电灼术的联合应用，即先以电灼术将皮肤赘生物去除，再涂以药物。对于增生性疾病，或是细菌、病毒等感染引起的赘生物，由于直接用药物，皮损较大，或比较坚硬，很难快速消除。于是，先以电灼等方法将其增生物快速切除，再根据具体疾病进行药物施治。若为一般的良性增生，电灼术后，外用抗感染或淡化瘢痕的药物即可。而对于由特定病原体引起的疾病，还要注意对因治疗。如HPV感染引起的各种疣，就需要抗病毒药物的治疗。

3. 药针联合 即药物治疗与针刺的联合应用。药物和针刺是中医最重要的两个治疗手段，针刺疗法不只可以起到全身治疗作用，在局部治疗上也很有优势。以肥厚性皮损为例，由于肥厚性皮损的药物渗透性差，单纯的药物外用往往疗效不佳，而针刺可以明显提高肥厚性皮损的渗透性，使药物更容易渗入皮损发挥作用。针刺用针有毫针、三棱针、火针、梅花针和滚针等，与药物联合使用时，既可先药物后针刺，也可先针刺后药物，主要取决于病情需要。

4. 耳穴贴压联合艾灸 即耳穴贴压与艾灸疗法的联合应用。两者的作用原理很类似，都是通过对人体穴位或是耳穴进行物理刺激而产生治疗作用。两者的结合是一种相互补充、相互增加的配合。这种联合应用的适用面非常广，可用于各种皮肤病，只是在实际应用中，可根据病情选择不同的穴位艾灸和耳穴贴压。

5. 艾灸联合梅花针 即艾灸与梅花针的联合使用。既可以同时用于局部，也可以根据病情选择穴位艾灸。艾灸具有温通经脉、行气活血的作用，而梅花针可破络驱邪、活血化瘀。两者具有通络活血之效，梅花针重在祛瘀，艾灸重在温通。两者的联合应用于寒凝经络、血脉凝结的疾病，如硬皮病、阴疽等。

6. 拔罐联合刮痧 即拔罐疗法与刮痧疗法的联合应用。可在同一部位联合施治，也可以分别作用于不同部位。拔罐和刮痧的作用原理类似，均是通过对局部血络的破坏，达到活血通络的作用。两者联合使用相辅相成，可增强活血通络的作用，起到快速治愈疾病，缩短病程的作用。对于血瘀证银屑病尤为合适。

7. 针罐联合 是指针刺与拔罐的联合疗法。与拔罐联合刮痧类似，联合的目的均是增强通经活络的强度。一般而言，先针刺破络，使瘀血有出路，再以拔罐加强瘀血外排的速度。针刺常用毫针、三棱针和梅花针等，可根据病情选用。对于较大的痈等疾病，可用三棱针，而对于肥厚性的皮损可用梅花针。

8. 针电联合 即针刺与电疗的联合运用。最常见的就是电针疗法，即在针刺穴位的基础上，施加一定电压的电流，以增强针感，从而提高临床疗效。目前这一联合方法被广泛用于针刺治疗。只要患者能耐受针感，均可使用。

9. 拔罐联合紫外线　是指拔罐疗法与紫外线光疗的联合应用。这两种方法的原理差别较大，紫外线具有杀菌、调节皮肤角化和色素细胞功能的作用，可用于感染、银屑病、白癜风等病，联合拔罐活血通络，可辅助紫外线光疗，增加疗效。有时也会联合刺络，以提高疗效。

10. 耳穴割治联合针刺　即耳穴割治和针刺疗法的联合应用。耳穴割治是用锐器对耳部穴位进行切割，对局部组织进行破坏，以增强对耳部穴位的刺激作用，进而发挥治疗作用。针刺的原理也是对穴位的刺激作用。耳穴割治联合全身取穴刺针，共同促使疾病痊愈。由于耳穴割治有一定的损伤，故多用于难治性皮肤疾病，如银屑病等。

【操作规范】

由于传统特色联合疗法为两个或两个以上治疗方法联合而成，因此，在操作中，大多需要遵循各个疗法的操作规范。但针对某些特殊病情或是施治部位的特点，要灵活调整联合方式和施治次序，以免不同疗法之间形成冲突。以上举例多为两种疗法的联合，临床也常有三种疗法联合应用。在多种疗法联合使用时，更要注意单个疗法的规范和彼此之间的影响。

【适应证】

传统特色联合疗法涉及治疗方法较多，不同的联合方式适用于不同的皮肤疾病。因此，临床应用非常广泛，几乎涵盖大多数皮肤病。以药光联合疗法为例，根据病情选择不同的药物和光疗进行联合。如对于难治性溃疡，可以选用养血生肌的中药联合，具有促进局部血液循环、消炎、止痛等作用的紫外线和可见光等。

【禁忌证】

由于本章只涉及外治方面的传统特色联合疗法，因此，一般而言安全性较高，适应证较广，禁忌证多根据不同的联合治疗而定。如涉及涂药疗法的联合应用，对某些药物过敏者禁用；如涉及针刺等联合疗法，晕针者慎用。最后，特殊人群如孕妇、婴幼儿在选择联合外治法时，应谨慎，因为这些外治法多为刺激性较大或有创操作，易引起患者不耐受，或造成恐惧心理。

【技法要点】

在一种治疗方法疗效不佳或是见效较慢时，可根据病情需要，联合其他治疗方法。只要所联合应用的治疗方法之间不存在冲突，就可以联合应用。在应用中，操作技巧参考各治疗方法的技法要点。值得注意的是，在不同疗法作用于同一部位时，要注意不同疗法的使用顺序。如拔罐联合刮痧时，一般采用先刮痧后拔罐的顺序。因为一方面，先拔罐，若用力过大，出现水疱或血疱，就难以再进行刮痧疗法。另一方面，先刮痧，使腠理开泄，毒邪外出，再以拔罐治疗，可增强排毒的疗效。针罐联合时，多采用先针后拔罐的次序，有利于毒邪外出。

【注意事项、问题防范】

1. 选择不同疗法联合应用前，要严格把握适应证和禁忌证。

2. 注意选择适当数量的治疗方法进行联合应用，切忌选择过多的疗法联合应用，给患者造成不必要的痛苦和经济负担。

3. 一旦出现不良反应，应立即停止所有治疗方法，并分析可能的原因。

4. 在联合施治过程中，要时刻注意患者的感受，尤其是一些相对较疼痛的治疗方法联合使用时。

5. 根据病情变化，注意及时调整联合方案。

6. 涉及光疗的联合疗法，要注意保护眼睛和特殊部位。

7. 涉及针刺等有创的联合疗法，要注意针具的消毒。

【经验体会】

在一些顽固性皮肤病的治疗中，传统特色联合疗法的疗效明显优于单一疗法，如黄褐斑、白癜风、银屑病、难治性溃疡、慢性单纯性苔藓等。对于黄褐斑患者，无论是气滞血瘀证还是肝肾不足证，均可以联合面部闪罐、刮痧，也可以用激光治疗。对白癜风，可以采用针刺、艾灸、梅花针、拔罐、紫外线照射、准分子光等多种外治法，根据情况联合使用。银屑病由于类型不同，采用的外治法也不尽相同，寻常型银屑病可以应用针刺、拔罐、耳尖放血、中药洗浴、中药溻渍等疗法。对于斑块型银屑病，可以在治疗寻常型银屑病的方法的基础上，使用火针、走罐、梅花针等。值得注意的是，虽然银屑病有同形反应，但通过我们多年的临床观察来看，毫针针刺可以放心应用。

一般而言，患者可接受外治的传统特色联合疗法，但需要做好施治前的宣讲工作，以免引起恐惧心理，影响患者的依从性。

【临床验证】

杨凯等运用强脉冲光联合苦参汤外洗，对治疗中重度痤疮具有良好的作用。治疗方法为：强脉冲光，1次/4周，苦参汤外洗，1次/天。汤华阳等发现强脉冲光联合中药倒模（当归、白及、杏仁、白芷、茯苓、桃仁、冬瓜子、白蔹），治疗痤疮的疗效优于单一方法治疗。李刚等研究电灼术后应用香叶消疣液（桉树叶、黄连、鸦胆子等），治疗尿道舟状窝尖锐湿疣，取得良好疗效。

　　姜桂仙等研究了火针联合拔罐，治疗静止期寻常型银屑病的疗效，结果显示有效率达89.06%。李琳等发现苍肤止痒酊（苍耳子、地肤子、白鲜皮、苦参、百部）联合火针，治疗神经性皮炎，疗效明显高于单纯火针治疗。欧阳顾等通过对刺络拔罐联合紫外线照射治疗带状疱疹的研究，发现联合疗法有效率高达91%。

（李晓强　闫小宁）

第九章

中医皮肤外科的现代物理治疗技术

第一节　喷雾疗法

【方法概述】

喷雾疗法是将中药的溶液或极细粉末，经由汽化器、喷雾器或雾化器等，形成药物蒸气、雾粒或气溶胶，供呼吸道吸入或局部喷洒，以治疗疾病的一种方法。此种方法是将传统中医"药物熏蒸疗法"与现代新型给药方式有机结合，通过高压将药液以恒定的速度通过呼吸道或表皮各层进入人体循环，产生全身或局部的治疗作用。皮肤病的治疗，中药外治具有得天独厚的优势，因其能直达病所，迅速减轻患者症状。既可避免肝脏的首过效应，还可有效控制给药的速度和方式，提高药物疗效，减少毒副作用。

中药雾化系统以中医整体观念和辨证论治为主导，其基本原理源于《素问·至真要大论》中"从内之外者，调其内；从外之内者，治其外；从内之外而盛于外者，先调其内而后治其外；从外之内而盛于内者，先治其外而后调其内；中外不相及，则治主病"之旨。外治之理同于内治，正如《理瀹骈文》曰："外治之理即内治之理，外治之药亦即内治之药，所异者法尔。"内治与外治，方式方法虽不相同，但能防病及治病的原理是一样的，方法虽异，其理则一。

传统中医外治常以熨、洗、熏、贴敷等方法提高药物渗透性，诚如吴师机云："医之所患在无法耳，既有其法，方可不执。如一症中古有洗法、熏法，我即可以药洗之熏之；有擦法、熨法，我即可以药擦之熨之。"其还说道："变汤液而为薄贴，由毫孔以入之内，亦取其气之相中而已。"

随着现代技术的发展，喷雾器的出现能更好地将其与药物相结合来治疗皮肤疾患。喷雾疗法是将传统中药与现代透皮技术相结合，借助温度、湿度、压力等现代技术，将药液在压力作用下迅速喷射至全身或局部，通过皮肤、穴位和孔窍等部位直接吸收，彻至肉里之中。又因皮肤内连脏腑，经脉相通，也可将药物之气味透过皮肤，直入经脉，传于脏腑，输布周身，融于津液之中。内外贯通，相互协调，直达病所，以疏通经络，调和气血，平衡阴阳，从而治疗疾病。临床上由于用药选择的差异，其药物治疗不完全相同，其整体作用在于通经活络、调和气血、平衡阴阳。对皮肤喷雾局部治疗，具有清热解毒、化瘀消肿、祛风止痒、燥湿杀虫之效。

【操作规范】

（一）工具

喷雾器、医用吸引头雾化药液装置、医用纱块、医用一次性使用巾单。

（二）操作步骤

1. 核对患者姓名、医嘱明细，嘱患者取下各种首饰、饰物，记录血压、心率、呼吸。

2. 加热水、中药于喷雾器内，接通电源，按下显示屏的开关按钮，选择工作模式，设定治疗时间，根据液体量调整，常规为 5 ～ 20 分钟。

3. 嘱患者更换一次性衣服，根据治疗皮损的区域，患者取舒适体位，铺一次性治疗巾。根据患者耐受程度、皮损的厚薄等调节压强，可选择范围 0 ～ 700kPa。根据患者的耐受程度，调整治疗头与皮肤的距离，初次距离 5 ～ 8cm，待患者适应后缩短至 3 ～ 5cm。（附图 21）

4. 调节喷雾器温度，夏天温度可调至患者自觉舒服的温度；冬天治疗时，需调整好温度，避免烫伤，调节室温，并指导患者使用呼叫仪。

5. 治疗过程中观察患者的反应，了解患者感受，若患者感到不适，应立刻停止治疗。

6. 治疗结束后适当饮水。每次或隔天 1 次，一般 4 次为 1 疗程。

7. 机器用过后，请拔下电源，放置干燥处。

【适应证】

喷雾疗法对湿疹、特应性皮炎、接触性皮炎、足癣、天疱疮、带状疱疹、手足皲裂、银屑病等均有较好的疗效。

【禁忌证】

1. 重症高血压、心脏病、急性脑血管意外、急慢性心功能不全、严重肺源性心脏病、重度贫血、动脉硬化症等忌用。

2. 饭前饭后半小时、饥饿、过度疲劳忌用。

3. 妇女妊娠及月经期忌用。

4. 急性传染病忌用。

5. 有开放性伤口、感染性病灶、智能低下、年龄过大，或体质特别虚弱的人忌用。儿童治疗时需家属陪同。

6. 对药物过敏者忌用。

7. 要注意全身治疗时，防止出汗过多，站立时虚脱跌倒。

8. 口腔、眼周、外阴不易操作。

【技法要点】

1. 药物种类的把握 运用中药喷雾疗法必须因人制宜，如小孩皮肤娇嫩，角质层薄，药物易于吸收，故刺激性强的药物慎用。

2. 治疗时间的选择 老年人体质虽弱，但皮肤苍老，角质层较厚，不利于药物吸收，故雾化时间可相对延长。

3. 治疗药物属性的选择 选择的药物也应结合当地气候特点。如西北严寒，宜重用辛温解表之品；东南温热，则宜用辛温轻剂，以免伤正。季节药物选择方面，春夏可加石膏，秋冬可加细辛、桂枝。

4. 操作过程温度、距离的把握 药液的温度适中，过高易烫伤皮肤，过冷易使毛孔闭塞，毛细血管难以扩张而影响疗效。适宜的温度有利于增强皮肤的吸收渗透效果，因此，治疗过程中应反复询问患者温度情况，告知患者如有过冷或过热，均需及时反馈。距离可先从 5cm 开始，根据患者的感受随时调整。

5. 喷雾器压力的调控 适度的压力有利于雾化分子快速穿透皮肤，应当根据患者的耐受度调节相应的压力，避免压力过大损伤皮肤，或压力过小而影响雾化分子穿透皮肤的速率。皮损肥厚，鳞屑明显可使用高压强、长时间操作模式。年轻女性面部等皮肤薄嫩部位，宜使用低压强模式，操作时间不宜过长。

【注意事项】

1.操作过程中，如患者出现皮肤瘙痒、刺痛感，考虑即刻发生的刺激性皮炎，调整模式及温度后症状仍不能缓解，需暂停使用，可采取冰敷治疗部位。如仍不能缓解者，需配合使用药物治疗。

2.治疗过程中需注意无菌操作。

3.多人使用时注意机器消毒，避免发生交叉感染。

4.注意避免烫伤患者。

5.全身治疗前，一定要注意观察患者生命体征，了解患者血压、心率及精神状态，均无异常时可进行操作。密闭空间注意吸氧状态下进行，以免发生休克事件。

6.小孩治疗时需家属全程陪同，告知家属注意事项。

【经验体会】

1.作为外用药物，如何能够提高药物的吸收率是临床医生最为关切的问题。药物的精细度可能会影响吸收率，使用微米、纳米级的药粉制剂来喷雾，可以提高吸收率。

2.不同剂型的药物透皮吸收率有差异，能够选择合适的剂型会更有利于吸收。

3.细节决定成败，喷雾药物的舒适度会影响治疗的配合。根据不同季节、不同地域、不同年龄，适当调整喷雾温度，可以提高患者的满意度。

（李锦锦　秦晓民）

第二节　冷冻疗法

【方法概述】

冷冻疗法是利用制冷物质的物理特性，使得局部病变组织皮温降低、毛细血管收缩、组织细胞坏死、局部感觉麻痹，以达治疗目的的治疗方法。目前，我国皮肤科最常用的制冷剂是液氮。由于其具有制冷温度低（$-196℃$）、无毒性、应用方便、价格低廉等优点，近年来已逐渐取代了其他制冷剂。故此处仅讨论液氮冷冻治疗在皮肤科的应用。其作用机制有：

1.使组织坏死　冷冻的液氮能够发挥组织再生作用，即通过极度冷冻的状态下，将病区细胞迅速杀死，促进新生健康细胞增生。同时也能杀死病原微生物，并能刺激组织产生抗原抗体反应，进一步清除微生物，以防术后感染。

低温引起组织坏死与下列各点有关。①机械损伤：当组织受到低温作用时，细胞内外水分形成冰晶，造成细胞机械性损伤。在组织发生缓慢冻融时，细胞间冰晶首先融化而吸收热能，使细胞内冰晶再晶化，形成更大冰晶，进一步损伤细胞。②细胞中毒死亡：细胞内外冰晶形成，可使组织中电解质浓度增高和酸碱度发生变化，引起细胞中毒死亡。③细胞膜类脂蛋白复合物变性：致细胞破裂、死亡。④血液瘀滞：低温引起血管收缩，血流减慢，血栓形成，致使组织缺氧、坏死。

2.冷冻免疫反应 有研究证实，冷冻后患者总 T 细胞、T 辅助细胞、T 抑制细胞和 HLA–DR+T 细胞明显增加。治疗疣时，杀死病原微生物的同时，刺激组织产生抗原抗体反应，进一步清除微生物，防术后感染复发。临床上，冷冻治疗原发性肿瘤时，转移性肿瘤可随之消失。经研究认为其机制是：在大部分肿瘤患者，虽然有对肿瘤反应的细胞毒性 T 细胞（CTL）存在，但因存在特殊抑制细胞，以及肿瘤细胞产生的细胞因子，抑制了这些功能细胞的分化。

3.液氮冷冻 对病灶神经具有麻痹作用，可以缓解瘙痒疼痛不适。

【操作规范】

最上限为 –20℃，而冰球边缘的温度接近 0℃。因此，在冷冻治疗时，必须使冰球范围适当超出病损组织，才能取得较好的临床疗效。

1.按压接触法 常用于皮肤肿物（软纤维瘤、瘢痕疙瘩）、皮肤肿瘤、鸡眼、疣（传染性软疣、尖锐湿疣、扁平疣、跖疣）、色素痣等皮肤病。（附图 22）

操作方法：①详细询问患者治疗部位，充分清洁患处，嘱患者取舒适体位。②根据部位大小选择合适的工具。如脚疣、皮肤肿物等较大面积的，可选取棉签；如色素痣、尖锐湿疣等较小面积的，可选择眼科细棉签或注射器针头。③利用工具蘸取液氮，点刺、按压于治疗处。

2.喷雾法 主要应用于红斑湿疹类、痤疮、不明原因瘙痒的皮肤疾患。

操作方法：①核对医嘱明确治疗部位，嘱患者取舒适体位。②使用喷雾器材，确定喷雾至患处的距离，距离太近易冻伤，距离太远不能达到治疗效果。如面部冷冻治疗时距离在 1 米左右，不断询问患者有无不适，根据患者舒适程度可适当调节距离。（附图 23）

【适应证】

冷冻治疗雀斑、较小的或耳郭等部位的色素痣和疣，有着满意的疗效。治疗甲周疣和跖疣时，不仅疗效好，而且一般不留瘢痕及影响甲的生长和外形。血管角皮瘤，用冷冻配合激光治疗。冷冻与局部注射糖皮质激素联合应用，治疗瘢痕疙瘩可取得较好疗效。对于血管瘤，除非皮损很小，一般不主张使用冷冻治疗，因为治疗时痛苦较大，易出血，愈后易留瘢痕等。

冷冻是治疗黏膜白斑、鲍恩病、增殖性红斑等癌前期病变的有效方法之一。几乎所有类型的肿瘤，都可用冷冻治疗缩小瘤体。对于放疗后肿瘤复发者，冷冻是首选治疗方法之一，但对于手术后复发者，治愈率低。由于骨、软骨、结缔组织对冷冻有较好的耐受性，故冷冻用于治疗耳郭、鼻翼部的损害，可保留较多的正常组织，美容效果较好。

【禁忌证】

严重的寒冷性荨麻疹、冷球蛋白血症、雷诺氏症及少数年老、体弱、对冷冻治疗不能耐受者不宜使用。糖尿病伴有下肢血液循环障碍的患者，如在小腿、足部做冷冻治疗，常会形成经久不愈的慢性溃疡，应慎用冷冻法。局部皮肤破溃者禁用。

【注意事项】

1.按压接触法冷冻治疗时，要特别注意终点反应，轻者疗效欠佳，重者容易起大疱遗留瘢痕，或色素减退，或色素沉着。

2.冷冻治疗后，应注意保护创面，不要自行弄破水疱或剥痂，否则易引起细菌感染。如果水疱较大、胀痛不适，应到医院在无菌操作下抽出疱液，保全疱壁，待其自然脱落。

3.治疗后，局部组织出现疼痛，1～2天后可自行消失，必要时可服用止痛药。

4.如果一次治疗未愈，需要重复治疗时，应待痂皮自行脱落后再进行下一次。

5.一般冷冻治疗后，皮损中央为色素脱失，周围为色素沉着。特别是颜面部接受冷冻治疗后，应注意遮光防晒，避免加重局部色素沉着。

6.如果冷冻部位有血管或者过深时，个别患者可出现延迟性水肿、渗出、血疱、出血、慢性溃疡、肥厚瘢痕、疮面不愈合等，应早期积极对症治疗。面部治疗时尤其应当注意。

7.个别患者可能出现局部神经功能障碍，如皮肤麻木、疼痛，一般于3～6个月内逐渐恢复。

8.有瘢痕体质的患者，冷冻前一定要反复告知患者有留瘢痕的风险，需征得患者的同意后方可操作。

9.冷冻治疗后，局部色素脱失是较常见的情况，部分可在数月内可逐渐恢复正常。

【经验体会】

1.液氮冷冻有很好的镇静止痒效果，对瘙痒性明显的患者可尝试使用。

2.治疗时注意距离把握，以免引起组织坏死。

3.治疗前注意交代患者，治疗患处可能会出现水疱，是正常反应。如治疗后出现较大水疱，且胀痛明显时，应返回医院做抽疱处理。

（李锦锦　秦晓民）

第三节　烘药疗法

【方法概述】

烘药疗法是近代在药摩方的基础上联合温热疗法形成的一种疗法，属于中医外治法的一种。在患处涂药后，再用适当热源加以热烘，借助热力作用，使局部气血流畅，腠理开疏，药力渗入，从而达到活血祛风以减轻或消除痒感、活血化瘀以消除皮肤肥厚等治疗目的。历代中医典籍载有大量药摩方，广泛用于内外妇儿各科疾病。

清代《理瀹骈文》曰："切于皮肤，彻于肉理，摄于吸气，融于渗液。"烘药疗法的重要作用机理之一，就是药物经过表皮的渗透与吸收，不仅可作用于用药局部，而且可经过血管或淋巴管进入体循环而产生全身作用。古人早就意识到温热可加速血液循环从而加速药物的吸收渗透，故大多药摩方强调"向火以手摩""火炙摩全身""温手摩"等要求，如《普济方》《证治准绳》所载的"摩腰膏"的用法是"每用一丸，生姜汁化开如厚粥，火上烘热，放掌上摩腰中，候药尽贴腰上，即烘绵衣缚定，腰热如火，间二日用一丸"。《普济方》所载的"摩风神验膏方"的用法是"取弹子大均匀涂于患处，用热手按摩即效"。《理瀹骈文》载有众多熨脐方，将药物纳入脐中，再熨之以热熨斗，吴氏称其为"逼药气入腹"。现代研究表明，皮肤温度高时，皮脂腺分泌增多，局部血液循环加快，都有利于药物的透皮吸收。药物的透皮吸收加上温热疗法，烘药疗法在临床运用中融会了颇具特色的促透皮吸收法。

外治之理即内治之理，外治之药亦即内治之药。烘药疗法用药多根据药物归经和配伍原则，运用药物互相协调配合的效能而组方，与内服方一致。较内服可经胃肠吸收进入血液，达到身体的各个部位，外治方主要通过皮肤吸收起效，因此用药多讲求"味重气厚"，尤善重用芳香走窜类药物，方便药物直达病所。诸如冰片、麝香、沉香、石菖蒲、川椒、白芥子、姜、肉桂、川芎、细辛等药，几乎方方皆用，具体或体现在组方上，或体现在制剂上，或体现在运用上。如《理瀹骈文》所载"控涎丸"治疗痰证，用法是"临用姜汁化开，擦胸背手足心，痰自下"。《外台秘要》所载"野葛膏"，其制剂时要求"十四味药切细，用酒四升渍药一夜"，利用姜、酒等辛烈走窜之性加强透皮吸收并引众药直达病所。近代研究也发现，芳香性药物局敷，可大大提高透皮能力。因此，在古代药摩方的透皮吸收基础上，利用现代研究技术，对其进行规范和改进，有利于促进中医外治法推广。

【操作规范】

（一）工具

外用膏药、电吹风、电烤炉、远红外理疗器、碘伏、医用棉签、医用纱块、医用一次性治疗巾。

（二）操作步骤

1. 核对患者姓名、医嘱明细，嘱患者取下各种首饰、饰物，记录血压、心率、呼吸。

2. 根据治疗皮损部位，选择患者舒适、医者便于操作的治疗体位，铺一次性治疗巾。

3. 依据病情，选择适宜的外用药膏，将药膏均匀极薄地涂于治疗区域。

4. 使用电吹风、电烤炉、远红外理疗器等加热器具烘烤涂药部位，其烘烤时间与距离应适当，使热烘温度达到患者能耐受或感觉舒适的程度为宜。（附图24）

5. 治疗过程中观察患者的反应，了解患者感受，若感到不适，应立刻停止。

6. 每日1次，每次约20分钟，烘后即可将所涂药物擦去。视皮肤病变部位大小可适当增减时间，一般约7次为1疗程，视皮损厚度可重复多次治疗。

7. 治疗结束后适当饮水。机器用过后请拔下电源，放置干燥处。

【适应证】

烘药疗法主要用于慢性肥厚性皮肤病的治疗，或辨证属虚寒、寒湿型疼痛。临床多用于神经性皮炎、慢性湿疹、皮肤淀粉样变、银屑病、手足皲裂等。

【禁忌证】

1. 禁用于各种急性皮肤病。

2. 有开放性伤口、感染性病灶及不能配合治疗者禁用。

3. 妇女妊娠及月经期慎用。

4. 饭前饭后半小时内、饥饿、过度疲劳时忌用。

【技法要点】

1. 外用药物的选择 适当多用石菖蒲、白芥子、冰片等芳香类药物，可借助明矾、姜、酒等介质加强药物透皮。同时注意因人制宜，如小孩皮肤娇嫩，角质层薄，药物易于吸收，故刺激性强的药物慎用。孕妇治疗局部时应禁用活血化瘀、破血等功效的药物，下腹部禁止治疗。

2. 治疗手法的讲究 外搽药膏宜均匀极薄，涂于皮损处须稍稍超出皮损边缘。

3. 操作过程温度、距离的把握 热烘时注意烘烤距离，不可过近，以免烫伤；距离也不可过远，使患处受热温度太低，导致药效力有不逮。温度可掌握在患者能耐受的范围内。

4. 操作后的护理 热烘后擦净药膏，避免污染衣裤，也可外盖敷料，让药膏敷于患处继续发挥作用。

【注意事项】

1. 操作过程中如患者出现皮肤瘙痒、刺痛感并难以忍受的，考虑即刻发生的刺激性皮炎，调整模式及温度后症状仍不能缓解，予暂停使用，可采取冰敷治疗部位，如仍不能缓解者需配合使用药物治疗。

2. 操作时注意把控热烘器具的距离，随时听取患者对治疗部位热感程度的反映，防止距离过近灼伤皮肤。

3. 肥厚性皮损需多次治疗，整体疗程较长，否则难以获效。

【经验体会】

1. 对于较大创面，渗出较多时，注意不宜使用膏剂，粉剂也切勿多用，防止闭门留寇，造成继发性感染。

2. 神经性皮炎、皮肤淀粉样变等肥厚性慢性皮损，采用烘药疗法前，可先予火针治疗或梅花针叩刺，待皮损变薄后，疗效更佳。

3. 患者对温度的耐受性会影响患者的治疗配合度和具体疗效，应因时、因人、因病调整热烘的操作，必要时可配合其他疗法。

（温晓文　范瑞强）

第四节　电针法

【方法概述】

电针法是在传统针灸基础上，将脉冲电与经络、神经理论相结合，应用电针仪输出脉冲电流，通过毫针作用于人体一定部位以治疗疾病的针刺方法。电针运行时，操作者通过电针仪可精确选择脉冲电波型和刺激强度，加强针感，减少人工行针工作量，同时还能增强疗效。并且，机械性刺激较人工行针，更易被患者接受，利于电针推广。

电针法古籍中并未记载，其理论依据基于《内经》中的"留针"和"得气"。《灵枢·九针十二原》曰："毫针者……静以徐往，微以久留之而养，以取痛痹。"留针一直是针刺治疗疾病的重要环节，电针法是在针刺后留针使用。针刺后，穴位局部酸、麻、胀、重的感觉为针感，中医学称为"得气"，是针刺有效的标志。《灵枢·九针十二原》云："刺之要，气至而有效，效之信，若风之吹云。"《针灸大成》曰："针若得气速，则病易痊而效亦速也；若气来迟，则病难愈而有不治之忧。"针刺的深浅直接影响针感，具体针刺深度应因病而施。《针灸甲乙经》卷中有342穴针刺深度的记述，后世诸家大多以此为据。《素问·刺要论》曰："病有浮沉，刺有浅深，各至有理，无过其道。"针刺时除了注意穴位本身要求，还需要依据证候性质定深浅。如《灵枢·终始》曰："脉实者，深刺之，以泄其气；脉虚者，浅刺之，使精气无得出。"一般来说，热证、虚证宜浅刺，寒证、实证宜深刺。《灵枢·根结》记："气悍则针小而入浅，气涩则针大而入深。"这提示表证可浅刺以宣散；里证宜深刺以调气等。可见，电针法以针刺法为基础，具体行针应依据疾病证候综合判断。

【操作规范】

（一）工具

一次性使用无菌针灸针、电针仪、医用棉签、75%的乙醇、一次性治疗巾。

（二）操作步骤

1. 核对患者姓名、医嘱明细，嘱患者取下各种首饰、饰物，记录血压、心率、呼吸。

2. 按照病情选取穴位，每次选2～6个穴位，根据治疗皮损的区域，选择适宜体位，铺一次性治疗巾。

3. 用75%的乙醇消毒局部，医者手消毒。

4. 选择适当针刺方法刺入达到所需的深度。

5. 针刺得气后，连接电针仪，调整频率及波型，一般以患者肌肉微颤为宜，留针30分钟。（附图25）

6. 治疗过程中密切观察患者的反应，若感到不适，应立刻停止。

7. 关闭电针仪，根据针刺顺序依次起针，出针后用无菌干棉签按压针刺部位3～5秒。

8. 据病情决定每日或隔日治疗1次，一般7次为1疗程。

9. 拔下电针仪电源，将其放置干燥处。

【适应证】

电针法对银屑病、荨麻疹、慢性湿疹、轻中度痤疮、带状疱疹后遗神经痛等均有较好的疗效。

【禁忌证】

1. 患有严重心脏病者，应用电针时要注意，避免电流回路经过心脏。安装心脏起搏器者禁用电针。

2. 重症高血压、急性脑血管意外、急慢性心功能不全、严重肺源性心脏病、重度贫血、动脉硬化症等忌用。

3. 妇女妊娠及月经期忌用。

4. 常有自发性出血或损伤后出血不止的患者，不宜使用电针。

5. 年老、体弱、醉酒、饥饿、过饱、过劳等，不宜使用电针。

6. 有开放性伤口、感染性病灶、智能低下及不能配合治疗的患者忌用，儿童治疗时需家属陪同。

【技法要点】

1. 针刺部位注意事项　小儿囟门未合时，头顶部的腧穴不宜针刺。对眼区穴、项部的风府、哑门及胸、胁、腰、背脏腑所居之处的腧穴，不宜直刺、深刺，要注意掌握一定的角度，不宜长时间留针或使用电针，以免伤及重要组织器官。

2. 穴位选择　按传统针灸理论，循经取穴，辨证施治，局部与远端取穴相结合。针刺部位一般有头面、四肢、躯干。常用穴位：头面部为百会、风池、风府、印堂、迎香等；上肢为曲池、合谷、内关、外关；下肢为足三里、三阴交、风市、血海等；胸腹部为关元、气海等；背部为肺俞、肝俞、肾俞、大肠俞等。

3. 进针手法　常用的有单手进针指压法、双手进针指切法、夹持法、舒张法、提捏法和针管进针法。根部不同部位采用不同进针方法。

4. 针刺角度和方向　针刺方向一般根据经脉循行方向、腧穴分布部位和所要求达到的组织结构等情况而定。为使针感达病所，可将针尖对向病痛部。针刺方向与针刺角度是密切相关的，如头面部穴多用平刺；颈项、咽喉部穴多用斜刺；腰背部穴多用斜刺或直刺；四肢部穴一般多用直刺。

5. 针刺的深度　以有针感又不伤及重要脏器为原则，据患者的病情、年龄、体形灵活掌握。

（1）年老虚弱及小儿宜浅刺；中青年身强体壮宜深刺。

（2）形瘦体弱者宜浅刺；形盛体强者宜深刺。

（3）阳证、表证、新病宜浅刺；阴证、里证、久病宜深刺。

（4）头面及脑部腧穴宜浅刺；四肢、臀及肌肉丰满处的穴位宜深刺。

（5）循行于肘臂、腿膝部位宜深刺，循行于手足指宜浅刺；阳经宜浅刺，阴经宜深刺。

（6）春夏宜浅刺，秋冬宜深刺。

6. 电针机操作注意细节

（1）电针仪在使用前必须先将输出旋钮调至"0"位。

（2）同一对输出电极应连接在身体的同侧。

（3）调节电流强度应从小到大，切勿突然增大。

（4）克服适应性：可适当增加刺激强度，或采用间隙通电的方法。

7. 把握刺激强度 刺激强度可分为强刺激、中刺激和弱刺激。

（1）强刺激 刺激量较大，针感强烈，患者局部肌肉有明显的收缩。

（2）中刺激 刺激量能引起局部肌肉收缩，但痛感不明显。

（3）弱刺激 刺激量较小，不引起局部肌肉的收缩，但可见到略有震颤，患者无痛感。

临床上最合适的刺激强度为感觉阈和痛阈之间的电流强度。

【注意事项】

1. 针刺前先向患者做好解释工作，消除患者的紧张情绪以更好地配合操作。应注意避免空腹进针，嘱患者尽量放松，以防止出现晕针、滞针、折针、弯针等现象。若出现针刺异常情况，应及时对症处理。

2. 电针仪使用前必须检查其性能是否良好，输出是否正常。

3. 治疗前一定要注意观察患者生命体征，了解患者血压、心率及精神状态，均无异常时方可进行操作。患者在过于饥饿、疲劳、精神过度紧张时，不宜立即进行针刺。对身体瘦弱、气虚血亏的患者，进行针刺时手法不宜过强，并应尽量选用卧位。

4. 操作期间注意严格消毒。

5. 靠近延髓、脊髓等部位使用电针时，电流量宜小，不可过强刺激。

6. 调节电流量应逐渐从小到大，切勿突然增大，防止引起肌肉强烈收缩，患者不能忍受，或肌肉强烈收缩而造成弯针、断针、晕针等意外。

7. 一次性用品使用完毕后，应及时收集处理。

8. 遗留痛的处理：对于治疗结束后在操作部位遗留的疼痛，较轻者不予处理，可自行缓解；较重者可在痛点周围行轻缓的按、揉、滚等手法，以行气活血、松弛肌肉。

9. 儿童治疗时需家属陪同。

【经验体会】

1. 小儿和容易晕针者，宜采用管针进针法；成人和针感迟钝者，则可采用其他各种进针法。

2. 进针时可配合咳嗽、呼吸等法，以减轻进针疼痛。随咳下针，还可激发经气。

如针刺头、额等痛觉敏感处，可屏息以缓解疼痛。

3. 浅刺取穴宜多，可反复多行捻转，适用于病变后期、正气不足者；深刺取穴宜少，中病即止，注意掌握深度，勿盲目提插捻转，适用于病变进行期，邪气炽盛者。

（温晓文　范瑞强）

第五节　光动力疗法

【方法概述】

光动力疗法（Photodynamic Therapy, PDT），也称为光辐照疗法（Photoradiation Therapy, PRT）或光化学疗法（Photochemotherapy, PCT），是一种以光、光敏剂和氧的相互作用为基础的药械结合的方法。外源性光敏剂进入患者体内后，可动态浓集于生长异常的组织（如肿瘤细胞），经一定波长光辐照后，组织可产生单态氧、氧自由基等氧活性物质，光氧化使生物大分子失活，导致靶细胞发生不可逆损伤，进而破坏目标组织达到治疗的目的。（附图 26）

与传统疗法相比，PDT 的优势在于能够精准定位病灶、清除隐形病灶、减少药物引起的不良反应。此外，PDT 无耐药性，对用药部位无限制，颜面部的皮肤肿瘤、腔道内的赘生物等常规治疗难以起效的病症尤为适合。PDT 可在有效杀伤靶组织的情况下，尽可能减少局部组织损伤，有利于保护容貌和保存重要器官与功能。

光敏剂（光动力治疗药物）、分子氧和光源是组成 PDT 的三要素。

常用光敏剂有 5- 氨基酮戊酸、海姆泊芬，属于特殊的化学物质，其基本作用是通过光激发产生的化学反应将能量传递到靶组织。具体给药方式包括静脉给药、动脉给药、肿瘤组织内注射、局部给药、膀胱内灌注、灌肠给药。皮肤病治疗多以局部敷贴为主。

分子氧：激发态的光敏剂与基态氧相互作用，产生单线态氧，其中单态氧是氧化破坏生物大分子，最终杀灭破坏异常增生细胞的关键性物质。

照射光源大多采用激光光源、二极管发光光源（LED）等，激光的波长、输出的功率，稳定性必须满足临床的要求。光照射方式分为分野照射、组织间穿刺照射、配合纤维内窥镜照射，尖锐湿疣、鲍恩病（Bowen 病）等体表肿物治疗一般采用分野照射，部分也可多条光纤多光斑同时照射。

【操作规范】

（一）工具

光敏剂、半导体激光光动力治疗仪、医用棉球、医用纱布、医用一次性治疗巾、保鲜膜、黑布。

（二）操作步骤

1.核对患者姓名、医嘱明细，嘱患者取下各种首饰、饰物，记录血压、心率、呼吸。

2.对病灶进行定位，做好术前准备。

3.确认敷药范围。根据病变部位，以及治疗深度确定用药剂量，采用标尺辅助确认药物用量，确保用药剂量为38mg/cm²。

4.配置药物。将光敏剂配置成10%～20%溶液或凝胶，药物溶液必须即时配置，且每次配制的溶液保存时间不得超过4小时。

5.敷药。外敷治疗部位，使用保鲜膜包裹涂抹部位，黑布遮盖，封包1～3小时，使光敏剂能充分渗透到病变部位。

6.照光。敷药结束后采用红光照射，能量密度视病种调整。

7.治疗次数。每1～2周治疗1次，治疗后1周复诊，病灶未完全消退则可重复治疗；若3次治疗后皮疹消退小于50%，建议改用其他治疗方法。部分病种疗程推荐方案如表9-1：

表9-1　部分病种疗程推荐方案

适应证	光敏剂	敷药时间	光源	照光剂量	疗程
尖锐湿疣	ALA	1～3h	红光	100～150mg/cm²	需要2～3次治疗
日光性角化	ALA	1～4h	红光	75～150J/cm²	需要1～2次治疗
白塞病	ALA	4h	红光	≥100J/cm²	需要2～3次治疗
浅表型基底细胞癌	ALA	3～4h	红光	≥60J/cm²	需要2～3次治疗
痤疮	ALA	3h	红光	37J/cm²	2周1次，2～3次治疗
光子嫩肤	ALA	30min～3h	红光	37J/cm²	2周1次，2～3次治疗

注：ALA，指5-氨基酮戊酸。

【适应证】

光动力疗法可治疗皮肤肿瘤、感染性皮肤病、炎症性皮肤病等，对尖锐湿疣、光化性角化病、Bowen 病、基底细胞癌、痤疮、鲜红斑痣等具有较好的疗效。

【禁忌证】

1. 对红光、蓝光过敏者禁用。

2. 卟啉症患者或已知对卟啉过敏者禁用。

3. 已知对局部用光敏剂溶液、乳膏、凝胶中任何一种成分过敏者禁用。

4. 正在服用光敏性药物慎用。

5. 系统性红斑狼疮等有光敏症状疾病患者慎用。

【技法要点】

1. 术前护理。治疗前对皮损进行预处理，激光或冷冻去除疣体或瘤体后再敷药，减轻疾病负荷，增加光敏剂的渗透性，增强疗效。

2. 由于临床上使用的溶剂、外敷材料并不统一，为避免药液的流失，可以根据使用便利性适当调高浓度，保证剂量达到 38mg/cm²。

3. 上药细节。敷药范围应覆盖病灶及其周边 1cm 范围内，为保证药物能充分渗透治疗部位，建议将药液均匀涂抹在表面至所有治疗区域 2 次，可选择棉签棒涂抹，避免浪费，小心避开眼睑、角膜和眼角。

4. 能量密度、功率密度、照光时间是照光的三大参数，三者之间的换算公式如下：照光时间（s）= 能量密度（J/cm²）/ 功率密度（W/cm²）。照光时间和功率密度是临床应用时可供调节的两个照光参数。如 PDT 治疗尖锐湿疣时，常用照光参数为照光功率：80mW/cm²，照光时间：20 分钟（相应能量密度 100 ～ 150J/cm²）。照光参数与不良反应关系密切，因此临床调整参数的原则是保证疗效的前提下兼顾不良反应。

5. 治疗中疼痛是 PDT 的主要不良反应，可给予局部冷喷、风扇降温、间断照光、局部注射利多卡因或外用利多卡因喷雾剂缓解疼痛，同时嘱患者放松、不必紧张，必要时治疗前可服用止痛药，尽量避免因为疼痛而移动照光部位或减小所需的照光剂量。

6. 治疗结束后建议患者立即清洁治疗部位，所有曝光皮肤均注意防晒。48 小时内减少室外活动，避免直接强光下暴晒，在室内也需避免长时间暴露于各种室内光源，如电视、电脑显示屏、照明设备等。

7. 控制治疗间隔时间。面部等曝光部位治疗后若再次受到光照，可能出现光敏反应，需提前告知患者潜在风险。

【注意事项】

1. 治疗前注意宣教。告知患者光动力治疗原理、治疗过程、可能出现的主要不良反应（如术中疼痛，治疗后红肿、渗出、结痂、色素沉着、脱屑、干燥等），避光的重要性及必要性。

2. 女性患者应避开生理期。治疗区如有毛发应剃净，以免妨碍激光照射的均匀性，影响治疗效果；病变周边非治疗区，特别是鼻唇沟及肌肉交叉薄弱处应用胶布仔细贴敷，避免激光照射。

3. 光敏剂在准备过程中均需避免在灯光或日光下暴露过久，以免降低药物作用。照射部位以外皮肤用避光布遮盖，帮患者戴好护目墨镜，以防止视网膜发生毒性损伤。

4. 操作过程中若患者出现严重皮肤瘙痒、刺痛感，考虑即刻发生的刺激性皮炎，调整模式及温度后症状若不能缓解，应暂停使用，可采取冰敷患处，若仍不能缓解需配合药物治疗。

5. 治疗后若局部出现红肿、渗出、结痂、脱屑、干燥，以及轻中度烧灼感，可予冰袋冰敷，润肤霜外涂。

6. 尿道尖锐湿疣患者治疗后嘱其需多饮水，定期排尿，预防尿道粘连、感染。

7. 多人使用时注意机器消毒，避免发生交叉感染。

8. 未成年患者治疗时需家属陪同，并告知注意事项。

【经验体会】

1. 共识中对于尿道、阴道及肛门等特殊部位的尖锐湿疣，推荐使用 PDT，可避免形成瘢痕、腔道狭窄和穿孔等不良反应。

2. PDT 局限性：由于光敏剂吸收及光源照射深度的有限，不推荐用于侵袭性基底细胞癌及侵袭性鳞状细胞癌的单独治疗，应联合手术等其他疗法。

3. PDT 不能达到与手术相当的组织学痊愈，对于病灶深度大于 2mm 的皮损，由于治疗光源无法穿透肿瘤病灶中心，以及肿瘤内部乏氧的限制，光动力治疗不能完全地消灭肿瘤细胞，必须联合其他治疗，如刮除、手术等。

4. PDT 仅能作为癌症局部治疗的手段，不能产生全身系统的抗肿瘤反应。

（温晓文　范瑞强）

第六节　磁穴疗法

【方法概述】

磁穴疗法是利用磁片或磁珠等磁场作用人体经络穴位（包含耳穴）或患部，通过穴位的刺激作用及其周围所形成的磁场来疏通经络、调整人体的机能，达到治疗疾病的一种疗法。

我国对磁石的认识非常久远，用于医疗也有悠久的历史。其中，远古时代就有些关于磁石内服的记载。据载，公元前 239 年，文献中就有"磁石招铁"的描述。《史记·扁鹊仓公列传》载有磁石治病的经验。成书于东汉时期的《神农本草经》，记载"磁石，味辛寒，主周痹，风湿，肢节肿痛，不可持物"。在中医传统应用上，磁石的在外治方面也有一定的作用，将磁石与穴位相结合，后人将此法称"磁穴疗法"。宋代严用和的《严氏济生方·耳门》中，记载用"鸣聋散"治疗耳鸣耳聋，其法是"磁石一块如豆大，穿山甲烧存性，为末，后用新棉裹后塞于所患耳内，口中衔小生铁，觉耳内如风声即住"。此为目前我国发现的最早有关利用微弱磁场能外治的记载。在国外，应用磁疗方法也较早。最早应用磁石作为泻药的是古希腊医生加伦，但比我国用磁治病，大约要晚 400 年。

20 世纪以来，磁疗理论的新应用、新方法越来越多，相继出现各种磁疗器械。20世纪 50 年代，曾流行使用磁性降压带治疗高血压病及神经衰弱。上海生产出磁性降压带，用以治疗高血压病。20 世纪 60 年代初，湖南有学者应用人造磁石贴敷于穴位或病变部位，治疗支气管炎、风湿性关节炎、高血压病等。20 世纪 70 年代初，人们将磁性能良好的稀土永磁材料制成磁片，进行穴位或病变部位贴敷治疗，对急性疾患，如急性软组织损伤、牙周炎等有较好的疗效，且操作方便。近代医生利用耳穴的特殊性与磁结合，治疗抑郁症、失眠、痤疮等疾病，取得良好的效果。磁穴疗法按磁场形式不同，一般分为以下 5 种疗法。

1. 静磁疗法　治疗时磁场恒定不变，主要有磁石磁带法和磁穴法。磁带法是将磁带缚于体表穴位或病灶上。本法优点是疗效稳定持久，简单易行，是临床上较为常用的方法。

2. 脉冲及脉动磁场法　使用直流电脉冲感应磁疗机、同名极旋转磁疗机和颤摩机等，均可产生脉冲或脉动磁场。根据不同的疾病和磁场强度要求选用。

3. 交变磁场法　一般使用电磁感应机进行，注意防止磁头过热发生烫伤。异名极旋转磁疗机，亦属交变磁场。交变磁场法常与静磁疗法综合应用。

4.磁电综合法 将某些低中频电流和静磁场联合应用，此疗法同时具有较强的磁和电的刺激作用。

5.磁-针疗法 是磁穴法与耳针或皮内针联合应用的方法。可同时产生针、磁、电脉冲综合效应，多用于治疗五官科疾病、腱鞘炎及腱鞘囊肿等，对深部疾患效果较好。

【操作规范】

（一）工具

磁片、75%乙醇、医用纱块、医用透气胶布。

（二）操作步骤

1.核对患者姓名、医嘱明细，嘱患者取下各种首饰、饰物，记录血压、心率、呼吸。

2.根据患者的病情情况，选取相应的身体穴位。

3.先用75%乙醇清洁局部皮肤，再用手指在两穴位上按揉20秒，以皮肤红热为度。

4.将专用透气胶布（大小可随磁片情况而定）贴于S极面，再用相应大小的单层纱布置于N极面，使磁片边缘的胶布与纱布粘紧。将磁片的N极面对准穴位，再用胶布2条交叉固定磁片，适当加压半分钟即可。分别贴敷选定的穴位，磁场强度一般为0.2T，或可随患者情况而定。

5.治疗过程中定时观察患者的反应，了解患者感受，若感到不适，应立刻停止。

6.每隔48小时1次，一般4到6周为1疗程。

【适应证】

磁穴疗法适用于高血压、神经衰弱、抑郁症、三叉神经痛、痤疮、带状疱疹后遗神经痛等。

【禁忌证】

1.白细胞总数低于正常范围。

2.急性危重疾患，急性心肌梗死、急腹症、脱水等。

3.体质极度衰弱高热。

4.皮肤破损、溃疡、出血。

5.磁贴后皮肤过敏。

6.孕妇下腹部禁用。

【技法要点】

1. 穴位的选取，运用中医辨证理论等选取与疾病相关的经络穴位。如失眠患者通过肝俞、心俞穴位磁贴，起到镇静安神的作用。

2. 对过敏体质患者应当注意，如果对磁或胶布过敏，可以在磁片下垫布，或将磁片缝于小布袋中，用松紧带固定。

3. 慢性疾病需坚持贴磁较长时间，可坚持数月乃至更长时间。

4. 极少数患者贴磁后有晕磁现象，如头晕、心悸、出汗等，可减少贴磁片数，如仍觉不适，则应改用其他疗法。

5. 如贴磁后感觉效果不理想，可增加所贴磁片的数量至产生理想效果。连续贴磁2个月仍无效者，则需改用或配合其他疗法。

【注意事项】

1. 操作过程中，如患者出现皮肤瘙痒、刺痛感，考虑即刻发生的刺激性皮炎，予暂停使用，可采取冰敷治疗部位。如仍不能缓解者，需配合使用药物治疗。

2. 治疗过程中，需注意患者有无出现晕磁现象。

3. 皮肤破溃处禁用。

4. 孕妇腰腹部及合谷、三阴交等穴慎用。

【经验体会】

磁作用于经络特定部位，对机体代谢起调节作用。磁疗和针疗在其作用机理上有许多相同和相似之处，对机体有良好的双向调整作用。而磁片贴穴疗法是一种无痛无创伤疗法，该疗法兼磁疗与穴位疗法于一体，运用磁力线的穿透性作用于穴位的深浅部。该疗法可长时间持续作用于穴位，从而对穴位产生持久的作用。磁片贴穴疗法适应证广，凡针灸可治疗的病症均可应用。该疗法操作简单，安全可靠，且贴后不影响日常工作及生活，患者易于接受，值得临床推广应用。

（朱飞飞　宋业强）

第七节　激光疗法

【方法概述】

激光是受激辐射光放大的简称，1964年钱学森提出将其简为激光。激光应用很广泛，有激光打标、激光焊接、激光切割、激光测距、激光雷达、激光武器、激光矫视、激光美容、激光扫描等。激光系统可分为连续波激光器和脉冲激光器。随着光热选择性分热理论的提出，即生物组织在吸收一定波长和能量的激光后，会产生光热效应、光化学效应、光压强效应、光电磁效应和光生物刺激效应。激光美容逐渐被大众认识接受，并且大量的新型激光面世，运用于医疗美容临床。针对色素增生性皮肤病、血管增生性皮肤病、文身、脱毛、除皱、浅表肿瘤等损容性皮肤病，有较好的疗效。（附图 27 ～ 31 ）

激光具有以下特点：①光谱单纯，即发射出的光基本为单色，这是由光线通过的谐振腔中的固定媒介所确定的。处于某一个波段的激光能量，可以选择性地被皮肤吸收，如黑色素、血红蛋白或文身墨汁。②方向性强，在传播中很少扩散，并将焦点聚得很小。③相干性强，光波在谐振中，可叠加而达到很高的强度。按能量输出方式可以分为连续式激光、准连续激光、短脉冲激光三类。

强脉冲光（IPL）及射频技术在理论上虽不属于激光范畴，但在作用机制及治疗上与激光类似。射频是电磁波谱中一个非常重要的组成部分，射频可将皮肤组织中电场的电极极性迅速地反复改变，从而产生热效应。一方面促进胶原纤维的增生，另一方面使胶原纤维遇热收缩，这两方面的主要功能都是起到除皱紧肤的作用。

强脉冲光是一种强度很高的光源聚焦和滤过后形成的一种宽谱光，其本质是一种非相干的普通光而非激光。强脉冲光的波长多为 500 ～ 1200nm。在其前方放置一特制的滤光片，可过滤出治疗需要的波段的光。强脉冲光目前广泛应用于各种损容性皮肤病的治疗，尤其是光损伤和光老化相关的皮肤病。

从激光的能量输出方式来看，可以分为以下几类。

1. 连续式激光 激光的能量连续输出，这类激光对治疗靶的选择性不强，主要包括二氧化碳激光、氩离子激光、氦氖激光等。

2. 准连续激光 这类激光的能量以脉冲形式输出，但输出的脉冲频率非常高，在皮肤组织上的生物学效应和实际临床效果都与连续式激光没有显著差异，所以称为准连续激光。两者基本上是等同的，有时在分类上也归为一类。与连续式激光一样，准连续激光对治疗靶的选择性也不强。主要的准连续激光包括铜蒸气激光、氪激光、磷酸钛钾盐（KTP）激光等。

3. 短脉冲激光 激光的能量以短脉冲方式输出，脉宽很短，一般在纳秒（ns）与毫秒（ms）级。这类激光以选择性光热作用理论为基础，对作用靶具有高度选择性，而对周围正常组织则无明显损伤，从而可达到无创伤治疗的理想效果。短脉冲激光的代表包括调 Q 紫翠玉激光、调 Q 红宝石激光、调 QNd：YAG 激光、脉冲染料激光、调 Q 铒激光、超短脉冲二氧化碳激光、调 Q 半导体激光等。强脉冲光的作用机制和方式均与短脉冲激光相近。

4. 点阵输出 根据 2004 年 Manstein 等提出的点阵光热理论，在传统的连续波二氧化碳激光基础上，利用点阵头和激光瞄准系统，将这些光束排列成点阵状，使治疗后的损伤区直径小于 0.5mm。损伤区周围的组织迅速迁移至损伤区，并促进其快速修复、重建，损伤区可以形成无瘢痕愈合。

【操作规范】

激光治疗具有相当的风险性，因此需要严格遵循质控要求和有关规章制度，充分保障患者的健康及安全，最大限度地减少并避免医疗事故。

1. 对操作人员的要求　从事皮肤激光治疗的医师必须具备执业资格，应经正规培训掌握激光的基本知识、激光的技术参数和操作方法，有一定的皮肤科的临床经验，并定期接受激光治疗的培训和再教育。

2. 知情同意　与患者及家属进行术前谈话，告知患者治疗后可能达到的水平及术后可能的风险和注意事项，患者签署知情同意书。

3. 术前准备　消毒清洁手术区，必要时还应以局部麻醉和表面麻醉。麻醉剂的使用应遵循安全规范的原则。

4. 选择合适的激光器及参数　根据对患者的诊断，选择合适的激光器和激光参数进行治疗。治疗时，对周围正常皮肤及患者眼部予以防护，操作人员应佩戴防护目镜。

5. 治疗完毕后　根据需要给予患者医用冷敷贴冷敷，在创面上外用抗生素类软膏，以预防感染。

6. 术后护理　术后治疗区应避免搔抓，避免沾水，避免剧烈运动，恢复期注意好防晒。

7. 患者术后　如有意外情况，应尽早复诊。

【适应证】

1. 二氧化碳激光（连续式）

技术参数：波长为 10600nm，功率一般为 10～50W。

适应证：主要用于去除浅表皮肤良性赘生物及肿瘤，包括寻常疣、尖锐湿疣、脂溢性角化病、色素痣、皮赘、皮角、化脓性肉芽肿等。

2. 氦氖激光

技术参数：波长为 632.8nm，功率一般为 10～40mW。

适应证：皮肤溃疡、斑秃、带状疱疹及后遗神经痛、毛囊炎等。

3. 掺钕钇铝石榴石（Nd：YAG）激光（连续式）

技术参数：波长为 1064nm，功率一般为 10～80W。

适应证：Nd：YAG 激光主要用于治疗血管增生性损害，如海绵状血管瘤、血管角皮瘤、化脓性肉芽肿、血管内皮瘤、木村病等，还可用于寻常疣、跖疣的治疗。

4. 掺铟砷化镓半导体激光

技术参数：波长为 980nm，功率一般为 10～30W，是一种大功率半导体激光。

适应证：与 Nd：YAG 激光相似，主要用于治疗血管增生性皮肤疾病，如海绵状血管瘤、血管角皮瘤、化脓性肉芽肿、血管内皮瘤、木村病等。

5. 氩激光

技术参数：波长为 488nm 及 514.5nm，输出功率为 0.5～2.5W。

适应证：多用于浅表血管增生性皮肤病的治疗，如毛细血管扩张、酒渣鼻等；浅表性色素增生性皮肤病，如雀斑、咖啡斑、脂溢性角化病。术后可有瘢痕、色素沉着、色素减退等不良反应。

6. 铜蒸气激光和溴化亚铜激光

技术参数：输出为混合光，波长为 510.4nm 及 578.2nm，二者比例大致为 2：1，功率为 1～6W。

适应证：主要用于血管增生性皮肤病的治疗，如鲜红斑痣、毛细血管扩张、酒渣鼻、蜘蛛痣等；有时也可治疗浅表色素增生性皮肤病。铜蒸汽激光还可作为光动力学疗法的光源治疗鲜红斑痣，具有较好的临床效果。

7. 磷酸钛钾盐激光（KTP 激光）

技术参数：波长为 532nm，功率为 1～20W。

适应证：主要用于治疗些血管增生性皮肤病，如毛细血管扩张、酒渣鼻（毛细血管扩张型）、小静脉曲张等。KTP 激光也可作为光动力学疗法的光源，治疗鲜红斑痣。

8. 紫翠玉激光

技术参数：波长为 755nm，调 Q 模式下脉宽为 50～100ns，长脉宽模式下脉宽可至毫秒级。

适应证：调 Q 模式下，适应证主要为各种表皮、真皮色素增生性皮肤病。前者包括雀斑、咖啡斑、脂溢性角化病、雀斑样痣、Becker 痣等。后者包括太田痣、获得性太田痣样斑、文身、异物文身等。紫翠玉激光治疗效果较理想，术后瘢痕形成可能性小。在长脉宽模式下，紫翠玉激光主要用于脱毛。

9. 红宝石激光（ruby laser）

技术参数：波长 694.3nm，调 Q 模式下脉宽为 20～40ns，长脉宽模式下脉宽可至毫秒级。

适应证：与紫翠玉激光基本一致，但其暂时性色素减退的发生率略高一些。长脉宽模式主要用于脱毛。

10. 脉冲掺钕钇铝石榴石（Nd：YAG）激光

技术参数：波长为 1064nm，调 Q 模式下脉宽为 5～40ns，长脉宽模式下脉宽至毫秒级。

适应证：主要治疗各种真皮色素增生性皮肤病，如太田痣、获得性太田痣样斑、文身等，基本无瘢痕形成。长脉宽模式主要用于治疗血管增生性皮肤病，如草莓状血管瘤、鲜红斑痣、毛细血管扩张等，还可用于脱毛、除皱及紧肤。

11. 调 Q 掺钕钇铝石榴石倍频 532nm 激光

技术参数：波长为 532nm，该波长为掺钕钇铝石榴石激光（波长 1064nm）经特殊晶体倍频后所得，调 Q 模式下脉宽为 4 ～ 10ns，长脉宽模式下脉宽为 2 ～ 50ms。

适应证：临床上主要用于治疗浅表色素增生性皮肤疾病，如雀斑、咖啡斑等，对红色文身亦有较好效果，术后一般无瘢痕形成。长脉宽模式可治疗血管增生性皮肤病，如鲜红斑痣、毛细血管扩张、酒渣鼻（毛细血管扩张型）等。

12. 脉冲染料激光

技术参数：该激光有 585nm 及 595nm 两种波长，前者脉宽为 300 ～ 450μs，后者脉宽在 0.5 ～ 40ms 可调节。

适应证：临床上主要用于治疗血管增生性皮肤病，如鲜红斑痣、毛细血管扩张、血管角皮瘤、酒渣鼻（毛细血管损害型）、蜘蛛痣。亦可预防手术后瘢痕及治疗增生性瘢痕。该激光术后一般无瘢痕形成。

13. 调 Q 铒激光

技术参数：波长为 2940nm，脉宽为 300μs。

适应证：铒激光的适应证主要包括 3 种类型：①良性浅表皮肤肿瘤及赘生物（如汗管瘤、毛发上皮瘤、睑黄瘤、色素痣、脂溢性角化病等）；②萎缩性或凹陷性瘢痕；③除皱。

14. 短脉冲二氧化碳激光

技术参数：波长为 10600nm，脉宽为 1 ～ 1000ms。

适应证：与调 Q 铒激光基本相同。

15. 810nm 半导体激光

技术参数：波长为 810nm，脉宽一般为 5 ～ 400ms 可调节。

适应证：在临床上主要用于脱毛，且疗效较好。此外，还可用于毛痣、假性毛囊炎及一些色素增生性皮肤病的治疗。

16. 1450nm 半导体激光

技术参数：波长为 1450nm。脉宽为 210ms。

适应证：该激光可选择性的损伤皮脂腺，临床上主要用于中重度痤疮、毛囊炎及皮脂腺增生等的治疗；此外还可用于改善萎缩性瘢痕及细小皱纹。

17. 准分子激光

技术参数：波长为 308nm，单个脉冲能量为 50 ～ 3300mJ。

适应证：临床上主要用于治疗白癜风及银屑病，具有良好的疗效。此外还可以用于斑秃、扁平苔藓、湿疹等皮肤病的治疗。

18. 1550nm/1535nm 半导体激光（又叫像素激光）

技术参数：波长为 1550nm/1535nm 脉冲能量为 4.5 ～ 40mJ，微孔直径 50 ～ 200μm。

适应证：主要用于光老化、除皱嫩肤、凹陷性瘢痕，有时可用于黄褐斑的治疗。

19. 强脉冲光（IPL）

技术参数：强脉冲光与激光不同，为非相干光，波长范围为 515 ～ 1200nm，可根据不同的适应证采用相应滤光片获得所需波段。

适应证：强脉冲光适应证广泛，可用于治疗浅表色素增生性皮肤病（如雀斑、脂溢性角化病、黄褐斑等）、血管增生性皮肤病（如鲜红斑痣、毛细血管扩张、酒渣鼻等）和除皱嫩肤等。此外，还可用于脱毛。术后反应轻是强脉冲光的作用特点。

20. CO_2 激光（点阵模式）

技术参数：波长为 10600nm，脉宽为 1 ～ 1000ms。

适应证：由于光点的密度和能量可以任意调节，光点大小可以从 0.1mm ～ 1.25mm 调节。因此，治疗区的损伤明显减少，临床适应证也明显拓宽，临床可用于各种瘢痕包括增生性瘢痕、凹陷性瘢痕等、痤疮、白癜风、斑秃、酒糟鼻、黄褐斑、肥厚型湿疹、斑块型银屑病、局限性硬皮病、皱纹、面部光老化、硬化萎缩性苔藓等的综合治疗。

21. 射频（RF）

技术参数：射频为电磁波谱中的重要组成部分之一，电磁波频率可在数百千赫到数百兆赫范围内。

适应证：主要用于治疗皮肤松弛，以及轻中度的皱纹，如眼角皱纹、口周皱纹、颈部松弛、腹壁松弛等。此外，还可与 810nm 半导体激光或强脉冲光联合应用以增强除皱紧肤及脱毛的作用。

【禁忌证】

1. 瘢痕体质、光过敏、凝血机制障碍、免疫功能低下，以及全身或局部有感染、皮肤处于敏感状态者不能使用激光疗法治疗。

2. 孕妇，怀疑可能有皮肤癌的患者，近期使用光敏性药物的患者，存有不现实期望者避免使用激光疗法治疗。

3.激光美容因其是以美容为最终目的，尤其对各种精神及心理异常者要慎重对待。

【技法要点】

1.激光器种类的把握，根据患者或求美者需求，选用相应波长的激光器。

2.激光器治疗参数的选择，选择合适的治疗参数，过小影响治疗效果，过大则会造成不良反应。治疗时，可选择相对较低参数在局部皮肤试验至理想的皮肤反应。

3.治疗过程中，对患者或求美者行有必要的沟通。及时了解患者即时的感受，并调整激光器参数，同时可以减少患者的紧张感及心理压力。

4.治疗后对患者进行皮肤护理宣教，有创面者需保持创面干洁，避免沾水。激光术后需严格防晒，可选用合适的医用冷敷贴或保湿霜来舒缓皮肤创伤。

5.治疗后对患者或求美者进行定期随访，一是可以及时处理患者可能出现的意外情况，二是可以收集临床资料。

【注意事项】

1.房间必须封闭并有醒目光谱警示牌，内部挂深色窗帘。使用时，治疗室内的所有人员都必须佩戴防护眼镜以保护眼睛。当在眼睛附近使用时，应让患者戴上不透明的防护眼镜，最好的防护措施是在强脉冲发射前让患者闭上眼睛。所有人不得随便进入。

2.治疗过程中需注意患处皮肤消毒。

3.多人使用时注意机器消毒，避免发生交叉感染。

4.治疗过程会伴有疼痛或患者精神紧张的情况下，应注意观察患者的生命体征，了解患者血压、心率及精神状态，均无异常时可进行操作。

5.治疗后，治疗部位可能出现轻微发红或局部水肿现象，这种反应一般在数小时内消失。少数人可能出现水疱或结痂，可出现皮肤颜色变深或变浅，通常在数月内恢复到正常。在每次治疗后严格进行防晒，以降低发生不良反应的概率。

【经验体会】

1.随着公众对美的追求越来越高，激光疗法也逐渐被大家认可和接受，激光器的选择尤为重要，这对治疗医师有了更高的要求，必须要有一定的皮肤病治疗经验。

2.患者术前谈话应当详尽，解除患者的疑虑，但也不要给患者不切实际的保证，并签署知情同意书。在患者知情同意的情况下，可拍摄治疗前后对比照片。

3.术后皮肤护理对后期的皮肤恢复及疗效上有较大的帮助。做好对患者护理宣教也是治疗工作重要的环节。

（朱飞飞　宋业强）

第十章
中医皮肤外科常见病

第一节　疖

疖是指生于皮肤浅表、范围较小的急性感染性化脓性疾病，多发及反复发作者称为疖病。其特点是突起根浅，肿势局限，焮热疼痛，范围（直径，下同）多小于3cm，易肿、易脓、易溃、易收敛。本病相当于西医学的疖、毛囊炎、疖病等。严重者，有蝼蛄疖及头皮穿凿性脓肿。

【病因】

常因内郁湿火，外感风邪，两相搏结，蕴阻肌肤所致；或夏秋季节感受暑毒而生；或因天气闷热汗出不畅，暑湿热蕴蒸肌肤，引起痱子，复经搔抓，破伤染毒而成。

患疖后若处理不当，疮口过小引起脓毒潴留，或搔抓染毒，导致脓毒旁窜，在头顶皮肉较薄处易蔓延、窜空而成蝼蛄疖。

若伴消渴、习惯性便秘等慢性疾病阴虚内热者，或脾虚便溏者，更易染毒发病，并可反复发作，缠绵难愈。

【临床表现】

初起为毛囊周围局部皮肤红肿，后渐增大，成硬红色结节，伴疼痛不适，后结节化脓坏死形成脓肿，中心有坏死的脓栓，如火山口样。溃破后排出脓液，肿胀逐渐消退，在 1～2 周内结疤而愈。根据病因、证候不同，又可分有头疖、无头疖、蝼蛄疖、疖病等。

1. 有头疖　患处皮肤上有一红色结块，范围小于 3cm，焮热疼痛，突起根浅，中心有一脓头，出脓即愈。

2. 无头疖　皮肤上有一红色结块，范围小于 3cm，无脓头，表面灼热，触之疼痛，2～3 天化脓变软，溃后多迅速愈合。

3. 蝼蛄疖　多发于儿童头部。临床常见两种类型，一种是坚硬型，疮形肿势虽小，但根脚坚硬，溃破出脓而坚硬不退，疮口愈合后还会复发，常为一处未愈，他处又生。另一种是多发型，疮大如梅李，相连三五枚，溃破脓出而不易愈合，日久头皮窜空，如蝼蛄串穴之状。不论何型，局部皮厚且硬者较重，皮薄成空壳者较轻。若无适当治疗则迁延日久，可损及颅骨，如以探针或药线探之，可触及粗糙的骨质，必待死骨脱出，方能收口。

4. 疖病　好发于项后发际、背部、臀部。几个到几十个，反复发作，缠绵不愈。也可在身体各处散发疖肿，一处将愈，他处续发，或间隔周余、月余再发。患消渴病、习惯性便秘或营养不良者易患本病。

【辅助检查】

血常规检查提示白细胞总数及中性粒细胞比例增高，必要时可进行血糖、脓液细菌培养及药物敏感试验等检查。

【诊断】

本病根据典型临床表现，结合实验室检查，易于诊断。

【鉴别诊断】

1. 痈　初起无头，局部顶高色赤，表皮紧张发亮，肿势范围较大，6～9cm，伴有明显的全身症状。

2. 颜面疔疮　初起有粟粒状脓头，根脚深，状如钉丁，肿势散漫，肿胀范围显著大于疖，出脓较晚且有脓栓，大多数患者初起即伴有明显全身症状。

3. 有头疽　好发于项后、背部等皮肤厚韧处，初起即有多个粟粒状脓栓，红肿范围多为 9～12cm，溃后状如蜂窝，有明显的全身症状，病程较长。

【治疗】

疖治疗应根据发病时间、部位、症状及体质不同辨证施治，选择不同的内治法和外治法。若疖脓肿成，则及时外科干预，可用火针、手术切开排脓等方法治疗。

（一）辨证论治

1. 初期——湿热内蕴，外感毒邪

症状：皮肤可见散在米粒大红色毛囊性丘疹或小脓疱，或局部焮热红肿疼痛，或见局部红肿焮热，基底坚硬，表面有粟粒样脓头，触之痛甚，伴痒痛剧烈，烦躁不安，口干，小便黄赤，大便秘结，舌红，苔黄腻，脉滑数。

治法：清热解毒，利湿止痛。

方药：五味消毒饮或黄连解毒汤。

2. 成脓期——气血壅滞，化腐成脓

症状：皮肤局部红肿，肿势高起，明显波动，疼痛较剧，高热不退，便秘，舌红，苔黄，脉数。

治法：清热解毒，活血透脓。

方药：四妙勇安汤加减。

3. 溃后期

（1）气血两虚，热毒内盛

症状：疮形平塌，色暗不鲜，溃脓迟缓，腐肉难脱，脓水稀薄，伴低热，神疲乏力，面色苍白，舌淡，苔薄白，脉细数无力。

治法：补益气血，扶正托毒。

方药：托里消毒散加减。

（2）阴虚内热

症状：疮形平塌，疮色紫暗，不易酿脓，不易脱腐，溃后表面有污灰色脓性分泌物，脓水稀少或带血水，伴低热、口干，舌红，苔少或光剥，脉细数。多见于消渴病患者，或形体消瘦素体阴虚者。

治法：养阴生津，清热解毒。

方药：生脉饮加减。

（二）外治法

1. 非手术治疗

（1）初期　①外洗：野菊花、大黄、蒲公英、苦参、大青叶、黄柏煎水外洗；芫花水剂、马齿苋水剂、颠倒散洗剂、三黄洗剂外洗。②外敷：四黄膏、金黄膏、玉露膏外敷；亦可采用新鲜草药，如野菊花、芙蓉叶、大青叶，取其一种，洗净捣烂敷于患处。

（2）成脓期　若脓成引流不畅，可循经切开排脓，并用九一丹或八二丹捻药线引流，外用红油膏掺八二丹敷贴。

（3）溃后　外用生肌白玉膏掺生肌散。若疮口呈袋形，有蓄脓之象，可先用垫棉法加压包扎。若疮口过小，脓腔过大者可用扩创术。

2. 手术治疗

（1）火针排脓　是一种中医传统外治法，主要应用于疖的成脓期，针对面积小于1cm或较浅表的疖肿。操作部位选择脓肿隆起最高处，即脓腔最薄的部位。常规消毒，利多卡因局部麻醉后，一手固定脓腔，另一手持烧红的火针直刺脓腔，火针刺入脓腔后，当感觉有落空感，说明已达脓腔，此时可转动火针，以防止创面出血，再拔出火针，脓液即随之流出。如果脓腔较大较深，可多孔穿刺，并在脓腔低位用火针再穿刺1个或2个引流口，适当加压，使脓液尽快排净。然后，根据疖之大小，选择引流条或中药药线置入脓腔引流，外加无菌纱布或棉垫包扎。

注意事项：做好术前沟通，避免产生"晕针"现象；进针深浅适中，太浅排脓不畅，太深伤及正常组织；关节、头面部要慎重施术；尚未成脓者禁用本法治疗。

（2）手术切开排脓　脓肿成熟但未破溃者，常规消毒后，局部浸润麻醉，用手术刀片在脓肿的波动感最明显处"十"字切开（注意颜面部尽量避免"十"字切开，根据情况选择"一"字形切开对口引流），切口长度与脓肿直径相当，使能够达到彻底充分引流。用刮匙搔刮脓腔壁清除脓腔内坏死组织，有包膜者尽量清除包膜组织，脓腔较深者过氧化氢和生理盐水反复冲洗脓腔，然后根据疖之大小，选择引流条或中药药线置入脓腔引流，外覆盖无菌纱布或棉垫包扎。

手术后处理：根据伤口的引流情况换药，引流液较多，渗湿敷料的要及时更换敷料，用生理盐水冲洗后更换引流条，敷料覆盖包扎。引流量少或无，可拔除引流条后直接包扎。如脓腔较大，感染控制后伤口愈合较慢，可作二期清创缝合。

手术并发症：局部感染扩散，或愈后遗留瘢痕形成。

注意事项：要达到充分引流，避免切口太小。更换引流条时要注意及时冲洗脓腔，同时尽可能减少新鲜创面的二次创伤。

（3）扩创手术　疖肿成脓溃后，疮口呈袋状有蓄脓现象，可行扩创术以促进脓液排出。常规消毒，利多卡因局部浸润，用手术刀"十"字切开疮口，切口长度与脓肿直径相当，扩大开口，排尽脓液，用过氧化氢和生理盐水反复冲洗脓腔，然后根据疖之大小，选择引流条或中药药线置入脓腔引流，外加无菌纱布或棉垫包扎。术后常规换药。

（4）清创缝合　如伤口反复迁延不愈，基底创面不新鲜或有慢性肉芽组织者，可用刀片或刮匙刮除至露出新鲜组织，然后加压包扎，或者感染控制后可以二期缝合。

【疗法选择、时机把握】

根据不同的时期、不同证型采取不同的治疗方法。疖有初起、成脓、溃后三期，根据中医外科疮疡的治疗大法"消""托""补"进行辨证论治。

内治法：一般初起属实证，治以清热利湿、凉血解毒或以清泻脏腑湿热为主。成脓期多属实证或邪实正虚，治以清热解毒、活血透脓为主。溃后一般邪去正虚，治以补益气血或养阴生津为主。

外治法：对于本病的外治法而言，同样需要仔细斟酌，各种不同创面的外治方法不尽相同，应根据病情选择使用。初起局部以红肿热痛为主，尚未成脓，主要以外洗及外敷为主。成脓后，局部有明显波动感，对于面积较小和位置表浅的脓肿，可以使用火针治疗，或用注射器抽取脓液后冲洗。面积较大或位置较深的脓肿，则可考虑手术切开引流排脓。溃后疮口呈袋状，有蓄脓之象，需手术扩创以利于脓液排出。伤口经久不愈合者，或合并有窦道及慢性肉芽者，用刮匙或刀片清理创面，直至见到新鲜组织。术后创面有明显出血者，可用油纱填塞或绷带压迫止血。

火针排脓遵循中医邪有出路的治疗原则，未成脓者禁用火针。凡具有跳痛、顶高中软、应指者皆为脓已成，方可用火针排脓法治之。

【护理要点】

治疗期间注意静卧休息，健侧卧位，避免挤压创面。康复期活动应循序渐进，勿过快过度。局部有波动时，应及早切开引流，脓腔充分引流，敷料污染及时更换。对未成熟的患处，不应挤压，以免引起感染扩散。

【预防】

1.注意个人卫生，勤洗澡，勤理发，勤修指甲，勤换衣服。

2.注意饮食作息，避免熬夜，少食辛辣炙煿助火之物及肥甘厚腻之品，患疖时忌食鱼腥发物，保持大便通畅。

3.患消渴病等应及时治疗内科疾病，控制血糖。体虚者应积极锻炼身体，增强体质。

【预后】

一般早期积极治疗，预后良好。但头面部疖挤压不当，易发生败血症及脓毒血症。一旦脓肿溃疡形成后，即便采用多种方法治疗，愈合易形成瘢痕，头皮患处则可能形成永久性脱发。

（罗家胜　康旭）

第二节　疔

疔是一种发病迅速，易于变化而危险性较大的急性化脓性疾病。其特点是疮形如粟，但根脚坚硬，有如钉丁之状，病情变化迅速，容易造成毒邪走散。此病随处可生，一般多发于颜面及手足等部。若处理不当，发于颜面部的疔疮很容易走黄而危及生命；发于手足部的疔疮则易损筋伤骨而影响活动功能。疔的范围很广，名称繁多，病因各异。根据发病部位和性质不同，分为颜面部疔疮、手足部疔疮、红丝疔、烂疔、疫疔等不同病名。

一、颜面部疔疮

颜面部疔疮是指发生于颜面部的急性化脓性疾病。相当于西医的颜面部疖和痈。由于发病部位不同，名称各异，如疔疮生于眉心者，叫眉心疔，又称印堂疔；生于两眉棱者，称眉棱疔；生于眼胞者，称眼胞疔；生于颧部者，称颧疔；生于人中者，称人中疔；生于人中两旁者，称虎须疔；生于口角者，称锁口疔，等等。名称虽繁，但其病因、辨证施治基本相同。

【病因病机】

主要因感火热之毒。其毒或从内发，如嗜食膏粱厚味、醇酒辛辣炙煿，脏腑蕴热内生；或从外受，如感受风热火毒，或皮肤破损染毒。内外合邪以致气血凝滞，火毒结聚，内蕴肌肤，热盛肉腐而成。若火毒炽盛，内燔营血，则成走黄重证。

【临床表现】

多发于额前、颧、颊、鼻、口唇等部。

初期：在颜面部某处皮肤上忽起一粟米样脓头，局部顶白，根小而坚硬，状如钉丁之状，或痒或麻，以后逐渐红肿热痛，肿势局限。

中期：第5～7日，肿势逐渐增大，四周浸润明显，疼痛加剧，脓头破溃。伴有发热口渴，便干溲赤，苔薄腻或黄腻，脉弦滑数等。

后期：第7～10日，肿势局限，顶高根软溃脓，脓栓（疔根）随脓外出，肿消痛止，身热减退。一般10～14天即可痊愈。

若处理不当，或妄加挤压，或不慎碰伤，或过早切开等，可引起疔疮顶陷，色黑无脓，四周皮肤暗红，肿势扩散，失去护场，以致头面、耳、项俱肿，并伴有壮热烦躁，神昏谵语，舌质红绛，苔黄糙，脉洪数等。此乃疔毒走散，发为"走黄"之象。

【辅助检查】

血常规检查示白细胞总数及中性粒细胞明显增高，必要时应作细菌培养加药敏试验。

【诊断】

根据典型的临床表现，结合实验室检查，可诊断。

【鉴别诊断】

疖　虽好发于颜面部，但红肿范围不超过 3cm，无明显根脚，一般无全身症状。

【治疗】

内治以清热解毒为大法，火毒炽盛证宜凉血清热解毒。外治根据初起、成脓、溃后，分别采用箍毒消肿、提脓祛腐、生肌收口治疗。

（一）辨证论治

1. 热毒蕴结证

症状：红肿高突，根脚收束，发热头痛。舌红，苔黄，脉数。

治法：清热解毒。

方药：五味消毒饮、黄连解毒汤加减。

2. 火毒炽盛证

症状：疮形平塌，肿势散漫，皮色紫暗，焮热疼痛。伴高热，头痛，烦渴，呕恶，溲赤。舌红，苔黄腻，脉洪数。

治法：凉血清热解毒。

方药：犀角地黄汤、黄连解毒汤、五味消毒饮加减。

（二）外治法

1. 非手术治疗

初起宜箍毒消肿，用金黄散、玉露散以金银花露或水调成糊状围敷，或干捶膏盖贴，或六神丸、紫金锭研碎水调外敷。

脓成宜提脓祛腐，用九一丹、八二丹撒于疮顶部，再用玉露膏或千捶膏敷贴。若脓出不畅，用药线引流。

溃后宜提脓祛腐，生肌收口。疮口掺九一丹，外敷金黄膏；脓尽改用生肌散、太乙膏或红油膏盖贴。

2. 手术治疗

（1）火针排脓　主要应用于疗的成脓期，针对面积小于 1cm 或较浅表的疗。具体操作详见"疖"。

（2）手术切开排脓　脓肿成熟者，常规消毒后，局部浸润麻醉，用手术刀片在脓肿的波动感最明显处"十"字切开（注意颜面部尽量避免"十"字切开，根据情况选择"一"字形切开对口引流），切口长度与脓肿直径相当，使能够达到彻底充分引流。用刮匙搔刮脓腔壁清除脓腔内坏死组织，有包膜者尽量清除包膜组织，脓腔较深者可用过氧化氢和生理盐水反复冲洗脓腔，然后根据脓肿之大小选择引流条或中药药线置入脓腔引流，外覆盖无菌纱布或棉垫包扎。

手术后处理：根据伤口的引流情况换药，引流液较多，要及时更换敷料，用生理盐水冲洗后更换引流条，敷料覆盖包扎；引流量少或无，可拔除引流条后直接包扎。如脓腔较大，感染控制后伤口愈合较慢，可作二期清创缝合。

【疗法选择、时机把握】

根据不同的时期、不同证型采取不同的治疗方法。内治以清热解毒为大法，火毒炽盛证宜凉血清热解毒。外治根据初起、成脓、溃后，分别采用箍毒消肿、提脓祛腐、生肌收口治疗。

手术方面的具体疗法选择可参考"疖"节。

【护理要点】

可参照本章第一节"疖"。

【预防】

1. 有全身症状者宜静卧休息，并减少患部活动。
2. 忌内服发散药，忌灸法，忌早期切开及针挑，忌挤脓，以免疗毒走散入血。
3. 平素不要过食膏粱厚味，患疗后忌食烟酒及辛辣、鱼腥、发物等。

【预后】

一般早期积极治疗，预后良好；但颜面部疗挤压不当易发生败血症及脓毒血症。

二、手足部疗疮

手足部疗疮是发生在手足部的急性化脓性疾病，又名瘭疽。因发病部位及形态、预后的不同有多种命名法，如生在指头顶端的，肿胀形如蛇头者，叫蛇头疗；生于指甲缘的，因其色紫而凸，或溃后胬肉高突，形如蛇眼，叫蛇眼疗；又因脓积于甲下，指甲面可见黄白色脓影，重者指甲浮空，痛胀难忍，故名代指；生在甲后的，叫蛇背疗；生在手指螺纹的，叫螺疗；生在手指指节间的，绕指肿痛，色黄或紫，叫蛀节疗；若一指通肿、色紫，指微屈而难伸，形如泥鳅，称泥鳅疗；生于指中节前肿如鱼肚、蛇肚的，叫鱼肚疔或蛇腹疔；生于手掌心的，形如盘中托珠之状，叫托盘疔；生于足掌中心的，叫足底疔；生在涌泉穴者，叫涌泉疔，等等。临床比较常见的有蛇头疔、蛇眼疔、蛇腹疔、托盘疔、足底疔等，分别相当于西医学的甲沟炎、化脓性指头炎、化脓性腱鞘炎、掌中间隙感染、足底皮下脓肿等。

【病因病机】

内因脏腑火毒炽盛，外因手足部外伤染毒，如针尖、竹、木、鱼骨等刺伤或修甲时刺破皮肤，昆虫咬伤等。托盘疔还可因手少阴心经、手厥阴心包经火毒炽盛为患；足底疔多由湿热下注引起。均可导致火毒之邪阻塞经络，气血凝滞，热盛肉腐而成，甚则腐筋伤骨。

【临床表现】

手足部疔疮发病部位多有受伤史。

1. 蛇眼疔 初起时多局限于指甲一侧边缘的近端，有轻微的红肿疼痛，2～3天成脓，可在指甲侧缘透现一点黄色或灰白色的脓液积聚阴影，或整个甲身内有脓液。待出脓后，即肿退痛除，迅速愈合；若脓毒浸淫皮肉，甲下溃空或有胬肉突出，甚至指（趾）甲脱落。

2. 蛇头疔 初起指端麻痒而痛，继而刺痛，灼热肿胀，色红不明显，随后肿势逐渐扩大。中期肿势更大，手指末节呈蛇头状肿胀。酿脓时有剧烈的跳痛，患肢下垂时疼痛更甚，局部触痛明显。10天左右成脓，此时多阵阵啄痛不休，常影响食欲和睡眠。伴有恶寒发热、头痛、全身不适等症状。后期一般脓出肿退痛止，趋向痊愈。若未及时处理，任其自溃，溃后脓水臭秽，经久不愈，余肿不消，或胬肉突出者，多是损筋伤骨的征象。

3. 蛇腹疔 发于指腹部，整个患指红肿疼痛，呈圆柱状，形似小红萝卜，关节轻度屈曲，不能伸展，若强行扳直，即觉剧痛。诸症逐渐加重，7～10天成脓。因指腹皮肤厚韧，不易测出波动感，也难自溃。溃后脓出黄稠，逐渐肿退痛止，2周左右痊愈；若损伤筋脉，则愈合缓慢，常影响手指的屈伸。

4. 托盘疔 初起整个手掌肿胀高突，失去正常的掌心凹陷或稍凸出，手背肿势通常更为明显，甚则延及手臂，疼痛剧烈，或伴发红丝疔。伴有恶寒发热、头痛、纳呆、苔薄黄、脉滑数等症状。2周左右成脓，因手掌皮肤坚韧，虽内已化脓，不易向外透出，很可能向周围蔓延，损伤筋骨，影响屈伸功能，或并发疔疮走黄。若溃后脓出，肿退痛减，全身症状亦随之消失，再过7～10天愈合。

5. 足底疔 初起足底部疼痛，不能着地，按之坚硬。3～5日后有啄痛，修去老皮后，可见到白色脓点。重者肿势蔓延到足背，痛连小腿，不能行走，伴有恶寒发热、头痛、纳呆、苔黄腻、脉滑数等。溃后流出黄稠脓液，肿消痛止，全身症状也随之消失。

辨别手指部有脓无脓，除依据一般化脓日期及触诊外，可采用透光法。辨别有无死骨，可用药线或探针深入疮孔，如触及粗糙的骨质，是为损骨。辨别有无伤筋，可观察手指屈伸功能。

【辅助检查】

X线摄片可确定有无骨质破坏。血常规检查示白细胞总数及中性粒细胞增高。必要时作细菌培养加药敏试验。

【诊断】

根据临床表现及实验室检查，易诊断。

【治疗】

以清热解毒为主，如发于下肢者应注重清热利湿。脓成后应尽早切开排脓；愈后需加强功能锻炼。

（一）辨证论治

1. 火毒凝结证

症状：局部红肿热痛，麻痒相兼，伴畏寒发热，舌质红，苔黄，脉数。

治法：清热解毒。

方药：五味消毒饮、黄连解毒汤加减。

2. 热盛胜肉腐证

症状：红肿明显，疼痛剧烈，痛如鸡啄，肉腐为脓，溃后脓出肿痛消退。若溃后脓泄不畅，肿痛不退，胬肉外突，甚者损筋蚀骨，舌质红，苔黄，脉数。

治法：清热透脓托毒。

方药：五味消毒饮、黄连解毒汤加皂角刺、炙山甲等。

3. 湿热下注证

症状：足底部红肿热痛，伴恶寒，发热，头痛，纳呆，舌质红，苔黄腻，脉滑数。

治法：清热解毒利湿。

方药：五神汤合萆薢渗湿汤加减。

（二）外治法

1. 初期　金黄膏或玉露膏外敷。蛇眼疗也可用10%黄柏溶液湿敷。

2. 溃脓期　脓成应及早切开排脓，一般应尽可能循经直开。蛇眼疗宜沿甲旁0.2cm

挑开引流。蛇头疔宜在指掌面一侧作纵形切口，务必引流通畅，必要时可对口引流，不可在指掌面正中切开。蛇腹疔宜在手指侧面作纵形切口，切口长度不得超过上下指关节面。托盘疔应依掌横纹切开，切口应够大，保持引流通畅，手掌处显有白点者，应先剪去厚皮，再挑破脓头。注意不要因手背肿胀较手掌为甚而误认为脓腔在手背部而妄行切开。甲下溃空者需拔甲，拔甲后敷以红油膏纱布包扎，或在甲板上钻孔开窗引流。

3. 收口期　脓尽用生肌散、白玉膏外敷。若胬肉高突，修剪胬肉后，用平胬丹或枯矾粉外敷；若已损骨，久不收口者，可用2%～10%黄柏溶液浸泡患指，每天1～2次，每次10～20分钟。有死骨存在，可用七三丹提脓祛腐，待死骨松动时用血管钳或镊子钳出死骨。筋脉受损导致手指屈伸障碍者，待伤口愈后，用桂枝、桑枝、红花、丝瓜络、伸筋草等煎汤熏洗，并加强患指屈伸功能锻炼。

手术方面的具体操作方法可参考"疔"节。

【疗法选择、时机把握】

参照"颜面部疔疮"。

【护理要点】

可参照本章第一节"疖"。

【预防】

1. 注意劳动保护，防止手足皮肤损伤。

2. 手部疔疮忌持重物或剧烈活动，以三角巾悬吊固定。生于手掌部者，宜手掌向下，使脓液容易流出。足部疔疮宜抬高患肢，尽量少行走。

3. 愈后影响手指屈伸功能者，宜加强功能锻炼。

4. 其他参照"颜面部疔疮"。

【预后】

本病及时治疗预后良好。

三、红丝疔

红丝疔是发于四肢，皮肤呈红丝显露，迅速向上走窜的急性感染性疾病。可伴恶寒发热等全身症状，邪毒重者可内攻脏腑，发生"走黄"。本病相当于西医的急性淋巴管炎。

【病因病机】

外因手足部生疔，或足癣糜烂，或有皮肤破损感染毒邪；内有火毒凝聚，以致毒流经脉，向上走窜而继发红丝疔。若火毒走窜，内攻脏腑，可成"走黄"之证。

【临床表现】

好发于四肢内侧，常有手足部生疔或皮肤破损等病史。

多先在手足生疔部位或皮肤破损处见红肿热痛，继则在前臂或小腿内侧皮肤上起红丝一条或多条，迅速向躯干方向走窜，上肢可停于肘部或腋部，下肢可停于腘窝或胯间。腋窝或腘窝、腹股沟部常有臀核肿大作痛。

轻者红丝较细，无全身症状，1～2日可愈；重者红丝较粗，伴有恶寒发热、头痛、乏力、苔黄、脉数等全身症状。有的还可出现结块，一处未愈，他处又起，有的2～3处相互串联。病变在浅部的，皮色较红；病变在深部的，皮色暗红，或不见"红丝"，但患肢出现条索状肿块和压痛。如结块不消而化脓者，则肿胀疼痛更剧，化脓在发病后7～10天，溃后一般容易收口，若2～3处串连贯通，则收口较慢。若伴有高热、神昏谵语、胸痛、咳血等症，是为"走黄"。

【辅助检查】

血常规检查示白细胞总数及中性粒细胞可增高。

【诊断】

根据临床表现和实验室检查，诊断不难。

【治疗】

治疗宜清热解毒，佐以活血散瘀。应积极治疗原发病灶。

（一）辨证论治

1. 火毒入络证

症状：患肢红丝较细，红肿疼痛，全身症状较轻，舌苔薄黄，脉濡数。

治法：清热解毒。

方药：五味消毒饮加减。

2. 火毒入营证

症状：患肢红丝粗肿明显，迅速向近端蔓延，并伴臀核肿大作痛，寒战高热，头痛，口渴，舌苔黄腻，脉洪数。

治法：凉血清营，解毒散结。

方药：犀角地黄汤、黄连解毒汤、五味消毒饮加减。

（二）外治法

1. 若红丝细的宜用砭镰法，局部皮肤消毒后，以刀针沿红丝行走途径，寸寸挑断，并用拇指和食指轻捏针孔周围皮肤，微令出血，或在红丝尽头挑断，挑破处均盖贴太乙膏掺红灵丹。

2. 初期可外敷金黄膏、玉露散；若结块成脓，则宜切开排脓，外敷红油膏；脓尽改用生肌散、白玉膏收口。

手术方面的具体操作方法可参考"疔"节。

【疗法选择、时机把握】

根据不同的时期、不同证型，采取不同的治疗方法。内治火毒入络证以清热解毒为大法，火毒入营证宜凉血清营、解毒散结。外治根据初起可敷金黄膏、玉露散等，若成脓则需手术切开排脓。

【护理要点】

可参照本章第一节"疖"。

【预防】

参照"颜面部疔疮"。

【预后】

本病预后良好。

四、烂疔

烂疔是发生于皮肉之间、腐烂甚剧、病势暴急的急性传染性疾病。中医文献中称水疔、卸肉疔、烂皮疔、脱靴疔等。其特点是来势急骤凶险，焮热肿胀，疼痛彻骨，肿胀迅速蔓延，极易化腐，患处皮肉很快大片腐烂卸脱，范围甚大，疮形略带凹形（如匙面），流出脓液稀薄如水、臭秽，易并发"走黄"，危及生命。本病相当于西医学的气性坏疽。

【病因病机】

多因皮肉破损，接触潮湿泥土、脏物等，感染特殊毒气，又有湿热火毒内蕴，以致毒聚肌肤，气血凝滞，热盛肉腐而成。若湿热火毒炽盛走窜入营，则易成"走黄"重证。

【临床表现】

患者多为农民和战士。发病前多有手足创伤和接触泥土、脏物史。潜伏期一般为2～3天。好发于足部，手臂、手背等也可发生。

初起患肢有沉重和包扎过紧的感觉，继则出现"胀裂样"疼痛，疮口周围皮肤高度水肿，紧张光亮，按之陷下不能即起，迅速蔓延成片，状如丹毒，但皮肤颜色暗红。伴高热、寒战、头痛、烦躁、呕吐、面色苍白或神昏谵语；一般高热一昼夜后，虽身热略降，但神识仍时昏时清，伴有烦渴引饮、食欲不振、小便短赤、苔黄焦糙、舌质红绛、脉洪滑数等症状。1～2天后，肿胀疼痛剧烈，皮肤上出现许多含暗红色液体的小水疱，很快积聚融合成数个大水疱，破后流出淡棕色浆水，气味臭秽。疮口四周皮色转为紫黑色，中央有浅黄色死肌，疮面略带凹形，轻按患处有捻发音，重按则有污脓溢出，稀薄如水，混以气泡。随后腐肉大片脱落，疮口日见扩大。

若身热渐退，患处四周水肿消失，腐肉与正常皮肉分界明显，分界处流出的脓液转稠者，为转机之象，以后就能腐脱新生，即使疮面甚大也不难收口而愈；若高热持续不退、谵语，黄疸，苔黄焦糙，脉细而数，患处腐烂及肿势继续蔓延不止，乃正不胜邪，毒邪走散，不得外泄而内攻脏腑，是"走黄"之证，可有生命危险。

【辅助检查】

脓液细菌培养可发现革兰阳性梭状芽孢杆菌。X线检查患部见气泡阴影。血常规检查示白细胞总数及中性粒细胞比例明显增高。

【诊断】

诊断的主要依据是伤口的临床表现及分泌物或组织涂片染色中有大量的革兰阳性梭状芽孢杆菌，X线检查伤口肌群间有气体，即可确诊。

【鉴别诊断】

1. 流火　常有反复发作史，局部皮色鲜红，边缘清楚，高出周围皮肤，压之能退色。一般无水疱，即使有水疱亦较小，刺破后流出黄水，肉色鲜红，无坏死现象。

2. 发　起病相对较慢，疼痛渐渐加重，其红肿以中心最明显，四周较淡。溃烂后患处无捻发音，全身症状相对较轻。

【治疗】

须中西医结合抢救治疗。内治宜清热泻火，利湿解毒，并注意和营散瘀，令湿毒火热俱泄。外治宜作广泛多处纵深切开，保证引流畅通。

（一）辨证论治

1. 湿火炽盛证

症状：初起患肢有沉重和紧束感，以后逐渐出现胀裂样疼痛，创口周围皮肤呈红色、肿胀发亮，按之陷下，迅速蔓延成片，1～2天后肿胀剧烈，可出现水疱，皮肉腐烂，持续高热，舌红，苔薄白或黄，脉弦数。

治法：清热泻火，解毒利湿。

方药：黄连解毒汤合萆薢化毒汤加减。

2. 毒入营血证

症状：局部胀痛，疮口周围高度水肿发亮，迅速呈暗紫色，间有血疱，肌肉腐烂，溃流血水，脓液稀薄，混有气泡，气味恶臭。伴壮热头痛，神昏谵语，气促，烦躁不安，呃逆呕吐，舌红绛，苔薄黄，脉洪滑数。

治法：凉血解毒，清热利湿。

方药：犀角地黄汤、黄连解毒汤加减。神昏谵语者，加安宫牛黄丸2粒，分2次化服，或紫雪散4.5g分3次吞服；便秘者，加生大黄。

（二）外治法

初起用玉露膏外敷。明确诊断后，立即施行广泛、多处、纵深切开，直切到颜色正常、能够出血的健康组织为止，并切除濒于坏死和已经变性的组织，彻底清除异物、碎骨片，用大量过氧化氢冲洗创口，创口完全敞开，过氧化氢纱布松填。腐肉与正常皮肉分界明显时，改掺5%～10%蟾酥合剂或五五丹。腐肉脱落，肉色鲜润红活者，生肌散、红油膏盖贴。

（三）其他疗法

1. 早期应用大剂量广谱或敏感抗生素。

2. 维持水、电解质平衡。

【疗法选择、时机把握】

参照"颜面部疔疮"。

【护理要点】

可参照本章第一节"疖"。

【预防】

1. 必须严格消毒隔离。用过的敷料应按照感染性医疗废物处理，换药用具应彻底消毒。

2. 应加强宣教，尽量避免赤足劳动，以预防本病的发生。

3. 其他参照"手足部疔疮"。

【预后】

本病发展迅速，如不及时处理，常致丧失肢体，甚至死亡，预后较差。

五、疫疔

疫疔是接触疫畜染毒所致的急性传染性疾病。因具有传染性，其状如疔，故名疫疔。以其疮形如脐凹陷，又名鱼脐疔。其特点是多发于头面、颈、前臂等暴露部位，初起如虫叮水疱，很快干枯坏死如脐凹，全身症状明显，有传染性、职业性，可发生"走黄"。相当于西医的皮肤炭疽。

【病因病机】

先有皮肤损伤，而后感染疫毒，疫毒阻于肌肤，以致气血凝滞、邪毒蕴结而成。若疫毒内传脏腑则导致"走黄"。

【临床表现】

多见于畜牧业、屠宰或皮毛制革等工作者。常在接触疫畜或其皮毛后1～3天发病，好发于头面、颈项、手臂等暴露部位。有传染性。初起在皮肤上有一小红色斑丘疹，奇痒而不痛，形如蚊迹蚤斑，全身有轻微发热。第2日丘疹顶部变成水疱，内有黄色液体，周围肿胀、灼热。第3～4日，水疱很快干燥，形成暗红色或黑色坏死，并在坏死组织的周围有成群的绿色小水疱，疮形如脐凹，很像牛痘，同时局部肿势散漫，软绵无根，并有臀核肿大。伴有明显的发热，头痛骨楚，苔黄，脉数等症状。

10～14日后，若中央腐肉与正常皮肉开始分离，或流出少量脓水，四周肿势日趋限局，身热渐退，此为顺证，但腐肉脱落缓慢，一般要3～4周方可愈合。若局部肿势继续发展，伴有壮热神昏、痰鸣喘急、身冷脉细者，是为"走黄"之象。

【辅助检查】

血液培养或疱液培养可发现革兰阳性炭疽杆菌。

【诊断】

患者职业、接触史及临床上特征性的无痛性中心黑色的干性坏疽性皮损、周围绕以水疱、显著的水肿、好发于暴露部位可提示本病。局部取材涂片检查和细菌培养找到致病菌即可确诊。

【鉴别诊断】

1.颜面部疔疮　疮形如粟，高突，红肿热痛，坚硬根深。

2.丹毒　皮色鲜红，边缘清楚，灼热疼痛，若有水疱也无脐凹，常有反复发作史。

【治疗】

治疗宜清热解毒，和营消肿。应注重预防。

（一）辨证论治

疫毒蕴结证

症状：患部皮肤发痒，出现蚊迹样红斑，继则形成水疱，破溃后形成黑色溃疡，疮面凹陷，形如鱼脐，疮周肿胀，绕以绿色水疱。伴有发热，骨节疼痛，甚则壮热神昏等。舌质红，苔黄，脉数。

治法：清热解毒，和营消肿。

方药：仙方活命饮合黄连解毒汤加减。

（二）外治法

1.初中期宜消肿解毒，用玉露膏掺蟾酥合剂或升丹外敷。若无蟾酥合剂或升丹，可用蟾酥丸研细代之。

2.后期腐肉未脱，改掺10%蟾酥合剂或五五丹。腐脱后见肉色鲜红，改掺生肌散，外盖红油膏。

（三）其他疗法

1.蟾酥丸6粒，分2次吞服。

2.犀黄丸3g，每日2次。

【疗法选择、时机把握】

参照"颜面部疔疮"。

【护理要点】

可参照本章第一节"疖"。

【预防】

1.隔离患者，患者所用的敷料均应按照感染性医疗废物处理，所用器械必须严格消毒。

2.加强屠宰作业管理，及早发现病畜，并予以隔离或杀死。死畜须加深掩埋或烧毁。

3.凡疫疔患者接触过的牛、马、羊的毛和猪鬃，均应用蒸汽消毒，皮革可用盐酸及食盐水浸泡消毒。

4.制造皮革和羊毛的工人，在工作时均应戴橡胶手套、口罩及围巾保护。

【预后】

本病预后较差，吸入型、胃肠型、败血症型和脑膜炎型炭疽的预后更差。现在由于早期诊断和早期治疗，死亡率已经降至40%以下。皮肤型炭疽若能及时治疗，大部分病例愈后只留下轻微瘢痕。

（罗家胜　康旭）

第三节　痈

痈是指发生于体表皮肉之间的急性化脓性疾病。在中医文献中痈有"内痈""外痈"之分。"内痈"指脏腑间的化脓性感染。本节只叙述外痈。其特点是局部光软无头，红肿疼痛（少数初起皮色不变），结块范围多在 6 ~ 9cm，发病迅速，易肿、易脓、易溃、易敛，或伴有恶寒、发热、口渴等全身症状，一般不会损伤筋骨，也不易造成内陷。外痈有阴阳之分：阳证起病急，痈肿高于皮肤，灼热剧痛，根盘收束，形寒发热，脓液黄稠，色泽鲜明，带腥味道，表示气血充足，疮口易干生肌长内，病程短愈后良好。阴证预后缓慢，治疗不当，可致毒邪内攻，酿成变证。本病相当于西医的皮肤浅表脓肿、急性化脓性淋巴结炎、蜂窝组织炎等。

【病因病机】

因外感六淫邪毒，或皮肤受外来伤害感染毒邪，或过食膏粱厚味而聚湿生浊，邪毒湿浊留阻肌肤，郁结不散，可使营卫不和，气血凝滞，经络壅遏，化火成毒而成痈肿。

【诊断】

1.临床表现　可发生于体表的任何部位。初起在患处皮肉之间突然肿胀，光软无头，迅速结块，表皮掀红，少数病例初起皮色不变，到酿脓时才转为红色，灼热疼痛。轻者无全身症状；重者可伴恶寒发热、头痛、泛恶、口渴、舌苔黄腻、脉弦滑或洪数等。成脓在发病后 7 天左右，即使体质较差者，亦不超过 2 周。局部肿势逐渐高突，疼痛加剧，痛如鸡啄。若按之中软有波动感者，为脓已成熟，多伴有发热持续不退等全身症状，溃后脓出多稠厚、色黄白。若为外伤血肿化脓，则可夹杂赤紫色血块；若疮口过小或袋脓，可致脓流不畅，影响愈合；若气血虚者，则脓水稀薄，疮面新肉难生，不易收口。

2.实验室检查　血常规检查示白细胞总数及中性粒细胞比例可增高。

【鉴别诊断】

1.表皮囊肿　患处平时已有结块，与表皮粘连，但基底部推之可动，其中心皮肤常可见粗大黑色毛孔，挤之有粉刺样物溢出，且有臭味。染毒后红肿较局限，10天左右化脓，脓出夹有粉渣样物，愈合较为缓慢，全身症状较轻。

2.有头疽　多发于项背部肌肉丰厚处。初起有一粟米样疮头，而后肿势逐渐扩大，形成多个脓头，红肿范围往往超过 9 ～ 12cm，溃后如蜂窝状，全身症状明显，病程较长。

3.发　在皮肤疏松部位突然红肿蔓延成片，灼热疼痛，红肿以中心明显，四周较淡，边界不清，范围较痛大，3 ～ 5 日皮肤湿烂，随即腐溃、色黑，或中软而不溃，并伴有明显的全身症状。

【治疗】

宜清热解毒、和营消肿，并结合发病部位辨证用药。外治按一般阳证疮疡治疗。

（一）辨证论治

1.初起——火毒凝结证

症状：局部突然肿胀，光软无头，迅速结块，皮肤焮红，灼热疼痛。日后逐渐扩大，变成高肿发硬。重者可伴有恶寒发热、头痛、泛恶、口渴。舌苔黄腻，脉弦滑或洪数。

治法：清热解毒，活血化瘀。

方药：仙方活命饮加减。发于上部，加牛蒡子、野菊花；发于中部，加龙胆草、黄芩、山栀；发于下部，加苍术、黄柏、牛膝。

2.成脓——热胜肉腐证

症状：红热明显，肿势高突，疼痛剧烈，痛如鸡啄，溃后脓出则肿痛消退。舌红，苔黄，脉数。

治法：和营清热，透脓托毒。

方药：仙方活命饮合五味消毒饮加减。

3.溃后——气血两虚证

症状：脓水稀薄，疮面新肉不生，色淡红而不鲜或暗红，愈合缓慢。伴面色无华，神疲乏力，纳少。舌质淡胖，苔少，脉沉细无力。

治法：益气养血，托毒生肌。

方药：托里消毒散加减。

（二）外治法

1. 非手术治疗　初起用金黄膏，或金黄散以冷开水调成糊状外敷。热盛者，可用玉露膏或玉露散外敷，或太乙膏外敷，掺药均可用红灵丹或阳毒内消散。

溃后先用药线蘸八二丹插入疮口，3～5日后改用九一丹，外盖金黄膏或玉露膏。待肿势消退十之八九时，改用红油膏盖贴。脓腐已尽，见出透明浅色黏液时，改用生肌散、太乙膏或生肌白玉膏或生肌玉红膏盖贴。

2. 手术治疗　形成明显脓腔时需手术切开排脓。

（1）操作方法　脓肿成熟者，常规消毒后，局部浸润麻醉，用手术刀片在脓肿的波动感最明显处"十"字切开（注意颜面部尽量避免"十"字形切开，根据情况选择"一"字形切开对口引流），切口长度与脓肿直径相当，使能够达到彻底充分引流。用刮匙搔刮脓腔壁清除脓腔内坏死组织，有包膜者尽量清除包膜组织，脓腔较深者可用过氧化氢和生理盐水反复冲洗脓腔，然后根据脓肿大小选择引流条或中药药线置入脓腔引流，外覆盖无菌纱布或棉垫包扎。

（2）手术后处理　根据伤口的引流情况换药，引流液较多，要及时更换敷料，用生理盐水冲洗后更换引流条，敷料覆盖包扎；引流量少或无，可拔除引流条后直接包扎。如脓腔较大，感染控制后伤口愈合较慢，可作二期清创缝合。

（3）手术并发症　局部感染扩散、瘢痕形成。

（4）注意事项　要达到充分引流，避免切口太小；要彻底去除坏死的组织；更换引流条时要注意及时冲洗脓腔，特别注意填入创腔内纱条的计数及记录，严防异物残留于创腔内；同时尽可能减少新鲜创面的二次创伤。

【疗法选择、时机把握】

根据不同的时期、不同证型采取不同的治疗方法。痈有初起、成脓、溃后三期，根据中医外科疮疡的治疗大法"消""托""补"进行辨证论治。

内治法：一般初起属实证，治以清热解毒、活血化瘀为主；成脓期多属实证或邪实正虚，治以和营清热、透脓托毒为主；溃后一般邪去正虚，治以补益气养血、托毒生肌为主。

外治法：对于本病的外治法而言，同样需要仔细斟酌，各种不同创面的外治方法不尽相同，应根据病情选择使用：初起局部以红肿热痛为主，尚未成脓，主要以外洗及外敷为主；成脓后，局部有明显波动感或破溃流脓时，应作手术治疗。手术时机过早会引起创面大量渗血，过迟则会引起组织大量坏死，炎症也不易得到控制。

【护理要点】

可参照本章第一节"疖"。

【预防】

1.注意个人卫生，勤洗澡及更换内衣，保持局部皮肤清洁。

2.少食辛辣炙煿助火之物及肥甘厚腻之品，患痈时忌食辛辣、鱼腥、发物等，保持大便通畅。

3.患消渴病等应及时治疗。

4.体虚者应积极锻炼身体，增强体质。

【预后】

一般早期积极治疗，预后良好。一旦脓肿溃疡形成后，即便采用多种方法治疗，愈合易形成瘢痕。

一般痈发无定处，随处可生，上述内容是针对痈的病因病机、辨证论治、手术治疗及预后的总体概述。因发病部位不同，名称繁多，生于颈部的称为颈痈，生于腋下称为腋痈，生于肘部称为肘痈，生于胯腹部为胯腹痈，生于委中穴为委中毒，生于脐部为脐痈。这些特殊部位的痈各有特点，故分别论述。其他如囊痈、子痈、肛痈、乳痈等在病因、证治及转归等方面与上述痈不同，不属于皮肤科范畴内，不予阐述。

一、颈痈

颈痈是发生在颈部两侧的急性化脓性疾病。俗名风热痰毒，又称时毒。其特点是多见于儿童，冬春易发，初起时局部肿胀、灼热、疼痛而皮色不变，结块边界清楚，具有明显的风温外感症状。多生于颈旁两侧，也可发生于耳后、项后、颌下、颏下。相当于西医的颈部急性化脓性淋巴结炎。

【病因病机】

外感风温、风热之邪，或内伤情志，气郁化火，或喜食辛辣、膏粱厚味，痰热内生，或因患乳蛾、口疳、龋齿或头面疮疖毒邪流窜至颈部，以致外邪内热夹痰蕴结于少阳、阳明经络，气血凝滞，热盛肉腐而成痈肿。

【临床表现】

初起结块形如鸡卵，皮色不变，肿胀、灼热、疼痛，活动度不大，逐渐漫肿坚实，焮热疼痛。伴有恶寒发热、头痛、项强、舌苔黄腻、脉滑数等症状。若4～5日后发热不退，皮色渐红，肿势高突，疼痛加剧如鸡啄，伴口干、便秘、溲赤、苔黄腻、脉滑数等症状，是欲成脓。至 7 ～ 10 日按之中软而有波动感者，为内已成脓。溃后脓出黄白稠厚，肿退痛减，10 ～ 14 日可以愈合。若火毒炽盛或素体虚弱，病变可向对侧蔓延，或压迫结喉，形成锁喉痈，甚则危及生命。部分病例因大量使用抗生素或苦寒药物治疗，形成慢性迁延性炎症者，结块质地较坚硬，需 1 ～ 2 个月后才能消散，如不能控制病情也会再次出现红肿热痛而化脓。

【辅助检查】

血常规检查示白细胞总数及中性粒细胞比例可增高。

【诊断】

根据临床表现及实验室检查可诊断。

【鉴别诊断】

痄腮 发于腮部，常双侧发病，色白濡肿，酸胀少痛，颊黏膜腮腺开口处可有红肿，进食时局部疼痛，一般不化脓，1 ～ 2 周消退，有传染性。

【治疗】

内治宜散风清热、解毒化痰，以达到消肿止痛的目的。

（一）辨证论治

风热痰毒证

症状：颈旁结块，初起色白濡肿，形如鸡卵，灼热疼痛，逐渐红肿化脓。伴有恶寒发热，头痛，项强，咽痛，口干，溲赤便秘。舌红，苔薄腻，脉滑数。

治法：散风清热，化痰消肿。

方药：牛蒡解肌汤或银翘散加减。

（二）外治法

脓肿成熟者，常规消毒后，局部浸润麻醉，用手术刀片在脓肿的波动感最明显处"十"字切开，切口长度与脓肿直径相当，使能够达到彻底充分引流。用刮匙搔刮脓腔壁清除脓腔内坏死组织，有包膜者尽量清除包膜组织，脓腔较深者可用过氧化氢和生理盐水反复冲洗脓腔，然后根据脓肿大小选择引流条或中药药线置入脓腔引流，外覆盖无菌纱布或棉垫包扎。

手术后处理：根据伤口的引流情况换药，引流液较多，要及时更换敷料，用生理盐水冲洗后更换引流条，敷料覆盖包扎；引流量少或无，可拔除引流条后直接包扎。如脓腔较大，感染控制后伤口愈合较慢，可作二期清创缝合。

【预防】

参见"痈"。

【预后】

本病预后良好。

二、腋痈

腋痈是发生于腋窝的急性化脓性疾病。又名米疽、夹痈。其特点是腋下暴肿、灼热、疼痛而皮色不变，漫肿无头，发热恶寒，上肢活动不利，约2周成脓，溃后容易形成袋脓。相当于西医的腋部急性化脓性淋巴结炎。

【病因病机】

常由上肢皮肤破损染毒，或有疮疡等病灶，毒邪循经流窜至腋部所致；或因肝脾郁热，兼忿怒气郁，导致气滞血壅，经脉阻滞而成。

【临床表现】

发病前多有手部或臂部皮肤皲裂、破损或疮疡等病史。初起多见腋部肿胀，皮色不变，灼热疼痛，同时上肢活动不利，伴有恶寒发热，纳呆，苔薄，脉滑数等症状。若疼痛日增，寒热不退，势在酿脓。经10～14天肿块中间变软，皮色转红，按之波动明显。溃后一般脓出稠厚，肿消痛止，容易收敛；若溃后脓流不尽，肿势不退，多因切口太小，或因任其自溃而疮口过小，或因疮口位置偏高，导致袋脓。此时需及时扩创，否则可迁延日久，难以收口。

【辅助检查】

血常规检查示白细胞总数及中性粒细胞比例可增高。

【诊断】

根据临床表现及实验室检查可诊断。

【鉴别诊断】

腋疽　腋部肿块初起推之可动，疼痛不甚，约需3个月化脓，溃后脓水稀薄，并夹有败絮样物质，收口缓慢，可伴有午后潮热等症状。

【治疗】

内治以清肝解郁、消肿化毒为主；外治注意低位引流，必要时加用垫棉法，以促进早日愈合。

（一）辨证论治

肝郁痰火证

症状：腋部肿胀热痛。全身发热，头痛，胸胁牵痛。舌质红，苔黄，脉弦数。

治法：清肝解郁，消肿化毒。

方药：柴胡清肝汤加减。脓成加炙山甲片、皂角刺。

（二）外治法

脓肿成熟者，常规消毒后，局部浸润麻醉，用手术刀片在脓肿的波动感最明显处"十"字切开，切口长度与脓肿直径相当，使能够达到彻底充分引流。用刮匙搔刮脓腔壁清除脓腔内坏死组织，有包膜者尽量清除包膜组织，脓腔较深者过氧化氢和生理盐水反复冲洗脓腔，然后根据脓肿大小选择引流条或中药药线置入脓腔引流，外覆盖无菌纱布或棉垫包扎。

手术后处理：根据伤口的引流情况换药，引流液较多，要及时更换敷料，用生理盐水冲洗后更换引流条，敷料覆盖包扎；引流量少或无，可拔除引流条后直接包扎；疮口将敛时需外盖棉垫，紧压疮口，以加速愈合。如脓腔较大，感染控制后伤口愈合较慢，可作二期清创缝合。

【疗法选择，时机把握】

参照"痈"。

【预防】

1. 参照"痈"。

2. 疮口收敛后，加强上肢功能锻炼。

【预后】

本病预后良好。

三、脐痈

脐痈是生于脐部的急性化脓性疾病。其特点是初起脐部微肿，渐大如瓜，溃后脓稠无臭则易敛，脓水臭秽则成漏。相当于西医的脐炎，或脐肠管异常、脐尿管异常继发感染。

【病因病机】

多先有脐部湿疮出水，复因搔抓染毒；或先天脐部发育不良，又有心经火毒，下移于小肠，致使火毒结聚脐部，血凝毒滞而成。若日久不愈，可致心脾两伤，气血耗损，余毒难尽，而成脐漏。

【临床表现】

发病前往往有脐孔湿疮病史，或脐孔曾有排出尿液或粪便史。初起脐部微痛微肿，皮色或红或白，渐渐肿大如瓜，或高突如铃，根盘较大，触痛明显，或绕脐而生。酿脓时可伴有恶寒发热等全身症状。溃后若脓水稠厚无臭味者易敛；若脓出臭秽，或夹有粪块物质，脐孔正中下方触及条状硬结者，往往形成脐漏，日久不易收口。

【辅助检查】

对久不收口者，应作瘘管造影以明确诊断。

【诊断】

根据临床表现可诊断。

【鉴别诊断】

脐风　脐部不痛不肿，潮红湿润，或湿烂流滋，瘙痒不适，可反复发作。

【治疗】

治以清火利湿解毒为主。对溃脓成漏者，应考虑手术治疗。

（一）辨证论治

1.湿热火毒证

症状：脐部红肿高突，灼热疼痛。全身恶寒发热，纳呆口苦。舌苔薄黄，脉滑数。

治法：清火利湿解毒。

方药：黄连解毒汤合四苓散加减。脓成或溃脓不畅，加皂角刺、黄芪；热毒炽盛，加败酱草、大青叶；脐周肿痒，加苦参、白鲜皮。

2.脾气虚弱证

症状：溃后脓出臭秽，或夹有粪汁，或排出尿液，或脐部胬肉外翻，久不收敛。伴面色萎黄，肢软乏力，纳呆，便溏。舌苔薄，脉濡。

治法：健脾益气托毒。

方药：四君子汤加减。

（二）外治法

1.参照"痈"。

2.成漏者，疮口中可插入七三丹药线提脓，待脓腐脱尽后，加用垫棉法。

（三）其他疗法

对反复发作，或久不收口而成漏者，可行手术治疗。

【疗法选择、时机把握】

参照"痈"。

【预防】

1. 参照"痈"。
2. 保持脐部清洁、干燥，勿用手抠挖、搔抓。
3. 积极治疗脐部先天性疾病

【预后】

本病预后良好。

四、委中毒

委中毒是发生在腘窝委中穴的急性化脓性疾病。其特点是初起腘窝委中穴处木硬疼痛，皮色不红，小腿屈伸不利，愈后可有短期屈曲难伸。本病相当于西医学的腘窝部急性化脓性淋巴结炎。

【病因病机】

寒湿侵袭，蕴积化热；或湿热下注；或患肢皮肤破伤（足跟皲裂、冻疮溃烂、脚湿气、湿疮等）感染毒邪，致使湿热蕴阻，经络阻隔，气血凝滞而成。

【临床表现】

初起在委中穴木硬疼痛，皮色如常或微红，形成结块后患侧小腿屈伸困难，行动不便。伴有恶寒发热、纳呆等症状。若肿痛加剧，身热不退，2～3周后则欲成脓。溃后2周左右疮口愈合。脓成后切口过小或位置偏高，或任其自溃，脓出不畅，可影响疮口愈合。疮口愈合后，患肢仍然屈曲难伸者，需经2～3个月的功能锻炼方可恢复正常。

【诊断】

发病前多有患侧下肢皮肤破伤史。结合临床表现可诊断。

【鉴别诊断】

胶瘤 可发生于腘窝，结块如核桃大小不等，呈圆形，表面光滑，质韧或囊性感，局部可有微痛，不发热，不化脓，穿刺可吸出胶样液体。

【治疗】

治以清热利湿、和营祛瘀为主。初起重在消散，脓成宜透脓托毒，溃后气血已亏者则宜益气养血、生肌收口。

（一）辨证论治

1. 气滞血瘀证

症状：初起木硬疼痛，皮色如常或微红，活动稍受限。恶寒发热。舌苔白腻，脉滑数。

治法：和营活血，消肿散结。

方药：活血散瘀汤加减。

2. 湿热蕴阻证

症状：腘窝部木硬肿胀，焮红疼痛，小腿屈曲难伸。恶寒发热，口苦且干，纳呆。舌苔黄腻，脉滑数。

治法：清利湿热，和营活血。

方药：活血散瘀汤合五神汤加减。

3. 气血两亏证

症状：起发缓慢，脓成难溃，溃后脓出如蛋清状，疮口收敛迟缓，小腿屈伸不利。舌质淡，苔薄或薄腻，脉细。

治法：调补气血。

方药：八珍汤加减。

（二）外治法

1. 参照"痈"。

2. 脓成不宜过早切开。若溃后流脓不尽，多因切口过小，以致形成袋脓，需及时扩创。脓出如鸡蛋清样黏液时，即停用药线，改用生肌散收口，并以棉垫紧压疮口，可加速愈合。

【疗法选择、时机把握】

参照"痈"。

【预防】

1. 参照"痈"。

2. 愈后患肢筋缩难伸者，可加强患肢功能锻炼，直至功能恢复。

【预后】

本病预后良好。

（罗家胜　康旭）

第四节　发

发是病变范围较痈大的急性化脓性疾病，相当于西医学的急性蜂窝组织炎。其特点是初起无头，红肿弥漫成片，中央明显，四周较淡，边界不清，灼热疼痛，有的数日后中央成脓腐溃，皮肤湿烂，全身症状明显。

发在中医文献中常和痈、有头疽共同命名。如《外科精义》中的"五发疽""背发"，《外科启玄》中的"体疽发""对心发""莲子发"等，虽有"发"之名，实属有头疽病变范围扩大而伴发的"发"病，但文献中称其为痈者亦有之，如"锁喉痈""臀痈"，其名为"痈"，实为"发"。

因发病部位不同，其名称也各不相同。常见的有发于结喉处的锁喉痈、生于臀部的臀痈、生于手背部的手发背、生于足背的足发背等。锁喉痈相当于西医学的口底部蜂窝组织炎，属口腔科范畴，在此不做详述。

【病因病机】

1. 热毒蕴结　湿热火毒蕴结于臀部，或风热湿邪结聚于手背，或湿热下注于足背，引起热毒蕴结肌肤，经络阻塞，肉腐生脓。

2. 外感邪毒　臀部肌肉注射、手足背外伤时感染邪毒而致。

【诊断】

（一）临床表现

1. 臀痈　急性者初起臀部一侧红肿，中央明显，而四周较淡，边缘不清；皮肤灼热、疼痛，影响行走。红肿逐渐扩大而有硬结，数日后皮肤湿烂，随即变成黑色腐溃，或中软不溃；溃后一般脓出黄稠，若伴有大块腐肉脱落，以致疮口深大者，则收口较慢。臀痈初起可伴发热恶寒、头痛、骨节酸痛、纳差等全身症状，待脓出腐肉脱落后，可逐渐减轻。

慢性者患处漫肿坚硬，红热不显，伴疼痛与压痛，患肢步行不便，进展较为缓慢，全身症状轻微。

2. 手发背　初起手背漫肿无头，边界不清，色红灼热，疼痛不适，手心不肿。可伴发热恶寒等全身症状。约 1 周后，患处中间肿胀高突，灼热火燎，痛如鸡啄，伴高热、口渴、便结、溲赤。若按之有波动感者，则内脓已成。溃破时皮肤湿烂，脓水色白或黄，或夹有血水，渐脓出溃愈，全身症状亦随之减轻。如 2 ～ 3 周肿势不减，溃后脓水稀薄，则为损筋伤骨之征。

3. 足发背　初起足背弥漫红肿，边界不清，灼热疼痛，影响行走，足心不肿。5 ～ 7 天后肿胀迅速增大而化脓，伴发热寒战、纳呆、恶心欲吐等症。溃后脓出稀薄或夹有血水，皮肤湿烂，全身症状渐消退。若局部溃破迟缓，溃后疮口难收，可损伤筋骨。

（二）辅助检查

血常规检查提示白细胞总数及中性粒细胞比例增高。

【鉴别诊断】

1. 有头疽　患处初起有粟粒状脓头，痒痛并作，溃后状如蜂窝。

2. 丹毒　患处皮色鲜红，色如涂丹，边界清楚，灼热疼痛，一般较少化脓溃烂，可反复发作。

【治疗】

（一）辨证论治

1. 臀痈

（1）湿火蕴结证

症状：臀部红肿热痛，或湿烂溃脓。伴发热寒战，头身疼痛，纳差。舌红，苔黄腻，脉弦数。

治法：清热解毒，和营化湿。

方药：黄连解毒汤合仙方活命饮加减。

（2）湿痰凝滞证

症状：漫肿坚硬，红热不显，进展缓慢。全身症状轻微或无。舌淡红，苔薄白，脉弦缓。

治法：和营活血，利湿化痰。

方药：桃红四物汤合仙方活命饮加减。

（3）气血两虚证

症状：溃后腐肉大块脱落，疮口较深，形成空腔，疮口难收。面色萎黄，神疲乏力，食少纳差。舌淡红，苔薄白，脉细弱。

治法：调补气血。

方药：八珍汤加减。

2. 手发背

（1）热毒蕴积证

症状：手背红肿热痛，皮肤湿烂。伴发热寒战，口渴，便结溲赤。舌红，苔黄，脉数。

治法：清热解毒，和营消肿。

方药：五味消毒饮合仙方活命饮加减。

（2）气血不足证

症状：日久肿势不减，脓出稀薄。伴神疲乏力，纳差。舌淡，苔薄白，脉细弱。

治法：调补气血。

方药：八珍汤加减。

3. 足发背

湿热下注证

症状：足背红肿弥漫，灼热疼痛，肉腐成脓。伴寒战高热，恶心欲吐，便结溲赤。舌红，苔黄腻，脉滑数。

治法：清热解毒，和营化湿。

方药：五神汤合仙方活命饮加减。

（二）中医外治法

初起用金黄膏或玉露膏外敷。脓成、有波动感时，宜切开排脓，以八二丹药线引流，外敷红油膏。脓腐排净后改用生肌散或生肌白玉膏。

【疗法选择、时机把握】

不同部位的发虽病名不同，症状稍异，但基本表现都是边界不清的弥漫红肿，中央明显，四周较淡，伴灼热疼痛，可化脓腐溃。或伴有不同程度的全身症状，因而即使各自证治不同，但均有相似之处。实证时以清解热毒为主，虚证则补虚扶正。

外治依一般阳证疮疡分期施治，初期宜箍围消肿，脓熟时宜切开排脓，后期宜提脓祛腐、生肌收口。

【护理要点】

脓腔充分引流，敷料污染及时更换。高热时卧床休息，健侧卧位，如发在颈部宜半卧位，避免压迫创面，初期及成脓期宜半流质饮食。如发在四肢，注意摆放合适体位以利引流。糖尿病患者应注意合理控制血糖。病室环境宜清洁，保持良好的通风对流。

【预防】

1. 注意局部卫生，避免皮肤外伤，及时处理皮肤伤口。

2. 患病后注意休息，避免压迫患处，减少行走。足发背时应抬高患肢，以促进淋巴回流、减轻肿胀。

【预后】

患病后应早期积极治疗，一般红肿可消退；若已溃脓肉腐，则脓腐脱净后，疮口可渐愈。严重患者可出现败血症，危及生命。

（张春韶　康旭）

第五节　疽

疽可分为有头疽与无头疽，有头疽是发生于皮肤肌肉之间的急性化脓性疾病，相当于西医学的痈。其特点是初起皮肤上即有粟粒样脓头，焮热红肿疼痛，易向深部及周围扩散，脓头相继增多，溃烂之后状如莲蓬、蜂窝，范围常超过三四寸，甚至大逾盈尺，易毒散内陷，治疗不当则危及生命。有头疽好发于项、背等皮肤较厚的坚韧之处，以中老年患者居多。

有头疽的病名，由于发生部位不同而名称各异。如生于脑后（项后）部的叫"脑疽"；生于背部的叫"发背疽"；生于胸部膻中穴的叫"膻中疽"；生于少腹部的叫"少腹疽"。

无头疽则是发生于骨与关节之间的急慢性化脓性疾病的统称，相当于西医学的化脓性骨髓炎、化脓性关节炎，属于普通外科、骨科范畴，在此不做详述。

【病因病机】

1. 外感邪毒　外感风温、湿热，邪毒蕴聚肌肤，以致气血运行失常而成。

2. 脏腑蕴毒　情志内伤，气郁化火，或恣食膏粱厚味，脾胃运化失常，湿热火毒内生，或劳伤虚损，恣欲不节，肾水亏损，相火炽盛，皆可致脏腑蕴毒而发于皮肤。

【诊断】

1. 临床表现　好发于皮肤坚韧、肌肉丰厚之处，以项、背部多见。发病以中老年患者居多。病程持续约1个月。

初期：局部红肿结块，逐渐向周围和深部扩散，肿块上有粟粒状脓头并增多，患处灼热、疼痛。伴发热恶寒、头痛、纳差等全身症状。此期持续约1周。

溃脓期：脓头脱落，创面腐烂，形似蜂窝，肿块范围常超过三寸，甚至大逾盈尺。伴高热口渴，便秘溲赤。此期持续2～3周。

收口期：脓腐渐尽，新肉生长，逐渐收口而愈。亦有少数患者腐肉虽脱，但新肉生长迟缓。此期持续1周或更久。

一般而言，发于项背部的病情较重，不易透脓，内陷变证多见；发于四肢部位的病情较轻，容易透脓，因而较少发生内陷。但病情的轻重、顺逆、是否内陷，与热毒的轻重、气血的盛衰、患者年龄的大小等均有密切关系。

2.辅助检查 血常规检查提示白细胞总数及中性粒细胞比例升高。必要时进行血糖、脓液细菌培养及药物敏感试验等检查。

【鉴别诊断】

1.痈 常为单发，初起无头，局部顶高色赤，表面紧张发亮，伴有明显的全身症状。

2.发际疮 生于项部，病小而位浅，范围局限，可群集发作，无明显全身症状，易脓、易溃、易敛，但易反复发作。

【治疗】

（一）辨证论治

1.火毒蕴滞证

症状：局部红肿高起，灼热疼痛，根脚收束，上有粟粒样脓头，后疮面腐烂，脓出黄稠。伴发热，口渴，便秘尿赤。舌红，苔黄，脉弦数。

治法：清热泻火，和营托毒。

方药：仙方活命饮加减。

2.阴虚火炽证

症状：疮形平塌，根脚散漫，皮色紫滞，脓腐难化，脓水稀少或带血水，疼痛剧烈。伴高热，烦渴，大便燥结，小便短赤。舌红，苔黄燥，脉细数。

治法：滋阴生津，清热解毒。

方药：竹叶黄芪汤加减。

3.气虚毒滞证

症状：疮形平塌，根脚散漫，皮色灰暗不泽，化脓迟缓，脓水稀少，腐肉难脱，容易形成空腔，闷胀疼痛。伴高热，精神萎靡，面色少华，口渴喜饮，小便频数。舌淡红，苔白，脉数无力。

治法：扶正托毒。

方药：托里消毒散加减。

（二）中医外治法

初期红肿未溃，属火毒蕴滞证，用金黄膏或千捶膏外敷；阴虚火炽证或气虚毒滞证，用冲合膏外敷。

溃脓期以金黄膏掺八二丹外敷；如脓水稀薄或灰绿，改掺七三丹。待脓腐大部脱落，创面渐洁净，改掺九一丹。若脓腐阻塞疮口，脓液积蓄难出，触之有明显波动感，可采用手术扩创排毒，作"十"字或双"十"字切开，清除坏死组织，充分引流。

收口期疮面脓腐已净，新肉渐生，以白玉膏掺生肌散外敷。若疮口有空腔，皮肤与新肉不能黏合者，可用垫棉法加压包扎；如无效时，则应采用手术清创。

【疗法选择、时机把握】

有头疽的治疗应辨别虚实，分证论治。实者泻之，火毒蕴滞证，治宜清热泻火、和营解毒。虚者补之，扶正祛邪，阴虚火炽证，治宜滋阴生津、清热解毒；气虚毒滞证，治宜扶正托毒。

外治方面，初期与溃脓期应消肿排脓，拔毒祛腐；若脓腐已熟而堵塞难出，应手术切开、彻底引流；收口期则用生肌收口药，促进愈合。

【护理要点】

脓腔充分引流，敷料污染及时更换。如切开负压引流，做好引流护理，保持引流通畅，负压稳定，加快愈合。注意休息，宜健侧卧位，避免压迫创面。平素可适当选择打太极拳、练八段锦，加强锻炼，促进全身血液循环，增强机体免疫力。

【预防】

1.注意个人卫生。患病后及早治疗，切忌挤压。

2.发病时避免辛辣刺激食物；高热时应卧床休息。

3.消渴病患者平素需注意皮肤卫生，避免皮肤创伤。体虚者适当锻炼、加强体质。

【预后】

早期积极治疗，预后相对较好。病重者可引起败血症等。

（张春韶　何仁亮）

第六节　溃疡

溃疡属于中医"疮疡"之范畴，是指皮肤缺损或破坏达到真皮或真皮以下者。溃疡是皮肤损害的其中一种表现，可见于急性创伤、压疮、臁疮、老鼠疮、糖尿病、下肢血管闭塞硬化症等多种疾病之中，其诊疗常涉及多系统及多学科。本节将重点叙述压疮、臁疮及老鼠疮。

压疮，又称压力性溃疡、褥疮，是由于局部组织长期受压，发生持续缺血、缺氧、营养不良而致组织溃烂坏死。

臁疮是指发生在小腿下部的慢性溃疡。又称裤口毒、裙边疮、老烂腿。本病多继发于恶脉（下肢静脉曲张）和丹毒等病。其临床特点是多发于小腿中下 1/3 交界处胫骨嵴两旁肌肤，溃疡发生前，患部长期皮肤瘀斑、粗糙，溃烂后疮口经久不愈或虽已经收口，易因局部损伤而复发。本病相当于西医学的小腿慢性溃疡。

老鼠疮，中医学称为"瘰疬"，是指发生于颈项两侧，以及胸腋等处的慢性化脓性疾病，因其结核累累如贯珠之状，故名"瘰疬"。其特点是多见于儿童和青壮年，好发于颈部和耳后，起病缓慢，初起时结核如豆，皮色不变，不觉疼痛，以后逐渐增大窜生，溃后脓水清稀，每夹有败絮样物质，往往此愈彼溃而成漏管。本病相当于西医的"颈部淋巴结结核"，是由于结核杆菌侵犯颈部淋巴结所引起的一种慢性特异性感染。

【病因病机】

《素问·至真要大论》指出："诸痛痒疮，皆属于心（火）。"溃疡并非局部的病变，它的病机与人体的气血盛衰与寒热虚实密切相关。急性溃疡常因素体有热，湿邪内蕴，湿热蕴结，蒸灼肌肤而发；或因刀器、水火、虫毒所伤，经络不通，气滞血瘀，肌肤失养而发。慢性溃疡，以"虚"为本，"瘀"为标，正虚无力行血，使气血运行迟缓，瘀自内生或停留于局部；而瘀阻经络，可妨碍气血的运行，阻碍气血生化之机，以致新血不生，气为血帅，血为气母，日久则正气耗损益剧，或瘀久可从热化火，或从寒而凝。"虚""瘀"二者两者互为因果，形成恶性病理循环，使创面难以得到精气津血的濡养滋润修复，如此则脓腐不尽，新肌不生，创面久不愈合。西医学认为，溃疡的发生与创伤、烧伤、射线、中毒、血管性病变、免疫功能紊乱、代谢异常、感染、肿瘤及皮肤护理不当等多种因素相关。

压疮，中医学称为"席疮"，患者久病，身体羸弱，气血不足，身体局部久压，气滞血瘀，络脉痹阻，肌肤失荣而发疮疡。清代邹岳所著《外科真诠》载"席疮乃久病着床之人，挨擦磨破而成，上而背脊，下而尾闾"，已经对压疮有了较为明确的认识。西医传统理论认为主要是压力、摩擦力和剪切力引起的组织损伤，但机械压力导致软组织损伤的根本原因尚不清楚。有文献表明，淋巴系统、组织间隙运输、肌肉组织、缺血再灌注损伤和持续的细胞变形等因素参与了压疮的发生和发展。

臁疮多因久立或负重远行，过度劳累，耗伤气血，中气下陷，以致下肢气血运行不畅，或形成恶脉，气血瘀滞于肌肤，肌肤失养，复因损伤（蚊虫叮咬、湿疮、碰伤等），湿热之邪乘虚而入，发为疮疡，肌肤溃烂，经久不愈。

老鼠疮多因先天禀赋不足，或外感瘵虫、热毒之邪，或后天饮食、劳倦、七情之因，耗伤肺脾之气，水湿内蕴，聚而成饮化痰；水湿痰浊凝滞于经络，影响血行，久之血脉瘀滞，瘀血阻络，窜注皮里膜外聚集而发。

总之，颈部淋巴结结核的产生是内外因共同作用的结果，内因与五脏密切相关，外因是由痨瘵侵淫所致。其病位在颈项，其病变初期核心在于本虚标实，初病多实，渐为虚实夹杂，久病多虚。现代医学认为，本病主要是由结核分枝杆菌与人体免疫相互作用的结果，结核杆菌经淋巴循环、血液循环或邻近病灶侵入淋巴结，引起淋巴结的慢性炎症。

【诊断】

（一）临床表现

1. 溃疡　深达真皮或皮下的皮肤的缺损或破坏。溃疡大小不一，创面有脓液、浆液或血液，基底可有坏死组织，多为热盛肉腐而成；溃疡边缘苍白、边缘浅平、脓汁稀薄者为寒湿；溃疡经久不愈、肉色灰暗则属气血两虚。

2. 压疮　多发生于无肌肉包裹或肌肉层较薄、缺乏脂肪组织保护又经常受压的骨隆突处。压疮的发病部位与卧姿相关，不同的卧姿发生压疮的部位不尽相同，仰卧多发生于枕骨粗隆、肩胛部、肘、脊椎体隆突处、骶尾部、足跟等。

2009 年，美国国家压力性损伤咨询小组（National Pressure Injury Advisory Panel, NPIAP）和欧洲压疮咨询小组（European Pressure Ulcer Advisory Panel, EPUAP）联合发布的《压疮的预防和治疗：临床实践指南》对压疮分期及表现进行了详细的描述。Ⅰ期压疮：在骨隆突处的皮肤完整伴有压之不退色的局限性红斑，深色皮肤可能无明显的苍白改变，但其颜色可能与周围组织不同。Ⅱ期压疮：表皮和真皮缺失，表现为一个浅的开放性溃疡，伴有粉红色的创面，无腐肉，也可能表现为一个完整的或破裂的血清性水疱。Ⅲ期压疮：全层皮肤组织缺失，可见皮下脂肪暴露，但骨头、肌腱、肌肉未外露，有腐肉存在，但组织缺失的深度不明确，可能包含有潜行和隧道。足跟、耳后的皮下组织少或无皮下组织的部位，Ⅲ期压疮也可以表现为浅表溃疡。坏死组织和腐肉覆盖会影响对分期的准确判断，需清创后再进行分期。Ⅳ期压疮：全层组织缺失，伴有骨、肌腱或肌肉外露，伤口床的某些部位有腐肉或焦痂，常常有潜行或隧道。足部等皮下组织缺乏，即使溃疡表浅，也会累及肌肉和肌腱，应评估为Ⅳ期压疮。可疑的深部组织损伤的压疮：皮下软组织受到压力或剪切力的损害，局部皮肤完整但可出现颜色改变，如紫色、褐红色，或导致充血的水疱。与周围组织比较，这些受损区域的软组织可能有疼痛、硬块、有黏糊状的渗出、潮湿、发热或冰冷。可疑的深部组织损伤必须在完成清创后才能准确分期。不可分期的压疮：全层组织缺失，溃疡底部被坏死组织（黄色、黄褐色、灰色、绿色或棕褐色）和（或）痂皮（黄褐色、棕褐色或黑色）覆盖。只有彻底清创暴露创面底部才能明确深度和分期。这种情况可能属于Ⅲ期或Ⅳ期。

3. 臁疮　初期湿热下注，患者先痒后痛，继之红肿成块成片，破溃流脓，形成溃疡，色紫暗，舌苔黄腻质红，脉缓。后期创面日久不愈、则可见疮口凹陷，边缘形如缸口、创面肉色灰白或灰黑，或带绿色脓水，气味臭秽。若创面碰伤则易出血。创面周围皮肤色素沉着，有时伴发湿疹。此病病程较长，常反复发作，发作时先痒后痛、焮红漫肿，继则溃烂日益扩大，严重者可烂至胫骨。此外，有少数溃疡多年不愈，创面呈菜花状而发生癌变。当创面肉色转红、脓水变稠，则为将愈之兆。

4. 老鼠疮　初期肿大淋巴结相互分离，可移动，无疼痛，渐渐发生淋巴结周围炎，淋巴结相互粘连，融合成团，与皮肤和周围组织粘连。晚期淋巴结干酪样变，液化而成寒性脓肿，继之破溃，形成不易愈合的窦道和溃疡，排出混有豆渣样碎屑的稀薄脓液，窦道口或溃疡面呈暗红色，或有潜行的空腔。

（二）辅助检查

综合患者整体与局部情况，可选择的实验室与影像学检查，包括三大常规、电解质、肝肾功能、心肌酶、肿瘤相关指标、血脂、血糖、血尿酸、细菌培养与药敏、真菌培养鉴定与药敏、结核杆菌检测、病理组织学检查（含特色染色、免疫荧光检查、免疫组化）、彩超、窦道造影、血管造影、DR、CT和核磁共振等。根据患者的病史、全身及溃疡局部临床表现，结合辅助检查，进行诊断。

【鉴别诊断】

1. 痈　发生于皮肉之间的急性化脓性疾病，表现为局部红肿热痛，直径6～9cm，发病迅速，易肿、易脓、易溃、易敛，可发生于颈部、肚脐、结喉、臀部等不同部位，可伴有明显的全身症状。

2. 失禁相关性皮炎　皮肤反复或长期暴露于尿液或粪便所造成的炎症，临床表现为红斑、水肿、剥脱、破损、丘疹和水疱，可有瘙痒、疼痛等不适感，通常发生于皮肤皱褶部位，可继发细菌和（或）真菌感染。

3. 皮肤癌　原发性皮肤癌日久可出现皮肤溃疡的表现，而皮肤溃疡经久不愈也可以恶变形成皮肤癌，疮口状如火山，边缘卷起，不规则，质硬，呈浅灰白色，溃疡面易出血。溃疡面活体组织切片病理检查有助于诊断。

【治疗】

溃疡的治疗应根据发病时间、部位、症状、整体情况、体质等多因素综合评估，辨病与辨证相结合，整体与局部辨证相结合，内治与外治相结合，祛邪与扶正相结合。

（一）辨证论治

1. 湿热毒蕴证

症状：多见于皮肤溃疡的炎症急性发作期。局部痒痛兼作，创面腐肉较多，脓水浸淫，或秽臭难闻，创周皮肤漫肿灼热。可伴恶寒发热，口干苦，小便黄赤，大便秘结。舌质红，苔黄腻，脉数。

治法：清热利湿解毒。

方药：五味消毒饮或三妙丸加减。常用药物如苍术、黄柏、薏苡仁、白花蛇舌草、蒲公英、紫花地丁、赤芍、丹参、生黄芪、金银花、茵陈、车前草、萆薢、苦参、大黄等。

2. 湿热瘀阻证

症状：多见于皮肤溃疡的炎症缓解期。局部破溃，创面腐肉未脱，脓水淋沥。可伴口干，口苦，小便黄赤，大便秘结。舌质偏红，苔薄黄腻，脉数。

治法：清热利湿，化瘀通络。

方药：仙方活命饮合五神汤加减。常用药物如苍术、黄柏、薏苡仁、桃仁、葛根、赤芍、丹参、生黄芪、皂角刺、忍冬藤、车前草、金银花、威灵仙、生甘草等。

3. 正虚血瘀证

症状：多见于皮肤溃疡的肉芽组织增生期及组织重建阶段。创面腐肉已尽，肉芽色暗淡不鲜，脓水清稀，新肌难生或不生，可伴神疲乏力。舌质淡，或有瘀斑，苔薄，脉细。

治法：扶正化瘀，托毒生肌。

方药：补阳还五汤、补中益气汤等加减。常用药物如生黄芪、党参、当归、赤芍、丹参、桃仁、红花、地龙、葛根、大枣、鸡血藤、路路通等。若兼见午后潮热，夜间盗汗发热，口渴，烦躁不宁，失眠多梦等阴虚火旺之证，可合知柏地黄汤或百合固金汤等加减。若兼见形体消瘦，精神倦怠，面色无华等气阴两虚之证，可合生脉散加减。

（二）局部辨证用药

1. 根据溃疡颜色，辨证用药。创面色泽苍白无华，分泌物稀薄者为气血虚弱，络脉失养，加鸡血藤、丹参等养血荣络。创面色泽紫暗，创周皮色黯黑者，或有青筋怒张，为络脉瘀阻，加水蛭、地鳖虫、地龙等虫类搜剔通络。创面色泽青暗，脓水清稀，创周发凉的，为阳虚有寒，加附子、干姜、肉桂、桂枝等温阳通络。创面色暗，局部肉芽水肿，滋水淋沥而不臭，创周水肿，多有湿邪，加薏苡仁、赤小豆、泽泻等利湿消肿。创面色暗，滋水淋沥，或上附脓苔，或有臭味，创周红肿灼热，或伴水疱、湿疹，为湿热毒邪流注络脉，加土茯苓、萆薢、虎杖、金银花、白花蛇舌草、半枝莲、苦参等清热利湿解毒。

2. 根据溃疡发病部位及溃疡深浅，辨证用药。头面颈项部，加升麻、菊花、白芷。胸腹背部，加柴胡、夏枯草。上肢，加桑枝、姜黄。下肢，加牛膝、独活。发于肌腠，加黄芪、麻黄、桔梗、白芷。发于肉里，加四君子汤、葛根。发于血脉，加川芎、郁金、延胡索、姜黄。发于筋脉，加柴胡、麦芽、白芍。发于骨骼，加补骨脂、骨碎补。

3. 用药时注意药性配伍，防止苦寒伐胃、下利伤津。临床常用者，如苦寒之黄连、黄芩、黄柏、栀子等，与辛温之干姜、厚朴、吴茱萸、桂枝、半夏、附子相配，寒热同用以和其阴阳，苦辛并进以调其升降。

（三）中医外治法

1. 祛腐阶段

（1）煨脓祛腐　选用油膏厚敷溶解创面覆盖的牢固黑色、干性坏死组织或焦痂，促使创面基底部暴露，后行蚕食疗法清除。（附图32）

（2）提脓祛腐　在脓腐多而难去之际，短期先选用八二丹掺布创面，外用油膏提脓祛腐。在腐肉将脱尽，脓水已少时，或局部溃疡色泽较暗滞，可外掺九一丹，促使腐肉迅速脱落，出现新生肉芽组织。

（3）贴敷疗法　若局部创周红肿灼热明显者，外用金黄膏。若局部创周红肿灼热不甚或疮口周围发湿疹者，外用青黛膏。若局部皮肤发凉、色瘀暗淡，外用冲和膏。

（4）浸渍疗法　若创面渗出多者，或创面脓色绿黑，脓水较多，稀薄如水，或有气泡，或腥秽恶臭，用黄连、马齿苋、土茯苓、茵陈、明矾、金银花等清热利湿解毒中药煎液湿敷或熏洗患处。

（5）灌注疗法　对疮缘潜行者，可用清热利湿解毒中药煎液灌注。

（6）蚕食疗法　对创面大而深，腐肉组织难以脱落者，在感染控制的基础上，应分期分批逐步修剪清除腐肉，以不出血或稍有出血，无明显疼痛为度。一般对一些陈旧且活力差的肉芽、老化的上皮组织逐步修除即可，并尽量保护筋膜及肌腱组织。（附

图 33）

（7）祛瘀化腐　应用活血祛瘀药物外用，促使腐肉组织加快脱落。

2. 生肌阶段

（1）生肌收口　在脓腐已尽，新肌未生之际，可外掺生肌散，外用白玉膏、红油膏，促进新鲜红润肉芽组织增生，创缘上皮爬行或形成"皮岛"，加速创面愈合。（附图 34）

（2）煨脓长肉　若创面较干，可用油性制剂如清凉油乳剂、复黄生肌愈创油盖贴。

（3）浸渍疗法　若溃疡色泽苍白、暗红而不鲜润红活，新生肉芽及上皮生长缓慢时，用黄芪、乳香、没药等益气化瘀生肌中药煎剂湿敷或熏洗。

（4）垫棉绷缚　对创面腐肉已尽，新肉生长，周围组织有窦腔者，可用棉垫垫压空腔处，再予用绷带加压缠缚，使患处压紧，每天换药一次，促进腔壁粘连、闭合。7～10 天管腔收口后，继续垫棉加压绷缚 10～14 天。

（5）活血生肌　应用活血祛瘀药物外用。此外，可配合垫棉绷缚疗法；对发于下肢者，可配合缠缚疗法，或穿合适的弹力袜。

3. 烧伤创疡再生医疗技术　由湿润暴露疗法和湿润烧伤膏组成，是指通过创面外用湿润烧伤膏（MEBO），促使坏死组织以液化方式无损排出体外，同时提供有利于创面再生的环境，利用人体再生潜能，实现皮肤再生的方式愈合创面。（附图 35）

在全面评估全身情况明确溃疡病因并积极治疗原发病的基础上，进行创面评估处理。创面处于黑色和（或）黄色期，局部干枯、焦黑，腐肉多，脓液多而稀薄，气味腥秽恶臭，或混有气泡，创周红肿灼热，或痂下积脓、坏死性筋膜炎、骨髓炎时则需要常规外科手术清创、刬除坏死组织、药刀结合蚕食清创引流等治疗，分期分批清除坏死组织、有碍肉芽及老化上皮，尽量保护筋膜及肌肉组织。创面直接充分涂抹湿润烧伤膏或用湿润烧伤膏药纱覆盖，创腔涂抹烧伤膏后予湿润烧伤膏药纱充分填塞腔内，不留死腔，最后用无菌纱布棉垫覆盖包扎，每天换药 1～2 次，敷料厚度以下次换药时外层敷料干燥为度。（附图 36）

创面水肿渗液较多时可局部加压或减少湿润烧伤膏的用量、增加换药次数等处理。创面处于红和（粉）期，腐肉已尽，肉芽色暗淡不鲜，脓水清稀，新肌难生或不生，此时可直接外涂湿润烧伤膏治疗即刻，药膏厚度 1～2mm，每天换药 1 次。

4. 火针治疗　主要起到化痰散结，调经活络，调补气血的作用。取穴：主穴多采用阿是穴，配穴可选曲池、风池、大椎、足三里、百劳等。早期未破溃时，可以用粗火针予创面或硬结中心快速点刺一针，深度约达硬结 2/3 为宜，不留针。面积较大者，可在中心刺一针后由周围向中心斜刺 2～3 针，针后少量出血用棉球拭去即可，每周治疗 1～2 次。中期成脓，可于波动感处进针，配合手法挤压或拔罐排尽脓水。后期创面肉色灰白，四周皮肤紫暗，脓水清稀，或有窦道，可在创面上予毫火针行速刺法散刺，由创周向中间围刺，窦道予粗火针刺入后可留针，窦道过长者可分段针刺。

（四）手术治疗

1. 直接切除缝合 对于创面较小，渗液少，感染症状较轻微时可行手术直接切除后缝合。

2. 清创后植皮或皮瓣手术修复 对于创面面积较大且不能直接缝合，渗液较多，有较多坏死组织和感染明显者，可在彻底清创和控制感染改善创面床的前提下，择期行植皮术或皮瓣成形术闭合创面。（附图 37）

3. 负压创面治疗技术 创面面积大，感染严重，有大量坏死组织，渗液和窦道等复杂情况时，可考虑先清创、扩创处理创面后行真空封闭引流（Vacuum Sealing Drainage, VSD），3～7天后更换或拆除 VSD。根据创面情况，一般1～3次 VSD 治疗创造了良好的创面床后，可予烧伤创疡再生医疗技术或手术治疗封闭创面。（附图 38）

4. 自体微粒皮种植技术 当患者全身情况非常不佳和（或）创面面积大或创面条件极不理想，无法耐受较大或复杂手术，或供皮区有限时可考虑自体微粒皮种植术。创面基本清除坏死组织，培养新鲜肉芽组织，常规消毒铺巾，局部麻醉成功后取少量创周正常皮肤全层组织，用剪刀剪成微小皮粒，直径2～3mm，或者直接用直径1.5～2mm 皮肤环钻器钻孔取皮，置入无菌生理盐水杯中备用。常规消毒创面，小心清除创面残余坏死组织、液化物和残余痂，清洁创面显露肉芽，将事先备好的皮粒用小镊子种植于肉芽内，深度2～4mm，每0.5～1cm 种植1粒，以创面无活动性出血为宜，用涂有 MEBO 的油纱布覆盖创面，外加棉垫包扎。每天按此方法换药1次，直到创面逐步出现皮钉、皮岛及皮面（附图 39）。创面面积过大时可多次行自体微粒皮种植技术缩小及封闭创面。

（五）注射治疗

近年来有研究显示，创面注射富血小板血浆（PRP）、脂肪来源干细胞或注射用 A 型肉毒毒素等可促进创面的愈合。

（六）物理疗法

威伐光、红外线治疗、氦氖激光、超激光、高能红光等疗法可加速创面愈合。

（七）系统治疗

针对引起溃疡的原发疾病及全身情况，应积极进行治疗。这些措施主要包括对因治疗，如压疮需解除压迫，下肢静脉狭窄闭塞需再通和支架植入，结核杆菌感染则需早期、适量、联合、规律抗结核治疗，营养支持，控制感染和稳定内环境，等等。

（八）创面新型敷料

新型敷料包括合成材料和生物材料制成的敷料，皆能为创面提供保护和促创面愈合。常见的新型材料有创疡贴、人羊膜、改进性纤维素敷料、海藻酸盐敷料、含银敷料、水凝胶敷料、甲壳素/壳聚糖功能敷料、PU海绵敷料。

【疗法选择、时机把握】

根据溃疡不同的时期、不同证型采取不同的治疗方法。皮肤溃疡的发生、发展、变化是虚实夹杂的动态演变过程，因虚感邪（风、湿、热、毒），邪毒致瘀，瘀阻伤正，化腐致损，形成了虚、邪、瘀、腐相互作用，日久耗气伤津，气血亏虚，阴阳两损的结局。内治之法急性期，多以清热利湿解毒、化瘀通络为法，后期多以扶正化瘀、托毒生肌为法。

外科之法，最重外治，外治之理即内治之理。在整体辨证论治调节的基础上，细化溃疡局部的辨证，根据腐肉组织多少及脱落难易，溃疡色泽，上皮组织多少，创面脓液的形质、色泽、气味及脓液量的多少，创周组织红肿热痛等疾病不同阶段局部创面的特点，辨证动态选用外治法。早期祛腐阶段，根据创面脓腐之多少，腐脱之难易，予清创或提脓祛腐拔毒。红肿渗液明显时予清热利湿解毒中药煎剂湿敷或熏洗，外敷清热解毒消肿的膏药为主，配合扩创、蚕食、负压引流等疗法；在后期，根据创面肉芽生长及创周上皮爬行生长的情况，予湿润烧伤膏、生肌散等外用及益气养荣、祛瘀生肌法中药煎剂湿敷或湿敷，外敷补虚活血生肌之膏药为主，配合热烘、垫棉、缠缚等疗法。

火针疗法因其具有化痰散结、调经活络、调补气血的作用，创伤小，恢复快，可应用于溃疡的各个阶段。烧伤创疡再生医疗技术，通过规范合理使用湿润烧伤膏，为创面提供湿润的生理环境，早期可促进创面干性坏死组织或焦痂尽快软化、溶解、脱落。后期为创面提供必要的营养支持，有利于创面的再生和重建，因此可贯穿应用于创面愈合的全过程。

【护理要点】

对于溃疡患者，必须保持溃疡处的清洁，在每次换药前，需彻底清洗，尽量将脓液、分泌物、残留的药物清洗干净，再行其他治疗。

【预防】

1. 注意个人清洁卫生，避免搔抓，保护皮肤。
2. 做好健康科普宣传工作，增加全民对溃疡的认识，提高其对溃疡的关注和重视，预防皮肤损伤，正确处理皮肤损伤，及时就医。

3.按时作息，防止过度劳累，戒烟酒，纠正不良生活习惯。

4.合理膳食，避免过度肥胖，避免营养不良。

5.选择合适及舒适体位，避免久坐、久站、久行及久卧。

6.关注自身基础疾病，定期监测血压、血糖、血脂、血尿酸水平，每日自测足温、做好肢体保暖，下肢回流障碍者可选择穿戴弹力袜，夜间睡眠时抬高患肢15°。

【预后】

皮肤溃疡早期、规范、积极治疗大多数预后良好。对于部分难愈性溃疡有发生皮肤癌的风险。合并糖尿病、高血压病、严重营养不良、严重心肺功能不全或重度血管闭塞等基础疾病的溃疡患者面临脓毒血症、截肢等风险，预后差。

【后注】

文中所列丹方成分如下：

八二丹：熟石膏24g，升丹6g。

九一丹：升药1g，煅石膏9g。

金黄膏：大黄、黄柏、姜黄、白芷各250g，天南星、陈皮、苍术、厚朴、甘草各100g，天花粉500g。

青黛膏：天麻15g，白附子9g，蝎梢15g，麝香3g，花蛇肉（酒炙），天竺黄6g，青黛6g，朱砂9g。

冲和膏（《仙传外科集验方》）：炒紫荆皮150g，炒独活90g，炒赤芍药60g，白芷30g，石菖蒲45g。

清凉油乳剂：氢氧化钙溶液与麻油等量。

复黄生肌愈创油贴：紫草150g，血竭75g，大黄150g，龙骨75g，鸡蛋黄500g，珍珠层粉150g，象皮300g，风化石灰水500mL，麻油1000mL。

（吴树毅　何仁亮）

第七节　窦道

窦道是指一种管道由深部组织通向体表，只有外口而无内口相通的病理性盲管。表现为局部疮口脓水淋沥不尽，慢性病程，较难愈合，或愈合后又易复溃，一般不与体内有腔脏器相通。本病属于中医学"漏"的范畴。

【病因病机】

先天禀赋不足或年老气血虚弱，痈疽溃后脓水淋沥，耗伤气血，致使气血两虚，不能托毒外出或无力生肌敛口，久则成漏。痈肿切口过小，脓毒引流、排泄不畅，或外来的异物、手术中残留异物长期刺激，使毒邪留滞局部，气血运行受阻，脓腐不脱，新肉不生，溃口久不愈合，致使气血亏耗，无力托毒生肌，日久成漏。

【诊断】

1.临床表现 发生于任何年龄，患病前常有手术史或感染史。管道由深部组织通向体表，有一个或多个外口，管道或长或短，或直或弯，一般不与内脏相通。局部疮口，色淡，肉芽不鲜，或胬肉高突，常有脓性分泌物溢出，疮周皮肤可呈潮红、丘疹、糜烂等表现，瘙痒不适。一般无全身症状。

2.辅助检查 银丝探针探查、X线窦道造影、CT、B超等检查主要了解窦道位置、形态、数量、长度、走向、分支、残腔，以及与邻近组织器官的关系。

局部脓液细菌培养常可培养出致病菌。本病根据典型临床表现，结合实验室检查，易于诊断。

【鉴别诊断】

本病需要与瘘相鉴别。共同点：两者均表现为机体的异常通道与分泌物的排出，病情经久不愈。鉴别点：窦道只有外口而无内口相通的病理性盲管，但瘘是连接于体外与有腔器官之间或两个有腔器官之间，管道两边均有开口，有先天性瘘，如脐瘘、直肠阴道瘘；后天性瘘，如肛瘘、肠瘘等。

【治疗】

（一）辨证论治

1.气血两虚证

症状：疮口色淡，肉色灰白，脓水清稀淋沥，经久不愈，新肌不生。伴面色㿠白，神倦乏力，食少懒言。舌质淡，舌苔白，脉沉细。

治法：补益气血。

方药：十全大补汤加减。

2.余毒未尽证

症状：疮口胬肉高突，久不收敛，脓水淋沥，时稠时清，时多时少，有时局部可有轻微肿痛、焮热。舌淡，苔白，脉濡。

治法：和营托里解毒。

方药：托里清毒散加减。

（二）中医外治法

1. 腐蚀法　先用提脓腐蚀药，如八二丹或七三丹药捻，外敷红油膏。或用拔毒祛腐药滴灌，将输液胶管深入窦道，外接注射器缓慢注入或经盐水瓶加压滴入管腔。脓尽后改用生肌散、生肌玉红膏，使创面从基底部长起，以防窦道过早假性闭合。在有骨、腱、神经等组织裸露的创面上慎用含汞的祛腐药。

2. 垫棉法　对窦道形成脓液不易排尽者，用垫棉压迫整个窦道范围，并用绷带扎紧，2～3天更换一次。对脓腐已尽、新肉已生，但皮肉一时不能黏合者，将垫棉按空腔的范围稍扩大，满垫在疮口之上，再用阔带绷紧，5～7天更换一次。急性炎症期不可应用，若出现发热、疼痛加重应立即停止。

3. 手术

（1）腔隙不深者　对于潜行腔隙不深的简单性窦道，可用利多卡因局部麻醉后用刮匙搔刮窦道，以清除窦道坏死组织、线头或死骨片等异物，保持创面清洁。用凡士林纱布或合适的敷料轻轻填塞引流，每日换药，促使窦道由底部逐渐变浅而痊愈。

（2）顽固性窦道　对于腹壁窦道、慢性骨髓炎窦道等，先行 CT 检查，确定窦道位置及形态，确定手术范围。常规消毒麻醉后，向外口注入美蓝注射液，沿染色部位彻底切除管道壁及病变组织，缝合封闭创面。若手术切除范围较大，切口张力高，无法直接缝合，可局部转移皮瓣覆盖封闭术区切口。

4. 负压吸引　清除窦道表面坏死组织后可进行负压吸引治疗。

5. 物理治疗　可用半导体激光照射或红外线照射。

【疗法选择、时机把握】

根据不同时期脓液、疮口、窦道综合辨证，采取不同的治疗方法。

内治法：一般窦道初期余毒未尽，邪实正虚，治以和营托里解毒为主。窦道经久不愈，邪去正虚，治以补益气血为主。

外治法：窦道初起脓水淋沥、轻微肿痛、焮热，可内置药捻、外敷膏药提脓腐蚀。窦道分支较多或管道狭长、药捻无法到位者可用滴灌拔毒祛腐。窦道内有难以清除的线头、死骨片等异物行手术搔刮清创，引流换药。对顽固性窦道、其他疗法未获预期效果时行手术切除，缝合封闭或皮瓣移植。窦道脓水清稀淋沥或经治疗脓尽者，可用垫棉法或负压引流，配合物理治疗。

【护理要点】

在保持引流条固定通畅前提下，观察引流液的性质、量、颜色、气味等方面。在使用任何治疗与护理前，必须明确窦道与瘘管，注意患处的发展与变化。

【预防】

1. 规范各种外科手术操作程序，严格无菌观念技术。

2. 手术操作轻柔精细。

3. 严格止血，避免切口渗血、血肿。

4. 加强手术前后处理，合理使用抗生素。

5. 操作前后需要仔细清点用物，避免将棉球、纱块或引流物等异物遗留体内；对外伤异物需彻底清除。

【预后】

一般积极治疗，预后良好。部分可出现病情反复缠绵数年甚至数十年，形成各种瘘道，并发肢体残疾、功能障碍甚至恶变。

（汤颖宜　秦晓民）

第八节　疣

疣是人类乳头瘤病毒（HPV）感染所引起的一种常见的病毒性赘生物。表现为皮肤浅表出现的独立的坚实丘疹，表面有粗糙角化物，常无自觉症状。多见于儿童及青年人。本病相当于中医学的"疣目""鼠乳""枯筋箭""千日疮"。

【病因病机】

中医学认为，本病主要由于肝经血燥，血不养筋，筋气不荣，复感风热邪毒，凝聚肌肤所致。皮肤外伤染毒，或为搔抓导致毒行而发。

【诊断】

（一）临床表现

常见临床类型为寻常疣、掌跖疣、扁平疣。

1. 寻常疣　皮损可以发生在皮肤的任何部位，手部多见。皮损为孤立的米粒大至绿豆大的半球状角质性丘疹，色灰褐、黄褐或正常肤色，表面呈乳头瘤状增生，粗糙不平，或有裂隙，触之坚硬，周围无炎症。摩擦或撞击时易出血。初起时多为单个，可因自身接种而增多至数个或更多。一般无自觉症状，偶有压痛。

2. 掌跖疣　为发生在手掌、足底的寻常疣，以手掌、足部受力点多见。皮损由细小发亮丘疹逐渐增大，因长期受压形成胼胝样斑块或扁平丘疹，表面粗糙，常见因毛细血管破裂出血形成的小黑点，自觉疼痛，可自行消退。

3.扁平疣 皮损好发于面部、手背和手臂。为米粒大至黄豆大扁平隆起性丘疹，边界清楚，圆形或椭圆形，表面光滑，淡褐色或正常肤色，多数散在或密集，也有沿抓痕分布排列成条状者，一般无自觉症状，有时微痒。常见自身接种现象而呈串珠状皮损。

本病尚有以下特殊类型：丝状疣，好发于眼睑、颈、颊等处，为单个细软的丝状突起，长可达 0.5～1cm，正常皮色或棕灰色。指状疣，好发于头皮、趾间，皮损呈一簇指状角质性突起，形如菊花心。

（二）辅助检查

1.组织病理显示角化过度、角化不全，颗粒层有空泡样细胞，棘层肥厚和乳头瘤样增生。电镜下可见核内病毒颗粒。

2.HPV 病毒分型检查。寻常疣常见 HPV-2，掌跖疣常见 HPV-1，扁平疣常见 HPV-3。

本病根据典型临床表现，结合实验室检查，易于诊断。

【鉴别诊断】

本病需与疣状痣、鼠乳、疣状鸭嗒疮相鉴别。

1.疣与疣状痣 共同点：两者皆表现为乳头瘤状增生，粗糙不平的丘疹。不同点：疣多为后天发病，初起为孤立性丘疹，可逐渐增多；但疣状痣幼年开始发病，皮疹呈线状排列，多与神经分布一致。

2.疣与鼠乳（传染性软疣） 共同点：两者皮损皆为半球状隆起丘疹，可因自身接种逐渐增多。不同点：疣表面粗糙不平，但鼠乳表面可见蜡样光泽，中央有脐状凹陷，可查见软疣小体。

3.疣与疣状鸭嗒疮（寻常狼疮） 共同点：两者皆为表面疣状皮疹。不同点：疣为孤立性丘疹，但疣状鸭嗒疮皮疹为斑块，四周绕以红晕，表面裂隙，压之则有少量脓汁外溢，结核菌素试验常为阳性。

【治疗】

（一）辨证论治

1.风热血燥证
症状：病程短，结节如豆，坚硬粗糙，色黄或红，舌红，苔薄黄，脉弦数。
治法：疏风散热，凉血润燥。

方药：银翘散加减。

2.湿热血瘀证

症状：病程较长，结节疏松，色灰或褐，舌暗红，苔薄白，脉细。

治法：清热祛湿，活血化瘀。

方药：清肌渗湿汤加减。

（二）中医外治法

1.药物外洗 选用香木合剂，或木贼草、板蓝根、马齿苋、香附、苦参、白鲜皮、薏苡仁等中药，水煎趁热擦洗患处（注意控制水温避免烫伤），每天 2～3 次，每次 20～30 分钟。

2.药物点涂 可选用千金散、鸦胆子油、斑蝥膏、水晶膏等，外点疣体上。注意保护周围健康皮肤，2～3 日外点 1 次，直至疣体完全脱落。

3.结扎疗法 可用丝线结扎，逐渐收紧，可使疣体脱落。

4.推疣法 在疣体根部，用棉棒或刮匙（刮匙头部用棉花包裹），与皮肤成 30°，向前用力推之。若疣体立即推除，表面压迫止血，并用纱布加压包扎；若残留少量血疣体，经过 1 个月后再推 1 次。如疣体表面角化，则在局麻下，进行推除。

5.火针 根据疣体的大小选用单头火针或多头火针，局部常规消毒，将针尖在酒精灯上烧红，迅速刺入疣体至疣体基底部，随即迅速出针，用消毒干棉球擦拭针孔。疣体小者刺 1 针即可，疣体大者可刺数针。治疗时先刺最大或最早出现的疣体，再刺较小或出现较晚的疣体。1 周治疗 1 次直至疣体脱落。

6.体针 用针尖从疣顶部到基底部，四周再用针刺加强刺激，出针后挤出少量血液，每天 1 次，直至疣体脱落。

7.艾灸 数目少者，可用艾炷在疣上艾灸，每日 1 次，直至疣体脱落。

8.耳针 取肺、皮脂腺、内分泌相应区域。针刺后留针 15～30 分钟，每日 1 次，10 次为 1 疗程。

9.穴位注射 循经取外关、曲池、足三里、三阴交，病左取右，病右取左，上下肢各取 1 穴，交替应用，每穴在针刺得气后各推注板蓝根注射液 1～1.5mL，3～5 天 1 次，7 次为 1 疗程。

10.二氧化碳激光 常规消毒局部浸润麻醉后，使用二氧化碳激光器烧灼碳化疣体，使用盐水棉签擦拭去除碳化组织，重复操作至疣体完全祛除，表面平整，术后消毒。

11.冷冻 用棉签浸蘸液氮后迅速放置于疣体上进行冷冻，根据疣体大小施加适当压力和把握冷冻时间。冷冻瞬时可观察到疣体变白，数分钟后发红、肿胀，1～2 天局部可发生水疱或大疱。常需多次治疗。

12. 电灼 常规消毒局部浸润麻醉后，用高频电刀接近疣体，逐点汽化，治疗中使用盐水棉签擦拭去除碳化组织，重复操作至疣体去除。

【疗法选择、时机把握】

内治法：根据不同时期、不同证型采用不同方药。一般起病初起坚硬粗糙，肝经血燥复感风热，治以疏风散热、凉血润燥为主。疣目迁延日久，结节疏松，湿热血瘀互结，治以清热祛湿、活血化瘀为主。

外治法：根据疣目部位、数目、大小及形态选择合适方法。一般掌跖部位、颜面部疣体数目较多者可选择药物外洗；数目较少可选择药物点涂、体针、火针、艾灸、激光、冷冻、电灼；疣体头大蒂小可使用结扎疗法、推疣法。均可配合耳针、穴位注射。

【护理要点】

保持皮肤清洁，勿用热水烫洗，尽量选择棉质衣物，避免摩擦、搔抓患处。术后指导患者注意保持创面干洁，避免搔抓，根据伤口情况，及时换药，记录患者皮肤情况。做好消毒隔离工作，患者所使用的物品，如床单、被套、衣裤等都需要特殊打包消毒，所产生的垃圾也得分开处理。

【预防】

避免对皮损摩擦和撞击，以防出血和继发感染。

【预后】

本病病程缓慢，有自限性，可自愈，愈后不留痕迹。

（汤颖宜　秦晓民）

第九节　痤疮、酒渣鼻

一、痤疮

痤疮是一种与性腺内分泌功能失调有关的常见于毛囊、皮脂腺的慢性炎症性皮肤病。好发于青少年颜面部，临床上以面部的粉刺、丘疹、脓疱或结节、囊肿等多形性皮损为特征，易反复发作。痤疮相当于中医学的"肺风粉刺""酒刺"等范畴。

【病因病机】

中医学认为，肺风粉刺由内热炽盛，外受风邪，致肺热熏蒸，蕴阻肌肤而发。过食辛辣、油腻之品，生湿生热，结于肠腑，不能下达反蒸于上，阻于肌肤而成。脾虚生痰，郁而化热，阻滞经络，气血运行不畅而成瘀，痰瘀互结，凝滞肌肤所致。

【诊断】

（一）临床表现

本病多见于 15～30 岁的青年男女。皮损好发于面颊、额部，其次是胸背部及肩部。初起为与毛囊一致的针头大小，顶端呈黄白色的圆锥形丘疹。其顶端变黑时称黑头粉刺，以手挤压可见黄白色半透明性脂栓排出。如继续发展，顶端出现小脓疱，破溃愈后留有暂时性色素沉着，或小的凹坑状疤痕。若黑头粉刺继续扩大则形成大小不等的结节，深在皮下或略高出皮面。有的损害呈黄豆大至指头大的椭圆形囊肿。时轻时重，经久不退，亦可形成脓肿，破溃后可形成显著的瘢痕。往往多见数种皮损形态同时存在，常伴皮脂溢出。轻度瘙痒或无自觉症状，炎症明显时感疼痛。

根据皮疹形态和病情轻重，一般分为丘疹型痤疮、脓疱型痤疮、囊肿型痤疮或结节型痤疮。

（二）辅助检查

细菌学检查：部分患者可分离出痤疮棒状杆菌和表皮葡萄球菌。

本病根据典型临床表现，结合实验室检查，易于诊断。

【鉴别诊断】

本病需与酒渣鼻、颜面播散性粟粒性狼疮相鉴别。共同点：三者均可有面部红色丘疹，病程慢性。不同点：痤疮好发于青年男女，除面部外，前胸后背可有皮损，表现为白头粉刺、脓疱、囊肿等多种皮损形态；但酒渣鼻好发中年人，表现为局限于鼻部及面部中央的弥漫性潮红，伴发脓疱、鼻赘，无粉刺；颜面播散性粟粒性狼疮好发于成年人，损害触之柔软，中心坏死，为粟粒大小紫红色结节，玻片压诊时，可显出黄色或褐色小点，呈苹果酱色，在下眼睑往往融合呈堤状。

【治疗】

（一）辨证论治

1.肺经风热证

症状：颜面多发粉刺、丘疹，或有小脓疱，色红，或有痒痛。伴口渴喜饮，大便偏干，小便黄。舌红，苔黄，脉浮数。

治法：宣肺清热。

方药：枇杷清肺饮加减。

2. 湿热蕴结证

症状：颜面、胸背部皮肤油腻，大量粉刺及炎性丘疹，间有脓疱、结节、囊肿，皮损红肿疼痛。伴口干口臭，便秘，尿黄。舌红，苔黄腻，脉滑数。

治法：清热化湿通腑。

方药：三黄丸合茵陈蒿汤加减。

3. 血瘀痰凝证

症状：病程长，皮疹色暗红，皮损以结节、囊肿为主，可伴有粉刺、丘疹、脓疱、窦道、瘢痕等多形损害。伴胸闷，纳呆腹胀。舌暗红或紫暗，苔薄黄，脉滑。

治法：活血化瘀，化痰散结。

方药：桃红四物汤合二陈汤加减。

（二）中医外治法

1. 涂药法 四黄洗剂外搽，四黄膏局部外敷。

2. 中药面膜 用消痤散或其他具有清热解毒、凉血消斑的中药散剂加少许蜂蜜调成糊状，均匀涂敷在面部有痤疮部位 20 ～ 30 分钟，每天或隔天 1 次。

3. 清粉刺法 局部常规消毒后，先以粉刺针沿毛孔口将粉刺穿破，然后用粉刺挤压器将粉刺内容物挤出。

4. 中药倒模 是药物和物理疗法混合应用的一种综合治疗方法。先用洗面奶清洁脸部，再用离子喷雾器喷雾脸部并按摩，然后在皮损范围涂上糊状药膜，用脱脂棉将眼、鼻、口和胡须部位遮盖好，再将石膏粉用水调成糊状立即倒盖于脸部（注意露出鼻孔和口），待石膏由软变硬，由热慢慢变凉，即可起模取下石膏。

5. 切开排脓或大号针头抽脓血 常规消毒局部浸润麻醉后，用手术刀片在脓肿的波动感最明显处切开，切口长度与脓肿直径相当，排尽脓液后，用过氧化氢和生理盐水反复冲洗脓腔，放入引流条或药捻引流，外加无菌纱布或棉垫包扎。或使用大号针头和注射器，消毒后选择脓腔距离体表最近或脓腔低位进行穿刺，有落空感表明针道进入脓腔，予负压抽吸，另一只手辅助轻度按压充分抽吸脓液。用生理盐水冲洗脓腔，再抽吸至负压，外用无菌纱块或棉垫加压包扎。

6. 针刺疗法 局部取穴：下关、颊车、攒竹；全身取穴：足三里、合谷、丰隆、三阴交，留针 20 分钟，隔日 1 次。

7. 刺血疗法 消毒后，用三棱针在耳前、耳后、内分泌穴、皮质下穴速刺出血，隔日 1 次，10 次为 1 个疗程。

8. 穴位注射法　丹参注射液或鱼腥草注射液，分别选取双侧手三里、曲池、足三里或血海四组穴位各 1mL，交替使用进行穴位注射，隔日 1 次或三日 1 次，7 次为 1 个疗程。

9. 自血疗法　用自身静脉血 4mL 抽血后进行肌内注射，隔天 1 次，10 次为 1 个疗程。

10. 耳穴压豆法　主穴选取肺区、内分泌、皮质下，将中药王不留行籽置于小块胶布中央，然后贴在穴位上，嘱患者每天按压穴位数次，每次 10 分钟，停留 3 天再更换一次，10 次为 1 个疗程。

11. 耳针埋针法　主穴取肺区、膈区、内分泌、皮质下，用皮内针埋入，每天按压数次，每次 10 分钟。

12. 光电治疗　常规清洁面部，根据具体情况适当选择强脉冲光、染料激光、非剥脱和剥脱性点阵激光（附图 40），设置治疗参数，进行试验治疗，得到最佳参数后完成整个治疗。剥脱性点阵激光术后按照烧伤创面湿性原理结合中医祛腐生肌理论采取湿润暴露（MEBT/MEBO）技术及时处理创面（附图 41），一般 4～7 天，避免冰敷，保持局部清洁湿润，常规防晒。

13. 火针治疗　主穴取大椎、肺俞、膈俞、脾俞、大肠俞，常规消毒后取单头火针在酒精灯上将针尖烧红，迅速于每穴点刺 3 下，深度 5mm 为宜。另取阿是穴，即面部粉刺、丘疹、结节、脓疱、囊肿，常规消毒后选好进针点，取火针在酒精灯上将针尖烧红，如皮损为丘疹、粉刺、脓疱则迅速点刺，挤压清理分泌物；如皮损为坚实结节，则迅速点刺中心和周围；如皮损为囊肿，刺入深度有落空感为度，用棉签挤出分泌物。5 天一次，3 次为 1 个疗程。

【疗法选择、时机把握】

内治法：根据痤疮发病时间长短、皮疹形态进行辨证论治。一般痤疮初起，皮疹为丘疹、粉刺，色红伴痒痛，多为肺经风热，治以宣肺清热。痤疮中期，红肿热痛、脓疱，多为湿热蕴结证，治以清热化湿通腑。痤疮迁延日久，囊肿、结节、瘢痕，多为血瘀痰凝，治以活血化瘀，化痰散结。

外治法：根据痤疮的皮疹形态，选择合适的治疗。一般痤疮初起，黑头或白头粉刺者，选择清粉刺法、中药倒模。炎性丘疹、脓疱明显者，使用四黄洗剂外搽或四黄膏外敷、中药面膜、刺血疗法。囊肿型痤疮，选择切开排脓或大号针头抽脓血，可用庆大霉素加曲安奈德冲洗囊腔，加速愈合。各期均可配合针刺疗法、穴位注射、自血疗法、耳穴压豆、耳针埋针。遗留红色印痕，选择强脉冲光或染料激光，萎缩性瘢痕可配合非剥脱和剥脱性点阵激光。

【护理要点】

护理人员接触患者前后要洗手，防止交叉感染。行液氮冷喷疗法时，可以尝试使用氧气雾化装置或者超声雾化装置，将药液均匀地喷洒在患者面部，从而达到治疗目的。患处皮肤可选用合适外洗药，水温忌太热，忌擦洗太久。局部涂擦药物时，避免大范围的使用，宜将药物只擦于皮损处，薄薄地摊匀，忌涂太厚。

【预防】

1.少吃富含脂肪、糖类食物和刺激性食物，多吃蔬菜水果和富含维生素的食物，多喝水，保持大便通畅。

2.避免长期使用溴、碘、糖皮质激素等药物。

3.注意清水洗脸，忌用手挤压和搔抓，减少化妆品使用。

4.劳逸适度，避免熬夜，保持心情舒畅和良好规律作息习惯。

【预后】

常持续数年或到中年时期逐渐缓解而痊愈，愈后可留萎缩性瘢痕或瘢痕疙瘩。

二、酒渣鼻

酒渣鼻，现西医病名称为玫瑰痤疮，是一种主要发生于鼻部及颜面中部的慢性炎症性皮肤病，以面部中央出现弥漫性潮红，伴发丘疹、脓疱、水肿及毛细血管扩张为特征。本病好发于中年人，女性多于男性，相当于中医学的"酒渣鼻"。

【病因病机】

中医学认为，酒渣鼻主要由于肺胃积热上蒸，或因嗜酒，或喜食肥甘厚味，助升胃火，肺胃积热，熏蒸颜面，故生红斑、丘疹、脓疱，再因风寒外束，气血瘀滞，故成鼻赘。

【诊断】

（一）临床表现

本病好发于面部中央，尤其是鼻部、两颊和前额中部，多对称分布，自觉灼热，常伴有皮脂溢出，鼻尖部毛囊口扩张。常在春季及情绪紧张和疲劳时加重。

皮损按病情发展可分为三期：红斑期，红斑初为暂时性，以后可持续不退，伴有浅表的毛细血管扩张；丘疹脓疱期，在红斑基础上出现针头至绿豆大小丘疹、脓疱和结节，毛细血管扩张加重；鼻赘期，少数病期长久者鼻部组织肥大，形成大小不等、高低不平的暗红色柔软的结节，毛细血管扩张更为显著。

（二）实验室检查

蠕形螨检查：部分可见毛囊蠕形螨。

本病根据典型临床表现，结合实验室检查，易于诊断。

【鉴别诊断】

本病需与痤疮、颜面播散性粟粒性狼疮相鉴别。共同点：三者均可有面部红色丘疹，病程慢性。不同点：酒渣鼻好发中年人，表现为局限于鼻部及面部中央的弥漫性潮红伴发脓疱、鼻赘。但痤疮好发于青年男女，除面部外，前胸后背可有皮损，表现为白头粉刺、脓疱、囊肿等多种皮损形态；颜面播散性粟粒性狼疮好发于成年人，损害触之柔软，中心坏死，为粟粒大小紫红色结节，玻片压诊时，可显出黄色或褐色小点，呈苹果酱色，在下眼睑往往融合呈堤状。

【治疗】

（一）辨证论治

1. 肺胃热盛证

症状：多见于红斑期。鼻部、双颊、前额皮肤起轻度红斑，且有淡红色丘疹或伴有少数脓疱，压之退色，自觉瘙痒。常喜食辛辣油腻，伴口干口渴，便秘，溲黄。舌质红，苔薄黄，脉滑数。

治法：宣肺清胃。

方药：枇杷清肺饮加减。

2. 热毒蕴肤证

症状：多见于丘疹脓疱期。鼻部、双颊、前额皮肤红斑转为深红色，红斑上出现痤疮样丘疹、脓疱，局部灼热。常嗜酒，口干便秘。舌红绛，苔黄，脉滑数或弦数。

治法：清热解毒。

方药：五味消毒饮加减。

3. 气滞血瘀证

症状：多见于鼻赘期。鼻尖部结缔组织和皮脂腺增殖，毛囊口扩大或见囊肿、丘疹、脓疱，皮损暗红。舌质暗红，苔薄黄，脉弦。

治法：活血通窍。

方药：通窍活血汤加减。

（二）中医外治法

1. 涂药法 颠倒散、四黄膏局部外涂。

2. 洗药法 如马齿苋、紫花地丁、黄柏、白蔹、白石脂、杏仁、雷丸、鹤虱、川椒、蛇床子、甘松、白牵牛、狼毒、硫黄等煎水外洗。

3. 火针疗法 局部常规消毒，选用单头火针在酒精灯上烧红，迅速刺入皮损顶部，随即迅速出针，稍加挤压把皮损上的脓疱分泌物、脓栓、脓血清除。

4. 刺血疗法或梅花针法 常规消毒，用三棱针快速点刺典型皮损处，刺入深度为0.3～0.5cm，出现弥漫性渗血为度，渗血停止后消毒，每周1次。或使用梅花针轻刺，使皮肤潮红，微微出血为度，叩刺结束后消毒，隔日1次。

5. 针刺疗法 取印堂、素髎、迎香、地仓、承浆、颧髎、禾髎、大迎、合谷、曲池，留针20分钟，隔日1次。

6. 耳穴压豆法 主穴选取外鼻区、肺区、内分泌、皮质下，将中药王不留行籽置于小块胶布中央，然后贴在穴位上，嘱患者每天按压穴位数次，每次10分钟，以微痛或麻胀感为度。

7. 手术

（1）切割术 常用于毛细血管扩张增生明显者。常规消毒，局部麻醉，根据皮损调节三锋刀或五锋刀露出的刀刃长短，左手食指、拇指固定鼻部，在鼻部纵斜交错划破皮肤，每划破10～15次，即刻用纱布压迫止血1次，当创面出现无数个丝状乳头呈杨梅状，即停止，加压包扎1周。

（2）切除术 用于鼻赘期患者。根据患者鼻孔的大小、形状，先估算出大致正常的鼻部形态。常规消毒麻醉，用电刀或普通手术刀大致切除增生的鼻赘，然后采用切割修型，局部缝合及植皮。

8. 光电治疗 常规清洁面部，红斑炎症期可选择红蓝光或强脉冲光消炎退红治疗；毛细血管增生扩张可选择染料激光或Er激光；轻度鼻赘期或毛孔粗大可选择CO_2点阵激光磨削剥脱改善外观。多种激光常综合使用，多次治疗才能取得满意疗效。术后按照烧伤创面湿性原理结合中医祛腐生肌理论采取MEBT/MEBO技术及时处理创面，一般4～7天，避免冰敷，保持局部清洁湿润，常规防晒。

【疗法选择、时机把握】

内治法：一般初起红斑期多属肺胃蕴热证，治以宣肺清胃为主；丘疹脓疱期多属热毒蕴肤证，治以清热解毒为主；发展最后鼻赘期常属气滞血瘀证，治以活血通窍为主。

外治法：根据不同时期分型皮损表现采取不同外治法。初起红斑为主，选用涂药法、洗药法、梅花针叩刺、强脉冲光或染料激光；丘疹脓疱期选用涂药法、洗药法、火针疗法；已形成鼻赘、鼻瘤者可选择刺血疗法、梅花针叩刺、二氧化碳点阵激光、铒激光或手术治疗。各期均可配合针刺疗法、耳穴压豆法。

【护理要点】

平时宜温水洗脸，避免过冷过热的刺激。女性患处局部禁用化妆品及刺激性的护肤品。外出时注意防晒，可打遮阳伞或戴遮阳帽。因病损部位位于头面部，所以护理操作都需谨慎细致，注意眼睛、口腔、鼻腔等的保护。

【预防】

应禁酒及禁食刺激性饮食；纠正胃肠障碍，防止便秘；避免局部过热过冷刺激及剧烈情绪波动。

【预后】

一般积极治疗，预后良好。少数形成鼻赘、鼻瘤，甚至堵塞鼻孔、影响呼吸。

（汤颖宜　秦晓民）

第十节　化脓性汗腺炎

化脓性汗腺炎（suppurativa hidradenitis）主要出现在头皮、颈后、腋窝、外生殖器及肛周等部位，是一种发生于顶泌汗腺的慢性化脓性炎症性疾病，最常见于20～30岁女性，肛周亚型多见于30～40岁男性。

【病因病机】

本病发病机制尚未阐明，但目前认为本病初始病因可能是慢性毛囊、顶泌汗腺导管的角质性阻塞及破裂，导致继发性的周围组织炎症，病原菌主要为金黄色葡萄球菌，汗出过多、摩擦、瘙抓及皮肤清洁不到位等，可成为本病发病诱因。

【临床表现】

化脓性汗腺炎在发病初期，多为孤立的或多个皮下结节，质硬，伴随疾病发展，可陆续出现排列成条索状或融合成片状的皮疹，其形成的结节表面可无明显的化脓现象，偶尔其顶端出现一小脓疱，自觉疼痛及压痛，全身症状轻微。经数周甚至数月后结节深部化脓，并向表面破溃，形成潜行性溃疡。结节、溃疡间多可存在窦道相连。本病发生在肛周部位甚至可穿破肛门壁形成肛瘘。

【诊断】

1. 本病的诊断，主要依靠患者的病史及临床表现。青少年或成人在顶泌汗腺密集部位（如腋窝、肛门、外生殖器甚至乳房下）发生孤立或多个脓肿伴疼痛时应怀疑本病，诊断的关键是皮疹间形成窦道和瘢痕。病理检查可见滤泡堵塞伴纤维增生和混合炎性细胞浸润。

2. 本病根据 Hurley 分为 3 期。

Ⅰ期：脓肿形成（单发或多发），但无窦道及瘢痕形成。

Ⅱ期：复发性脓肿伴窦道和瘢痕形成，单发或多发，广泛并分开的病变。

Ⅲ期：弥散性或接近弥散性的病变，或有多个相互连接的窦道和脓肿，遍布整个受累区域。

【鉴别诊断】

疖和痈　疖为炎症累及单个毛囊引起的结节性脓肿，累及数个毛囊时称为痈，一般情况下不形成窦道，而化脓性汗腺炎初期表现为毛囊闭塞性疾病，粉刺、结节多见，后期形成窦道。其次，还要与皮肤结核、淋巴结炎、藏毛窦等疾病相鉴别。

【治疗】

化脓性汗腺炎的治疗需强调个体化治疗，综合治疗效果更优。

1. 生活干预　生活习惯可作为部分初始治疗，越来越多研究表明肥胖、吸烟、糖尿病、高脂血症等为发病的风险因素。建议戒烟、控制体重，积极治疗高脂血症、糖尿病等，多穿宽松衣物，避免紧身衣和过度摩擦，并注意保持腋窝、外阴、肛周等清洁卫生。

2. 局部治疗　对于轻度患者可使用外用药物，如1%克林霉素、间苯二酚等，也可用马齿苋煎液外洗患处。皮损局部注射肉毒素，或者窦道内注射硬化剂。

3. 全身治疗　病情较重患者，可加用四环素类抗生素，如多西环素。重度患者，可能还需要口服维A酸类药物，如异维A酸、阿维A等。炎症明显时，可联合使用糖皮质激素，如泼尼松每日 20～30mg，以减轻炎症反应，但停止治疗后有复发倾向。

难治性病例经典治疗方案是克林霉素和利福平联合口服，近年来亦有研究表明生物制剂（如英夫利昔单抗、阿达木单抗、司库奇尤单抗等）对难治性病例疗效良好。

4. 手术治疗　通过手术切除上皮化的窦道和坏死组织，有助于控制炎症，清除和引流炎性物质，可防止侵袭性进展。目前常用的外科手术主要为：

（1）钻孔清创术　系围绕着单一的毛囊皮脂腺病灶来清除新发炎症结节，需完整切除整个毛囊皮脂腺病灶，以消除病灶复发，并防止侵袭性进展或窦道形成。

（2）去顶术　该手术可以治疗单个结节或窦道或受累区域的所有病灶。去除顶泌汗腺，对窦道及炎性组织进行清创，并通过皮肤切开、窦道开口、潜腔等，扩大切口并探查至没有窦道及炎性组织残留。

（3）切开引流　单纯切开引流不能清除活动性增生组织，故容易复发，但切开引流有助于缓解因脓腔引发的疼痛，可作为短期缓解治疗。

（4）广泛切除及重建　因手术需要做病变区域的广泛切除，手术切缘将超出病变范围，后期可能需进行植皮、皮瓣转移或二期愈合进行重建，因此该手术方法需根据病情需要，在与患者的充分沟通后决定。

需要注意的是，不应单独使用外科手术治疗本病，因为单纯手术治疗不能解决化脓性汗腺炎的根本病因，联合药物治疗的效果更佳。

5. 其他治疗　疾病初起时可使用火针治疗，联合使用 Nd：YAG 激光、光动力疗法对化脓性汗腺炎的改善也有帮助，针对化脓性汗腺炎治疗后的瘢痕，可以使用点阵激光等促进修复。也可以手术结合放射治疗，预防复发。

【护理要点】

健康宣教，平素清淡饮食，控制体重，避免熬夜，适当体育锻炼增强免疫力；炎症发作期规律用药，脓肿或窦道形成后结合外科治疗切开清除坏死物质，术口及时冲洗换药，控制炎症，尽量减少粘连和瘢痕形成。

（陆志勇　万苗坚）

第十一节　表皮样囊肿

表皮样囊肿（epidermoid cyst），又名角质囊肿、漏斗部囊肿、表皮包涵囊肿，是最常见的皮肤囊肿之一。既往曾被误称为皮脂腺囊肿及"粉瘤"，但随着超声影像学及病理学的研究深入，发现其内壁为含角质透明颗粒的鳞状上皮细胞，明确其表皮来源的病理特征而逐渐被更正。

【病因病机】

表皮样囊肿可分为先天性和获得性，先天性发病机制尚不完全明确，获得性病因包括毛囊损伤、创伤后表皮组织植入等。

【临床表现】

表皮样囊肿可发生于任何年龄，但以青壮年多见，表皮样囊肿可发生于皮肤的任何部位，但以面部和躯干上部更为常见。皮损为界限清楚的结节，临床上可见一中央孔，代表了该囊肿所起源的毛囊，囊肿直径从数毫米至数厘米不等，呈球形，表面光滑但不易推动，无波动感，囊内常有干酪样分泌物，中央孔部分的分泌物通常因为氧化而变黑。在表皮样囊肿不断增大或创伤过程中，会导致囊肿破裂，破裂时释放出内容物可引起异物肉芽肿反应，少数可合并细菌感染形成脓肿。

【辅助检查】

1. 超声检查　可行超声检查了解囊肿性质及其与周围组织的关系，但由于囊内容物的缘故，多数表皮样囊肿并非呈典型的囊性无回声表现，而表现为皮下均质或欠均质低回声结节，缺乏特异性从而导致误诊。

2. 组织病理学检查　手术切除后行病理检查，可明确囊壁来源，以明确诊断。

【诊断】

根据肿物临床表现及相关辅助检查可临床诊断，根据组织病理学检查可明确诊断。

【鉴别诊断】

1. 皮下脂肪瘤　可生长于有脂肪组织的任何部位的皮肤，为单个或多个的皮下局限性包块，呈扁平分叶状，质地柔软，推之活动良好，很少引起不适。超声下可见脂肪层内出现高回声区域，与周围组织存在清晰边界，多呈圆形，脂肪瘤内部回声高，多呈条索状。

2. 皮样囊肿　起源于外胚叶，囊壁为复层鳞状上皮构成，此囊肿一般位于真皮或皮下，呈结节改变，质地较硬，常常出生时就已经存在，主要发生在中裂线部位，与基底组织粘连较紧，故推之较稳固。

【治疗】

最常用的治疗方法为手术切除，手术过程应当尽量完整摘除，不残留囊壁，否则容易复发（附图42）。若并发感染，应在感染控制后再行手术切除，对于局部感染严重、已形成脓肿的患者应切开引流，同时给予抗生素治疗。

面部等特殊部位需兼顾美容，对于面部表皮样囊肿未合并感染患者，可选择二氧化碳激光治疗，对于已合并感染患者，可选择火针烙法，以尽可能缩小术口，达到美容目的。

【护理要点】

加强宣教，嘱患者避免暴力挤压，平素注意休息，避免辛辣油炸等刺激食品以免合并感染。感染有明显波动感时应积极排脓治疗，换药时应注意引流是否充分，坏死物质是否清除干净，囊壁是否有残留。引流纱布填塞应根据脓腔大小逐步减少，避免填塞太满影响术口收缩愈合。

（陆志勇　万苗坚）

第十二节　多汗症、腋臭

多汗症（Hyperhidrosis）是指局部或全身皮肤出汗异常增多的现象，可分为原发性和继发性，特发于健康人群中以局部出汗为特征的称为原发性多汗症，内科疾病或药物所致的全身性多汗称为继发性多汗症。本节讨论的为原发性多汗症。

腋臭（俗称狐臭），又叫腋部臭汗症（axillary bromhidrosis），是由腋窝、外阴、口角等部位的顶泌汗腺分泌物被细菌分解后产生难闻气味的一种皮肤病，常与腋部原发性多汗症相关。

【病因病机】

原发性多汗症病因主要为功能性失调，大多与精神性因素有关，如紧张、激动、愤怒、恐怖、焦虑等精神因素，其发病机制尚未清楚，可能为情绪波动使交感神经冲动增加，导致乙酰胆碱分泌量增多，从而促进汗腺分泌；或支配汗腺神经的敏感性增高，使其对正常强度的刺激产生过度反应而表现多汗。

汗腺分泌物本身并没有异味，但顶泌汗腺分泌物常含有不饱和脂肪酸和氨，且顶泌汗腺只存在于腋窝、乳晕、脐窝、肛门、外阴和外耳道等部位，除腋窝外，该腺体在其他部位的功能极弱，产生的汗液极少。腋窝顶泌汗腺分泌过多，汗腺分泌物在腋窝皮肤定植菌的作用下，分解汗液中的有机物，产生难闻的刺鼻气味，从而导致腋臭。

【临床表现】

原发性多汗症常初发于儿童或青春期，无明显性别差异，部分人群成年后有自然减轻的倾向。其好发部位依次为腋窝、掌跖、头部和腹股沟，可呈短暂或持续性发病，情绪波动时明显，且有一定的遗传倾向。患者睡眠时基本不发病。

腋臭特征性表现为腋下散发的特殊刺鼻臭味，夏季、汗出、运动后明显，多在青春期开始发病，到老年时可减轻或消失，根据临床表现可诊断。

【诊断】

原发性多汗症的诊断标准：

（1）腋窝、手、足或头面部持续 6 个月以上过度出汗。

（2）无其他全身疾病。

（3）包括以下的2条或2条以上：①双侧相对对称；②夜间一般不发生；③每周至少1次；④初始发病年龄小于25岁；⑤有家族史；⑥影响日常生活。

【治疗】

（一）外用药物治疗

治疗多汗症外用药主要为铝盐，如20%～25%氯化铝溶液、0.5%醋酸铝溶液，5%明矾溶液等，也可运用5%鞣酸溶液或甲醛溶液。格隆溴铵作为一种抗胆碱能药可以局部使用，但使用次数过多，会出现局部干燥、轻度皲裂或严重刺激现象。

腋臭患者可使用聚维碘酮溶液，或按照1∶8000比例配制的高锰酸钾溶液局部湿敷，有利于减少细菌繁殖而达到减轻臭味的目的。

腋臭较轻者，可使用中药香囊、香水、氧化锌尼龙粉等掩盖或除臭。

（二）肉毒杆菌毒素A（BTX-A）局部注射

1. 肉毒杆菌毒素A注射　是利用肉毒素抑制神经末梢释放乙酰胆碱，引起肌肉松弛麻痹，使汗腺萎缩、减少汗液分泌。通常根据碘-淀粉试验测定汗出的范围及严重程度，从而决定注射的点数及总剂量，点与点间隔0.5～1.0cm，每个点注射0.1mL。一般注射后5～7天止汗明显，平均可维持半年左右。

2. 中药注射治疗　中药芍倍注射液以"收敛化瘀法"这一新治则为基础，利用现代制药工艺，提取乌梅、五倍子、赤芍的有效成分柠檬酸、没食子酸和芍药苷配制成注射剂。药物作用使组织蛋白凝固、从而使大小汗腺萎缩失去分泌功能，间质均质化凝固坏死、通过机化使汗腺管闭塞。

药物准备：芍倍注射液2～4支、利多卡因、生理盐水、红霉素眼膏。根据腋臭的严重程度选择单侧1～2支/总量2～4支（每支10mL），按芍倍注射液与生理盐水1∶1进行配制。

术前准备：根据腋毛生长区域划定注射区域（附图43），刮除腋毛，用碘伏进行常规消毒。利多卡因加生理盐水稀释后，腋下斜插进针深度约0.5cm后与表皮平行插入整个针头向外撤离，退针给药。同一注射点呈扇形或平行点状注射。

注射方法：在划定区域皮下进行点状注射，注射深度约为0.5cm，各个注射点间隔约0.5cm，依次注射直至布满整个区域。注射完成后稍做揉压，使药物均匀吸收，再用生理盐水清洁，然后涂上红霉素眼膏后简单包扎。

注意事项：术后建议平躺1～2小时利于药物吸收。第1天腋下不要碰水，纱布隔天可拆，麻醉过后如疼痛可服用芬必得等止痛药物。术后4～8周内腋下可触之结节，一般可以自然消退，必要时可局部热敷和口服迈之灵 1 片，每日 2 次。少数效果不理想者，可以 1 个月后再次注射。

（三）手术治疗

多汗症的手术治疗，主要为选择性切除第 2～4 对胸交感神经节，对手掌、腋窝、胸部等多汗症均有显著效果。但不适用于足跖多汗症患者，且手术将导致上述部位永久性无汗，其他部位可能会出现代偿性多汗，临床上需谨慎选择此类手术。

腋臭、腋部多汗症，可选择手术去除活跃的汗腺组织，以达到根治腋臭、腋部多汗症的目的。目前最常见的手术方法为微创腋臭切除术，于腋窝中央做小切口，用组织剪在腋毛区皮下脂肪层做广泛潜行分离，再用组织剪将汗腺层剪除。该术式具有操作简单、手术时间短、并发症少、术后瘢痕不明显等优点。

（四）物理治疗

对外用治疗失败或不接受有创治疗的患者，可选择无创性自来水离子电泳疗法，但安装心脏起搏器患者禁用。近年亦开始使用黄金微针射频，以及微波治疗腋臭，其原理是通过镀过黄金的细微针，将射频或者微波能量精确作用于不同深度的靶组织，包括汗腺组织，引起汗腺组织的变性、坏死，从而达到治疗目的。

【护理要点】

外用药物后，注意观察局部皮肤有刺激或过敏现象，必要时及时停药并对症处理。局部注射治疗后，应注意局部注射区域有无皮肤坏死等。术后应嘱患者注意严格制动，换药时应注意观察术口是否有感染，术区是否有血肿形成并及时清除。

【预防】

日常生活中，应避免饮食辛辣及刺激性食物，积极调整自我心态，避免情绪出现紧张、激动、愤怒、恐惧及焦虑等。腋臭患者应勤换衣物、勤洗澡，保持局部干燥及清洁。

（陆志勇　万苗坚）

第十三节　脂溢性脱发

脂溢性脱发，是指青春期后头额、颞、顶部进展缓慢的秃发，男性、女性均可发生，以男性更为常见。临床表现主要为头部皮脂溢出较多、头皮屑多、毛发干枯、逐渐稀疏脱落，或伴头皮瘙痒等。本病属于中医学"虫蛀脱发""蛀发癣"范畴，相当于西医学的雄激素性脱发、遗传性秃顶。

【病因病机】

本病早期以血热风燥、脾胃湿热为多见，而后期以肝肾不足为主。因素体血热，复感风邪，郁久转而化燥，进而耗血伤阴，阴血不能上入颠顶荣养毛发，毛根干涸，致发焦而脱落；或因脾气虚弱，过食肥甘、辛辣、酒类，以致脾胃运化失常，水湿内聚化热，致使湿热上蒸颠顶，侵蚀发根白浆，发根渐被腐蚀，引起头发油腻而脱落；或因禀赋不足，思虑过度，劳伤肝肾，导致精血亏虚，毛发失去濡养而脱落。

凡见干性脱屑而痒，头发稀少干焦，或枯黄者，多为血热化风化燥所致；湿性脱屑而痒重，头发油腻或如油涂水洗者，常由湿热上蒸所为。本病有遗传倾向，病久多为肝肾不足。

综上，其病变在毛发，病位在脏腑，尤与肝、脾、肾三脏关系密切。

【诊断】

（一）临床表现

早期，两侧鬓角处脱发，前额发际处也可伴有某些程度的脱落。随着上述部位秃发的逐渐加重，头顶部头发也逐渐减少。此时头发油腻或干燥枯槁，多有大量头皮鳞屑，呈灰白色细小糠秕状。后期，历经数年至 10 余年后，头发渐稀少变细，新生发越来越细软无光泽，前额与顶部秃发区融合成片，呈马蹄形外观，仅枕部及两侧颞部仍保留剩余的发缘（附图 44）。此时秃发区头皮光滑发亮，毛孔萎缩，鳞屑消失，或见少许毳毛，自觉症状缺乏或仅有微痒。

本病是男、女性最常见的秃发，以男性多见，多发生在青春期以后，病情进展缓慢。女性少见，程度也较轻，一般为弥漫性头发稀落，特别是头顶部，而两侧鬓角处秃发少见。精神紧张往往加快病情发展，治疗比较困难。

2007 年 Lee 等提出的通用分级法——基本型和特定型分级（BASP），见图 10-13-1、表 10-1，根据发际线形态、额部与顶部头发密度进行分级，包括 4 种基本型（Basic）和 2 种特殊型（Specific），结合基本型和特殊型将得出最终分型。BASP 分型的名称便是由这两个英文单词的开头两个字母组成。4 种基本型 L、M、C、U，代表前发际线的形状，而 2 种特殊型 F 和 V，则代表特定区域（额部 F 和顶部 V）头发的密度。

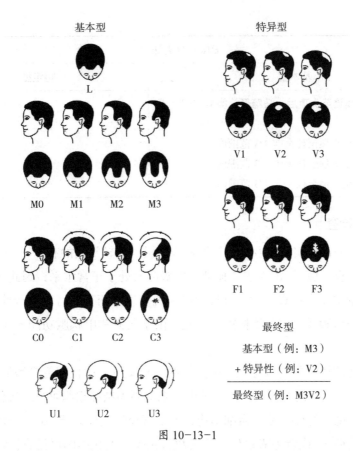

图 10-13-1

表 10-1 BASP 分类法

BASP 分类法	
基本型	特定型
L 型：前额发际线无后移	**顶枕部头发密度分级**
M 型：两鬓角区发际线后退较前中央发际线退后明显，对称	**V 型：头顶部头发明显稀疏，且超过前额区（与 F 区别点在于脱发主要在头顶部）**
M0：前额发际线保留，无脱发	V1：轻度，头顶部头发密度可见降低
M1：前额发际线后退未超过原处至头顶前 1/3	V2：中度，头顶部头发密度显著降低
M2：前额发际线后退未超过原处至头顶中 1/3	V3：重度，头顶部头发非常稀少或缺失
M3：前额发际线后退达到原处至头顶后 1/3	**头顶部（头冠部）头发密度分级**
C 型：前额中部发际线后退较两侧显著，类似"C"	**F 型：头发密度弥漫性降低，前额区尤为显著，常见于女性型脱发**
C0：前额发际线保留，无脱发	F1：轻度，前额区头发密度可见降低
C1：前额发际线中部后退前 1/3 范围内	F2：中度，前额区头发密度显著降低
C2：前额发际线中部后退前中 1/3 范围内	F3：重度，前额区头发稀少或缺失
C3：前额发际线中部后退前后 1/3 范围内	

BASP 分类法	
基本型	特定型
U 型：前额发际线退至头顶后，马蹄形，类似 "U"，是最严重的类型 U1：发际线后退至头顶至枕突前 1/3 范围内 U2：发际线后退至头顶至枕突中 1/3 范围内 U3：发际线后退至头顶至枕突后 1/3 范围内	

（二）辅助检查

尚无统一的公认的实验室及其他辅助检查手段，现较常用的有：

1. 实验室检查 由于 AGA 患者血液中的雄激素处于正常水平，因此 AGA 的诊断并不需要借助于实验室检查。对于女性弥漫性脱发患者而言，可以进行性激素、铁蛋白和甲状腺刺激激素（TSH）等检查，以便与由于贫血和甲状腺功能异常所引起的脱发相鉴别。

2. 组织病理切片 早期可见脱发区生长期毛囊减少，休止期毛囊增加，到晚期毛囊体积明显减少，毛囊的密度减少甚至消失，毛囊周围结缔组织可见纤维化改变。

3. 皮肤镜 镜下特征是毛干粗细不均，毛干直径的差异大于 20%，毳毛增多（毳毛与终毛比例失调），或者毛囊单位中毛发数目减少。毛囊周围可见直径约 1mm 的褐色环。

4. 拉发试验 患者 5 天不洗头，以拇指和示指用轻力拉起含有五六十根毛发的一束头发，计算拔下的毛发数量，多于 6 根为阳性，表示有活动性脱发；否则为阴性。雄激素性脱发患者通常为阴性，而斑秃、休止期脱发或生长期脱发的活动期可为阳性。

【鉴别诊断】

1. 产后脱发 约 95% 的女性在产后或停服避孕药后出现休止期脱发，表现为产后患者发现在枕头、衣服上脱落的头发增加。轻拉发容易使毛干从毛囊脱离。镜检脱落毛干的近端，发现有休止期毛球（棒状发）。原因在于妊娠晚期雌性激素等增多，产后影响毛发生长周期各阶段的过渡，在分娩后 4～20 周，大量毛发同步地进入休止期而脱落。

2. 药物性脱发 此种脱发与药物有直接的关系，因用药种类、剂量和时间的不同，脱发的严重程度、毛根象和全身症状等有所差异，但停止应用此类药物后，毛发可恢复正常生长。常见有关药物，包括抗癌或细胞毒类药物，如环磷酰胺、氨甲蝶呤和白血宁等（生长期脱发）、甲砜霉素（休止期脱发）。抗凝血类药，如肝素和类肝素（休止期脱发）。维生素 A，每日剂量超过 5 万 U，疗程在数月以上者，易致生长期脱发。抗甲状腺制剂，如硫脲类药物（休止期脱发）。抗精神病药，如三苯乙醇，是一种降胆固醇药，可妨碍毛发的生长发育而致脱发增加。其他如醋酸铊、左旋多巴、心得安、三甲双酮等。

3. 内分泌性脱发 如甲状腺功能低下或亢进，甲状旁腺或垂体功能低下、性腺功能减退症、糖尿病等均可致头发无光泽，弥漫性脱发。

4. 症状性脱发 又称继发性脱发或疾病性脱发，这种脱发指因患全身性疾病或局部疾病，在发病过程中或恢复过程中所引起的脱发现象，但是导致这些脱发的原因清楚，诊断明确，脱发只是疾病引起的一种症状，故称为症状性脱发。常见的症状性脱发，包括某些严重的急性传染病，如伤寒、流脑等；慢性疾病，如系统性红斑狼疮、梅毒、麻风、扁平苔藓、恶性肿瘤等。这类脱发处理原则应是积极医治原发疾病。

5. 老年性脱发 是人体衰老的表现之一，类似早秃样，主要在额部和顶部，头皮可见萎缩，腋毛和阴毛也有逐渐脱落和稀少的趋向，脱发和白发往往同时存在。一般见于 40～50 岁以上的人。但由于遗传及个体差异，每个人发生老年性脱发的年龄不同，甚至差异很大。

【治疗】

根据不同的临床证候，以凉血消风、健脾祛湿、补益肝肾为治法，予中药汤剂内服。同时，配合中医特色外治法，实现多种给药途径和治疗手段，往往事半功倍。

（一）辨证论治

1. 血热风燥证

症状：头发干枯，略有焦黄，均匀而疏稀脱落；搔之有白屑叠叠飞起，落之又生，自觉头部烘热，头皮瘙痒。口干咽燥，溲黄。舌质红，苔微黄或微干，脉数。

治法：凉血清热，祛风润燥。

方药：凉血消风散。

2. 湿热熏蒸证

症状：患者平素有恣食肥甘厚味居多，头发稀疏脱落，伴头皮光亮潮红，头屑较明显或头皮瘙痒。口干口苦，烦躁易怒，纳差。舌质红，苔黄腻，脉弦滑。

治法：健脾祛湿，清热护发。

方药：萆薢渗湿汤。

3. 肝肾不足证

症状：脱发多有遗传倾向，患者以体弱或脑力过度者为主，头发稀疏脱落日久，脱发处头皮光滑或遗留少数稀疏细软短发。伴眩晕失眠，记忆力差，腰膝酸软，夜尿频多。舌质淡红苔少，脉沉细；偏阴虚者，伴口苦，五心烦热，梦多，梦遗，舌质红，苔少，脉细数。

治法：补益肝肾，养发生发。

方药：七宝美髯丹。

（二）中医外治法

1. 非手术治疗

（1）针刺疗法

①体针疗法：取穴百会、四神聪、头维（双侧）、生发穴（风池与风府连线中点，双侧）、翳风。根据患者体质强弱而采用补或泻手法。每次留针 20 分钟，或加用适量电流刺激，每日 1 次或隔日针 1 次，10 次为 1 疗程。

②耳针疗法：取穴肺区、肾区、交感，针刺隔日 1 次，亦可采用压豆法，2～3 天换豆 1 次，5 次为 1 个疗程。

③头三针疗法：取穴包括 2 个固定穴——防老（百会穴后 1 寸）、健脑穴（风池穴下 5 分）；1 个机动穴——上星穴（油脂分泌多者取之），头皮瘙痒者加大椎穴。防老穴针刺斜向前方，穿皮针刺，针柄的头部与患者头皮相平，进针 1 分，在皮里肉外；健脑穴针刺斜向内上，进针 1 寸；上星穴直刺 1～2 寸。每日或隔日针 1 次，每次留针 15～30 分钟，10 次为 1 疗程。

④梅花针配合 TDP 神灯（高效电磁波治疗仪）照射疗法：先用 75% 乙醇在秃发区常规消毒，再用梅花针轻巧而均匀地叩刺皮损区及百会穴、风池穴，以微微潮红不出血为度。根据秃发区局部的皮肤变化情况，灵活选择弹刺手法，每区 3～5 分钟。继以 TDP 神灯（高效电滋波治疗仪）预热后，照射患部，距离 20～30cm 或以患者自我感觉舒适为宜，每次 15～20 分钟。每周 2 次。

（2）穴位注射疗法

取双侧足三里或曲池穴，患者坐位，用 6 号针头抽取丹参注射液（虚证选用人参注射液）2mL，局部皮肤常规消毒后，用无痛快速针法将针刺入皮下组织，然后缓慢推进或上下提插，探得酸胀等"得气"感应后，回抽无血，即可将药物缓慢推入 1mL，然后更换针头，将剩余药物依上法注射另一侧穴位，间隔 2～3 天 1 次，10 次为 1 疗程。

（3）头皮叩击疗法

以督脉为中线，两耳尖为基线，在二线中间各画一线，将头顶部左、右等分 4 个条形区，分别命名为督脉线、左线、右线、左基线、右基线（附图 45），循上所画经线叩击，每日 3 次，15 日为 1 疗程，对轻、中型者疗效显著。

（4）中草药外洗方

①根据头发的焦枯与油腻酌情选用外洗方。湿热偏重，头发油腻选透骨草方（透骨草、侧柏叶各20g，皂角刺60g，白矾10g）水煎外洗，或脂溢洗方（苍耳子、王不留行各30g，苦参15g，白矾9g）水煎外洗；风燥偏胜，头发干枯，选桑白皮洗方（桑白皮30g，五倍子15g，青葙子60g）水煎外洗。

②脂溢性皮炎外洗方：野菊花20g，白芷15g，薄荷（后下）15g。煎水外洗，每3～5日1次。

③苍耳子、王不留行各30g，苦参15g，明矾9g，水煎外洗，隔3天洗1次，有止痒、去屑之效。

（5）外搽方

①皮脂搽剂：硫黄10g，枯矾、轻粉各2g，10％大黄水500mL混匀，外擦头皮，每日2次。

②脱发再生剂：鲜侧柏叶40g，何首乌、白鲜皮、毛姜各10g，加入75％乙醇200mL，浸泡2周，过滤，外擦患处。

③鬓发生长方：先将等份的桑叶与麻叶粉碎后按30％的比例加75％乙醇浸泡1周后过滤药液分装备用，每日2次涂于局部，并按揉3分钟。

④自制参姜粉外搽：生姜皮、人参各50g，共研细末，用生姜蘸药末搽发落处。

⑤生发酊：川花椒、侧柏叶、老生姜、红花各20g，75％乙醇适量，浸泡诸药20天。外擦脱发区，每日1～2次。

⑥生发酒：斑蝥2个，百部20g，以75％乙醇100mL浸泡，经7昼夜过滤去渣。局部外用，每日2次。

⑦香菊酒：零陵香、香白芷各20g，野菊花15g，甘松、防风各10g，60％乙醇400mL，浸泡3日，滤净。外擦头皮，每日2次。

⑧蜈蚣油：外涂，每日1～2次。适于病程较长，脱发较重，头顶头发稀少或原有早老性脱发者。

2. 手术治疗

（1）自体毛囊移植术　毛发移植是将非脱发区域（如后枕部、胡须、腋窝等）的毛囊提取并处理后再移植至脱发或秃发区域，以达到外形美观的方法。根据毛囊获取方式的不同，又将其分为毛囊单位头皮条切取技术（FUT）和毛囊单位提取技术（FUE）。

FUT：手术时先切取长而窄的条状头皮组织，通常选择后枕部安全供区，之后进行分段，然后于放大镜下分离为单个毛囊单位移植体后种植到受区。

FUE：毛囊单位直接从头皮或者胡子、胸部等安全供区使用毛囊提取仪逐个获得并直接移植到受区，而不需要切取头皮条，提取过程中要使用环钻或者穿刺针，准确的插入深度是毛囊单位完美提取的关键所在（附图46）。

患者可根据自己实际情况和医师建议选择适合自己的术式。一般移植的毛发在术后2～4周会出现不同程度的脱落，2个月左右会出现较明显脱落，术后4～6个月重新长出。因此，需要在术后6～9个月才可看到明显效果。

（2）头皮减少术　最大限度地切除秃发区皮肤，尽量松解有发区头皮，达到重新缝合，获得满意效果。

（3）头皮扩张术　头皮下埋藏扩张器，每周2次灌注生理盐水逐渐扩张供皮区头皮，6周后切除秃发区皮肤，将供皮区皮瓣覆盖额、顶、枕部，与前发际线吻合，适用于广泛性秃发，可获得满意的美容效果。

（4）脱发区注射PRP（富血小板血浆）　可以促进发根血管扩张从而提高毛发移植前、毛发移植期间及毛发移植后的毛囊活力，促进毛发移植后组织修复和再生，刺激休眠期毛囊向生长期转化（附图47）。

【疗法选择、时机把握】

本病呈渐进性发展，临床疗效着眼于脱发、瘙痒、油腻性等症状改善的程度，主要观察患者每日脱发的根数、头皮油腻性、头皮瘙痒和脱屑程度及新发生长的情况，中医药在延缓本病发展方面有着比较确切的疗效。临床经验表明，本病早期治疗效果较好，可采用中医内服法结合特色外治法，中期治疗亦有一定疗效，晚期患者毛囊已萎缩，严重影响患者的容貌和美观，多采用头发移植术治疗，以达到美容上的效果。

【护理要点】

治疗时应注意健康宣教，尤其注意舒缓患者情绪及精神压力；针灸治疗时应注意患者有无晕针等不适反应；局部针刺治疗时应注意掌握深浅，并详细交待治疗后注意事项避免感染；毛发移植术后换药要轻柔，在完全清除血痂的同时注意避免带出毛发。

【预防】

1.合理的洗涤，不要逃避洗头，但不宜洗头过勤，一般每周1～2次，夏季适当增加次数。用水宜用含矿物质不多，对毛发无刺激的软水，水温以接近体温（35～40℃）为宜。油性毛发宜选用去脂的硫黄、硼酸洗发液或洗发乳等。枯燥易脆断的毛发不要用强碱液，可选用中性洗发液或洗发乳。

2.平时应避免强力搔抓及梳篦等机械刺激，平常勿长期戴帽，能够让头皮适当晒太阳，并经常用手按摩患处。但在野外工作者，应做好保护工作，戴好工作帽，避免强烈的日光或干燥多风使毛发变性从而脱落。

3. 多食高蛋白质、维生素含量丰富的食物，如奶类、蛋类、瘦肉、鱼、豆制类、海产类、新鲜的蔬菜、水果。油性分泌多者多食一些粗纤维食品与杂粮。平时常食山楂、草莓之类，对控制头发的油腻感有颇多裨益。应限制脂肪的摄入，如肥肉、猪油、动物内脏等，并须少吃糖类食物，勿进浓茶，不吃辣椒、生蒜等刺激性食物。维生素 B₆ 对于调节脂肪酸及脂肪的合成、抗皮脂、刺激毛发再生均有一定的功能。含有丰富维生素 B₆ 的食物有马铃薯、蚕豆、青鱼、橘子、芝麻等。含碘丰富的海藻类对头发十分有益，吃时应加点油，可帮助碘的吸收。

4. 注意精神保养，应避免不良刺激及用脑过度。宜情绪稳定、心情舒畅，保持充足睡眠，多参加一些文体活动。须知本症难获速效，要持之以恒，坚持治疗，不可半途而废。

【预后】

本病自青春期后发病，呈渐进性发展，病程缓慢，可持续数年至十数年，最终发展为额颞部至顶部之间毛发全秃。影响患者的容貌和美观。

（郑伟娟　李红毅）

第十四节　斑秃

斑秃，中医学称为"油风"，俗称"鬼舔头""鬼剃头"，是一种局限性的斑片状脱发，骤然发生，经过徐缓，有复发倾向。其特点是头发片状脱落，病变处头皮正常，无炎症，无自觉症状。若整个头皮头发全部脱落称为全秃。若全身毛发均脱落者称为普秃。

【病因病机】

本病常因七情失调、饮食不节、劳倦过度、久病、重病、产后或先天不足，造成脏腑虚损，气血失调，毛根空虚，毛发失养而发病。中医学认为，肝藏血，肾藏精。肝肾不足，精血亏虚为脱发病关键病因，同时与血热生风、肝郁血瘀、脾虚血弱等相关。

1. 血热生风　过食辛辣、肥甘厚味，易伤胃损脾，湿热内蕴，或情志抑郁化火，损阴耗血，血热生风，风火相煽，循经上窜颠顶，毛发失于阴血濡养，故成片脱落，皮肤鲜红光亮如镜。

2. 肝郁血瘀　肝主疏泄，调畅气机，血液的运行有赖于气机的调畅。若忧思恼怒，肝郁气结，木失条达，血行不畅，停而为瘀；或因外邪阻滞，络脉痹阻，血瘀于皮里肉外，毛窍瘀阻，经气不宣，新血难以灌注于发根而失其濡养，故出现大面积的头发脱落，甚则须眉并落。

3. 肝肾不足 中医学认为肾主骨、藏精，"其华在发"，肝藏血，"发为血之余"，肝肾精血同源，血乃精所化，精血充足则毛发光泽。如肝肾不足，精不化血，血不养发，肌腠失温，毛发生长无源，毛根空虚而发落成也。

4. 气虚血弱 "发为血之余"，血乃水谷精微所化，脾为"后天之本，气血生化之源"。若忧思劳倦过度，饮食失调，损伤脾胃；或产后、病后脾胃虚弱，运化不及，则气血生化无源，气虚则温煦无力，血弱则不能濡养，毛根空虚，故毛发枯而不润，乃至成片脱落。

【诊断】

（一）临床表现

突然发生，因多数患者无自觉症状，常于无意中发现或被他人发现，如理发或梳头时，少数病例在发病初期患处有轻度感觉异常。

病程可分为三期，即进行期、静止期与恢复期。在进行期，进展迅速，头皮突然出现1个或数个边界清楚的圆形、椭圆形或不规则形脱发区，直径1～3cm或更大。脱发部头皮平滑光亮，无炎症反应，有时看上去较薄稍凹，是由于头发的发根消失之故，非真正头皮变薄，发干近端萎缩，无光泽，末梢粗黑，如将毛发拔出，可看到该毛发上粗下细像惊叹号，且下部毛发色素也脱失。进行期脱发区的边缘头发松动易拔除，有的已经折断，即拉发试验阳性。

少数患者（5%～10%）脱发持续增多，斑片扩大可互相融合，甚至在几天至几周内头发全脱，成为全秃。严重者眉毛、睫毛、阴毛及全身毳毛均脱落，即为普秃。一般经3～4个月，进入静止期，此时脱发区范围不再扩大，边缘毛发也较牢固，不易拔出。本病有自愈倾向，经过若干月份，进入恢复期，毛发可部分长出。新发长出时，往往纤细柔软，色灰白，类似毳毛，日久渐变粗变黑变长，成为正常头发。但有些患者以后可以累次再脱再长，年老患者尤其是全秃或普秃患者往往较难恢复，可持续数年不愈。

根据其形态及预后可分为以下8型。

1. 单灶型 表现为单个秃发区，常无自觉症状（附图48）。

2. 多灶型 表现为多个孤立的秃发区，有的秃发区长出新发，有的秃发区仍可能继续脱发。秃发区可相互融合成不同形状（附图49）。

3. 网状型 即多灶性秃发区持续存在，部分融合呈网状外观。

4. 蛇形 典型特征为枕部出现片状脱发，接着颞侧头皮部亦出现片状脱发，两处秃发区相互融合呈对称性分布的环形，状如蛇缠。此型好发于具有特应性体质的儿童。

5. 马蹄形 秃发区从前额至枕部区，一般距离发际线 3 ～ 4cm，形如马蹄，此型斑秃治疗效果较差。

6. 全秃 脱发继续增多，每片亦扩展，可互相融合形成不规则形，甚至在几天至几周内头发全脱。

7. 普秃 眉毛、睫毛、阴毛及全身毳毛均脱落。

8. 弥漫型 发病快，短期内出现弥漫性秃发，多见于年青女性，预后好。此型斑秃因无典型斑秃的斑块状脱发，临床上常被误诊为其他弥散性非瘢痕性脱发，如雄激素性脱发。其诊断需依靠临床特点与病理组织活检结合。

（二）辅助检查

斑秃是与机体免疫功能相关的疾病，临床可行下列有关方面的检查。

1. 皮肤镜 斑秃在皮肤镜下有典型的特征，常见黄点征、黑点征、断发、感叹号发、毛发尖端变细，簇生的短小毳毛，可以和其他类型的脱发相鉴别。

2. 机体免疫功能的检测 包括白细胞介素 –2 及其受体水平测定、T 淋巴细胞及其亚群测定、NK 细胞水平测定等。

3. 头发微量元素检测（铜、铁、钙、锌、锰、铅） 头发是人体终末排泄器官，其微量元素含量的变化直接反映人体代谢的状况，研究表明，铜、锌等元素能调节机体免疫功能，从而影响斑秃的病程。

4. 内分泌检测 毛发的生长受内分泌直接或间接控制调节，如肾上腺皮质激素增多，可引起多毛症。睾酮能促进躯干、四肢、须部和阴部的毛发生长。此外，甲状腺、甲状旁腺、脑下垂体等的功能亦在斑秃的病程中起着重要的作用。

5. 头部皮肤微循环检测 微循环灌注在毛发的生长和再生过程中起着重要的作用。头皮毛囊位于皮下组织上部，其下 1/3 由丰富的血管丛包绕，毛发的生长和再生依赖于对毛囊的足够营养供血。研究表明，斑秃皮损的血流量明显减少，直接导致患部毛细血管持久性收缩，毛乳头供血障碍，发失营养而脱落。

6. 头皮病理切片 早期可见发育不良的生长期毛发，毛囊下端有淋巴细胞炎性浸润。晚期可见毛囊的体积大大缩小，并向上移位至真皮上部，通常其中不会有毛发，真皮乳头底下的结缔组织呈血管周围变性。全秃和普秃者毛囊破坏严重。

【鉴别诊断】

1. 先天性脱发 先天性脱发是由于发育异常而引起的毛发完全或部分脱失。临床主要分为以下三型。

（1）先天性全秃 患者一出生时就无头发，或在出生时头发正常，在 1 ～ 6 个月内全部脱落，此后不再生长。但一般状况良好，本病多出现在一些遗传性综合征中。

（2）先天性毛发稀少　通常都伴有其他的发育异常，作为某些遗传综合征的表现之一。

（3）先天性局限性脱发　包括表皮痣的局部、局限性皮肤发育不全、先天性毛囊发育不全、先天性顶部秃发、颅骨缝秃发和三角形秃发等。

2. 假性斑秃　症状类似斑秃，但患处头皮萎缩，光滑如薄纸，毛囊口不明显，毛发不能再生，表面有岛屿状正常毛发束，损害边沿有细窄的红晕带，毛发无松动现象，多见于儿童。

3. 瘢痕性脱发　由某些疾病如硬皮病、红斑狼疮、扁平苔藓等导致的局限性皮肤萎缩和毛囊破坏，从而引起永久性脱发，临床所见，毛发脱落，脱落区见有瘢痕，瘢痕部位的毛囊被破坏，毛囊口消失，由于毛囊破坏萎缩，该处毛发不会再生而成为永久性脱发。瘢痕多为萎缩性，也可为肥厚增生性或瘢痕瘤。

（1）头癣

①白癣　本病以儿童多见，毛发干枯，在距头皮3～5mm处折断，形成高低不平的断发区，发根松动，病发根部有白色菌鞘，断发中易查到真菌，大部分到青春期可自愈。

②黄癣　自幼开始发病，有结痂史或毛干周围能看到黄癣痂，有臭味，毛发干燥脱落，遗留有萎缩性瘢痕，终生秃发不能再生，真菌检查阳性。

③黑点癣　好发于儿童或成年人，头发刚长出头皮就折断，非脱发，秃发区看起来有很多黑点，病发镜检可查到芽胞。一般可恢复。

（2）头皮局限性硬皮病　一般不呈圆形或椭圆形，脱发似刀砍状，局部头皮变硬，常有色泽改变。

（3）其他　慢性盘状红斑狼疮、扁平苔藓、结节病、瘢痕性类天疱疮、类脂质渐进性坏死、毛囊性黏蛋白病、脱发性毛囊炎等。

4. 拔毛癣　患者多有精神异常因素，多见于青春期女性和学龄期儿童，常不自觉地频频拔除毛发，有时似斑秃，有时似虫蛀状，据病史及临床表现可鉴别。

5. 麻风脱发　最先开始于眉毛外1/3，头部脱发是自发际开始，逐渐向上蔓延，严重时仅沿血管经路有片状或线状的毛发残留，其他处均完全脱落。除脱发外，兼有感觉消失、眶上神经粗大等麻风其他损害。

6. 秃发性毛囊炎　先发生毛囊化脓性炎症，愈后呈萎缩性瘢痕，易反复再发。

7. 梅毒性秃发　呈斑状秃发，头皮无瘢痕形成，但边缘不规则，呈虫蛀状，脱发区脱发也不完全，数目众多，好发于后侧，伴有其他梅毒症状，梅毒血清学检查阳性。

【治疗】

斑秃的治疗主要根据发病诱因、症状、体质的不同进行辨证治疗。血虚、血热、血瘀、肾虚均可导致脱发，治疗当以养血益气、凉血息风、活血理气、补肾填精为主。内治法联合外治法是中医治疗斑秃的特色优势。

（一）辨证论治

1. 肝肾不足证

症状：病程日久，平素头发枯黄或灰白，发病时头发呈大片均匀脱落，甚或全身毛发尽脱，或有脱发家族史。常伴膝软、头昏、耳鸣、目眩、遗精滑泄、失眠多梦、畏寒肢冷。舌淡苔薄或苔剥，脉细或沉细。

治法：滋补肝肾，填精生发。

方药：七宝美髯丹加减。

2. 肝郁血瘀证

症状：脱发前先有头痛、头皮刺痛或胸胁疼痛等自觉症状，继而出现斑片状脱发，久之则头发全秃。常伴有夜多噩梦，烦躁易怒，或胸闷不畅，胸痛胁胀，喜叹息，失眠。舌质紫暗或有瘀斑，苔少，脉弦或沉涩。

治法：疏肝解郁，活血化瘀。

方药：逍遥散合桃红四物汤加减。

3. 血热生风证

症状：突然脱发成片，偶有头皮瘙痒或蚁走感，或伴有头部烘热、心烦易怒、急躁不安。舌质红、苔少，脉细数。个别患者还会相继发生眉毛、胡须脱落的现象。

治法：凉血息风，养阴护发。

方药：凉血消风散加减。

4. 气血两虚证

症状：病后、产后或久病脱发，脱发往往是渐进性加重，范围由小而大，数目由少而多，头皮光亮松软，在脱发区还能见到散在性参差不齐的残存头发，但轻轻触摸就会脱落。伴唇白、心悸、神疲乏力、气短懒言、头晕眼花、嗜睡或失眠。舌质淡红，苔薄白，脉细弱。

治法：健脾益气，养血生发。

方药：人参养荣汤加减。

（二）中医外治法

1. 针刺疗法

（1）取穴

①辨证取穴：血热证：风池、血海、足三里；血瘀证：太冲、内关透外关、三阴交、膈俞；血虚证：肝俞、肾俞、太溪、血海、三阴交。

②循经取穴：主穴：足三里、三阴交；配穴：头维、足临泣、侠溪、昆仑、太冲、太溪。

③邻近取穴：主穴：百会、上星、后顶；配穴：痒重加风池、大椎；失眠加四神聪、神门；两鬓脱发加头维、率谷；食欲不振加中脘、足三里；脱眉加鱼腰透丝竹空。

④经验取穴：主穴：防老（百会穴后1寸）、健脑（风池下0.5寸）；配穴：痒重加大椎，头发油腻加上星，两鬓脱发加头维。

（2）手法　实证泻之，虚证补之。针刺得气后留针30分钟，其间行针3～5次，2日1次，10次为1疗程。

①围刺生发法：脱发区皮肤常规消毒后，用32～35号毫针，成15°角斜刺入脱发区四周，留针30分钟，其间捻转3～5次，2天针刺1次。

②头针生发法：选双侧足运区、感觉区3/5，1～2天针1次。

③垂针生发法：在皮损区皮肤常规消毒，取2寸毫针，轻巧点刺皮下。针柄下垂，每间隔2cm刺入1根毫针，留针30分钟。

2. 耳针疗法　取肺区、肾区、神门、交感、内分泌、脾区。方法：针刺后留针30分钟，其间行针5～6次，2日1次，10次为1疗程。

3. 梅花针

（1）辨病叩刺　主穴：阿是穴（斑秃区）；配穴：两鬓脱发加头维，头顶加百会、前顶、后顶，痒重加风池、风府，失眠加安眠，肾虚加肾俞、太溪。

（2）循经叩刺　阿是穴（斑秃区）、风池、太渊、内关、颈部、骶部、腰部。叩至局部发红或微微出血即可，每日或隔日1次。

（3）局部叩刺　阿是穴（斑秃区），既可采用中等刺激，又可采用电刺激（以9伏干电池为能源的晶体管治疗仪作为刺激仪，可先穴位注射，再施以电梅花针刺激）每日或隔日1次，每次10分钟，14次为1疗程。

（4）梅花针叩击患处　致皮肤潮红或微微出血，外涂乌发生发酊（广东省中医院院内制剂），并加照TDP神灯15～20分钟，1～3日治疗1次。

4. 穴位注射　主穴：阿是穴（斑秃区）。配穴：头维、百会、风池、脾俞、心俞、膈俞、大椎、曲池、命门、足三里。方法：当归注射液、丹参注射液、人参注射液及维生素 B_{12}、B_6、三磷酸腺苷等，任选一种。针刺得气后，每穴各推注 0.5～1.5mL，2～3 日 1 次，10 次为 1 疗程。

5. 按摩疗法 端坐，两腿分开与肩同宽，两手五指分开，用十个指头沿发先由前额向后脑稍加用力梳理数次，再从头顶正中往两侧鬓角向后脑部梳理，使头皮血液流通，双手五指按压头部皮肤，食指或拇指点按太阳穴、风池、风府穴，再用双手轻轻叩打头部皮肤，结束按摩。

6. 酊剂外擦 酊剂类在配制过程中，以辛香走窜和滋补药并用，更有利于毛根的再生。

（1）蛇床子 500g，百部 250g，黄柏 100g，明矾 20g，75％乙醇 340～440mL。上药入乙醇内泡 1～2 周后去渣，每 100mL 加甘油 20mL，搽患处。

（2）冬虫夏草 30g，泡于白酒 200mL，1 周后，以酒搽患处。

（3）斑蝥 7g，骨碎补、补骨脂各 12g，鲜侧柏叶 30g，上药切碎泡入 75％的乙醇或普通白酒 500mL，1 周后外搽，以患处皮肤微红为度。

（4）鲜侧柏叶 90g，山奈 45g，75％乙醇 700mL，入瓶泡 7～10 天后，以生姜切片蘸之，在脱发处反复涂擦，每日 2 次。

【护理要点】

治疗时应注意健康宣教，尤其注意舒缓患者情绪及精神压力；针灸治疗时应注意患者有无晕针等不适反应；局部针刺治疗时应注意掌握深浅，并详细交待治疗后注意事项避免感染。

【预防】

应从生活、饮食、精神三个方面进行预防与调护。

1. 生活调护。讲究头发卫生，不要用碱性太强的洗发液或洗发乳，不滥用护发用品，平常理发后尽可能少用电吹风，少染发。

2. 饮食调养。饮食要多样化，克服和改正偏食的不良习惯。油风是一种与膳食关系密切的疾病，要根据局部的皮损表现辨证分型，制订食疗方案。在一般情况下，本病以青壮年居多，常与心绪烦扰有关，故除保持情志条达外，应给予镇静安神的食品，如百合、莲子、牡蛎肉、酸枣仁等；精血不足的患者，应多食用含有高蛋白的补精益血食品，如海参、大虾、鱿鱼、黑芝麻、核桃仁等；病情日久，痰血阻滞者，应食用通络化痰作用的食品，如丝瓜、青鱼、藕、红糖、荠菜等。可作为饮食治疗的药材与食物有黑芝麻、桑椹、何首乌、女贞子、枸杞子、山药、大枣、黑豆、桃仁、菊花、猪瘦肉、羊肉、胡萝卜、菠菜、动物肝脏、卷心菜、鱼、鸡肉、生藕、莴笋、山楂、茄子、海带、黑枣等。

3.精神调理。注意劳逸结合，调节心理压力，保持心情舒畅，切忌熬夜、烦恼、悲观、忧愁和动怒。发现本病后，在调治中要有信心和耐心，坚持治疗，不急不躁。

【预后】

在多数情况下，只要辨证准确，积极治疗，尽早控制本病活动期，大多可治愈。中年患者，一般恢复较青年患者慢；老年人的斑秃尤以大片的老年性斑秃较难恢复；枕部1～2片斑秃，无明显进展者部分病例可自行恢复，但要注意其复发；有遗传倾向的斑秃预后较差，病程长，大多数病例在青春期前变全秃，不易恢复。

斑秃的病程很不一致，数月甚至数年，一般说来，秃发范围较大，且长时间处于活动期者，病程较长。

本病有自愈倾向，但易反复发作。即使是经过临床治疗头发全部长出的病例，也有33%～50%患者复发，复发时间多在一年之内。少部分患者甚至在5年后才复发。儿童者复发较多，也易发展成全秃，治疗上较难恢复。

5%～10%斑秃患者发展成普秃，尤以青少年较为常见。普秃可在几周内发生，但通常从斑秃发展成普秃的间隔时间为两年。部分斑秃患者在发病后5年或5年以上才发展成普秃，这部分病例临床难以治愈。

（郑伟娟　李红毅）

第十五节　甲沟炎

甲沟炎是指甲周皮肤皱襞的一种化脓性炎症，以甲周组织红肿、疼痛、触痛及化脓为特征。分为急性化脓性甲沟炎和慢性化脓性甲沟炎两种类型。本病属于中医学"代指"病的范畴。

【病因】

中医学认为，本病主要是由于湿热火毒凝结，外感毒邪，外伤（如刺伤、挫伤、皮肤裂伤、剪甲不当等），或嵌甲，毒邪乘隙而入，凝聚肌肤而发。

【诊断】

（一）临床表现

按照病程长短，可分为急性、慢性甲沟炎。

1.急性甲沟炎　初起表现为甲皱襞的局限性肿胀，伴有搏动性疼痛和压痛。有时在压痛区可见到脓点，一般数日后自行消退。少数患者炎症迅速扩展，可蔓延到全甲，甲皱襞明显红肿，环绕甲板凸出，疼痛加剧。严重者，可向前蔓延，形成甲下脓肿，甲板与甲床分离，甲下见有黄绿色脓液积聚，患者可以出现发热、头痛等全身中毒症状。

2. 慢性甲沟炎　可由急性甲沟炎转化而来，也可一开始便表现为慢性经过。甲沟有轻度红肿、疼痛和压痛，挤压有少量脓液由甲沟流出，后期可见肉芽组织向外突出，不时分泌出脓液，易擦伤出血。部分甲板受损，甲小皮剥脱，甲的边缘变黑，甲变形缩小，甲上可见纵脊或横沟，甲下有脓液潜行，严重时，甲可以完全松动，脱落。从发生到整个指甲受累历时数周到数月。

（二）辅助检查

1. 外周血检查　急性甲沟炎患者血中白细胞总数增高，其中嗜中性白细胞增高明显。部分患者血沉可增快。

2. 脓液培养　取脓液做细菌培养可分离到葡萄球菌、链球菌等。

【鉴别诊断】

1. 蛇头疔　生于手指末节掌面，初起隐痛有紫色小泡，疼痛彻心，坚硬如疔，肿如蛇头，易损骨。

2. 蛇腹疔　生于手指中节掌面，肿如蛇腹，色赤焮热，胀难忍，7～10天成脓。

【治疗】

根据化脓性甲沟炎的病因病机，本病中医治疗总的原则是清热泻火，凉血解毒。临床治疗时应注重内外治结合，以外治为主，以急则治其标为则。

（一）辨证论治

1. 初期——热毒蕴结
症状：患指麻痒隐痛，渐红肿灼热，疼痛加剧，舌淡红，苔薄黄，脉弦。
治法：清热解毒消肿。
方药：仙方活命饮。

2. 成脓期——热盛肉腐
症状：甲沟紫红肿胀灼热，跳痛剧烈难忍；或可见红线隐于皮下向上窜行，附近沿淋巴结肿痛；当跳痛减轻而胀痛不休并患处略软时，则脓已成，可见甲沟或甲下脓疱。可伴有恶寒发热，跳痛至彻夜不眠，口苦，咽干，便秘，舌红苔黄，脉弦数。
治法：清热解毒。
方药：五味消毒饮。

3. 溃后期——余毒未清

症状：后期脓疱穿破，腐肉流尽，形成红色溃疡。舌红，苔薄白，脉弦。

治法：补益生肌清热。

方药：托里消毒散。

（二）中医外治法

1. 非手术治疗

（1）初期　局部红肿热痛，质硬，用金黄膏或金黄散醋、蜜、饴糖等调制外敷，每天 1 次。

（2）成脓期　热胜肉腐（成脓），脓肿局限于一侧甲沟者，可在脓肿中央切开排脓，或剪去部分指甲；甲下有积脓，在甲根部皮肤切口或甲板钻孔或行拔甲术，半个或整个拔除，用黄连膏油纱条引流，如嵌甲、胬肉形成，应考虑行拔甲术，拔甲后用黄连膏纱条覆盖，隔日换药 1 次。

（3）溃后期　脓腐未脱，宜提脓祛腐，用枯矾冰片液湿敷祛腐，创面较为干净后外敷生肌膏。

2. 手术治疗

（1）切开引流术　沿病变侧甲根角做纵行切口，如为全甲沟炎，则在两侧各做一纵行切口，近端不宜超过甲床基部平面。再用尖刃刀插入指甲根部和皮肤之间作锐性分离，向上翻转皮瓣，放出脓液，置胶皮片引流。如伴有甲下积脓，在做甲沟炎引流的同时，应注意在甲根部皮肤切开，并用止血钳打通引流通道，或甲板钻孔引流；如引流不彻底，必要时可拔除指甲，排出脓液，用凡士林纱布覆盖后包扎。

（2）单纯拔甲术　如果甲沟炎因嵌甲反复发作，则需拔除部分指甲。先用直剪在预先确定的范围将指（趾）甲剪开至趾甲根部，再用直血管钳将指（趾）甲钳紧，用力拔除嵌入甲沟周围组织的指（趾）甲，其余部分保留。剪除坏死组织和肉芽组织，清除碎甲，用过氧化氢冲洗，生理盐水清洗创面，放置引流，无菌敷料包扎。

（3）甲沟重建术　慢性甲沟炎患者炎症反复发作，甲周组织增生肥厚包裹指甲者则需行甲沟重建术。患者仰卧位，标记并设计手术切口。以患侧甲沟与甲结合处上方约 5.0mm 处为顶点，底边为甲远端嵌甲下 2.0～3.0mm 处，使之成为 30°～40° 角的三角形，顶端甲嵌入的皮肤软组织包括在内。甲根处做和顶端对称的三角形，把嵌甲一侧的甲基质包含在内，近远端形成三角形整体近似梭形切口。消毒，铺巾，局部麻醉，指（趾）根部橡皮带止血。沿标记线切开，于甲沟边缘 2.0～3.0mm 处（把局部化脓及炎性肉芽肿包括在内），切除脓肿及炎性肉芽肿。从顶点沿指腹皮肤、甲与距甲沟处宽约 2.0mm 处（把嵌甲包括在内），用尖刀做切口，用组织剪刀紧贴骨膜连同嵌甲、甲床及甲基质一同去除。用 1 号尼龙线褥式缝合皮肤和甲，并在指（趾）甲侧打结，消灭创面，重建甲沟。凡士林纱布覆盖，纱布加压包扎。

（4）部分甲床甲基质切除术　将患侧指（趾）甲从甲床端部至甲根部做纵行剖开，再用刀背尖部将嵌入软组织内的指（趾）甲分开，并紧贴甲下插入，使指（趾）甲与甲床分离，将甲床端部提起。然后将患侧甲床根部和甲根与甲沟软组织分离，并切除患侧甲床、甲根和甲生发基质部，保留指（趾）中央正常的指（趾）甲和甲床；检查无残留甲根后，缝皮肤 2～4 针。此术式用于单纯拔甲术后仍反复发作者，但术后患者甲板变窄，术前需向患者交代清楚。

【疗法选择、时机把握】

甲沟炎初期，大多数情况下是以外治为主，可予局部理疗、中医中药浸泡熏洗等，治疗效果明显。其治疗关键为控制症状，防止蔓延。如果红肿热痛明显，伴有发热等全身症状者，可根据不同分期不同证候特点进行辨证内治。

若处理不及时，或经保守治疗后无好转、症状加重并且化脓，或有嵌甲及肉芽组织增生，不适合保守治疗者，则需手术治疗。有脓液积聚或脓肿形成时，可沿甲沟作一纵形切口切开排脓，或将指甲拔除。慢性甲沟炎的肉芽组织，可用手术或激光切除，反复发作者则需手术治疗。

【护理要点】

炎症早期未成脓敷药时的厚度和时间要足够。脓成切开排脓后换药冲洗时要注意引流是否通畅，尤其注意是否有甲下积脓。拔甲后甲床创面可使用优拓等不易粘连敷料，减轻患者换药痛苦。

【预防】

1. 防止甲受外伤，不拔倒刺；趾（指）甲修剪不宜过短；鞋子宽松舒适；保持手部干爽；需多接触水者，防护时戴手套比不戴手套好。

2. 手指已受伤，或有皲裂、冻疮等要及时进行治疗。

3. 忌食甘肥厚味及酒、海味等。

4. 已成脓要及时作切开排脓，并使排脓通畅。

【预后】

化脓性甲沟炎经积极处理，预后良好，对于慢性反复不愈者，应分析发病原因，尽量保持局部干燥，避免损伤指（趾）甲。

（郑伟娟　李红毅）

第十六节　色素痣

色素痣，又称痣细胞痣。

【病因】

本病属于发育畸形，即黑素细胞在由神经嵴到表皮的移动过程中，由于偶然异常，造成黑素细胞的聚集而成。导致色素痣形成的可能因素尚不清楚，一般认为遗传因素在早期起作用，随后紫外线为主的环境因素发挥作用。

【临床表现】

基本损害为斑疹、丘疹、结节，疣状或乳头瘤状，多为圆形，界限清楚，边缘规则，色泽均匀。可有或无毛发，数目可单一、数个至数十个。因痣细胞内色素种类及含量不同，皮损可呈棕色、褐色、蓝黑色或黑色，无色素皮损多呈皮色。根据痣细胞在皮肤内的位置不同，可将其分为交界痣、混合痣和皮内痣。扁平皮损提示为交界痣，略高起皮损多为混合痣，而乳头瘤样皮损和几乎所有半球状和带蒂皮损为皮内痣。本病进展缓慢，多无自觉症状。

【组织病理】

痣细胞多排列成巢状，由于制片的影响而皱缩，与周围间质分离。痣细胞可分为：①透明痣细胞，比正常黑素细胞略大，多位于表皮－真皮交界处；②上皮样痣细胞，多位于真皮上部，可含少量色素；③淋巴细胞样痣细胞，多位于真皮中部，较小，可含色素；④纤维样痣细胞，多位于真皮下部，呈长梭形，极少含有黑素。

交界痣痣细胞巢位于表皮下部或向下突入真皮，但仍可与表皮接触呈"滴落状"，细胞内含大量色素。混合痣痣细胞巢见于表皮内和真皮内。皮内痣痣细胞巢位于真皮内，位于真皮上部的痣细胞呈巢状或条索状，常含中等量黑素；真皮中下部的痣细胞以梭形细胞为主，排列成束，很少含黑素。

【诊断】

依据临床表现、组织病理学，可结合皮肤镜诊断。

【鉴别诊断】

儿童期交界痣与雀斑及黑子鉴别，交界痣随年龄而稍增大且逐渐高起，黑子一般持续不变。混合痣和皮内痣与脂溢性角化、色素性基底细胞癌、皮肤纤维瘤、神经纤维瘤等鉴别，但组织相不同。与恶性黑素瘤的鉴别在于后者常不对称、边界不清楚、边缘不光滑、颜色不均匀，瘤体发展迅速、易破溃、出血，可形成不规则形瘢痕，瘤细胞有异形。

【疗法选择、时机把握】

一般不需治疗。先天性痣细胞痣有发生恶性黑素瘤的可能，以手术切除为好；发生在掌跖、腰周、腋窝、腹股沟等易摩擦部位的交界痣、混合痣亦应考虑手术切除。痣细胞痣若出现以下恶变体征亦应手术切除：①体积突然增大；②颜色变黑；③表面出现糜烂、溃疡、出血或肿胀；④自觉疼痛或瘙痒；⑤周围出现卫星病灶等。

目前采用的治疗方法主要是手术切除和激光、电解、高频电刀去除等方式。手术切除疗效稳定可靠，切下的组织还可进一步做病理检查，以确定是否恶变，为常用手段；激光主要用于体积较小（直径小于 2mm）的痣，激光治疗不应超过两次，如祛除不干净，需手术切除。（附图 50）

【治疗】

（一）外科手术治疗

1.直接切除缝合术　适用于身体各部位面积较小的皮损。

（1）手术步骤

①在痣周围正常皮肤上设计梭形切口，切口的长轴应与皮纹一致。

②完整切除皮疹所累及的皮肤组织和少量正常皮下组织。

③可吸收线皮内缝合，再做皮肤间断缝合。根据张力，判断是否进行皮下潜行分离减张。

④如面积较大者，需设计分次切除。

（2）术中注意事项、术后并发症

①切除应彻底，一般切缘应在距离可见痣色素周缘1mm处。

②应保证缝合后切口对合严密，表面平整。

③主要的手术并发症有切口感染、裂开。术中严格无菌操作；术后保持术口干洁，按时换药，不在过大张力下缝合切口。

2.切除肿物后皮瓣转移术　适用于色素痣面积较大大，但切除后直接缝合有困难或直接缝合后影响美观，而周围正常皮肤组织较松弛，可供转移至色素痣切除后的创面的患者。痣周围邻近可供转移的正常皮肤组织有限者，或皮瓣转移后将引起继发畸形和功能障碍者，需根据缺损皮肤厚度和色泽，选择耳后、臀部、大腿或上臂部位皮肤植皮修复。

（1）手术步骤

①设计切口，亚甲蓝绘出切除病变组织范围。

②在切缘一侧设计皮瓣。常用旋转皮瓣、皮下蒂皮瓣、菱形皮瓣等。

③切除病变组织。

④将皮瓣旋转覆盖创面，充分止血后，可吸收线皮内缝合，再做表皮间断缝合。

（2）术中注意要点、常见并发症　设计皮瓣应保证转移后远侧端能够达到创面最远的创缘处；皮瓣范围应大于切除后的创面；皮瓣的长宽比例一般不宜超过2:1，面颈部由于血液循环良好，长宽可达（2.5～3）:1；切除皮瓣不宜过薄，特别是在蒂部应保持一定的厚度。术后加压包扎。主要并发症为皮瓣坏死或部分坏死。

另外，还有联合皮肤软组织扩张术、切除联合脂肪抽吸术等技术，使分次切除的大面积痣可一次性切除。

3. 分次切除　对于一次性切除直接缝合有困难的，现多选择分次切除，较皮瓣转移术口小，也可避免因植皮引起色差影响美观。两次切除需间隔半年以上。

（二）激光、电解、高频电刀等

其原理是用光、热等方法使病变局部组织破坏，并逐渐脱落，靠周围组织再生修复。

目前主要采用超脉冲二氧化碳激光治疗，可以在以较小的热损伤带移除病变组织，减小组织修复过程中瘢痕形成风险。高频电刀适用于特殊部位不宜手术操作，而患者又同时有美容需求时，可在详细告知风险、知情同意情况下，行削切治疗等。电解治疗因组织破坏深度不易掌握，过浅治疗不彻底且易形成刺激因素，过深则遗留凹陷瘢痕，以及治疗后局部皮肤颜色有别于周围组织等，已较少应用。

【护理要点】

激光术后，嘱患者保持术口干洁，避免日晒；手术患者注意术口有无感染，有皮瓣患者应注意皮瓣成活情况。

【预防】

减少摩擦，即外来因素损伤痣体。

【预后】

如果没有恶变，按规范手术切除，预后良好。

（常小东　秦晓民）

第十七节　白癜风

白癜风是一种获得性、特发性疾病，以局限性色素脱失斑为特征。

【病因】

目前尚不完全清楚，有以下几种学说：自身免疫学说、黑素自毁学说、神经化学因子学说、遗传因素等。

【临床表现】

白癜风多后天发生，任何年龄均可发病，无明显性别差异。可发生于任何部位，但以暴露及摩擦损伤部位（如颜面部、颈部、手背、腕部、前臂及腰骶部等）多见，口唇、阴唇、龟头、包皮内侧黏膜亦可累及，部分患者皮损沿神经节段单侧分布，少数患者泛发全身。典型皮损为色素完全脱失斑，大小不等、数目不定、形态各异，中央可见散在的色素岛；皮损上的毛发也可变白。进展期正常皮肤受到机械性刺激（如压力、摩擦，烧伤、外伤等）可发生同形反应；稳定期皮损停止发展，边缘可出现色素增加。一般无自觉症状。具体临床分型如下：

1. 两型

（1）寻常型　①局限性（单发性）。②散发性。③泛发性。

（2）节段型　白斑为一片或数片，沿某一皮神经节段支配的皮肤区域走向分布，呈节段性。

2. 两类　根据病变处色素脱失情况，白斑分为完全性白斑和不完全性白斑两类。

3. 两期　即进展期和稳定期。

【诊断】

诊断依据相关检查：伍德灯、皮肤镜等。组织病理：活动期皮损内黑素细胞密度降低，周围黑素细胞异常增大；后期脱色皮损内无黑素细胞。

【鉴别诊断】

本病根据典型皮损诊断，必要时可结合组织病理及伍德灯检测。需与单纯糠疹、花斑癣、贫血痣、无色素痣、炎症后色素减退等进行鉴别。

【疗法选择、时机把握】

（一）中医中药口服

1. 肝郁气滞证

症状：白斑散在渐起，数目不定；伴有心烦易怒，胸胁胀痛，夜眠不安，月经不调；舌质正常或淡红，苔薄，脉弦。

治法：疏肝理气，活血祛风。

方药：逍遥散加减。心烦易怒者，加牡丹皮、栀子；月经不调者，加益母草；发于头面者，加蔓荆子、菊花；发于下肢者，加木瓜、牛膝。

2. 肝肾不足证

症状：多见于体虚或有家族史的患者。病史较长，白斑局限或泛发；伴头晕耳鸣，失眠健忘，腰膝酸软；舌红少苔，脉细弱。

治法：滋补肝肾，养血祛风。

方药：六味地黄丸加减。神疲乏力者，加党参、白术；真阴亏损者，加阿胶。

3. 气血瘀滞证

症状：多有外伤，病史缠绵。白斑局限或泛发，边界清楚，局部可有刺痛；舌质紫暗或有瘀斑、瘀点，舌暗红，苔薄白，脉涩。

治法：活血化瘀，通经活络。

方药：通窍活血汤加减。跌打损伤后而发者，加乳香、没药；局部有刺痛者，加穿山甲（他药代）、白芷；发于下肢者，加牛膝。

（二）外治法

外治法包括毫火针配合拔罐、闪罐、走罐；局部或穴位刺络放血；配合艾灸、刮痧、穴位埋线等治疗。

火针治疗操作步骤：①局部皮损消毒。②用毫火针于皮损局部均匀散刺。注意事项：3～7日治疗一次；间隔时间根据患者皮肤修复情况而定；面积大者，可分次治疗，不同部位可间断或连续治疗。进展期也可进行毫火针治疗。

（三）光化学疗法和光疗法

光化学疗法和光疗法包括窄谱紫外线、光敏剂加长波紫外线照射治疗、308准分子激光治疗、320光子治疗。

（四）糖皮质激素治疗

糖皮质激素治疗包括内服或者外用。泛发性、进展期皮损可系统应用糖皮质激素，如小剂量泼尼松持续数月；局限性、早期皮损或 10 岁以下儿童可局部应用皮质激素制剂，皮损内注射亦有一定效果，但需注意长期外用糖皮质激素可引起局部皮肤萎缩、毛细血管扩张等不良反应。

（五）局部外用免疫抑制剂

如他克莫司软膏外用等治疗。

（六）外科疗法

目前主要采用手术切除、自体表皮移植、激光治疗等，均适用于稳定期患者。具体介绍如下。

1. 外科手术切除　适用于晕痣或者皮疹面积较小的稳定期患者。按皮肤肿物切除步骤进行切除。

2. 自体表皮移植

（1）对受皮区和供皮区常规消毒

（2）局部麻醉

（3）皮损处表皮处理　①负压起疱法：采用白癜风治疗仪负压起疱法使白斑处起疱，将疱顶表皮移去。②皮肤磨削法：可用机械磨削、微晶磨削或者激光磨削法去除白斑表皮。

（4）表皮制备和移植　①负压起疱法：采用白癜风治疗仪负压起疱法将正常皮肤起疱，将疱顶表皮移植于已经经过磨削去除表皮的皮损处。②外科取皮移植：采用滚轴式取皮刀或电动取皮刀或剃须刀片在正常皮肤处取得刃厚表皮，将其移植于经磨削去除表皮的皮损处。（附图 51）

另外，还有毛囊移植、自体黑素细胞移植等。

（七）激光治疗

准分子激光治疗、点阵激光治疗等；或者联合口服、外用药物封包治疗等。其他方法如去色素治疗、文身，以及心理治疗、化妆品遮盖等。

【护理要点】

火针治疗者应注意观察局部反应，注意个体化治疗间隔时间；光疗患者注意根据患者局部红斑反应调整能量；手术患者注意移植皮片成活情况及供皮区愈合情况。

（常小东　秦晓民）

第十八节 鲍恩病

鲍恩病（Bowen disease）是种表皮内鳞状细胞癌，又称为原位鳞状细胞癌，有的也称之为皮肤原位癌、表皮内鳞癌。

【病因及发病机制】

确切病因及发病机制不明，可能与下列因素有关：①与接触砷剂有关；②与病毒有关；③由于外界刺激引起；④许多病损发生于原有色痣或痣细胞痣的基础上；⑤日光，在曝光部位发生皮损；⑥遗传因素。

【临床表现】

本病多见于中年以上，可发生于身体任何部位的皮肤或黏膜。早期为淡红或暗红色丘疹和小斑片，一般无自觉症状，表面有少许鳞屑或结痂，逐渐扩大后则常融合成大小不一、形状不规则的斑块，直径可达 10cm 以上，呈圆形、多环形、匍匐形或不规则形，皮损表面平坦，以角化过度和结痂多见，可见白色和淡黄色鳞屑或棕色、灰色厚的结痂。将痂剥离，则显露湿润的糜烂面，潮红，呈红色颗粒状或肉芽状，高低不平，损害边缘清楚，稍隆起。触诊时其边缘和底部较硬，边界明显。表面呈扁平或不规则高起或呈结节状，底部少有浸润。如出现溃疡，常为侵袭性生长的标志。（附图52）

【诊断】

组织病理：表皮角化过度、角化不全或伴有浅表结痂。通常表皮突延长增宽，基底细胞层仍完整，表皮与真皮界线清楚，肿瘤位于表皮内几乎累及表皮全层，致表皮各层细胞排列紊乱，大部分细胞不典型，表现为细胞的形态与大小不一致，胞核大而深染，可形成瘤巨细胞，核仁常较明显，胞质在核周可呈空泡状。可见，个别细胞角化不良，有此可形成角珠。病变常波及末端毛囊、毛囊漏斗部外毛根梢和皮脂腺导管。

【鉴别诊断】

依据临床表现及组织病理可诊断。本病与 Paget 病相区别，Paget 病也有空泡化细胞，角化不良少见，而且基底细胞往往被大的 Paget 细胞挤压得很扁。此外，Paget 细胞与本病的空泡化细胞不同，其中含有 PAS 染色阳性并且耐淀粉酶的物质。

【治疗】

（一）中医治疗

1. 内治法

（1）湿热毒蕴

症状：皮肤或黏膜处持久性红斑，表面有结痂，粗糙不平，或糜烂破溃，或糜烂流脓，大便秘结，小便黄，舌质红，苔黄腻，脉滑数。

治法：清热祛湿，解毒散结。

方药：白蛇六味丸加减。

中成药：菊藻丸。

（2）气虚血瘀

症状：病程日久，皮损暗红不鲜，痂皮干燥，神疲乏力，口渴咽干，舌质淡红或暗红，脉细无力。

治法：益气活血，扶正祛邪。

方药：八珍汤加减。

中成药：补中益气丸。

（3）肝肾阴虚

症状：病程后期，皮损暗红不鲜，痂皮干燥，或形成溃疡，口渴咽干，手足心热，腰膝酸软，舌质红，少苔，脉细。

治法：滋肾养肝，理气散结。

方药：六味地黄汤合四逆散加减。

中成药：知柏地黄丸。

2. 外治法

（1）五虎丹　外涂取水银、白矾、青矾、牙硝、食盐制成丹。使用时取五虎丹、蟾酥、红娘子、斑蝥、洋金花，共研细末，用温开水调成糊状涂于肿块表面，3～4天换药1次，直至肿块完全脱落。

（2）信枣散　用大枣、信石烤干，研细末外敷。使用时清洗创面，然后取适量信枣散用麻油调成糊状外敷患处，2～3周换药1次。

（3）五烟丹　外掺用胆石、丹砂、磁石、白矾、雄黄制丹。使用时先清洗创面，然后根据肿瘤大小将适量药丹撒于肿瘤表面，每天或隔天换药1次，直至肿瘤坏死脱落为止。

（4）砒矾散　外敷取白砒、明矾、马钱子、小檗碱、普鲁卡因。将白砒、明矾煅至青烟尽，冷却24小时后取出，与小檗碱、马钱子、普鲁卡因共研细末。使用时，中药清洗创面，然后外敷一层极薄的砒矾散，外盖凡士林油纱布，每天或隔天换药 1 次，直至肿块脱尽。

（5）中药外洗　用生大黄、露蜂房、三棱、莪术、野菊花、蒲公英、桔梗、荆芥、煎水外洗患处，每天 1 次。

3. 其他疗法

（1）针刺疗法　主穴取肺俞、中府、脾俞、太渊、曲池、合谷、足三里、解溪、阳陵泉、委中、阴陵泉；配穴大肠俞、胃俞、风池、血海、绝骨、尺泽、膈俞等。每次选 4～5 穴，用泻法或补泻兼施，留针 30 分钟，每天 1 次。

（2）耳穴压豆法　取神门、内分泌、皮质下、肝、脾、面颊等穴，将中药王不留行籽胶布固定，然后贴在穴位上，每天按压数次，10 次为 1 疗程。

（3）穴位注射法　取肺俞、足三里、曲池、丰隆、风门及病变发生部位经络之穴等，每次取 2～3 穴。

（4）气功疗法　可根据病情的不同阶段，适当选用气功、太极拳、五禽戏、八段锦等方法进行体疗。

（二）西医治疗

1. 手术切除　为首选的最有效的治疗方法。小的创面直接缝合，较大者可采用游离植皮或皮瓣转移的方法修复创面。

2. 物理治疗　其他如冷冻疗法、激光微波、高频电，以及放射线照射亦可采用。

3. 细胞毒药物　如 20% 足叶草酯、5% 氟尿嘧啶软膏等外用或封包有明显的疗效，但可复发，需注意随访。

【疗法选择、时机把握】

首选手术治疗。不能耐受手术者，可选用激光联合光动力治疗。

【护理要点】

手术患者术口换药要注意术口是否有感染，如有皮瓣应关注皮瓣成活情况；光动力治疗患者术后局部可能有红肿脱皮，可予以湿敷和外用油剂对症处理。

【预防】

1. 对皮肤癌前病变，以及 X 线、激光性皮肤溃疡等，应提高警惕，防止本病的发生，必要时应做病理组织检查。

2. 避免过度日光曝晒和与各种射线、化学毒物的长期接触，注意及时治疗皮肤慢性炎症或皮肤溃疡性病变。

3. 保持局部皮肤清洁，避免病损部位摩擦，防止感染发生。

4.饮食宜清淡，应选择易消化，营养丰富的食物，如鹌鹑蛋、胡萝卜、薏米粥、黄芪粥、黄鳝等。

（常小东　秦晓民）

第十九节　基底细胞癌

基底细胞癌（basal cell carcinoma, BCC）是一种来源于基底细胞或皮肤附属器组织的低度恶性肿瘤，又名基底细胞上皮瘤，是最常见的皮肤恶性肿瘤之一，中医学称为"癌疮"。其发病率逐年增加，且有年轻化趋势。其一般仅在局部呈浸润性增长，很少发生远处转移。

【病因】

目前认为，基底细胞癌的发病的主要原因是基因突变，与日光晒关系密切，大部分由于紫外线引起重新编码DNA。中医学认为，本病内因喜怒忧思，肝脾两伤，外因风、湿、热邪侵袭，内外交结，凝滞肌腠，日久化毒，毒蚀肌肤而浸淫不休，发为本病。

【诊断】

（一）临床表现

本病好发于老年人，全身均可发生，多见于身体的曝光部位，特别是头面部，主要发生在眼眦、鼻部、鼻唇沟及颊部。常表现为浅表性皮疹，呈黑色或淡红色斑片，表皮较薄，可观察到扩张毛细血管、雀斑状小黑点。表面稍角化，或伴有小而浅表的糜烂、结痂或浅表溃疡。病程长，发展缓慢，很少发生转移。临床分型可分为结节溃疡型、色素型、硬斑病样型、浅表型和其他罕见类型，其中以结节溃疡型最为常见。

1.结节溃疡型　一般单发，黄豆大小，浅褐色或淡灰白色，质硬，表面常有少数扩张毛细血管，轻微外伤后易出血。结节通常缓慢增大，中央凹陷，常形成糜烂或溃疡，周边绕以珍珠样隆起边缘。溃疡时愈时破，边缘可向周围扩大或深部侵袭。（附图53）

2.色素型　与结节溃疡型不同的是，皮损有黑褐色色素沉着，呈灰褐色至深黑色，但色素分布不均，边缘较深，中央呈点状或网状分布。（附图54）

3.硬斑病样型　呈扁平或稍隆起的局限性硬化斑块，边缘不清，部分边缘清楚，呈不规则形或匐行性浸润，灰白质淡黄色，表面保持平滑，少有破溃。（附图55）

4. 浅表型 好发于非暴露部位，单个或数个红斑或脱屑性斑片，边界清楚，稍有浸润，缓慢生长，周围绕以细小珍珠样或线条样边缘，表面通常有溃疡、结痂。（附图56）

5. 其他罕见型 瘢痕性基底细胞瘤、纤维上皮瘤型、基底细胞痣综合征等。

（二）辅助检查

目前检查方法多样，但仍以组织病理为基底细胞癌诊断的金标准。病理表现大多边界清楚，由一团杂乱细胞外围一层栅栏状瘤细胞组成，细胞核大质小，细胞核均匀一致，无异型性。色素型可见较多树突状黑色素细胞。

其他无创性检查，包括皮肤镜检查、反射式共聚焦显微镜、皮肤超声，在临床上有诊断参考价值。尤其是皮肤镜检测，简单、快速、无创，敏感性和特异性均较高，在诊断及手术边界的确定中可起到重要参考作用。

【鉴别诊断】

1. 角化棘皮瘤 与基底细胞癌结节溃疡型相似，但角化棘皮瘤常呈淡红色半球形结节，中央有角栓，在数日内生长迅速，长大到一定程度时，角栓脱落，边缘渐平，遗留瘢痕而愈。

2. 鳞状细胞癌 可发生在任何部位，往往易在慢性皮肤损害处发生，损害增长迅速，边缘隆起且向四周扩张，易发生淋巴转移。两者常常需要组织病理学检查鉴别。

【治疗】

基底细胞癌治疗方法多样，但手术治疗被认为是彻底治愈基底细胞癌的首选方法。非手术治疗，包括药物、光动力疗法、放射疗法等。并根据发病时期、症状，给予中医辨证施治，扶正托毒。

（一）辨证论治

1. 热毒瘀结

症状：皮疹初发时，皮损范围较小，表面轻度溃疡，周围绕以红晕，根盘收束，常伴有轻微痒痛不适，舌红，苔少，脉滑数。

治法：清热解毒，活血化瘀。

方药：金银紫花地丁散或犀黄丸。

2. 血瘀痰结

症状：皮损发展至中期，皮损逐渐扩大，中央糜烂、溃疡、结痂，边缘隆起，境界不清，舌暗红，苔黄腻，脉沉滑。

治法：活血化瘀，化痰散结。

方药：活血逐瘀汤加减。

3. 气血亏虚

症状：病程日久，皮损溃烂不收，脓水淋沥，旧的皮损边缘又起新疹，神疲乏力，形体消瘦。或术后元气受损，舌淡，苔少，脉细弱。

治法：益气扶正，祛腐生肌。

方药：黄芪散加减。

（二）外治法

1. 手术治疗　手术方法包括标准手术和 Mohs 显微外科手术。（附图 57 ～ 60）

（1）标准手术　传统外科手术切除病灶，并把病灶及其边缘进行病理检查，决定是否扩大切除。一般而言，对于直径小于 2.0cm 的基底细胞癌来说，距病灶边缘 3 ～ 4mm 进行切除即可完整清除肿瘤。

（2）Mohs 显微外科手术　利用术中新鲜组织冷冻切片和显微技术术中实时观察病灶和切缘，直至肿瘤组织完全被清除。这种方法既能将肿瘤完全切除，又能最大限度保护正常组织，是基底细胞癌首选术式，尤其适用于头面颈部肿瘤。理论上，任何直径大于 2.0cm 的皮肤恶性肿瘤都应该应用 Mohs 显微外科手术。

2. 非手术治疗　只适合浅表性基底细胞癌，以及不能耐受手术或发生远处转移的患者。

（1）药物　5%氟尿嘧啶（5-FU）软膏和5%咪喹莫特软膏是局部治疗基底细胞癌的常用药物。一项多中心随机对照性研究结果显示，5%咪喹莫特软膏在浅表性、结节型基底细胞癌治疗治愈率为84%。虽然低于手术组（98%），但考虑到患者意愿、美容效果，仍不失为一个有用的选择。

（2）光动力疗法　适用于浅表性基底细胞癌治疗，一项回顾性研究表明，其治愈率达86.4%，且能兼顾美容效果。此外，光动力可作为辅助治疗手段和抑制肿瘤复发方面的作用也值得被重视。

（3）电离干燥刮除技术　是一种经济、快速的治疗选择，但因其复发率较高、不能对病灶进行有效的评估而受到限制，一般只应用在浅表性基底细胞癌，并注意随访。

（4）放射治疗　对于晚期、侵袭性强、不能耐受手术患者可优先考虑放射治疗。

（5）中药外治法　主要是利用药物透过皮肤、黏膜等部位，使其直接吸收，发挥整体和局部调节作用，并有一定缓解癌痛的作用。现介绍几个中药外治验方，部分验方使用了有毒性药物，临床上需根据患者个体掌握适应证和禁忌证。

①蟾酥膏：由巴豆、乳香、蓖麻子仁、蟾酥、雄黄、冰片等组成。用时取适当大小的棉布，涂抹烊化的膏药于棉布上，敷于患处，每日 1 次，换药时需将患处内分泌

物擦净。

②五虎丹：由水银、白矾、青矾、牙硝、食盐等组成。使用前先用升华法制丹药备用，同时用广丹、黄芪、枸杞子、麻油煎熬成神仙膏备用。根据肿瘤溃烂程度，选择适宜方法。若肿瘤未溃烂者，将五虎丹研细，与米浆调匀后搓成钉状干燥后备用，用药时以三棱针直刺肿块内 1～2cm；若肿瘤已溃烂，将五虎丹研细，与糯米浆调匀制成糊剂，涂于患部约 0.2cm 厚。

③五烟丹：由石胆、丹砂、雄黄、矾石、磁石等组成。根据肿瘤形态，选取合适上药形式。如肿瘤底大者可选择从上方入手，肿瘤底小者可选择从下方入手，肿瘤坏死液化选取插入组织方式为宜等，1～2 天使用一次。

④三品一条枪：由白砒、明矾、雄黄、生乳香 4 味药组成，比例为 1∶2∶0.2∶0.1。使用前先将白砒、明矾研细置于罐中，煅烧至青烟尽白烟出时，加入雄黄、生乳香研细，待备用。用时，取适当药物撒于患处表面；或将制备药物制成三品锭，用锥切法放入患处，外贴黑膏药，2～4 天使用 1 次即可。

⑤苍耳草膏：由夏日嫩苍耳草茎叶、冰片组成。用时先将苍耳草洗净，研成细末，以武火煎至浓度较高时去渣，加入适量研成细末状冰片调匀。将所制成的药膏涂于纱布，覆盖于体表癌肿局部，1～2 天使用一次，平均 2 个月为 1 疗程。

【护理要点】

术后保持体表皮肤黏膜清洁、完好，伤口敷料用弹力绷带包扎，松紧适宜，以能容纳一指，保持正常血供为宜。注意观察伤口处敷料有无渗血渗液，若敷料出现移位、湿透或绷带松脱，应及时处理。部位于鼻面部，避免剧烈的咀嚼及面部表情活动。如有皮瓣转移时，根据手术部位，术后采取半坐卧位或保持患肢高于心脏，抬高患肢10°～15°，维持功能位，以利于皮瓣的静脉回流。

（杨嘉裕　康旭）

第二十节　鳞状细胞癌

鳞状细胞癌（squamous cell carcinoma, SCC）是起源于表皮或附属器角质形成细胞的一种恶性肿瘤。在欧美国家，这是仅次于基底细胞癌的第 2 大常见的非黑色素瘤皮肤癌。可发生在皮肤或黏膜，常发生于皮肤癌前病变的基础上，少数为原发性。中医学称为"翻花疮""恶疮""岩疮"等。

【病因】

本病可能与紫外线、接触化学物质、HPV 病毒感染、慢性刺激或癌前皮肤病变有关，致病机制尚不明确。中医学认为，本病总因禀赋不耐，风、热、湿毒阻于肌肤所致。隋代《诸病源候论·翻花候》中记载："翻花疮者，由风毒所搏而为。"明代《外科枢要》认为翻花疮"由疮溃后，肝火血燥生风所致"。

【诊断】

（一）临床表现

本病多发于老年人，好发于暴露部位，继发于原有皮疹上，表现多为斑块、结节或疣状损害，质地坚实，基底浸润，边界不清，中央易破溃形成溃疡，或呈表面呈菜花状增生。易出血，表面污秽，多有脓血样分泌物和坏死组织。发展较快，向深层浸润，易于转移，尤其是沿淋巴道转移。（附图 61 ～ 63）

（二）辅助检查

鳞状细胞癌为侵袭性癌，无创性检查手段作用有所限制，目前仍以病理检查为主要诊断依据。病理可见有正常鳞状细胞和非典型的鳞状细胞组成的癌组织向下生长，突破基底膜带并侵入真皮，呈不规则的条束状或团块状。通常将未分化癌细胞所占的百分比将鳞癌分成四级：Ⅰ级为非典型鳞状细胞低于 25%，Ⅱ级为非典型鳞状细胞占 25% ～ 50%，Ⅲ级为非典型鳞状细胞占 50% ～ 70%，Ⅳ级为几乎整个癌组织的细胞均为非典型鳞状细胞。

影像学检查（如 CT、MRI）有助于了解肿瘤侵袭深度或范围，以及有无淋巴结或远处转移，为手术范围及预后提供一定的依据。

【鉴别诊断】

1. 基底细胞癌　好发于颜面部，皮损初起为豆大蜡样结节，破溃后边缘卷起呈珍珠样。病程缓慢，少见转移。

2. 角化棘皮瘤　生长迅速，中央有角栓，并可自愈。但偶有临床上类角化棘皮瘤，实则已发展为鳞状细胞癌，故病理学检查十分必要。

【治疗】

鳞状细胞癌具有侵袭性并易于转移，宜早发现早治疗，首选手术治疗，避免肿瘤继续增长侵袭和破坏其他组织，或扩散至内部器官。其他治疗包括药物治疗、放射治疗及光动力治疗等。中医治疗上，总的原则是：清热解毒，化瘀散结，扶正固本，滋养肝肾；以外治为主，内治为辅。中西医结合治疗能发挥最大疗效。

（一）辨证论治

1. 疮感风毒

症状：原患疮疡，日久不敛，翻出胬肉，形状如菌，色泽晦暗，时流腥臭脓水，舌红，苔薄黄微干，脉弦数。

治法：清肝解郁，息火化毒。

方药：逍遥散合黄连解毒汤加减。肿块质硬，加海藻 30g，山慈姑 15g，软坚散结；红肿明显，加半枝莲 15g，半边莲 15g，清热解毒。

2. 火毒血燥

症状：疮形干涸，痂皮固着难脱，疮面高低不平，形如堆栗，稍有触动则渗血不止，其色鲜红。情志抑郁或易怒，舌暗红，苔少或无，脉弦数。

治法：清肝泄热，滋阴养血。

方药：栀子清肝散加减。疮面干涸，结痂，加沙参 30g，玄参 20g，滋阴润疮；疮形如栗，渗血不止，加地榆 15g，仙鹤草 10g，凉血止血。

3. 气血虚弱

症状：疮面色泽晦暗，疮溃似岩石，常流稀薄腥臭脓水，同时伴有周身疲惫乏力，食少无味，面目浮肿等全身症状。舌淡红，苔少，脉虚细。

治法：扶正固本，益气托毒。

方药：补中益气汤加减。疮面秽臭，加重楼 12g，土茯苓 30g，解毒祛湿；神疲体瘦，加白术 15g，熟地黄 20g，健脾益肾。

（二）外治法

1. 手术治疗 原则是尽可能彻底切除病灶，减少复发，延长患者生存期。对于分化良好的浅表性肿瘤，切除范围至少距离肿瘤边缘 5mm；对于组织学厚度大于 6mm、分化较差，或有皮下或周围组织浸润，或复发性肿瘤，切缘至少 10mm。切除组织需送病理检查，以明确肿瘤是否切除干净。对于高危型、需要尽量保留正常组织部位（如头面部、生殖器、手指等），以及切缘未净的鳞状细胞癌，建议进行 Mohs 显微外科手术。（附图 64）

2. 非手术治疗

（1）药物 靶向免疫治疗药物如西妥昔，现已较普遍用于鳞状细胞癌治疗。有研究表明，西妥昔联合手术治疗可提高疗效，改善高危型鳞状细胞癌预后。咪喹莫特对于浅表、体积小的鳞状细胞癌有治疗作用。其他治疗药物包括 5- 氟尿嘧啶、维 A 酸制剂、干扰素等。

（2）光动力治疗 对于病变深度小于 2mm 的表浅、单一结节鳞状细胞癌可应用光动力治疗。如果联合手术切除，可应用于深度 2～3mm 的鳞状细胞癌治疗。由于光动力具有非侵入性、高选择性等特点，尤其适合对美容有较高要求及对手术有禁忌证的患者。

（3）放射治疗　有研究表明，手术联合放疗可实现更低的局部复发率和更高的 5 年生存率，在某些情况下也可以作为单一的疗法。但由于对靶目标的特异选择性不强，放疗易损伤机体正常细胞造成放射性皮炎、全身毒性反应等副作用，故应慎重选择照射剂量。

（4）激光治疗及冷冻治疗　均能对肿瘤细胞直接杀死从而达到治疗目标。但由于在治疗过程中无法判断肿瘤浸润范围和深度，可能由于治疗不彻底引起肿瘤复发及转移，故在临床上应慎重选择。

（5）电化学治疗　是电穿孔联合抗肿瘤药物治疗，能有效增强药物诱导的细胞杀伤效果。目前已较广泛应用皮肤恶性肿瘤的治疗，被认为是对局部晚期鳞状细胞癌或泛发性鳞状细胞癌一种新的潜在选择和外科手术的替代疗法。

（6）中药外治法　初期可用藜芦膏外敷患处，每天换药 1 次。疮面腐溃、流脓，可选用五虎丹、五烟丹或三品一条枪直接外掺在疮面上，也可用植物油调成糊状，涂在疮面上，每天或隔天换药 1 次。后期如发现病变附近区域出现核肿大（淋巴结肿大），选用消瘤膏敷贴，4 天换药 1 次。

【护理要点】

可参照本章第十九节"基底细胞癌"。

（杨嘉裕　康旭）

第二十一节　乳房外佩吉特病

乳房外佩吉特病（Extramammary Paget's Disease），又称乳房外湿疹样癌，是一种临床上表现为湿疹样皮损，组织病理示表皮内有大而淡染的异常细胞（Paget 细胞）的特殊型癌。有乳房型和乳房外型两种。中医古代文献无明确记载，根据临床表现可归属于"癌疮""恶疮"的范畴。（附图 65）

【病因病机】

根据皮损好发部位的经络归属，本病主要与肝、脾、肾三脏相关。

1.肝脾湿热　情志内伤，饮食不节，肝气郁结，脾失健运，湿邪内生，蕴湿化热，湿热内蕴，外溢肌肤而成。

2. 痰瘀阻络　情志内伤，肝郁气滞，气滞血瘀，脾虚生痰，痰瘀阻络而发。

3. 正虚邪恋　肿块溃破，脓腐排泄，日久肝肾脾胃均损，气血衰败，以致局部溃烂，肉芽不鲜，全身消瘦、低热。

【诊断】

1. 本病大多好发于男性，常发生于 50 岁以上，病程缓慢，病期半年至十多年。

2. 皮损表现如同乳房 Paget 病，呈界限清楚的红色斑片，大小不一，边缘狭窄，稍隆起，呈淡褐色，中央潮红、糜烂或渗出，上覆鳞屑或结痂，有时呈疣状、结节状和乳头瘤状，自觉有不同程度的瘙痒，少数有疼痛。

3. 皮损好发于顶泌汗腺分布部位，如阴囊、阴茎、大小阴唇和阴道，少数见于肛周、会阴或腋窝等处。大多为单发，少数多发。

【鉴别诊断】

对 50 岁以上老年人发生在外生殖器部位或肛周长期不愈的湿疹样皮肤损害，特别是边缘明显者，应提高警惕，活检可以明确诊断。

1. 湿疹　皮损呈多形性，常对称性分布，边界清楚，反复发作，瘙痒明显，按湿疹治疗有效。组织病理检查无 Paget 细胞。

2. 鲍恩病　可发生于任何部位的皮肤或黏膜，组织病理检查有角化不良及多核巨细胞，无 Paget 细胞。

【治疗】

（一）外治法

1. 手术治疗　首选手术切除。本病常呈跳跃式发展，应多点取材确定边界，或术前借助皮肤镜或皮肤 CT 辅助定位皮损边界。该病皮损面积常较大，累及腹股沟和肛周时，常需作植皮术。常伴淋巴结转移，但淋巴结清扫的意义尚不明确。继发性乳房外 Paget 病应对原发病作相应处理。复发病例可再次手术切除。（附图 66）

2. 非手术治疗

（1）中药外洗　如马齿苋、黄柏、苦参、白鲜皮、枯矾等煎水外洗，用于局部糜烂、渗出时。

（2）中药散剂　如青黛散、鹿角散调麻油外涂，用于局部糜烂、渗液减少后。

（3）中药膏剂　如藜芦膏、黑布膏外涂，用于局部无渗液糜烂的皮损。

（二）辨证论治

1. 肝脾湿热证

症状：局部红斑、糜烂、渗出、结痂、瘙痒相兼；伴胁胀，腹胀，口苦微干，恶心，大便不畅；舌红，苔黄腻，脉弦滑数。

治法：清热利湿，解毒。

方药：龙胆泻肝汤加减。

2. 痰瘀阻络证

症状：局部结块明显，色泽暗褐，自觉疼痛；伴有头昏肢软，腋窝、股内臖核肿胀；舌暗红或有瘀斑、瘀点，苔黄腻，脉滑数或涩。

治法：活血化痰，软坚通络。

方药：桃仁四物汤合香贝养营汤加减。

3. 正虚邪恋证

症状：肿块破溃以后，长期渗流脓血，不能愈合，疮面色暗不鲜，胬肉翻花；伴低热，神疲乏力，气短懒言，消瘦；舌淡红或暗红，苔白或无苔，脉沉细。

治法：补益气血，解毒化瘀。

方药：归脾汤加减。

【偏方荟萃】

1. 逍遥散加减　柴胡、当归、赤白芍、龙胆草、白花蛇舌草、紫草、黄芩、夏枯草、土茯苓、丝瓜络、野百合，煎服。

2. 三石散　炉甘石（煅）、熟石膏、赤石脂各等分，研细末，外掺或植物油调糊外涂。

3. 太平马齿苋膏　马齿苋、白矾、皂荚各30g，研细末，用好醋500mL，慢火熬膏，贴患处。

【调摄护理】

情志要乐观，积极配合治疗；切忌恚怒和过食辛辣、肥厚之品。

【预后判析】

早期诊断，早期治疗。乳房外帕吉特病局限于上皮和皮肤附件或微灶浸润者（浸润不超过表皮基底膜1mm），预后良好。虽术后也有复发，但复发常局限于上皮和附件，再次手术仍可治愈。若为浸润性或伴有转移，预后较差。

【护理要点】

可参照本章第十九节"基底细胞癌"。

（蔡翔　康旭）

第二十二节　隆突性皮肤纤维肉瘤

隆突性皮肤纤维肉瘤（dermatofibrosarcoma protuberans, DFSP），是一种生长缓慢、起源于皮肤并可扩展至皮下组织的局限性低度恶性的纤维肉瘤。病因不明，切除不干净时容易复发。除经典型 DFSP 外，还有纤维肉瘤型、黏液型、颗粒细胞型、色素型、恶性纤维组织细胞瘤样型、硬化血管瘤样型、肌样型及萎缩型等十余种组织变异的亚型。中医古代文献无明确记载，根据临床表现可归属于"癌疮""恶疮""胶瘤"的范畴。

【病因病机】

本病的病因病机，总体属于湿痰内生，气血凝滞，痰瘀凝结。

1. 素禀脾虚痰湿内盛之体，此为内因。

2. 忧思郁结，思虑伤脾；或劳倦过度，饮食不节，过食肥甘伤脾。脾虚运化失常，痰湿内生，结聚肌肤则成肉瘤。

3. 肝脾不和，气血郁滞。肝藏血，主疏泄。郁怒伤肝，疏泄失常则气滞，气滞则湿停，湿聚为痰；脾统血，主运化，思虑伤脾，运化失常，则痰湿内生，湿痰阻络，与气血凝结而为肉瘤。

4. 外伤或痈、疽、疔、疮愈后，或外邪侵袭，余毒未尽，湿热火毒搏结，局部的气虚血滞，痰瘀互结，积聚肌肤而生。

【诊断】

（一）临床表现

1. 可发生于任何年龄，最常见于中年，少数发生于儿童，男性稍多。

2. 表现为隆起硬固肿块，其上发生多个结节，呈淡红、青紫色。损害逐渐增大，并可融合，有时呈多叶状，表面稍光滑，生长缓慢。通常与上面表皮附着，而很少与深部组织附着。（附图 67）

3. 一般无自觉症状。个别有轻度或中度疼痛。轻度外伤后可破溃出血。

4. 通常为单发，好发于躯干，常见于前胸；其次为四肢，但身体各部位均可发生。病期可长达 50 年。

5.本病除隆起表面外，也可作侵袭性生长，侵及皮下组织。如切除不干净，局部可复发。虽然也有转移到肺、腹、脑、骨骼或附近淋巴结者，但不常见，而且仅出现于晚期，往往是局部多次复发的结果。转移期为 1～33 年。

（二）组织病理

病变位于真皮内，并弥漫性地累及皮下组织。肿瘤由均一性梭形纤维母细胞构成，胞浆少、淡染、核细长、肥大、异型不明显，散在核分裂相，细胞呈特征性的席纹状排列，有时以小血管为中心排列。真皮内附属器被围绕但不被破坏。偶见多形性巨细胞，炎症很少或缺如。免疫组化示：肿瘤细胞 CD34 弥漫阳性、XⅢa 因子灶状阳性、S-100 和肌动蛋白阴性，80% 的细胞表达 CD99。

【鉴别诊断】

在临床上出现隆起、硬固纤维性损害，缓慢生长，表面皮肤萎缩时，可推测为本病，病理中找到致密的成纤维细胞排列成车轮状结构，即可确诊。

本病应与其他起源于深在肌肉组织的软组织肉瘤区别，通常组织切片可以辨认，但需要做特殊染色。

1.韧带样瘤 可起源并附着于深在筋膜，表面被覆正常皮肤。其他起源于筋膜的纤维瘤病，通常可借助于组织学加以区别，这些肿瘤的间质较细胞成分少，并且无典型的车轮状结构。

2.皮肤纤维瘤 可有很多细胞，直径可达 2～3cm，但几乎无车轮状表现，并有许多含铁血黄素及吞噬脂质现象。

3.无色素性的恶性黑素瘤 不大有梭形细胞呈车轮状结构，同时可见交界活跃现象，而且不产生网状纤维及胶原；可用 S-100 蛋白等免疫组化染色，有助于鉴别。

【治疗】

（一）手术治疗

手术切除，Mohs 显微手术切除或局部扩大切除。DFSP 易原位复发、转移罕见。其中纤维肉瘤型预后最差，有较高的复发和转移趋势。手术治疗采用大范围切除或使用 Mohs 显微外科手术可降低复发。广泛切除时，应将肿瘤边缘 3cm 的组织一并切除，并建议术中送冰冻切片以了解切缘是否阳性，如果切缘阳性需扩大手术范围。如果没有进行规范化广泛切除而导致切除范围不足，或术后病理切缘阳性的患者，术后放疗可有效降低局部复发率。（附图 68 ）

（二）非手术治疗

1. 辨证论治

（1）毒蕴络阻证

症状：本病初起，质硬斑块，其上发生多个结节，质硬，呈肉色、暗红色或红褐色，或有触痛，舌红苔白，脉弦滑。

治法：解毒散结，活血通络。

方药：解毒通络饮加减。

（2）气虚血瘀证

症状：质硬斑块、暗色结节，呈现萎缩性凹陷瘢痕样，时有疼痛或触痛；或伴有少气乏力，面色无华，舌暗有瘀斑，脉滞涩。

治法：益气活血，软坚散结。

方药：复元活血汤加减。

2. 中成药　可辨证选用大黄䗪虫丸、活血消炎丸、散结灵、化瘀丸、小金丸等。

【调摄护理】

放松心情，积极配合治疗；切忌恚怒和过食辛辣、肥厚，以及生冷寒凉之品。

【预后】

早期诊断，早期治疗。在一组 50 例患者中，Mohs 手术后复发率为 2%。然而，在用广泛局部切除治疗的另一组患者中，术后复发率为 11%～50%。

【护理要点】

可参照本章第十九节"基底细胞癌"。

（蔡翔　康旭）

第二十三节　恶性黑素瘤

恶性黑素瘤（Melanoma, MM）是一种高度恶性肿瘤，多发于皮肤，因其持续增长的发病率和高死亡率成为人们关注的重要公共健康问题之一，其发病率增长速度为每年 4%～6%。恶性黑素瘤可有由先天性或获得性良性黑素细胞演变而成，也可有由发育不良性痣恶变而来，也可有新发生的。中医学称之为"脚疽"，又称"厉疽""黑砂瘤"。

【病因】

恶性黑素瘤的病因迄今尚未完全清楚，一般认为是多方面的，与种族和遗传、创伤刺激、日光、病毒感染、免疫均相关。中医学认为，本病为七情内伤，脏腑功能失调，或皮肤受不良因素摩擦刺激，气血不和，血瘀痰凝，聚集于皮肤所致。

【诊断】

（一）临床表现

恶性黑素瘤的早期表现是原有正常皮肤上出现黑色损害，或原有的黑素细胞痣于近期内扩大，色素加深。随着增大，损害隆起呈斑块或结节状，也可呈蕈状或菜花状，表面易破溃、出血，周围可有不规则色素晕或色素脱失晕。向周围组织扩展时，可在皮损周围出现卫星灶。一般将恶性黑素瘤分为两大类，即原位恶性黑素瘤和侵袭性恶性黑素瘤。（附图 69）

1. 原位恶性黑素瘤 指恶性黑素瘤病变仅局限于表皮内，可分为三型。

（1）恶性雀斑样痣 多见于暴露部位，尤其面部多见。开始为一色素不均匀的斑点，一般不突起皮面，边缘不规则，逐渐向周围扩大，常表现为一边扩大，而另一边自行消退，皮损呈淡褐色、褐色。自行消退区域可见色素减退，此种损害可经数月至数年，1/3 可发展为侵袭性恶性黑素瘤。

（2）浅表扩散性原位恶性黑素瘤 好发于非暴露部位，开始损害表现为扁平、有鳞屑的斑片或斑块，易误诊为痣细胞痣，逐渐发展为蓝色或蓝黑色结节。通常边缘不规则或呈锯齿状、扇形，其特点为色调多变且不一致，黄褐色、褐色、黑色，同时混有灰白色。发生侵袭生长的速度较快，通常 1～2 年即出现浸润、结节、溃疡或出血。

（3）肢端原位黑素瘤 为亚洲人所患恶性黑素瘤中的主要类型。好发于手指或足趾（特别是甲下），以及足底（尤其是足跟）。表现为黑褐色斑状损害，边缘不规则，边界不清楚，颜色不均匀，表面不隆起。甲下黑素瘤初期表现为病甲纵行色素带或黑色条纹，以后甲板增厚、裂开或破坏，甲周皮肤也呈现黑褐色斑。当发生侵袭性生长时，可出现溃疡及蓝色或黑色结节。

2. 侵袭性恶性黑素瘤 主要分为 4 型。

（1）恶性雀斑样黑素瘤 由恶性雀斑样痣发生侵袭生长而来，常常在原有的损害上，出现一个或数个蓝黑色结节。其生长缓慢，故较晚发生转移。

（2）浅表扩散性恶性黑素瘤 由该型的原位恶性黑素瘤发展而来，在原有的斑片样损害基础上，出现浸润、结节、溃疡、出血。

（3）肢端黑素瘤 由肢端原位黑素瘤发生侵袭性生长而来，在原有色素斑中央出现丘疹、结节，甚至呈疣状或破溃，此型易转移，存活率较低。

（4）结节性恶性黑素瘤 没有原位生长期，一发现就是隆起结节，呈黑色或青黑色的结节、斑块，增大迅速，可发生溃疡或隆起如蕈状乳或菜花样，较早发生转移。

（二）辅助检查

临床上有所怀疑恶性黑素瘤的皮损应尽早行病理活检。活检时争取病损全部切除，因有观点认为部分切除可引起淋巴和血源性转移，故建议小病灶全部切除，大病灶全部切除后行植皮术。病理可见瘤细胞呈单个分布或聚集成巢。细胞形态与表皮内的瘤细胞基本一致，但所形成的瘤细胞巢较小，核分裂象少见，常可伴有淋巴细胞和组织细胞的浸润。

免疫组化染色提示：黑素瘤抗体 HMB45 及 S-100 蛋白阳性，有诊断价值。

病理诊断除了确定是否恶性黑素瘤外，还应观察组织学分型及侵袭深度。Breslow 深度即肿瘤的厚度，是判断预后的重要依据。测量时应从颗粒层的顶部算起，直至肿瘤的最深部。如有溃疡，就从溃疡底部算起。分界值分别是 1.00mm、2.00mm 和 4.00mm。Clark 分级是根据真皮内肿瘤浸润深度来划分的，可分为：Ⅰ级，原位黑素瘤；Ⅱ级：瘤细胞侵入真皮乳头层；Ⅲ级：侵入的瘤细胞呈扩大的结节状，紧邻于真皮网状层界面上方；Ⅳ级：瘤细胞侵入真皮网状层；Ⅴ级：瘤细胞侵入皮下脂肪层。恶性黑素瘤分期见表 10-2。

表 10-2　恶性黑素瘤分期

分期	组织学特征	存活率（%）		
		1 年	5 年	10 年
0	浸润限于表皮内 / 原位黑色素瘤（TisN0M0）		100	100
Ⅰ A	≤ 1mm，无溃疡，Clark Ⅱ / Ⅲ级（T1aN0M0）		95	88
Ⅰ B	≤ 1mm，有溃疡或 Clark Ⅳ / Ⅴ级（T1bN0M0）		91	83
	1.01 ～ 2mm，无溃疡（T2aN0M0）		89	79
Ⅱ A	1.01 ～ 2mm，有溃疡（T2bN0M0）		77	64
	2.01 ～ 4mm，无溃疡（T3aN0M0）		79	51
Ⅱ B	2.01 ～ 4mm，有溃疡（T3bN0M0）		63	51
	＞ 4mm，无溃疡（T4aN0M0）		67	54
Ⅱ C	＞ 4mm，有溃疡（T4bN0M0）		45	32

续表

分期	组织学特征	存活率（%）		
		1 年	5 年	10 年
ⅢA	单个光学显微镜下局部淋巴结转移、原发损害无溃疡（T1-4aN1aM0）		69	63
	2～3 个光学显微镜下局部淋巴结转移、原发损害无溃疡（T1-4aN2aM0）		63	57
ⅢB	单个光学显微镜下局部淋巴结转移、原发损害有溃疡（T1-4bN1aM0）		53	38
	2～3 个光学显微镜下局部淋巴结转移、原发损害有溃疡（T1-4bN2aM0）		55	36
	单个肉眼可见局部淋巴结转移、原发损害有溃疡（T1-4bN1bM0）		59	48
	2～3 个肉眼可见局部淋巴结转移、原发损害有溃疡（T1-4bN2bM0）		46	39
	病灶附近转移或卫星灶、无淋巴结转移（T1-4abN2cM0）		30～50	
ⅢC	单个光学显微镜下区域淋巴结转移、原发损害有溃疡（T1-4bN1bM0）		29	24
	2～3 个肉眼可见区域淋巴结转移、原发损害有溃疡（T1-4bN2bM0）		24	15
	4 个或更多个转移淋巴结、丛生的淋巴结或广泛囊外扩散或病灶附近转移或卫星灶、伴淋巴结转移（任何 TN3M0）		27	18
Ⅳ	远处皮肤、皮下组织或淋巴结转移，LDH 正常（任何 T 任何 NM1a）	59	19	16
	肺部转移，LDH 正常（任何 T 任何 NM1b）	57	7	3
	其他 LDH 正常的内脏转移或伴有 LDH 增高的任何远处转移（任何 T 任何 NM1c）	41	9	6

【鉴别诊断】

1. 色素痣 有先天即有也有后天形成，一般为形状规则、色素分布均匀之淡褐色至黑色斑片，可稍突起皮肤，表面光滑，一般直径小于 5mm，生长缓慢，如无外伤等情况一般不破溃。但部分早期恶性黑素瘤容易误诊为色素痣，行病理检查可鉴别。色素痣也有恶变的风险，故应定期观察。

2. 蓝痣 好发于臀部、尾骶、腰部，呈淡蓝色结节，表面光滑而不规则。病理检查可鉴别。

3. 基底细胞癌 皮损相对平坦，生长较缓慢，好发于头面部等曝光部位，无转移倾向。

【治疗】

恶性黑素瘤恶性程度高，多发生转移，预后较差。早期诊断和制订相应的治疗方案尤为关键。早期发现和识别恶性黑素瘤，尽早局部手术切除是争取治愈的最好方法。化疗适合晚期患者，免疫疗法 PD-1 单抗和 CTLA-4 单抗，用于治疗既往接受全身系统治疗失败的不可切除或转移性黑色素瘤患者。中医学认为，恶性黑素瘤可根据病期分为两型治疗。早期多由于血瘀痰凝，浊气聚结，后期肿瘤转移，则痰瘀走窜，气血败坏，应分期而治，辨证论治。

（一）辨证论治

1. 血瘀痰凝，浊气聚结

症状：发病早期，皮肤出现黑色斑块或结节肿块，胃纳尚可，二便正常。舌暗红或有瘀点，脉弦或滑。

治法：活血祛瘀，化痰散结。

方药：桃红四物汤加减。

2. 痰瘀走窜，气血败坏

症状：发病中后期，黑色斑块或结节肿块破溃出血，或形成溃疡，皮肤其他处亦出现黑斑结节，形体消瘦，气短乏力，纳差便溏，双目无神。舌暗淡，脉细涩无力。

治法：补益气血，扶正祛邪。

方药：八珍汤加减。

（二）外治法

1. 手术治疗 对于早期病变，手术是最主要的方法。手术方法包括一般外科手术及 Mohs 手术。Mohs 手术应做至镜下肿瘤完全切除。切除范围：原位恶性黑素瘤肿瘤边缘扩大切除 0.5 ～ 1.0cm；Breslow 深度小于 2.0mm 者，肿瘤边缘扩大切除 1.0cm；Breslow 深度大于 2.0mm 者，扩大切除 3.0cm；头颈、掌跖部位的皮损应在次切除范围内略扩大。恶性黑素瘤易转移，可通过染料或者放射标染发现前哨淋巴结，前哨淋巴结检出阳性，应同时做局部淋巴结清除。（附图 70）

2. 化疗 仅用于晚期患者，以联合应用为主，但疗效相对不理想。

3. 放疗 可用于骨或中枢神经转移者，疗效相对不理想。

4. 介入治疗 主要针对肝转移。

5. 免疫治疗

（1）非特异性免疫治疗 包括皮损内注射卡介菌多糖核酸、注射棒状杆菌，以及注射干扰素。现已少用。

（2）**特异性免疫治疗**　肿瘤浸润淋巴细胞回输治疗、抗体药物、基因靶向治疗、基因突变抑制剂是近年研究成果，部分已被批准在临床使用，已取得比较好的疗效。PD–1单抗和CTLA–4单抗，用于治疗既往接受全身系统治疗失败的不可切除或转移性黑色素瘤患者。

6. 中医外治法　病变初起，可外用藜芦膏外涂，每日1次。肿起疮型溃烂、渗出，外用五虎丹、砒矾散，隔天换药一次。由于恶性黑素瘤恶性程度高，预后差，多种治疗效果不理想，建议中西医结合治疗。

【护理要点】

该病恶性程度高，病情进展快，患者往往存在焦虑、沮丧、绝望等心理。需动员患者家属提供家庭支持，陪伴鼓励患者。同时，手术治疗可能采取截肢或截指（趾）术，手术将造成患者外观形象的改变及部分功能的丧失。患者常常表现为担忧心理，应帮助患者树立信心，与病魔做斗争。手术后护理观察手术区敷料外观有无渗血渗液，适当抬高患侧肢体，保持患肢功能位。加强局部功能锻炼。定期随访，术后1年，每3个月随访1次，以后每半年随访1次，不少于5年。

（杨嘉裕　康旭）

第二十四节　尖锐湿疣

尖锐湿疣是由人类乳瘤头病毒（HPV）引起的皮肤黏膜增生性损害的性传播疾病。中医学称之为"臊疣""臊瘊"。

【病因】

中医学认为，尖锐湿疣发生的主要病因病机是由于房事不洁或间接接触污秽之物品，湿热淫毒从外侵入外阴皮肤黏膜，导致肝经郁热，气血不和，湿热毒邪搏结而成臊疣。由于湿毒为阴邪，其性黏滞，缠绵难去，容易耗伤正气。正虚邪恋，以致尖锐湿疣容易复发，难以根治。

1. 房事不节　男女婚外性生活或性滥交或多个性伴侣是导致尖锐湿疣发生的主要原因。由于不洁的性生活容易从外感受湿热淫毒之邪。病邪由外阴皮肤黏膜侵入机体，引起肝经下焦湿热郁阻，气血不和。湿热毒邪搏结积聚于外阴皮肤腠理而成臊疣。

2. 间接接触污秽物品　尖锐湿疣亦可由于外阴皮肤黏膜接触了有毒邪的污秽之物品而感染，例如有毒邪的浴巾、浴缸、内衣裤、医疗用品等。

3. 正虚邪恋　由于湿毒之邪为阴邪，其性黏滞，侵入机体后缠绵难去，且易耗伤正气，以致正虚邪恋，外阴皮肤黏膜的尖锐湿疣容易复发，难以根除。

【诊断】

（一）临床表现

本病几乎发生于任何年龄，以 20 ～ 40 岁的性活跃者发病率最高，男性稍多于女性，宫颈尖锐湿疣的年龄分布从一般 15 ～ 69 岁，高峰在 20 ～ 25 岁。70%宫颈尖锐湿疣患者发生在 30 岁以下，且平均年龄较宫颈间变、宫颈上皮内癌变及浸润性宫颈癌的平均年龄低。

该病潜伏期一般从 2 周至 8 个月，平均为 3 个月，由于潜伏期较长，在此期间往往有多次性行为，故确切的感染日期很难明确。

尖锐湿疣除发于生殖器外，腋窝、脐、乳房、口腔、咽喉等部位也可以发生。男性常见于包皮系带、龟头、尿道口，亦可见于阴茎体、阴茎根及阴囊（附图 71）。同性恋者，发于肛周、直肠，但也有少数人未发生过肛交也患肛周尖锐湿疣。女性好发于阴道口、大小阴唇、阴蒂、尿道口、肛周、会阴，亦可发生在阴道内、宫颈（附图 72）。

初期多表现为淡红色或皮色丘疹状，渐渐增大、增多，融合成乳头状、菜花状或鸡冠状增生物，根部可有蒂，疣体表面呈白色、污灰色或粉红色；有的疣体可呈现条索状、蕈状或手指状。少数病例疣体过度增生，成为巨大尖锐湿疣。妊娠期尖锐湿疣生长快，可能与雌激素增高有关。大多数尖锐湿疣无自觉症状，仅少部分有瘙痒感；发生糜烂感染时可有灼痛或恶臭；肛门、直肠、子宫颈尖锐湿疣可有疼痛或性交痛和白带增多。

（二）辅助检查

1. 醋酸白试验　将 5%的醋酸溶液用棉拭子涂布于皮损上，5 分钟后观察，HPV感染部位出现均匀一致的白色改变，边界清楚。对临床可疑损害及周围不可见的亚临床感染灶的诊断有一定帮助。但该方法特异性不高，有些慢性炎症，如念珠菌性外阴炎、生殖器部位外伤和非特异性炎症均可出现假阳性结果。

2. 细胞学检查　用阴道或宫颈疣组织涂片，做巴氏染色，可见到两种细胞，即空泡化细胞及角化不良细胞同时存在，对尖锐湿疣有诊断价值。

3. 组织学病理检查　如在棘层上方及颗粒层出现空泡化细胞，是诊断 HPV 感染的主要依据，但未出现空泡细胞也不能排除尖锐湿疣。

4. 免疫学试验　采用抗 HPV 蛋白的抗体检测病变组织中的 HPV 抗原，目前已有能检测不同型别的抗体，检测 HPV 免疫学方法有免疫荧光法、过氧化物酶-抗过氧化物酶（PAP）法、亲和素-生物素法等。这些试验虽然不需要复杂的设备条件，可在大多数临床化验室开展，但它们敏感性低，检出率仅为50%左右。

5. 核酸杂交试验 是检测HPV感染最为重要的进展，核酸杂交法包括斑点印迹法、组织原位杂交法、核酸印迹法等，这些方法检出的敏感性和特异性均很高，一般没有假阳性，其中原位分子杂交法可进行感染组织定位观察，是诊断HPV感染的敏感而可靠的方法，但技术操作过程较烦琐，且需要一定的实验室条件，目前临床上不能普遍开展。

6. 聚合酶链反应（PCR） 对HPV目的DNA进行体外扩增是目前检出HPV感染最敏感的方法，又可以做型特异性分析，具有敏感性高、方法简便快速的特点。已在临床上广泛应用。

【鉴别诊断】

1. 女性假性湿疣 又称绒毛状小阴唇。为一种良性乳头瘤，常见于青年女性。皮疹特点是双小阴唇内侧对称性（偶有不对称）鱼卵状或丝状增生性改变，均匀分布，无自觉症状或有微痒不适。长时间不增大不发展，无传染性。

2. 冠状沟珍珠样疹 发生于男性冠状沟的一种良性上皮增生。皮疹细小呈珍珠状或半球形，半透明，表面光滑发亮，均匀排列，无自觉症状，长时间不增大不发展，无传染性。临床上约有10%的男性有本病，一般无须治疗。

3. 扁平湿疣 是二期梅毒的一种皮损表现。发生在外阴肛门部位，呈浸润性的扁平隆起斑块或丘疹，表面灰白较多分泌物，基底宽广，不痛不痒。取分泌物暗视野检查可找到螺旋体，梅毒血清学检测阳性。

4. 传染性软疣 由传染性软疣病毒所引起。皮损特点为半球状隆起的丘疹，表面光滑有蜡样光泽，中央脐窝状，成熟的皮损可从中央挤出凝乳状的软疣小体。有传染性。

5. 生殖器鲍恩样丘疹病 本病在病理上很像鳞状细胞原位癌（鲍恩病），发病与HPV16、HPV18感染有关。皮损为紫色或棕红色丘疹或斑块，单个或多个，无自觉症状或微痒。病理活检可确诊。

6. 皮脂腺增生和异位 为皮脂腺的异常发育和增生。多见于女性大小阴唇、男性包皮，包括阴茎或阴阜部位，皮损为芝麻大或米粒大的淡黄色结节丘疹，群集分布，不融合，无自觉症状。

7. 系带旁腺增生 发生于男性的阴茎系带两侧，为对称单个芝麻大或针尖大丘疹，粉红色，无自觉症状，长时间不增大。

8. 生殖器癌 浸润性的结节肿块，易溃烂，溃疡基底坚硬，分泌物恶臭，易出血，活检可以确诊。

9. 处女膜肥厚增生 见于未婚或已婚青年女性，处女膜增厚过长，常露出小阴唇外，患者自觉不适，有异物感或伴瘙痒。

【治疗】

中医药治疗本病以解毒散结除湿，化瘀祛疣为总则，外治多选用杀虫除湿、解毒清热、活血化瘀、腐蚀赘疣的中药浸洗或点涂腐疣，具有副反应小，复发率低等优点。

（一）辨证论治

尖锐湿疣临床上中医分为湿毒聚结和脾虚毒蕴两型进行治疗。湿毒聚结型以燥湿清热、解毒祛邪为主；脾虚毒蕴以健脾益气、利湿解毒、扶正祛邪为主。

1. 湿毒聚结

症状：外阴肛门皮肤黏膜柔软赘生物呈菜花状或鸡冠状，表面灰白湿润或粉红滑润，或伴有瘙痒不适。女性白带增多色黄。口干口苦，大便干结或稀烂不畅，尿黄。舌红苔黄或黄腻，脉滑或濡细。

治法：燥湿清热，解毒散结。

方药：燥湿解毒除疣方。

2. 脾虚毒蕴

症状：外阴肛门尖锐湿疣反复发作，屡治不愈，体弱肢倦，声低食少，大便溏烂，小便清长或女性白带多而清稀。舌质淡胖，苔白，脉细弱。

治法：益气健脾，化湿解毒。

方药：参芪扶正方。

（二）外治法

尖锐湿疣的治疗临床上一般以外治法为主。外治的目的主要有两个，一是去除肉眼可见的增生性疣体，二是从外清除残留和潜伏的湿热毒邪。对于反复发作的尖锐湿疣，治疗又当内外合治，从内扶正祛邪，防止尖锐湿疣复发。

1. 非手术治疗

（1）CO_2 激光首选，目前已广泛应用，适用于任何部位的尖锐湿疣，多发性疣及角化疣。（附图73）

（2）局部药物治疗有20％足叶草酯、0.5％足叶草酯毒素（鬼臼毒素）、1％酞丁安、5％氟尿嘧啶软膏、5％咪喹莫特乳膏、30％～50％三氯醋酸溶液或0.5％疱疹净霜等，直接点涂疣体使之枯萎脱落。全身治疗一般是在局部治疗的同时配合全身性用药治疗，常用干扰素、胸腺素和抗病毒药物。

（3）微波治疗术适用于位于尿道内、肛周、宫颈的解剖位置狭窄和深在的尖锐湿疣。

（4）冷冻术一般采用液氮冷冻。适用于外生殖器疣、肛周疣的疣体不太大或不太广泛的患者。

（5）电灼用高频电刀或电针烧灼。适用于外生殖器的单发、体积较小、带蒂或丘疹性疣。

（6）刮除或剪除术适应于数目少，病损小的疣。

（7）火针局麻下用火针从疣体顶部直刺至疣体基底部，视疣体大小每个疣体1～3次，直至脱落。

（8）疣体注射用中药莪术注射液或消痔灵注射液直接注射于疣体，使疣体枯萎坏死脱落。

（9）灸法局麻后，将艾炷放在疣体上点燃任其烧尽，视疣体大小每次1～3炷，每天1次，至疣体脱落。

（10）肛管内和尿道内较深的尖锐湿疣，可采用钬激光或YAG激光进行治疗。近年应用光动力方法治疗肛门、尿道口、宫颈口尖锐湿疣疗效肯定。

（11）艾拉-光动力疗法：皮损刮除或激光去除后，外敷光敏剂3～4小时后照光20分钟左右。虽然近年应用光动力方法治疗肛门、尿道口、宫颈口尖锐湿疣疗效肯定，但联合治疗可减少复发（附图74）。

（12）中药外治法，具体有以下5种方法。

①明矾10g，黄柏20g，苦参20g，川椒20g，木贼30g，香附30g，虎杖30g，紫草30g，煎水2000mL，坐浴，温洗半小时，每日两次。

②板蓝根、苦参、生香附、木贼、露蜂房各250g，共置容器内，加水500mL，文火煎1小时，去渣过滤，剩下药渣约200mL，兑入陈醋500mL，制成疣灵搽剂。用棉签蘸药外搽，每天3～5次，两周为1疗程。

③鸦胆子制剂。常用单味鸦胆子或鸦胆子的复方制成油剂、糊剂、软膏直接点涂疣体使之枯萎脱落。有一定的刺激性，要注意掌握鸦胆子的分量和使用方法。

④水晶膏。石灰水、糯米各适量。将糯米放于石灰水中浸泡24～36小时，取糯米捣烂成膏备用，使用时将膏直接涂在疣体上，每天1次，直至疣体脱落。要注意保护好周围正常皮肤。

⑤湿疣外洗方。虎杖30g，龙胆草30g，大黄30g，赤芍20g，石榴皮30g，枯矾20g，莪术30g，紫草30g，水煎成2000mL，微温擦洗疣体15～20分钟，每天1～2次。

2.手术治疗 适用于巨大、孤立尖锐湿疣的切除，术后应配合其他治疗减少复发。

【疗法选择、时机把握】

目前治疗尖锐湿疣的方法比较多，包括西医中医的方法不下十多种。如 CO_2 激光、微波、电灼、冷冻、光动力、手术切除和化学腐蚀性药物点涂、中药内服、中药外洗、局部针剂注射等。治疗方法的选择，根据疣体的部位、大小，患者体质状况、经济条件，病程长短等实际情况而定。一个总的原则是最好中西医相结合和内外治疗相结合。例如疣体较大的可考虑首选 CO_2 激光或手术切除治疗；疣体较小的可考虑用电灼或点涂药治疗；疣体去除后配合局部中药外洗和中药内服。建议早期采用清热燥湿散结的方案攻邪，后期配合益气药扶助正气，并配合中药外洗直接作用病灶。从内外的两方面结合进行治疗，能取得更好的疗效。

【预防】

1. 避免婚外不洁性行为，防止性接触感染。

2. 治疗期间最好使用一次性内裤。夫妻双方有尖锐湿疣的要同时治疗，并在治疗期间忌性生活。治疗后 3 个月内性生活要使用避孕套。

3. 治疗期间和治疗后 3 个月可经常用中药薏苡仁煲汤，每次 50～100g，有预防和辅助治疗作用。

【预后】

大量的研究证明，目前的各种治疗方法都较难根除 HPV，有效率在 20%～94% 之间，但复发率较高，通常 3 个月内最低复发率为 25%。治疗目的是去除外生疣，改善症状和体征，减少复发，逐步清除 HPV。经过积极治疗，大多数患者可以完全治愈，预后良好。

HPV 的感染及外生疣与宫颈癌、鳞状上皮癌（如原位鳞癌、鲍恩样丘疹病、生殖器鲍恩病）相关。

（裴悦　王芳）

第二十五节　日晒伤

日晒伤是指由于过度强烈的日光照射引起的照射处皮肤急性炎症性反应，又称日光皮炎，为正常皮肤过度接受 UVB 后产生的急性炎症性反应，其反应的强度与光线强弱、照射时间、个体肤色、体质、种族等有关。好发于浅色皮肤的人或长期室内工作者，突然参加室外活动，如钓鱼、旅行、野炊等。

【病因】

本病的作用光谱主要是 UVB，紫外线辐射使真皮内多种细胞释放组胺、5- 羟色胺、激肽等炎症递质，使真皮内血管扩张、渗透性增加。

【临床表现】

强烈日晒后，在数小时内或次日，被晒的部位皮肤出现边界清楚的鲜红色水肿性红斑（附图 75）。并有灼热感及刺痛，严重者可出现水疱（附图 76）。随后水疱破裂、糜烂。在日晒后 12 ～ 24 小时，症状达到极点。病情较轻的，红斑及灼痛在数天后开始消退，继发成片的鳞屑及较深的色素沉着斑。症状严重的患者，除了被晒处显著红肿外，还可发生水疱、大疱，灼痛剧烈，衣服摩擦时疼痛难忍。有些人除了发生严重的皮炎外，还伴有恶心、呕吐、发热、心率加快，甚至于休克的中暑症状。

【辅助检查】

日晒伤的特征性组织病理改变是出现晒斑细胞，表现为棘细胞层部分细胞胞质均匀一致，嗜酸性染色，胞质深染，核固缩甚至消失。

【诊断】

根据日晒后局部皮肤出现边界清楚的红斑、水肿或水疱，愈后留有色素沉着斑，自觉灼热、疼痛感，一般诊断不难。

【鉴别诊断】

本病应与刺激性接触性皮炎进行鉴别，后者有较明确的接触刺激物史，与日晒无关，可发生于任何季节，皮损发生于刺激物接触处。

【治疗】

（一）辨证论治

1. 热毒外侵证

症状：暴晒位置皮肤潮红、肿胀、红斑、丘疹，自觉刺痛、灼热、瘙痒；可伴有口干欲饮，大便干结，小便短赤；舌红，苔薄黄，脉数。

治法：清热解毒，凉血消斑。

方药：黄连解毒汤合凉血地黄汤加减。常用黄芩、黄连、黄柏、栀子、川芎、当归、赤芍、生地黄、茯苓、地榆、人参、石膏、水牛角、天花粉、甘草等。

2. 湿毒蕴结证

症状：暴晒位置皮肤出现红斑、水疱或大疱，破后流滋、糜烂结痂，自觉灼热、刺痛、瘙痒；伴身热、神疲乏力、食欲不振、口不渴或喝不多饮；舌红，苔薄黄或腻，脉濡或滑数。

治法：清热解毒，健脾除湿。

方药：清脾除湿饮或五皮饮加减。常用白术、赤茯苓、山栀、茵陈、麦冬、生地黄、黄芩、枳壳、苍术、泽泻、连翘、玄明粉、生薏苡仁、生姜皮、滑石、桑白皮、地骨皮、白鲜皮、牡丹皮、马齿苋、甘草等。

（二）外治法

中药塌渍（湿敷法）：选用马齿苋等中药煎煮隔渣取汁，纱布浸入药水敷于患部，每日 4～5 次。

中药外搽：根据患者皮损特点可选用三黄洗剂、四黄洗剂、四黄膏等中药水剂、油膏或散剂等。

中药冷喷：用清热解毒类中药汁液配制的溶液，经医用超声雾化设备或负离子冷喷机对患处进行治疗。

大面积采用烧伤创疡再生医疗技术（MEBT/MEBO 技术），该技术是徐荣祥教授根据传统医学理、法、方、药整体辨证系统，反复研究并研制出湿润烧伤膏与暴露疗法相结合，称为湿润暴露疗法。湿润烧伤膏（美宝MEBO）的主要成分为黄连、黄柏、黄芩、地龙、罂粟壳，这些中药成分有可清热解毒，止痛生肌的功效。湿润烧伤膏中还对末梢血管及肌肉具有一定的保护和治疗作用，促进皮肤毛细血管的血液循环，增强其抵抗力，有抗炎抗变态反应，抑菌抗病毒等作用。湿润烧伤膏可以阻止创面水分过度蒸发，降低局部皮肤应激反应，改善皮肤微循环，同时在湿润环境下可以产生抗菌抑菌作用，提供创面修复必需的多糖、脂肪、脂肪酸、蛋白质、氨基酸及维生素等营养物质，有利于修复皮肤屏障。治疗前先用生理盐水将创面冲洗干净，疱液低位引流，将美宝湿润烧伤膏均匀涂抹于日晒后的创面，药膏厚度约 1mm，每 4 小时清除一次创面渗出物及残留药物，补充新药膏，避免创面干燥，直至创面愈合。每天需要补充充足的水分。

（三）其他疗法

体针法：取天柱、风池、风门、肺俞、合谷、太冲、曲池等，施平补平泻法，不留针，再取百会、尺泽、足三里用补法。留针 20 分钟。每日 1 次。

放血疗法：可采用三棱针耳尖放血泻火解毒。用 75% 的乙醇棉球消毒耳尖皮肤，用三棱针对准耳郭上方的尖端处，左手揉按使局部充血，右手持针速刺，用乙醇棉球擦拭其针孔，左手反复挤压，如此数次，使出血量达 5 滴即可。

外轻型仅有皮肤水肿型红斑者用药，如炉甘石洗剂、氧化锌油、湿润烧伤膏等。

有严重的急性皮炎时，最好用3%硼酸溶液，即可使患者舒适。糖皮质激素类药物配制的洗剂、喷雾剂或霜剂可使炎症及疼痛减轻。0.1%吲哚美辛的乙醇溶液可以涂擦，有人认为吲哚美辛可在皮内抑制前列腺素合成酶，而能阻止前列腺素E的形成，从而阻止 UVB 引起红斑。

（四）系统治疗

轻者可选择抗组胺药，晒伤严重时，可口服泼尼松等糖皮质激素类药物，阿司匹林可使疼痛减轻。

【疗法选择、时机把握】

根据日晒伤的严重程度，轻者给予局部治疗；严重者须注意全身系统反应，给予系统治疗，如抗休克、维持内环境稳定及对症处理。

【预防】

1.适当参加户外活动或体育锻炼，逐渐增加皮肤对日光的耐受能力。

2.避免长时间在强烈日光下工作，避免曝晒，紫外线强烈时可使用防晒霜或打伞、戴宽边帽子及着长袖衫等防晒措施。

【预后】

轻症者，经积极预防及治疗预后良好，但需注意日光后诱发白癜风、荨麻疹、多形红斑、红斑狼疮等皮肤病或加重原有皮肤病。全身反应明显甚至出现休克、神昏、谵妄等症状的患者，需及早积极系统治疗，否则可能会导致脏器功能损伤，甚至死亡。

（吴树毅　何仁亮）

第二十六节　冻疮

冻疮是机体受到寒冷侵袭后，发生在末梢部位的局限性红斑炎症性疾病。

【病因】

患者多有末梢循环较差，或手足多汗的体质。受寒后小动脉收缩，组织缺氧导致细胞损伤；久之血管麻痹而扩张，静脉瘀血，毛细血管扩张，渗透性增加，血浆渗入组织间隙而发病。自主神经功能紊乱、营养不良、贫血、内分泌障碍、慢性中毒或感染、鞋袜过紧和缺乏运动等均可诱发或加重病情。

【临床表现】

常见于儿童、妇女、缺少活动或末梢血液循环不良的人，初冬及早春季节多见。好发于手指、手背、足趾、足背、足跟、面颊、耳郭、鼻尖等肢端和暴露部位，皮损为局限性红色或紫红色瘀血性水肿性红斑，境界不清（附图 77 ～ 78），压之退色，触之冰凉，损害严重者可发生水疱，破溃后形成糜烂或溃疡，愈合后留有色素沉着或瘢痕。有痒感，受热后加剧。天气转暖后可自愈，来年容易在同一部位反复发作。

【辅助检查】

病理表现是一种淋巴细胞性血管炎，淋巴浸润累及血管壁，但血管壁中可有或无纤维蛋白，汗腺的炎症存在提示特发性冻疮重叠狼疮性冻疮。

【诊断】

根据冬季发病，外露部位水肿性紫红斑，诊断不难。

【鉴别诊断】

多形红斑 有前驱症状，皮疹为多形性，常有特殊虹膜样损害。有时见于面部、臀、口腔等处。

【治疗】

（一）辨证论治

1. 寒凝血瘀

症状：皮肤麻木冷痛，肤色青紫或暗红，肿胀结块，或有水疱，发痒，手足清冷；舌淡，苔白，脉沉或沉细。

治法：温经散寒，活血通脉。

方药：当归四逆汤或桂枝加当归汤加减。可加黄芪、丹参、红花。

2. 寒盛阳衰证

症状：时时寒战，四肢厥冷，感觉麻木，幻觉幻视，意识模糊，蜷卧嗜睡，呼吸微弱，甚则神志不清；舌淡紫苔白，脉微欲绝。

治法：回阳救逆，散寒通脉。

方药：四逆加人参汤或参附汤加味。常用附子、干姜、炙甘草、人参等。

3. 寒凝化热证

症状：皮肤局部坏死，溃烂流脓，四周红肿色暗，疼痛加重；伴发热口干；舌红，苔黄，脉数。

治法：清热解毒，活血止痛。

方药：四妙勇安汤加减。热盛加蒲公英、石膏；气虚加黄芪；疼痛甚者加延胡索、川楝子、炙乳香、炙没药等。

4.气血两虚

症状：患处暗红微肿，疼痛，或皮肤溃烂腐臭，脓水淋沥，筋骨暴露，或伴神疲体倦，气短懒言，面色少华，头晕；舌淡，苔白，脉细弱或虚大无力。

治法：益气养血，祛瘀通脉。

方药：十全大补汤、人参养荣汤或八珍汤合桂枝汤加减。常用人参、茯苓、白术、炙甘草、川芎、当归、白芍、熟地黄、黄芪、肉桂、生姜、大枣、陈皮、五味子等。

（二）外治法

早期红肿者可用紫草、艾叶、虎杖、花椒、甘草等煎水温洗，每日 1～2 次，每次约 20 分钟；冻疮为破溃时，可用桂枝酊（桂枝 30g 浸泡于 75% 乙醇中 7 天）外涂。

采用湿润暴露疗法：对于皮肤红斑可直接外涂美宝湿润烧伤膏，每 4～6 小时一次。皮肤出现糜烂及水疱时予水疱引流，保留疱皮，外用美宝湿润烧伤膏，纱块保护创面，每日换药 1～2 次。对于形成溃疡时，可配合蚕食疗法或手术清创等外科手段去除坏死组织，创面外用美宝湿润烧伤膏，并制成油纱覆盖创面，每日换药 1～2 次。

（三）其他疗法

在天气转凉之前，先在易受冻部位擦凡士林或其他油脂类，起到保护皮肤的作用。若冻疮皮损无破溃，可用促进血液循环的药物，如 10% 樟脑醑或辣椒酊局部揉擦。外用多磺酸黏多糖乳膏（喜疗妥）也有较好的疗效，能达到抗炎、促进水肿和血肿吸收、抑制血栓形成和生长、促进局部血液循环和刺激受损组织再生的作用。已成溃疡时，应用红霉素软膏、莫匹罗星软膏防治感染。另外，市售冻疮膏、貂油防冻治裂膏都有一定疗效。

物理治疗：红外线（包括远红外线）、氦氖激光、频谱仪等进行局部照射，都有加速皮损局部血液循环、促进皮肤组织修复的功效。但红外线（包括远红外线）由于局部产热，也有可能加速局部组织耗氧，导致组织缺氧的可能。

（四）系统治疗

血管扩张剂如烟酰胺 50～100mg，3 次/日，或硝苯地平 10～20mg，3 次/日，以达到扩张血管、改善局部血液循环的目的。也可采用丹参 20mL 或脉络宁 20mL 加低分子右旋糖酐 500mL 静脉输注，有扩张血管、增加血流和溶解血栓的作用。此外，维生素 E、维生素 C 等也可应用。

【疗法选择、时机把握】

评估冻伤的面积与严重程度，轻冻伤以复温保暖、创面治疗为主，预防继发感染。严重全身冻伤复温后出现休克者，要积极抗休克、抗感染和维持内环境稳定等系统治疗，积极创面处理，尽可能早日封闭创面，减少瘢痕形成。

【预防】

做好防寒保暖，可涂防冻霜，适当活动，促进血液循环。

【预后】

轻冻伤经治疗预后良好。严重冻伤患者需要面对休克难关、感染难关。

（吴树毅　何仁亮）

第二十七节　烧伤

烧伤系由热力、电流、化学物质、放射线等所致的组织损伤。通常说的烧伤即指热力造成的热烧伤，致伤原因包括沸液（水、汤、油）、蒸汽、高热气体、火焰、炽热金属（液体或固体）等。由电流、化学物质、放射线等造成的烧伤，统称为特殊原因烧伤。

烧伤是常见的外伤，属于开放型的病理损害。烧伤可发生于日常生活、生产建设活动、自然灾害、突发事件及战争。

一、热力烧伤

【病因】

热力烧伤包括火焰、炽热金属所致的烧伤，也包括各种热液、蒸汽所致的烫伤。无论平时还是战时，热力烧伤最多见，占各种烧伤原因的 85%～90%。火焰、炽热金属的温度高（高达 1000℃以上），系干热，对局部组织有烘烤作用，故损伤组织含水量减少，类似干性坏死。而热液、蒸汽的温度低（一般在 100℃上下），且系湿热，故损伤组织含水量仍较高，近似湿性坏死，由于深层坏死组织中含水量高，故更利于细菌滋生，感染发生较早。

【临床表现】

根据不同的烧伤深度，临床一般采用三度四分法，或者三度六分法。三度四分法分为Ⅰ度烧伤、Ⅱ度烧伤（浅Ⅱ度烧伤、深Ⅱ度烧伤）、Ⅲ度烧伤；三度六分法则是在三度四分法基础上将深Ⅱ度烧伤又分浅型和深型，Ⅲ度烧伤也分为浅型和深型。

（一）不同深度烧伤创面的临床特点

1.Ⅰ度烧伤 又称为红斑性烧伤，局部干燥、疼痛、微肿而红，无水疱（附图79）。3～5天后，局部由红转淡褐色，表皮皱缩、脱落，露出红嫩光滑的上皮面而愈合。

2.Ⅱ度烧伤

（1）浅Ⅱ度烧伤 局部红肿明显，有大小不一的水疱形成，内含淡黄色（有时为淡红色）澄清液体或含有蛋白凝固的胶状物（附图80）。将水疱剪破并掀开后，可见红润而潮湿的创面，质地较软，疼痛敏感，并可见无数扩张、充血的毛细血管网，表现为颗粒状或脉络状，伤后1～2天后更明显。在正常皮肤结构中，乳头层与网状层交界处有一血管网，称为皮肤浅部血管网，并由此发出分支伸入每个乳头内。浅Ⅱ度烧伤时，它们扩张充血，故临床表现为颗粒状或脉络状血管网。浅Ⅱ度烧伤波及乳头层时，多为脉络状血管网，少有颗粒状。

（2）深Ⅱ度烧伤 局部肿胀，表皮较白或棕黄（附图81），间或有较小的水疱。将坏死表皮去除后，创面微湿、微红或白中透红、红白相间，质较韧，感觉迟钝，温度降低，并可见粟粒大小的红色小点，或细小树枝状血管，伤后1～2天更明显。这是因为皮肤浅部血管网已凝固，所见红色小点为汗腺、毛囊周围毛细血管扩张充血所致。因此烧伤越浅，红色小点越明显；越深，则越模糊。少数细小血管，则系位于网状层内及网状层与皮下脂肪交界处的扩张充血或栓塞凝固的皮肤深部血管网。它们的出现，常表示深Ⅱ度烧伤较深。

3.Ⅲ度烧伤 又称为焦痂性烧伤，局部苍白、无水疱，丧失知觉、发凉。质韧似皮革（附图82）。透过焦痂常可见粗大血管网，与深Ⅱ度细而密的小血管迥然不同。此系皮下脂肪层中静脉充血或栓塞凝固所致，以四肢内侧皮肤较薄处多见。多在伤后即可出现，有时在伤后1～2天或更长时间出现，特别是烫伤所致的Ⅲ度烧伤，需待焦痂稍干燥后方才显出。焦痂的毛发易于拔除，拔除时无疼痛。若系沸水等所致的Ⅲ度烧伤，坏死表皮下有时有细小水疱，撕去水疱皮，基底呈白色，质较韧。甚至出现皮肤及软组织呈黄褐色、焦黄或炭化、干瘪，丧失知觉，活动受限。

（二）烧伤的临床分期

大面积深度烧伤的局部和全身反应均很严重，属全身性病变，其临床经过可分为三个阶段，即休克期、感染期和修复期。

【辅助检查】

根据病情严重程度，可完善血、尿、粪三大常规，电解质、血气分析、血糖、肝肾功能、心电图、细菌和真菌培养等相关检查。

【诊断】

根据明确的病史及典型临床表现不难诊断。

【鉴别诊断】

本病应与刺激性接触性皮炎进行鉴别，后者有较明确的接触刺激物史，与热力损伤无关，可发生于任何季节，皮损发生于刺激物接触处。

【治疗】

（一）内治法

1. 火毒伤津证

症状：烧伤后壮热烦躁，口干喜饮，便秘尿赤；舌红绛而干，苔黄或黄糙，或舌光无苔，脉洪数或弦细数。

治法：清热解毒，益气养阴。

方药：黄连解毒汤合白虎加人参汤加减。口干甚者加鲜石斛、天花粉；便秘加生大黄；尿赤加白茅根、淡竹叶等。

2. 阴伤阳脱证

症状：神疲倦卧，面色苍白，呼吸气微，表情淡漠，嗜睡，自汗肢冷，体温不升反低，尿少；全身或局部水肿，创面大量液体渗出；舌淡暗苔灰黑，或舌淡嫩无苔，脉微欲绝或虚大无力等。

治法：回阳救逆，益气护阴。

方药：四逆汤、参附汤合生脉散加味。冷汗淋漓加煅龙骨、煅牡蛎、黄芪、白芍、炙甘草。

3. 火毒内陷证

症状：壮热不退，口干唇燥，躁动不安，大便秘结，小便短赤；舌红绛而干，苔黄或黄糙，或焦干起刺，脉弦数等。若火毒传心，可见烦躁不安，神昏谵语；火毒传肺，可见呼吸气粗，鼻翼扇动，咳嗽痰鸣，痰中带血；火毒传肝，可见黄疸，双目上视，痉挛抽搐；若火毒传脾，可见腹胀便结，便溏黏臭，恶心呕吐，不思饮食，或有呕血、便血；火毒传肾，可见浮肿，尿血或尿闭。

治法：清营凉血，清热解毒。

方药：清营汤或犀角地黄汤加减。神昏谵语者，加服安宫牛黄丸或紫雪丹；气粗咳喘，加生石膏、知母、贝母、桔梗、鱼腥草、桑白皮、鲜芦根；抽搐，加羚羊角粉（冲）、钩藤、石决明；腹胀便秘、恶心呕吐，加大黄、玄明粉、枳实、厚朴、大腹皮、木香；呕血、便血，加地榆炭、侧柏炭、槐花炭、白及、三七、藕节炭；尿少或尿闭，加白茅根、车前子、淡竹叶、泽泻；血尿，加生地黄、大小蓟、黄柏炭、琥珀等。

4. 气血两虚证

症状：疾病后期，火毒渐退，低热或不发热，精神疲倦，气短懒言，形体消瘦，面色无华，食欲不振，自汗，盗汗；创面肉芽色淡，愈合迟缓；舌淡，苔薄白或薄黄，脉细弱。

治法：补气养血，兼清余毒。

方药：托里消毒散或八珍汤加金银花、黄芪。食欲不振，加神曲、麦芽、鸡内金、薏苡仁、砂仁。

5. 脾虚阴伤证

症状：疾病后期，火毒已退，脾胃虚弱，阴津耗损；面色萎黄，纳呆食少，腹胀便溏，口干少津，或口舌生糜；舌暗红而干，苔花剥或光滑无苔，脉细数。

治法：补气健脾，益胃养阴。

方药：益胃汤合参苓白术散加减。常用沙参、麦冬、生地黄、玉竹、白扁豆、白术、茯苓、甘草、桔梗、莲子、人参、山药、薏苡仁。

（二）外治法

轻度小面积的烧伤外治的药物较多，皮肤红肿，水疱未破溃时，可以用马齿苋、黄芩、大黄等水煎药液冷敷，然后外用京万红软膏、紫草油、美宝湿润烧伤膏或金黄膏等；在烧伤祛腐生肌阶段，可使用油性制剂，如清凉油乳剂、复黄生肌愈创油盖贴等。

大面积的采用湿润暴露疗法。湿润烧伤膏（美宝 MEBO）的主要成分为黄连、黄柏、黄芩、地龙、罂粟壳，这些中药成分有清热解毒、止痛生肌的功效。湿润烧伤膏中还对末梢血管及肌肉具有一定的保护和治疗作用，促进皮肤毛细血管的血液循环，增强其抵抗力，有抗炎抗变态反应，抑菌抗病毒等作用。湿润烧伤膏可以阻止创面水分过度蒸发，降低局部皮肤应激反应，改善皮肤微循环，同时在湿润环境下可以产生抗菌抑菌作用，提供创面修复必需的多糖、脂肪、脂肪酸、蛋白质、氨基酸及维生素等营养物质，有利于修复皮肤屏障。

应用美宝湿润烧伤膏时既要做到"三个及时"，即及时清理液化物，及时清理坏死组织，及时供药。又要达到"三不积留"，即创面上不积留坏死组织、不积留液化物、不积留多余的药膏。换药时需做到"三无原则"，即无损伤性地早期保护治疗创面，避免使用任何加重损伤或刺激创面的方法；无损伤性地液化排除坏死组织；无损伤性地再生修复皮肤，禁止使用任何刺激或损伤创面的药物。

1. Ⅰ度烧伤创面的处理　直接于创面外涂美宝湿润烧伤膏，厚度小于1mm，每天2～3次。

2. 浅Ⅱ度烧伤创面的处理　直接在烧伤创面上外涂美宝湿润烧伤膏；对于水疱，予低位剪破水疱引流，保留疱皮3～5天后去掉疱皮，涂药厚度小于1mm，每天换药4～6次，每次换药前应用无菌纱块将创面残留药物及渗出物拭净，一般一周左右修复创面。

3. 深Ⅱ度烧伤创面的处理　早期按浅Ⅱ度创面方法处理，5～6天后去掉腐皮，创面呈白色应继续涂药，厚度小于1mm，每4小时换药一次，逐渐可见创面有坏死组织液化物排出，换药前需将创面残留的药物及白色或乳黄色的液化物轻轻拭去后再涂药，直到坏死组织被完全液化排除，继续按上述方法治疗直至创面愈合，如果超过三周创面仍未愈合，表明为Ⅲ度创面，应按Ⅲ度创面的使用治疗方法继续治疗。

4. Ⅲ度烧伤创面的处理　小面积Ⅲ度烧伤创面，可用耕耘换药刀将已坏死的皮肤松解，然后按照深Ⅱ度创面处理方法进行规范治疗。较大面积的Ⅲ度创面，在患者生命体征平稳的情况下，可行外科手术削痂、清创行创面床准备后再予前述方法规范治疗，封闭创面。

5. 较小面积且不易暴露用药创面的处理　可进行暂时性包扎治疗，每12小时换药一次，换药时应将创面残留的药膏和代谢物清除，再外涂厚度约2mm的药膏进行包扎。

（三）其他治疗

1. 治疗原则

（1）保护烧伤病区，防止和消除外源性污染。

（2）防治低血容量休克。

（3）预防局部和全身性感染。

（4）用非手术和手术的方法促使创面早日愈合，尽量减少瘢痕增生所造成的功能障碍和畸形。

（5）对于轻度烧伤的治疗，主要是处理创面和防止局部感染，并可使用少量镇静药和口服饮料补充失液。

2. 创面处理

（1）烧伤属红斑性炎症反应，无须特殊处理，能自行消退。

（2）小面积浅Ⅱ度烧伤清创后，如水疱皮完整，应予保存，只需抽水疱液，消毒包扎，水疱皮可充当生物敷料，保护创面、减痛，且可加速创面愈合。如水疱已撕脱，可用无菌油性敷料包扎。

（3）深度烧伤由于坏死组织多，组织液化、细菌感染几难避免。早期外科手术能减少全身性感染发病率，提高大面积烧伤的治愈率，并缩短住院日。但是瘢痕形成及残废率也明显。

（4）大面积深度烧伤，烧伤的创面可分期分批进行修复。

（5）烧伤常见的几种植皮术。皮肤移植是临床应用最多的组织移植，包括异体和自体皮肤移植，主要用于修复皮肤与其下的组织缺损，以及矫正外部畸形等。自体皮肤移植常用的两类方法：游离皮片移植和皮瓣移植。

①大面积Ⅲ度烧伤的植皮术，是救治大面积Ⅲ度烧伤的有效方法，包括早期切、削痂与即时植皮，"切而不盖"的裸露创面将因体液丧失、创面干枯、感染而再显坏死，全身也将恶化。

②大张异体皮开洞嵌植自体皮。

③自体微粒植皮，即将有限的自体刃厚皮片剪成很小的微粒，最大不超过1.0mm，因粒小量多，不可能逐粒排放，可将微粒皮置于生理盐水中，微粒皮的表皮面可自然向上（因表皮轻，真皮重，真皮亲水，有面向水分的倾向）。然后用绸布转移法，将微粒皮转移到异体皮上，使微粒皮的真皮面朝向创面，连同异体皮移植于创面。

④网状皮片移植术：自体皮源相对充足，取中厚自体皮，以手工或机械均匀开洞，拉开成网状，可扩大1～3倍，缝合移植于创面。倍数大时，其上应覆盖异体皮。

在解决大面积Ⅲ度烧伤自体皮严重不足的问题，有研究如何延长异体皮的存活时间，还有体外培养人表皮细胞及含表皮细胞与真皮组织的复合皮，但尚待探索。

（四）全身治疗

1.综合防治烧伤休克。

2.抗感染。

3.免疫营养支持及调理：①代谢调理。②免疫调理治疗。

4.脏器功能支持与保护。

【疗法选择、时机把握】

评估烧伤的面积与严重程度，轻、中度或小面积烧伤以创面治疗为主，预防继发感染。重度或大面积烧伤者需要积极抗休克、抗感染和维持内环境稳定等系统治疗，积极创面处理，尽可能早日封闭创面，减少瘢痕形成。

【预防】

做好安全生产措施，安全用火用电，远离辐射源。

【预后】

轻、中度烧伤经治疗预后良好。重度大面积烧伤患者需要面对休克难关、感染难关及后期烧伤瘢痕处理，治疗过程风险较高，治疗难度大，花费大，可能面临肢体功能不全和生活质量下降等情况，需与患者做好知情沟通工作。

二、电烧伤

电烧伤是触电或雷击所引起的烧伤。由于皮肤角质电阻高，触电时产热可造成人口的电烧伤。电流通过皮肤后，即沿电阻低的体液、血管而行导致全身性损害，电流接地形成出口，称为电击伤。

【病因】

电烧伤分 3 种情况：电火花烧伤、电弧烧伤、电接触伤（电击伤）。

【临床表现】

1. 电烧伤休克　人体触电时，如电流强度和电压达到一定强度，特别是电流通过头部时，可立即发生神志丧失，甚至呼吸、心搏停止而处于"假死"状态。如及时抢救则多可恢复。

2. 电烧伤　触电后，电流通过人体的"入口"及"出口"烧伤最重，肢体的皱褶处（如肘、腋等处）也常有烧伤。典型的高压电烧伤创面的特点呈现三个同心损伤区：电流接触点中心呈现碳化，凹陷；中间为灰白色或黄色凝固坏死区，呈皮革样；外层为暗红色皮肤带，24～36 小时后进行性扩展，深部水肿加重。

【辅助检查】

1. 病史采集　了解病史，如电源电流、电压、电流进口接触时间、曾否发生电弧或电火花、着地情况、有无从高处坠落及在现场所采取的急救方法等。

2. 实验室检查　应行 X 线检查，应行心电图检查，取血测定动脉血气、pH 值、CPK 及血淀粉酶，留尿或导尿检查有无肌红蛋白、血红蛋白，CT、MRI 等检查。

【诊断】

1. 诊断要点

（1）有电接触或电烧伤病史、有明显的烧伤创面或"入口"及"出口"。诊断较为简单。

（2）高压电击伤的电流进口为一圆形的凹陷焦化损伤，进出口可能不止一个。

2. 临床分类 临床一般将电烧伤分为三类：一是接触性电烧伤；二是电火花（电弧）烧伤；三是触电后衣服及环境易燃物燃烧造成的烧伤。

【鉴别诊断】

需要认真询问病史和查体，鉴别真正的接触性电烧伤和电弧或衣物及周围易燃物引起的热烧伤。

【治疗】

1. 脱离电源 急救的第一步应使患者脱离电源，最妥善的方法是立即将电源电闸拉开，切断电源。如电源开关距现场太远或仓促间找不到电源开关，则应用干燥的木器、竹竿、扁担、橡胶制品、塑料制品等不导电物品将患者与电线或电器分开，或用木制长柄的刀斧砍断带电电线。帮助者切勿以手直接推拉，应注意自身安全。

2. 现场抢救 电烧伤的现场抢救是一非常紧迫的情况，必须争分夺秒地进行。现场抢救的主要目的在于维持患者人工呼吸与循环，争取进一步急救。主要措施有液体复苏、焦痂和筋膜切开减压术、抗感染。

3. 早期全身的处理 维持人体重要脏器的功能，尤其是肺、心、脑和肾的功能，防止多器官衰竭。

4. 创面处理

（1）电弧或电火花烧伤 因电流未通过人体，为体表的热损伤创面，处理与一般火焰烧伤相同。

（2）电接触烧伤 常伴有广泛深层组织的坏死。因此，既要积极清除坏死组织以防局部乃至全身性感染的发生，以及组织感染腐烂损及大血管引起大出血等并发症的发生，又要尽可能保留健康组织，以修复功能。

（3）常用皮瓣 ①随意皮瓣；②带蒂轴型皮瓣，肌皮瓣及筋膜皮瓣；③游离皮瓣、游离的大网膜和其他游离的复合组织瓣进行修复。

5. 中药外治法 采用湿润暴露疗法，可使用湿润烧伤膏。

6. 预防感染 感染成为严重烧伤的主要死亡原因，且发生局部或全身感染时治疗起来一般有一定的难度，因此感染的预防显得尤为重要。

【疗法选择、时机把握】

第一步应先脱离电源，现场基础生命支持，尽快转入高级生命支持，积极复苏。同时应抗感染治疗，维持水、电解质平衡及内环境稳定，注意心、肾、脑等器官功能损伤。后期评估坏死组织范围及深度，进行创面修复。

【预防】

公共教育，特别是对高危人群，如电力工人、建筑工人、工作环境高处有高压线的工人等。暴风雨中不要成为最高的物体；可以进入建筑物或汽车内避雷；如在野外可平躺在地上。电器要有可靠的接地，不要使用损坏、可能漏电的电力工具。

【预后】

烧伤创面少的患者主要取决于中枢神经系统的功能；严重烧伤的患者创面愈合后易发生功能障碍。常见并发症如下：①电弧伤者，意识丧失超过24小时难以完全康复；②低压电击伤者，持续的意识丧失预后不佳；③高压电击伤者，若肢体烧伤严重，难免截肢，上肢神经肌肉若严重损伤的结果是植物手；④可能的并发症有白内障、内脏损伤、精神神经疾病。因此，电烧伤者早期治疗对于功能恢复至关重要。

三、化学烧伤

化学烧伤是由于皮肤、黏膜等组织接触到化学物质，而引起的皮肤黏膜出现变性、坏死等病理性损害，有些化学物质还可经过皮肤黏膜或呼吸道吸收出现全身中毒症状。化学烧伤不同于一般热力烧伤，一是不同的化学物质烧伤其创面特征不同，二是可引起的全身中毒症状的性质、轻重也不同。引起化学烧伤的常见化学物质有以下几种：

酸性物质：硫酸、硝酸、盐酸、氢氟酸等无机酸类引起的化学烧伤临床上最常见，创面损伤重，而且氢氟酸烧伤多需急诊处理。

碱性物质：氢氧化钠、氢氧化钾烧伤为典型的碱烧伤，其次氢氧化铵（氨水）、氧化钙（生石灰）也可引起烧伤。

有些金属、类金属化学物质如黄磷、三氯化磷、三氯化铝也可引起化学烧伤，磷烧伤尚可引起心、肝、肺、肾等重要脏器损伤。

某些含氧有机化合物如苯酚、甲酚、甲醛、乙醛、丙醛等也可引起化学烧伤。

其他的化学物质如芥子气，多在战时引起烧伤，或战争残留化学武器引起烧伤。

【病因】

化学物质侵及人体后，可产生局部与全身损害。其损害的程度依药物的性质、剂量、浓度、接触的时间长短与面积大小，以及急救措施是否及时有效等有关。

1. 局部损害 化学物质的性能不同，局部损害的方式也不同。例如，酸凝固组织蛋白，碱则皂化脂肪组织；有的则毁坏组织的胶体状态，使细胞脱水或与组织蛋白结合；化学烧伤中眼及呼吸道的烧伤较一般火焰烧伤更为常见。化学烧伤的严重程度，除与浓度及作用时间有关外，更重要的是取决于该化学物质的性质。

2. 全身损害　化学烧伤的严重性不仅在于局部损害，更严重的是有些化学药物可从创面、正常皮肤、呼吸道、消化道黏膜等吸收，引起中毒和内脏继发性损伤，甚至死亡。有些化学物质（如苯等）可直接破坏红细胞，造成大量溶血，不仅使患者贫血，携氧功能发生障碍，而且增加肝、肾功能的负担与损害；有的则与血红蛋白结合成异性血红蛋白，发生严重缺氧；有的则可引起中毒性脑病、脑水肿、周围或中枢神经损害、骨髓抑制、心脏损害、消化道溃疡及大出血等。

【临床表现】

不同化学物质烧伤临床表现有一定的差异，以下分别论述。

1. 强酸烧伤　在工农业生产和日常生活中，酸烧伤是比较常见的，其中又以硫酸、盐酸、硝酸等强酸烧伤的发生率高。各种强酸烧伤的特点如下：

（1）硫酸烧伤　由于其脱水碳化作用，多形成黑色或棕色痂皮组织，呈"皮革样变"，痂皮越厚、越硬、凹陷越深，说明烧伤越深，反之较浅，可据此判断创面深度。

（2）盐酸烧伤　创面为灰棕色。由于酸性蛋白凝固层可保护深部组织，可阻止酸向深部浸润，因此以深Ⅱ度烧伤多见。

（3）硝酸烧伤　硝酸是一种易挥发有刺激性气味的无色液体，能与水以任意比例混合，同时放出热量。硝酸对皮肤黏膜产生强烈的腐蚀性，硝酸烧伤创面痂皮呈黄色。

（4）氢氟酸烧伤　创面有两个显著的特点：一是损伤重且进行性加深；二是顽固性剧烈疼痛。

2. 碱烧伤　以氢氧化钠烧伤为多见，且比较严重，具有碱烧伤的典型特征。其他的碱性物质如氨水、生石灰也可引起碱烧伤。氢氧化钠又称苛性钠，为白色不透明固体，易溶于水，广泛用于肥皂、造纸、印染、纺织、人造纤维、冶金、电镀及电解工业等。

3. 磷烧伤　磷包括黄磷、红磷、紫磷和黑磷4种异构体。磷烧伤创面多比较深，深度以Ⅲ度为主，有些可达肌肉、骨骼。黄磷烧伤燃烧的烟雾和磷酸通过呼吸道吸收，易引起磷中毒，导致全身各脏器的严重损害。

【辅助检查】

可参照"热力烧伤"和"电烧伤"节。

【诊断】

结合病史及临床表现一般不难诊断。

【鉴别诊断】

注意鉴别烧伤的化学物质种类及损伤途径和部位。

【治疗】

1. 一般处理原则 化学烧伤的处理原则，同一般烧伤。应迅速脱离现场，终止化学物质对机体的继续损害；采取有效解毒措施，防治中毒；进行全面体检和化学监测。

（1）脱离现场。

（2）头面部烧伤时，要注意眼、鼻、耳、口腔内的清洗。生理盐水冲洗，否则一般清水亦可。

（3）石灰烧伤时，在清洗前应将石灰去除，以免加水后石灰发热，加深创面损害。

（4）应用中和剂的问题，存有争论。最现实的是用大量流动水的持续冲洗。反对用中和剂的理由还有：①中和时可能产生热可加深创面的损害；②中和剂本身的刺激或毒性；③有时不是单一化学药品致伤等。

（5）防治中毒。有些化学物质可引起全身中毒，应严密观察病情变化，一旦发现有中毒可能时，应根据致伤因素的性质和病理损害的特点，选用相应的解毒剂或对抗剂治疗。

（6）维持人体重要脏器的功能，尤其是肺、心、脑和肾的功能，防止多器官衰竭。

2. 中药外治法 采用烧伤创疡再生医疗技术（MEBT/MEBO 技术），湿润暴露疗法，可使用湿润烧伤膏。

【疗法选择、时机把握】

首先遵循一般治疗原则，应迅速脱离现场，终止化学物质对机体的继续损害；采取有效解毒措施，防治中毒；进行全面体检和化学监测。对不同种类的化学物质烧伤按其对应的处置方案进行局部和全身的治疗。

【预防】

加强教育，安全生产，掌握危险化学品的操作程序，减少接触危险化学品的机会，做好防护措施，如穿防护服、戴防护手套、穿防护靴及佩戴护目镜或防护面屏，尤其注意对头面部和眼睛等部位的保护。

【预后】

预后与接触化学品的种类、部位及作用时间有关，轻症者经积极治疗预后良好。重症者可能会出现严重心、肺、肝、肾、脑等脏器功能损伤甚至死亡。

四、放射性烧伤

机体全身或局部放射线照射时，皮肤首当其冲。皮肤受射线作用而发上的损伤统称为皮肤放射损伤。皮肤放射性损伤包括急性放射损伤、慢性放射损伤和放射性皮肤癌。放射性烧伤主要是指皮肤的急性放射损伤，因为有许多方面与热力烧伤类同，故名放射性烧伤。

【病因】

射线——电离辐射，作为引起烧伤的一种特殊原因，能引起放射性烧伤的射线主要有 β、γ 和 X 线。

【临床表现】

1.分期　一般可分为四期：早期反应期、假愈期（又称潜伏期）、症状明显期、恢复期。

2.分度　放射性烧伤按其损伤严重程度可分为四度：脱毛反应、红斑反应、水疱反应、溃疡反应。

【辅助检查】

组织病理可见急性放射性损伤病变累及表皮和真皮，较严重者可累及皮下组织。

【诊断】

诊断的基本依据是受照射史和临床表现。

【鉴别诊断】

急性放射性皮肤损伤可与日晒伤或接触性皮炎相鉴别。慢性放射性皮肤损伤必须通过活检来与溃疡性皮肤癌如皮肤鳞状细胞癌、黑素瘤、皮肤基底细胞癌、汗管癌等相鉴别。

【治疗】

1.救治原则

（1）尽快脱离放射源，消除放射性沾染，避免再次接触受到照射。

（2）保护损伤部位，防止外伤及各种理化刺激，及时给予必要的保护性包扎。

（3）消除炎症，防止继发感染，促进组织再生修复。

（4）对不同程度的放射性烧伤采取不同的方法进行治疗，切除坏死组织，进行缝合、植皮或皮瓣修复。可主动的吸取热力烧伤的治疗经验。

（5）如同时有全身性放射损伤（放射病），应局部治疗与全身治疗结合进行。

2.治疗方案

（1）脱毛反应　预防继续受照，避免日光暴晒，一般不需医疗处理。

（2）红斑反应　在早期反应期和假愈期，受损局部涂以无刺激性的外用粉剂、乳剂或霜剂。

（3）水疱反应　在水疱出现以前，与处理红斑反应相似。发生水疱以后，按外科原则可分别采取包扎或暴露疗法。

（4）溃疡反应　可采取止痛、抗感染和必要外科处理的综合治疗。

3. 全身治疗　维持人体重要脏器的功能，尤其是肺、心、脑和肾的功能，防止多器官衰竭。

4. 创面处理

（1）急性皮肤放射性损伤　Ⅰ°与Ⅱ°损伤以保守治疗为主，Ⅲ°损伤宜采取手术治疗。

（2）慢性皮肤放射性损伤　对不同程度的损伤采取相应措施。可应用中草药泡洗。

（3）中药外治法　湿润暴露疗法：①对于Ⅰ°、浅Ⅱ°损伤可采用暴露疗法，外涂厚度约1mm的美宝湿润烧伤膏3～4次/天。②对于深Ⅱ°浅型损伤创面可采用暴露或包扎疗法，对张力不大、完整、散在的小水疱，一般采用暴露疗法，直接外涂厚度1mm的美宝湿润烧伤膏，可保留疱皮让水疱自行吸收干瘪；对于较大的水疱，可用包扎疗法，尽量不弄破水疱，在严格消毒下行低位穿刺排液，吸去疱液，保留疱皮，然后用MEBO油纱2～3层覆盖创面，无菌敷料包扎，每天换药2次。如果疱液浑浊，周围有明显炎症反应或水疱已破溃时，则要剪去疱皮，用MEBO及MEBO油纱两层覆盖创面，无菌敷料无压力包扎固定，每天换药2次，不必过勤换药，防止损伤新生上皮。对糜烂创面，处理方法同上。③深Ⅱ°深型以上损伤创面：用刀药结合或耕耘疗法，促使坏死组织尽早液化，无损伤排除，其他处理参照三度损伤创面。创面比较清洁者直接外用MEBO。创面有脓液或较多分泌物，用胜利盐水清洗，干无菌纱块沾干后再外涂MEBO。对骨骼外露的创面，可采用骨钻打孔引出骨髓，培养肉芽，再生出皮肤。手术可作为MEBT/MEBO技术治疗深Ⅱ°深型以上损伤创面的补充或延续，对一些创面经久不愈，特别是有癌变趋势者，或特别深的放射性溃疡伴有大血管、神经或骨骼外露者，甚至波及深部脏器者的早期治疗。

【疗法选择、时机把握】

尽快脱离放射源，消除放射性沾染，保护损伤部位，消除炎症，防止继发感染，促进组织再生修复。对急慢性和不同程度的放射性烧伤采取不同的方法进行局部和（或）全身治疗，切除坏死组织，进行缝合、植皮或皮瓣修复。

【预防】

放射性烧伤以预防为主，一方面应严格掌握放射治疗的适应证，能用其他方法治疗的皮肤病最好不用放疗，另一方面应严格掌握治疗剂量，密切观察治疗变化，如发生皮炎应立即停止治疗，并作定期随访。此外，应严格执行放射工作的操作规程，如加强放射工作人员的防护措施，定期体检。若发现从事 X 线工作的人员手部出现赘生物，应密切随访观察，以防癌变。

【预后】

轻度的或急性放射性烧伤经积极治疗预后良好。重度放射性烧伤预后可能不良，需注意全身情况，按"放射病"进行综合系统的治疗。慢性放射性烧伤需注意皮肤癌变的可能。

（吴树毅　何仁亮）

第二十八节　瘢痕疙瘩

瘢痕是人体创伤修复过程中的一种自然产物，在伤口的正常愈合过程中，胶原的合成与降解维持着一种平衡，当这种平衡被打破时则可能形成病理性瘢痕。瘢痕疙瘩是病理性瘢痕之一，继发于皮肤外伤或者自发形成的，是大量结缔组织增殖和透明变性而形成的过度增长，往往高出皮肤表面，成结节状、条索状或片状，边界清楚，不规则，质地坚韧，表面皮肤紧张，好发于胸前、肩背、下颌、面颊等部位。中医学称瘢痕疙瘩为"蟹足肿""肉蜈蚣"或"锯痕症"。

【病因】

中医学认为，瘢痕疙瘩与先天禀赋有关，加之后天饮食失节、情志所伤及外邪侵袭，素体湿毒或湿热内蕴，复受金刀、火毒所伤，余毒未净，外邪入侵肌肤，而导致气滞血瘀，脉络阻塞，日久而成。血瘀是主要的病机或关键环节。

现代医学认为，瘢痕疙瘩的发生与烧伤、创伤或未引起患者注意的极其轻微的损伤、感染与炎症、异物刺激、局部张力过大有关。发病机制尚未完全明确，与遗传、基因、成纤维细胞功能失常、胶原代谢障碍及细胞因子失调等多种因素有关，其中转化生长因子-β、白介素-6、间充质成纤维细胞、上皮细胞间质转化等在瘢痕疙瘩的发生及发展起到重要或关键作用。

【临床表现】

瘢痕疙瘩通常发生于上胸、胸骨前区或耳部，也可发生于背部、腹部、外阴或四肢等身体其他部位。在外伤后所形成的瘢痕上，坚硬而有弹性的结节或斑块逐渐发生，慢慢扩张而超出原瘢痕的范围，成为圆形、卵圆形、条状、带状或不规则的隆起，表面光滑萎缩并呈淡红色，少数患者没有外伤及瘢痕，损害在皮肤上"自然"出现。在早期瘢痕疙瘩与增生性瘢痕不容易区分，2～3个月后皮损的进一步表现即可说明其后的病程。

瘢痕疙瘩发生的部位不定，大小不等，形态各异，表面呈疣状增生，边缘一般都超过原病变范围而突出于基底界限外，向周围组织侵袭（附图 83），呈蟹足样，表面皮肤呈粉红色或紫红色，发亮，质硬如软骨，无弹性，缺乏自发性消退及血管化能力，日久以后，颜色往往变淡，和正常皮肤颜色差不多，或者变成苍白色（附图 84）。有的患者先有烧伤或创伤的瘢痕，以后可以发生范围较广的瘢痕疙瘩，有的患者尤其是成年男人的胸前容易发生损害（附图 85），往往向两侧伸出分支而像螃蟹足爪。损害发生于面部时能使容貌改变，发生于关节部位时能妨碍肢体伸屈。

瘢痕疙瘩容易受激惹而且过度敏感，患者常感觉到瘙痒或疼痛不适，甚至衣服压迫时即有明显的疼痛感。瘢痕疙瘩搔刮后容易破溃而继发感染，有时也可以因其中的皮脂腺和毛囊或毛发倒刺的炎症而导致脓肿、窦道等，形成经久不愈的溃疡（附图 86），甚至形成瘢痕癌。

【辅助检查】

病理组织学上病变位于真皮层，无包膜，与周围组织界限不清，血管周围有细小的胶原纤维增生形成的结节，成纤维细胞较多，胶原纤维错综排列，大都未成熟，以后这些纤维增多且透明样变，而血管逐渐减少，病变处缺乏弹力纤维。在真皮的最上部，有一层正常的结缔组织将表皮和瘤性纤维组织分开。瘢痕疙瘩与增生性瘢痕在组织学上仅是程度不同，早期难以区别。瘢痕疙瘩中可见幼稚成纤维细胞增生，同时肿胀的透明变性纤维很明显而且有丰富的黏液基质。

皮肤镜对辅助诊断有一定的帮助，镜下瘢痕疙瘩可见暗红色斑片，血管结构明显，在瘢痕评估方面，可通过采集瘢痕皮肤镜图像的 RGB 红度值及黑白化处理后的亮度值来评估血管和色素。

高频彩超下可见瘢痕疙瘩的表皮皮较正常表皮薄，真皮增厚，呈条索状低回声，基底部可见一光带与皮下组织分开，与周围组织分界不清，血流信号明显。

【诊断】

根据病史、典型的临床表现和病理检查不难诊断。

【鉴别诊断】

瘢痕疙瘩应注意和肥厚性瘢痕进行区别，早期两者无法鉴别，但是在程度上存在明显差异。肥厚性瘢痕表现为结缔组织显著增殖及透明变性而形成的过度增长，通常在受到创伤后3～4周发生，此时瘢痕隆起增厚，出现一境界清楚的斑块，淡红色或红色，有细小毛细血管扩张，之后持续或间断生长数月至数年，形成不规则外观，有时如蟹足状，一般生长数月后即停止发展，潮红消退，仍有自然退变的可能，退变期其纤维束可融合皱缩，且出现弹性纤维。此外，瘢痕疙瘩还需要与皮肤纤维瘤、纤维肉瘤、感染性肉芽肿等疾病鉴别，可借助病原学检查及病理检查等辅助检查进一步确定。

【治疗】

迄今，对本病尚无十分满意且安全的疗法。对病变的过度刺激，如摩擦、挤压、热水烫洗等，均可能加速病变增长或导致继发细菌等感染。治疗包括传统中医中药治疗和现代医学治疗。总体来说以局部治疗为主：外涂药物治疗、药物注射治疗、物理治疗、光电治疗、冷冻治疗、手术治疗和放射治等。但单一的治疗手段往往效果不佳，且复发率高，综合治疗可提高人群的治疗效果，降低人群复发率。

（一）辨证论治

1. 热毒瘀阻

症状：皮损单发或多发，皮色鲜红或紫红，质硬，表面可见粉刺、毛囊炎或脓疱，甚着破溃或流脓，瘙痒或疼痛明显；口干苦，小便黄赤，大便秘结；舌红，苔黄，脉弦、滑或数。

治法：清热解毒，活血化瘀，消肿散结。

方药：仙方活命饮加减。常用皂角刺、穿山甲（他药代）、当归尾、金银花、赤芍、乳香、没药、天花粉、防风、浙贝母、白芷、陈皮、甘草等。热毒重而局部红肿疼痛者，可加蒲公英、石膏、野菊花、连翘等，加强清热解毒之功；若见滋水淋沥，臭秽难闻等湿盛之象，可加薏苡仁、茵陈、苦参、萆薢；便秘者，加大黄。

2. 气滞血瘀

症状：皮损单发或多发，皮色黯红，质硬，局部刺痛，拒按，瘙痒轻；或胁肋胀闷不适，或性情急躁，舌暗红或有瘀斑，苔薄黄或薄白，脉弦或涩。

治法：理气活血，软坚散结。

方药：活血逐瘀汤加减。常用丹参、乌药、白僵蚕、三棱、莪术、白芥子、厚朴、橘红、土贝母、沉香等。若胀痛明显可见柴胡、延胡索、川楝子；刺痛明显者，可加三七、水蛭、蜈蚣、全虫等。

3. 气虚血瘀

症状：皮损单发或多发，皮色淡红，表面光滑，痒痛轻微；或疲乏无力，或活动后气短，或嗜睡懒言，或易出汗，或面色少华；舌淡暗或有瘀斑，苔薄白，脉弦细或沉细。

治法：益气养血，活血化瘀。

方药：补阳还五汤加减。常用黄芪、当归尾、赤芍、地龙、川芎、红花、桃仁等，其中可重用黄芪。若气短、乏力、自汗者，可加党参、白术、茯苓、山药、炒薏苡仁健脾益气；面色少华，头晕心悸者，可加熟地黄、阿胶、肉眼肉等养血补血。

（二）外治法

1. 古方

（1）灭瘢痕方（《太平圣惠方》） 鹰屎白、鸡屎白、白芷、当归等，取鸡屎白、白芷、当归油煎至色黄，再搅鹰屎白而得。

（2）灭瘢痕方（《备急千金要方》） 等量禹余粮、半夏研末，以鸡子黄和，使用时用新布擦拭瘢痕皮肤至色红后，再外抹中药。

2. 现代制剂

（1）黑布药膏（赵炳南） 药物有黑醋、五倍子、蜈蚣、蜂蜜、冰片等。

（2）复方芪参提取物 主要由黄芪总苷、黄芪多糖、丹酚酸三种组成，对瘢痕疙瘩的成纤维细胞的增殖、胶原合成及侵袭有抑制作用。

3. 中药注射 常用的药物有丹参注射液、川芎嗪注射液，用于瘢痕内注射。

4. 火针疗法 可采用中粗号（直径约 0.8mm）的火针对瘢痕进行围刺和散刺相结合，每针间隔 2～3mm，深以穿透瘢痕组织为度。疼痛明显者，火针后可留针并施行拔罐疗法。

（三）瘢痕内注射治疗

1. 糖皮质激素类药物瘢痕内注射 是目前最常选用的治疗方法。糖皮质激素注射最常用于瘢痕疙瘩最初阶段的治疗，可单独使用也可与其他方法联合使用，在临床上常与手术治疗联合使用。单独使用糖皮质激素注射的有效率是 50%～100%，复发率 9%～80%。糖皮质激素注射对处于生长期的瘢痕疙瘩效果最好，但对于陈旧性的瘢痕疙瘩仅能使瘢痕不同程度的变软变平，症状改善。常用的药物有复方倍他米松注射液、曲安奈德注射液。曲安奈德用法为：成人 1～2cm^2 瘢痕疙瘩用药每次 20～40mg，2～6cm^2 每次用药 40～80mg，最大剂量每次为 120mg，注射次数的多少与瘢痕大小及恢复情况成正比；也可根据患者的年龄和病变大小来决定注射的剂量，成人最大剂量每次 120mg，每月可重复注射一次，持续 4～6 个月。儿童用法为 1～5 岁最大每次剂量为 40mg；6～10 岁最大剂量为 80mg。由于醋酸曲安奈德颗粒大，容易沉淀，注射后极易形成钙化，因此临床选择颗粒小的琥珀酰曲安奈德注射液。复方倍他米松注射液是一种复方制剂，倍他米松皮损内注射通常剂量为 0.2mL/cm^2，所有注射部位复方倍他米松每月治疗剂量一般不超过 2mL。

2. 博来霉素瘢痕内注射 皮损内可多点注射 0.1mL 博来霉素（1.5IU/mL），且注射部位间隔 0.5cm，每月重复注射 1 次。

3. A 型肉毒毒素注射　注射用 A 型肉毒毒素可减少瘢痕的张力，抑制成纤维细胞的增生和促进成纤维细胞的凋亡。其治疗的时间点可根据情况分别于术前、术后即刻或术后长期的患者随访中。

4. 干扰素注射　具有增强瘢痕疙瘩的胶原酶活性，减少胶原和氨基葡聚糖的合成，诱导细胞凋亡的功能。干扰素还可通过抗增生等来改善真皮的纤维化。有研究表明，干扰素-γ 或干扰素-α2b 皮损内注射治疗瘢痕疙瘩及增生性瘢痕取得了较为满意的疗效，该药可使皮损减小、局部症状消失。

5. 碱性成纤维细胞生长因子　体外研究显示，该因子能抑制瘢痕疙瘩和正常成纤维细胞的胶原合成，减少胶原蛋白过量沉积。可能与该因子激活了胶原酶而降解胶原有关。

6. 钙离子拮抗剂　成纤维细胞的形状、细胞表型与细胞外基质蛋白的合成和降解密切相关。维拉帕米的用法是每点注射 0.2～0.5mL，使皮损发白微隆起，每次总量不超过 10mg，每个皮损可注射几个点，皮损过多过大者，应分次治疗，注射后用消毒纱布轻揉局部使药液均匀分布。该疗法每周 1 次，5 次为 1 疗程。

7. 氟尿嘧啶　有学者用氟尿嘧啶注射液皮损内注射治疗，方法是将治疗阶段分为治疗期和维持期。在治疗期内，所有瘢痕疙瘩充血、色红的患者均首先接受瘢痕内氟尿嘧啶注射。具体方法是将氟尿嘧啶（0.25g/10mL 针剂）加入到 2% 利多卡因注射液中，使其终浓度为 2～4mg/mL。混匀后用一次性 1mL 注射器均匀缓慢加压注射于瘢痕疙瘩全层。注射范围不宜超过皮损范围和过深（注入药量根据皮损大小而定）。每隔 2 周重复注射一次。治疗连续 3～6 次后，换用糖皮质激素曲安奈德（1 次 /2 周）或复方倍他米松注射液（1 次/月）局部注射。逐渐延长药物注射的间隔期，从 2 周一次，逐步过渡到每月、每两个月、每四个月和每半年注射一次等。氟尿嘧啶治疗瘢痕疙瘩的作用机制是通过抑制细胞 DNA 合成和掺入 RNA 干扰蛋白质合成来抑制细胞的增生。

8. 其他药物或细胞因子注射　平阳霉素、秋水仙碱、苯海拉明、玻璃酸酶等对瘢痕疙瘩均有一定的疗效。此外，富血小板血浆及纳米脂肪注射对治疗瘢痕疙瘩也有一定的进展。

（四）外用药物治疗

外用糖皮质激素软膏如醋酸地塞米松软膏厚涂于皮损，然后揉擦 1～2 分钟，每日 1～2 次，至病变变软、变平为止。该法对发生不久的瘢痕疙瘩疗效好，对陈旧性瘢痕疙瘩效果差。

维 A 酸类药物如 0.025%～0.1% 维 A 酸乳膏外涂于皮损后揉擦，每日 1～2 次。

该药的作用机制是干扰成纤维细胞的 DNA 合成、抑制其增生并阻止其合成胶原。有经验表明该药与糖皮质激素合用效果更佳。

此外，咪喹莫特、曲尼司特、他克莫司、硅凝胶、复方肝素钠尿囊素凝胶、积雪苷等抑制胶原蛋白的合成有抑制作用，可用于瘢痕疙瘩的治疗。

（五）激光治疗

1.585nm 及 595nm 的染料激光　该波长作用于氧合血红蛋白，破坏靶组织中的血管，减少瘢痕疙瘩的应用供给，促进瘢痕组织降解。治疗以血管变灰暗或出现轻度紫癜为终点，可每 2 周治疗一次。

2.1064nmNd　YAG 激光：1064nm 比 585nm 或 595nm 染料激光能穿透更深的组织，对瘢痕深部的血管有更好的作用。

3.点阵激光　包括 10600nm 点阵激光和 2940nm 点阵激光，通过局灶光热作用抑制瘢痕增生，启动胶原重排与新生，治疗模式包括人工点阵及随机点阵。二氧化碳点阵激光术后配合 MEBT/MEBO 皮肤再生技术治疗瘢痕疙瘩，由于损伤小、恢复快、复发率低已受到越来越多的专家的认可和推荐。

（六）光动力疗法

可以用微针或 CO_2 点阵激光在瘢痕表面预处理形成经皮给药通道，再均匀涂抹 20％ 的 5- 氨基酮戊酸溶液并予保鲜膜封包 3 小时，然后予 635nm 的光照射 20 分钟（ $80mW/cm^2$ ），光疗结束后局部可用冰袋冷敷缓解不适症状，可每 10 天治疗一次，治疗 4 次。

（七）压力疗法

压力疗法是用包扎或穿戴定制的瘢痕衣等给予瘢痕疙瘩施加压力来治疗的一种方法。压力疗法最早用于烧伤后瘢痕，长期使用会使瘢痕变平变软。该疗法的作用机制可能是：①压力造成局部组织相对缺血；②压力使血管内皮细胞退变；③压力使血流量减少。文献报道该疗法的有效率为 60％～ 85％，外科手术切除后加压疗法有效率 90％～ 100％。

（八）冷冻治疗

冷冻治疗瘢痕疙瘩的机制是可以引起细胞的损伤和微循环的紊乱，导致细胞缺氧，其直接的后果是组织坏死脱落，有效率为 51％～ 76％。冷冻对早期的增生性瘢痕治疗效果优于瘢痕疙瘩，不良反应有局部水泡、血泡，甚至局部溃疡、疼痛、色素沉着或色素脱失与轻度皮肤萎缩等。有报道显示，冷冻联合糖皮质激素皮损内注射治疗瘢痕疙瘩的有效率可上升至 84％。但是，单纯冷冻复发率也可达 40％～ 80％。

（九）放射治疗

利用射线治疗瘢痕疙瘩的机制，主要是通过电离辐射抑制或破坏成纤维细胞增生，减少胶原纤维合成与沉积。放射治疗有浅层 X 线照射、同位素或电子束等，多采用放射治疗。放射治疗可单独应用或与手术治疗联合应用，通常与手术治疗联合应用，即在手术切除瘢痕疙瘩后 24 小时内进行局部浅层 X 线放射治疗。有资料显示，单独放射治疗的有效率为 10%～79%，平均为 56%；手术切除瘢痕疙瘩辅以放射治疗要比单独放疗效果好，有效率为 25%～100%，平均为 76%。有关浅层 X 线放射治疗的剂量以 10～20GY 为宜（照射剂量每次 1～2GY，隔日 1 次，共计 10 次），但对剂量分割方式的研究不多。有研究结果显示，单次量 500～600CGY 组的疗效好于单次剂量 300～400CGY 组，而后者的疗效又好于常规分割放射治疗组。

（十）手术治疗

1. 目的与原则

（1）瘢痕疙瘩手术治疗的目的　去除感染灶，把大的变小，把厚的变薄，为其他治疗手段提供基础。

（2）瘢痕疙瘩的手术治疗原则　①选择合适的适应证。②坚持无菌无创原则。③彻底止血，封闭无效腔。④充分减张（包括内减张及外减张）。⑤术后辅助治疗，手术后 24～48 小时可联合放射治疗，也可与注射治疗、药物治疗或激光治疗等其他疗法联合应用。⑥术后使用抗瘢痕药物。⑦强化术后管理，定期随访（至少 2 年）。

2. 手术方式选择

（1）直接切除　对面积较小的皮损可直接切除，皮下改良减张缝合。

（2）皮瓣转移　瘢痕切除，对切除瘢痕后形成的创面，可作皮瓣或瘢痕瓣封闭创面（附图 87）。

（3）皮片移植　瘢痕切除，对切除瘢痕后形成的创面，可予自体或异体皮片移植封闭创面。为减少手术创伤带来新的瘢痕，也可以回植瘢痕皮（附图 88）。

（4）瘢痕核切除　为减少手术对周围组织的创伤，切除瘢痕内部增生的组织，保留足够的皮肤，减少张力和术后复发。

（5）皮肤扩张器　预置扩张器对皮肤组织进行扩张，瘢痕切除后利用扩张的多余皮肤组织封闭创面。

（6）环钻钻孔切除　利用直径 1～2mm 或 4mm 的环钻缩小或薄化瘢痕组织（附图 89）。

手术作为瘢痕疙瘩的重要治疗方式，尽管可以明显缩小和改善瘢痕疙瘩，但务必强调，手术的目的是去除感染灶，把大的变小，把厚的变薄，为其他治疗手段提供基础。因此，联合其他手段，加强长期管理是预防复发的重要环节。

（十一）其他疗法

1. 干细胞治疗　干细胞在生物医学中的研究日益受到重视。有研究提示，瘢痕组织中的表皮干细胞分化行为紊乱，造成瘢痕组织的表皮机械性能下降，可能在瘢痕的形成机制中充当重要角色。因此，进一步研究表皮干细胞增生分化潜能及其调控机制，通过改变创伤修复过程中细胞外微环境，激活表皮干细胞的增生分化潜能，防止皮肤组织创伤愈合后瘢痕增生，也许是未来治疗瘢痕疙瘩的途径之一。

2. 组织工程化人工皮肤　皮肤组织工程学是一门新兴学科，应用皮肤组织工程学技术产生的皮肤替代物主要有人工表皮、人工真皮和人工复合皮。人工表皮主要利用角质形成细胞构建细胞膜片，但存在着比较脆弱、容易破溃的缺点；人工真皮由人工支架和成纤维细胞构成，虽具有一定的弹性和韧度，但抗感染能力较差；复合人工皮包括表皮和真皮成分，结构上同天然皮肤近似，基本上具有了正常皮肤的功能，初步临床应用显示了极好的生物学特性。有学者利用角质形成细胞真皮基质抗原性较弱、生物相容性好的特点，在种植角质形成细胞和成纤维细胞治疗瘢痕中取得了一定进展。

【疗法选择、时机把握】

瘢痕疙瘩治疗棘手，治疗后复发率高。在拟定治疗计划时，首先要从患者利益考虑，理解患者的要求，并从实际出发，制订合适的个体化治疗方案，避免单一的、冒进的治疗。作者的建议是瘢痕疙瘩应早期预防和治疗。对皮损面积较小者，可采用外用药物治疗或瘢痕皮损内药物注射；对用该疗法治疗无效者或较大皮损则考虑采用手术切除后加放射治疗，其他疗法可酌情选用。应提请注意的是，上述所有疗法对患者的不利影响均应仔细考虑。此外，分阶段干预，坚持治疗及追踪随访才能保证患者的依从性和提高临床疗效。

【预防】

积极避免诱发因素，加强健康意识，注重个人皮肤的清洁与保护，平时注意避免皮肤创伤，及时治疗痤疮、毛囊炎、化脓性汗腺炎或其他感染性疾病，合理调整饮食结构，可多吃富含维生素或纤维素的果蔬，避免煎炸、易刺激、易致敏和肥腻、高糖、高蛋白的食物，规律作息，调整心态，树立正确的疾病观，相信科学，坚持治疗。

【预后】

瘢痕疙瘩目前尚无特效的治疗方法，科学饮食和作息，提高个人治疗的依从性和健康观念，规律治疗，可取得良好疗效。

（吴树毅　何仁亮）

第十一章

中医皮肤外科美容修复

中医皮肤外科的美容修复是针对一些损容性皮肤病的综合治疗。损容性皮肤病的治疗包括内治法和外治法，中医皮肤外科美容修复外治法涵盖传统特色外治疗法（药物、刮痧、推拿、针灸等）、物理疗法、化学疗法、注射、手术等治疗方法。

第一节　中药外治美容

中药外治法，即通过体表给药以治疗损美性疾病和缺陷的方法。外治法是中医美容学的重要组成部分。《理瀹骈文》说："外治之理，即内治之理，外治之药，即内治之药，所异者法耳。"其指出了外治与内治机理相同，但给药途径不同。中药外治法是运用中药制成不同的剂型作用于皮肤、黏膜、毛发等局部或全身体表，达到治疗目的的一种方法。在中医美容治疗中，内外兼治，标本兼顾可增强疗效，外治法对皮肤组织的修复发挥着不可缺少的作用。外治法在治则、给药方法、药物剂型上与内治法有所不同。中药外用一般有熏洗、湿敷、扑撒、涂擦、敷贴、喷雾、电离子或超声波透入等。

【常用治则】

（一）止痒法

止痒法是用祛邪止痒的药物制成各种外用药，作用于体表患处，达到止痒目的的治法。该疗法适用于瘙痒症。瘙痒是皮肤病常出现的自觉症状，是由于外感六淫之邪或虫毒等引起肌肤气血不和所致。或因血虚风燥，阴虚生风，肌肤失养而成。

1.代表方剂　三妙散、硫黄软膏、土槿皮酊、黄柏洗剂、青黛清凉膏等。

2.适应证　用于冻疮、湿疮、药毒、粉花疮、面游风等出现局部皮肤瘙痒的病症。

（二）清热解毒法

清热解毒法是将清热解毒类的药物制成不同剂型的外用药，作用于局部，达到清解局部热毒作用的治疗方法。该疗法适用于热毒证。凡热邪致病，热极化火成毒者，宜清热解毒。

1.代表方剂　如意金黄膏、金黄散、三黄散、玉露膏。

2.适应证　用于疮疡的阳证，症见局部红肿热痛。如冻疮、日晒疮、面游风、粉刺、药毒等病症。

（三）养血润肤法

养血润肤法是用养血润燥的药物制成软膏、油剂、面膜、霜剂等不同剂型的外用药作用于局部，从而达到养血润肤作用的治疗方法。风邪客于肌肤，耗伤营血，或体内血虚风燥，出现皮肤的病患，治疗宜养血润肤。

1.代表方剂　润肤膏、当归膏、青黛膏等。

2.适应证　用于血虚风燥、肌肤失养的面游风、白屑风、皲裂疮、皱纹等病症。

（四）收湿法

收湿法是用祛湿的药物配制成粉、散、洗剂等不同剂型的外用药作用于局部，达到祛除湿邪目的的治疗方法。

1.代表方剂　炉甘石洗剂、青黛散等。

2.适应证　用于湿邪蕴于肌肤，局部出现水疱、糜烂、渗液、皮脂溢出等疾患。如湿疮、日晒疮、药毒、粉花疮等病症。

（五）褪黑祛斑法

褪黑祛斑法是采用具有增白祛斑作用的药物制成软膏、乳液、面膜等不同剂型的外用药，直接作用于局部，达到褪黑、祛斑、增白目的的治疗方法。

1.代表方剂　玉容散、五白散等。

2.适应证　用于损美性疾病的黧黑斑、面尘、粉刺瘢痕等美容缺陷。

（六）腐肌蚀肤法

腐肌蚀肤法是采用具有腐蚀作用的药物制成软膏、油剂等不同剂型作用于局部患处，达到腐蚀痣、疣、赘生物或祛斑作用的治疗方法。该疗法过敏体质的人禁用。敷贴时要掌握操作方法，保护周围正常皮肤。

1. 代表方剂　五妙水仙膏、水晶膏等。

2. 适应证　扁瘊、色素痣、疣目、雀斑、黧黑斑等病症。

【美容中药外用剂型】

美容中药外用剂型常用的有散（粉）剂、软膏剂、硬膏剂、洗剂、酊剂、油剂、水剂、糊剂、涂膜剂等。

1. 散（粉）剂　古称散剂，现称粉剂，又称药粉、药面，是由不同的中药组成配方，经过煅、炙、焙、碾、水飞后制成均匀混合的干燥粉末剂型，根据配方不同而发挥不同治疗作用。散剂具有祛湿、止痒、干燥的作用。

2. 软膏剂　将粉剂或中药提取液与基质混合制成半固体状的外用制剂。软膏作用于皮肤，可起到保护皮肤和治疗作用，是中医美容外用药中常用的剂型。润肤养颜、防皱、祛斑等配方多用软膏剂，达到润肤、抗皱、除皱的作用。

3. 硬膏剂　古称薄贴，现称硬膏，是用药物浸泡植物油中用文火煎熬，而后去渣存油，加入黄丹而成，亦称黑膏药。常温时呈固体状态，治疗时宜加温后敷贴于局部，可用于蟹足肿（瘢痕疙瘩）、疣目（寻常疣）。该剂型易于携带，储存方便。

4. 洗剂（混合振荡剂）　指按照组方原则，将各种不同药物先研制成粉末，然后与水混合而成的一种剂型。由于药粉多为不溶性，故呈混悬状，使用时应振荡均匀。根据病情需要，可加入少量甘油或乙醇，增强皮肤吸收，达到使皮肤干燥止痒、祛脂、护肤的作用。临床上常用治疗急性、过敏性皮肤病，如粉刺、粉花疮、药毒、湿疮等。

5. 酊剂　将药物用75%乙醇浸泡，提取有效成分，去渣取液而成。酊剂渗透性较水剂强，有一定的刺激性，不宜用于黏膜处，乙醇过敏者勿用，皮肤破溃、糜烂者禁用。酊剂有祛风、止痒、杀虫、活血通络的作用，因药物的不同功效应用于各种皮肤病。

6. 水剂（汤剂）　直接将草药煎煮后去渣取液的一种剂型。中药美容中用于湿敷、沐浴、熏法，有洁肤、止痒、养颜美发、清热解毒等作用。

7. 糊剂　先将药物加工研成细末过筛，然后与液态基质等一起加工而成糊状半固体，具有良好的分散性和均匀性，常用的基质有水、酒、醋、蜂蜜等。糊剂是作为中药面膜用的常用剂型，应现配现用，不宜久放，易霉变，影响疗效。

8. 涂膜剂　指药物溶解或分散在含成膜材料的溶剂中，涂抹患处后形成薄膜的外用液体制剂。应用时涂于患处，溶媒挥发后形成薄膜，对患处有保护作用，同时渐释放所含药物起治疗或护肤作用。一般用于无渗出液的皮肤病。

【常用给药方法】

中药外用的给药方法多种多样，中医美容中最常用的是各种中药配方制剂外敷法、超声药物透入法、直流电药物离子导入法、药物蒸汽法、面膜疗法等。

（一）超声药物透入法

超声药物透入法是通过超声作用使中草药有效成分经皮肤或黏膜透入而达到治疗损美性疾病或养肤驻颜的一种美容方法，简称声透法。目前较普遍应用于医学美容中。由于其所用药物不只限于电离物质，药源广泛，具有超声和药物的双重作用，常用于治疗痤疮、面部色素沉着性皮肤病及改善黑眼圈等。

超声与声波的本质相同，都是物体的机械振动在弹性媒质中传播形成的机械振动波。当它在媒质中传播时，媒质质点发生振动运动，形成交替的疏密变化，构成压力波而传递声能。当振动频率在 16 ～ 16000Hz 时，人的耳朵能听到，称为声音；超过16000Hz 时则不能被人听到，称为超声波。频率在 20000Hz 以上的超声波，具有一定的治疗作用。

1. 操作方法 清洁皮肤，之后将含药物的耦合剂涂布于受治局部（可将中草药制成浸液或煎剂作为耦合剂），然后将声头置于受治部位，均匀移动，速度每秒 1 ～ 2cm，选用连续波，0.5 ～ 1W/cm² 小剂量。每次治疗时间 5 ～ 10 分钟，最多不超过 15 分钟，每日或隔日治疗 1 次，或每周 2 次。若采用穴位声透，可选 0.25 ～ 0.5W/cm² 剂量，每一部位治疗 0.5 ～ 2 分钟，连续波，适当加压将声头固定于受治部位。

2. 注意事项

（1）注意保护声头，忌碰撞与空载，否则容易使声头中晶片破裂或过热损坏。

（2）避免烧灼伤，受治者如感觉局部有烧灼疼痛感或其他不适时，应立即关闭机器，在未查明原因前不得继续治疗。

（3）眼周只能采用小剂量超声波治疗，不要超过 1W/cm²，每眼时间不得超过 5 分钟。声波方向不要直对眼球，以免造成眼球的损伤。

（4）对皮肤有较强刺激的药物应禁用，注意药物过敏反应。

（二）直流电药物离子导入法

直流电药物离子导入法是借助直流电将药物离子经皮肤、黏膜或伤口导入组织内以达到治疗或美容目的的方法。

1. 操作方法 将药液棉片裹于电极棒上；带正电荷的药棉裹于阳极棒上，带负电荷的药棉裹于阴极棒上；非作用极握于受治者手中。然后将电极棒置于面部皮肤缓慢移动。剂量以电流密度为指标（单位：mA/cm²），一般选用 0.1 ～ 0.2mA/cm² 密度。每次治疗时间为 15 ～ 25 分钟，每日或隔日治疗 1 次。

2. 注意事项

（1）带正电荷的药物一定要从阳极棒导入，带负电荷的药物一定要从阴极棒导入，否则药物不能导入体内。美容常用导入药物的极性如下：黄芩"+"，川芎"−"，毛冬青"−"，五味子"−"。

（2）易引起过敏的药物导入前需做皮肤过敏试验。

（3）急性湿疹、有出血倾向性疾病、对直流电过敏者禁用此法。

（三）药物蒸汽法

药物蒸汽法是利用电热装置将水加热产生水蒸气，蒸汽通过中草药，将其中的挥发油成分带出，与蒸汽一起喷射到皮肤上，而起到治疗或养肤美容作用的一种美容方法。

蒸汽美容器是美容治疗保健中常用的一种设备。草药蒸汽美容器是在一般蒸汽美容器排出的通路中，加一个带筛孔的容器，内盛中草药，蒸汽通过中草药时，则将其中的挥发油成分带出。目前，美容常用的紫外光负离子草药喷雾器，蒸汽通过药物后，再通过装 5W 紫外光的金属管喷射出来，这时的雾气除带有药物成分外，还因被离子化而含有丰富的氧离子。一般家庭用的小型蒸面器无离子化装置。蒸汽美容器有便携式和面罩式两种类型。

1. 操作方法　清洁皮肤，先预热蒸汽美容器，等蒸汽喷出稳定且呈均匀的细雾时，再将喷雾口对准受治局部。喷雾口需距受治者脸部 10cm 左右，一般熏蒸 10 分钟。蒸汽法可随受治者美容时间每 1 周或 10 天用 1 次，家庭用蒸汽法可每天或隔天 1 次。

2. 注意事项

（1）喷雾器盛水时，水位一定要在警戒线之下。使用时随时注意喷雾情况，如容器内起密集的水泡且机器发出"咯咯"声，预示将会有水珠随蒸汽喷出，应立即关机，避免烫伤受治者皮肤。

（2）在进行面部按摩时不应同时使用雾化，以防按摩霜中的不良成分进入皮肤。

（3）炎症较重或过敏性皮肤患者要慎用蒸汽喷面，如选用应距离面部较远，使蒸汽到面部的温度低一些。

（4）容器内的水必须是蒸馏水或过滤水，因自来水含有矿物质，会造成机器故障，应避免使用。盛水容器及电热装置应定期用弱酸性溶液去除沉积的污垢，可将弱酸性溶液倒入容器内，隔夜后再倒掉，并用清水冲洗干净后备用。

（四）面膜疗法

面膜疗法是指用倒模面膜材料敷于面颈部而形成硬膜或软膜，以达到皮肤美容保健或治疗目的一种方法。在临床美容保健或治疗中，常和蒸汽美容、药物美容、按摩、理疗配合应用。面膜法是中医美容外治中常用的美容方法之一。面膜的种类很多，一般根据其成模（膜）状态，配方及作用等因素将其分成硬模、软膜、中草药膜等。

1. 硬模　指以面膜粉为主要材料，加入适量低温水调成糊状，均匀敷于面部，约20分钟形成的硬壳模。硬模粉配方中以碳酸钙（石膏）为主要材料。根据美容的要求，必要时可加入药物或营养成分。硬模又可分为冷模和热模。冷模粉主要成分是碳酸钙加入清凉解毒的药物，如薄荷、冰片、菊花等，多用于油性皮肤、痤疮的治疗或护理；热模多用于皮肤护理或损美性疾病的治疗，主要成分是碳酸钙加入治疗性药物，达到美容与治疗的双重作用。

2. 软膜　是以软膜粉为原料，加入适量温水调成糊状，均匀涂敷于面颈部形成膜状面膜，保留20分钟左右，轻轻将膜状物清除。软膜粉以白陶土、炉甘石、氧化锌、黏土、漂白泥等为基质，添加不同的药物或营养物质配制而成。软膜大部分为营养类软膜（含牛奶、鸡蛋、花粉、胎盘等）、抗皱软膜（含骨胶原、人参、SOD、水貂油等）、增白祛斑类软膜（含当归、珍珠粉、人参等）、祛痤类软膜（含冰片、樟脑、硫黄、芦荟、黄柏等）。

3. 中草药面膜　是以中草药为主要成分，在中药粉末、煎液或提取液等中适当添加辅助成分，调成糊状直接涂于面、颈部或以药液纱布、棉片贴敷于面部，保留一定时间后揭去棉片、纱布或用清水洗去。在美容治疗中，中草药面膜有较好的效果，治疗黄褐斑、扁平疣、痤疮等疗效尤为突出。

根据病情可选用不同中药。如针对痤疮、皮脂溢出，常采用黄柏、冰片、薄荷、硫黄、芦荟等，达到抗炎、抑制皮脂分泌、收缩毛孔、收敛疮面等效果；对黄褐斑、皱纹，可用当归、珍珠粉、人参等，起到祛斑、增白、抗皱、养颜的作用；用于养颜时，可选用胎盘、花粉、蜂王浆等，达到延缓皮肤衰老的作用。

中药涂抹面膜具有保湿、紧肤等作用，主要成分是中草药提取液加成膜材料，如聚乙烯醇、聚乙烯吡咯烷酮和明胶等制成，操作方便，易于保存。

4. 其他类型面膜　指以成品面膜膏直接涂抹于面颈部等成膜状，保留一定时间后用清水洗去或用手揭去膜。相对于其他类型倒模面膜而言，面膜膏的成分最为复杂，包括膏基质、活性成分、成膜物质、营养物或药物等。

根据基质与成膜情况不同又分为两类，一类为乳膏型面膜，基质为乳膏基质，无成膜物质，特点是面膜膏涂抹后无明显胶性膜外观，必须用水清除去之，因而又称为水洗式面膜，常用于美容院。另一类为涂膜型面膜，基质为成膜涂膜物质，如聚乙烯醇、聚乙烯吡咯烷酮、明胶等，特点是面膜膏涂抹后有明显胶状膜外观，清除时可直接用手将膜较完整地揭去，因而又称撕拉式面膜，自我美容较适用。

其他类型面膜还有蜡面膜、电子面膜、啫喱面膜、果蔬面膜等。例如中性皮肤保健采用鸡蛋清适量，面粉2汤匙，牛奶5mL，调匀敷面。皮肤皱纹用香蕉捣成糊状，均匀摊在纱布上敷于面部即可。各种类型面膜应根据皮肤性质、特点、美容目的、治疗的适应证选择应用，才能达到事半功倍的效果。

（五）其他疗法

除以上4种方法外，中医美容外治还沿用一些既普通又便利、有效的方法，即湿敷、贴敷、涂搽、扑撒等。

1. 湿敷　分为冷湿敷和热湿敷。每种湿敷又分为开放性湿敷和闭锁性湿敷两种。开放性湿敷多用于冷湿敷，闭锁性湿敷多用于热湿敷。操作方法：用纱布6～8层或相当厚度的布在药液中浸透，然后取出稍加拧挤至不滴水为度，覆盖于患处，大小与病损面积相当。开放性湿敷每隔数分钟更换1次，持续1～2小时；闭锁性湿敷将药垫敷于局部，可用油纸或塑料薄膜（塑料过敏者禁用）扎上小孔，盖在敷料上进行包扎，每隔2～3小时更换1次。冷湿敷以10℃左右为宜，热湿敷可达40℃～50℃。

2. 贴敷　是将软膏、硬膏或药粉摊在消毒纱布上，再贴于患处，每日换1～2次；或贴于穴位上，根据病情保留1～2天不等；或将软膏、糊剂、涂膜剂直接贴于面部，适时取掉。近年有美容保健用品将药物装入布袋内作脐敷，可较长期佩戴。此外还有药枕，类似于贴敷的作用。

3. 涂搽　是将药物涂于或擦拭于机体某部位，通过按摩促使药物的吸收。可用于涂搽的有粉剂、洗剂、酊剂、油剂、软膏剂等。

4. 扑撒　是将药物粉剂均匀地扑撒在患处或局部。

（叶佩真　翁丽丽）

第二节　刮痧美容

【方法概述】

刮痧美容是以中医的经络腧穴理论为指导，利用刮痧器具和相应的手法在患者体表相关经络穴位反复刮拭，使皮肤表面出现潮红、紫红或紫黑色瘀斑、点状刮痧痕迹，达到疏通经络、活血化瘀、促进代谢的作用，以维持和增加容貌美、形体美的一种物理疗法。

刮痧疗法的预防保健作用，包括健康保健预防和已病防变。刮痧疗法在皮肤美容的治疗作用体现在以下几个方面：

1. 活血化瘀　一是通过疏通皮肤部位的经络气血，促进肌肤的微循环，起到促进代谢的作用；二是疏通经络，促进气血运行，调和五脏六腑，增强抵抗力。

2. 调整阴阳　刮痧对机体有明显的调整阴阳平衡的作用，对人体有着双向调节作用，可以改善和调整脏腑功能，达到阴平阳秘的平衡状态。

3. 疏筋通络　经脉的分支为络脉，皮部又可说是络脉的分区。《素问·皮部论》曰："凡十二经络脉者，皮之部也。"皮部经络对治疗意义重大，通过刮痧加强局部循环，提高局部组织痛阈，缓解肌肉痉挛。

4. 扶正祛邪　疾病的发生发展，是正邪斗争的过程。《黄帝内经》曰"正气存内，邪不可干""邪之所凑，其气必虚"。刮痧疗法"以泄为通""以通为补"扶助正气，增强机体抗病防病能力，达到治疗和预防疾病的目的。

【操作规范】

（一）用具

1. 刮痧板，常用的是水牛角刮痧板，边缘圆滑的瓷器、玉石、竹板、梳子亦可。

2. 刮痧介质，在刮痧中是作为润滑剂，常用的有橄榄油、精油、蒸馏水、凡士林、红花油等。

3. 75%酒精、医用一次性使用中单。

（二）操作步骤

1. 准备用物，检查刮痧板边缘是否光滑，有无裂痕或粗糙。

2. 嘱患者取下各种首饰、饰物，记录血压、心率、呼吸，取舒适体位，充分暴露其施治部位，并用温水洗净局部，选择合适的治疗体位。

3. 在刮痧循行路线上均匀涂抹介质。

4. 术者右手持刮痧板，与人体皮肤成45°夹角，在刮痧的部位单向重复地进行刮拭，灵活用力，忌用蛮力。力度适中，速度快慢适宜，按照头颈部、背部、胸部、手部、腰腹部、腿部的顺序。由上而下，或者由中线刮向两侧的方法进行刮拭操作。每次每处需刮痧20次左右，刮出2～4条或4～8条"血痕"。

5. 治疗结束，擦干局部，嘱患者适当饮用姜汤、糖水或者温开水。

6. 告知患者刮痧后出现疼痛感或是局部轻微灼热属于治疗后正常反应，避免造成患者不必要的惊慌。

【适应证】

黄褐斑、痤疮、玫瑰痤疮、湿疹、化妆品皮炎、银屑病、白癜风、外伤后色素脱失、眼袋、黑眼圈、脱发、斑秃、黑变病、美白护肤、除皱抗衰等。

【禁忌证】

1. 有出血倾向的疾病，如血小板减少症、白血病、过敏性紫癜症等不宜用泻刮手法，宜用补刮或平刮法。如出血倾向严重者，应暂不用此法。

2. 新发生的骨折患部不宜刮痧，须待骨折愈合后方可在患部补刮。外科手术瘢痕处亦应在两个月以后方可局部刮痧。恶性肿瘤患者手术后，瘢痕局部处慎刮。

3. 原因不明的肿块及恶性肿瘤部位禁刮，可在肿瘤部位周围进行补刮。

4. 妇女月经期下腹部慎刮，妊娠期下腹部禁刮。

5. 治疗部位皮肤溃烂、损伤、炎症等不宜刮痧，饥饿、饱食状态下也不宜施用此法。

【技法要点】

1. 刮痧角度　刮痧板与人体皮肤成45°夹角进行操作。

2. 刮痧速度　速度过快不利于渗透，过慢容易达不到治疗效果，做到"快而不滑，慢而不滞"。

3. 刮痧力度　力度过重易使皮肤破溃，过轻治疗效果不理想，要做到"重而不板，轻而不浮"。

4. 刮痧时间　单部位刮拭20次，直至局部出现条状的淡红色斑块，美容操作20～25分钟为宜，治疗操作25～30分钟为度。间隔5～7天操作一次，一般7次为1疗程。

【注意事项】

1. 避免在患者饥饿、饱食及紧张状态下刮痧。

2. 治疗过程中需注意无菌操作和人文关怀，经常询问患者感受，及时发现刮痧晕厥先兆。一旦发生应立即停止治疗，让患者平卧，饮用糖水或者温开水，用刮板点按人中即可缓解。

3. 刮拭手法要用力均匀，不可用力过大。皮肤敏感者，刮拭力度由轻到重。

4. 治疗结束后局部不宜热敷或冰敷，一般3个小时内不宜沐浴，4小时内不宜化彩妆。

【经验体会】

1. 操作前做好物品检查准备工作、患者沟通。根据治疗需要选择不同刮痧介质，提高治疗满意度，如失眠患者可以选择薰衣草精油、美容护肤类选择玫瑰精油、化妆品皮炎用甘草原液等。

2. 正确掌握刮痧补泻手法，体质、病情不同，刮拭手法也不相同。补法按压力度小、速度慢，多用于年老、体弱者或虚证；泻法按压力度大、速度快，多用于年轻、新病者或实证。

3.注意患者保暖和隐私保护，充分告知治疗后注意事项和日常调护。

（宋道阳　陈义）

第三节　针灸美容

【方法概述】

（一）针灸美容的中医理论基础

针灸疗法中针灸美容的作用效果建立在经络理论的基础上。现代医学通过热学、声学、磁学、光学、电学等方面分别证实了气、精、血都在经络中运行通过，行气血对人体阴阳、筋骨、关节均有好处，通过经络可以联通四肢、脏腑、五官九窍、表里、筋骨皮肤。在经络的连接作用下，人体被联通为一体，而面部又能直接反映经络的联通情况，尤其是手三阳经、任督二脉、足阳明经。所以，通过看人的面相，就能大致看出人的脏腑是否健康。如果脏腑是健康的，且经络顺畅，面部应该是红润的；如果面部皮肤暗黄，皮肤不光滑，出现皱纹、色斑或者毛孔粗大，都证明脏腑不是非常健康，存在不同程度的问题。

（二）针灸美容的现代机理研究

局部针法能有效增加该部位的乙酰胆碱等神经递质的含量，从而使血管得到刺激后扩张，加速血液循环，为该部分皮肤提供更充足的营养和水分，使该部分皮肤逐渐恢复健康状态，起到美容的效果。局部针法还能够有效去除自由基，抑制酪氨酸-酪氨酸酶的反应，从而减慢色斑的合成，保护面部的弹性蛋白和胶原蛋白，使之尽量少的受到损伤，使面部肌肉更有弹性，面部皮肤更加光滑，有效延缓衰老。而且，针刺皮肤还能对局部的面部皮肤进行神经调节，当皮脂腺分泌过多时，进行适当抑制；当皮脂腺分泌不足时，又能适当促进，从而使皮肤长时间维持在健康的水平。针灸能够促进人体气血运行，从根本上改善人的身体状况。它能够改善局部皮肤的微循环，加快血液的流通，从而使血液不会瘀滞不通，也能通过血液为局部的皮肤带来更多营养物质。对于绝经的妇女来说，针灸还能够提高雌性激素的含量，增强抵抗力。再者，针灸能降低迟发性痤疮患者雄性激素的含量，减少痤疮发作，从一定层面上达到美容的效果。

（三）针法

用针灸进行中医美容的方法主要有毫针、三棱针、皮肤针、耳针等，下面对各方法进行简单介绍。

【操作规范】

（一）毫针刺法

毫针刺法是针灸美容的主要方法。临床常用的毫针，以不锈钢针为多，粗细一般选直径 0.28 ～ 0.30mm，长 25 ～ 75mm 毫针。损美性疾病以面部多见，故多用直径 0.23 ～ 0.28mm，长 13 ～ 25mm 的毫针，腹部透穴可选直径为 0.30mm，长 75mm 左右毫针。进针用舒张法或提捏法，操作多选用浅刺、平刺、透刺（穴位与穴位之间、皱纹下）、围刺（皮损周围）等。行针手法一般以平补平泻为主，面部不用手法，尽量少捻针，以减轻疼痛，其他穴位除提插捻转外，还常用刮柄、弹柄等辅助手法，以加强针感，助气运行。留针时间 30 分钟左右，出针时面部穴位要多按压不要揉动，以免出血过多或留瘀斑。

1. 操作方法　医者于针灸前先用洗手刷和药皂将手洗净，在针刺的部位用 75% 乙醇棉球消毒。体位以患者自然舒适、医师操作方便、便于正确取穴、持久留针为度，尽可能采用卧位以防止晕针。

进针以后，将针留置于穴位内。留针以待气至，得气之后，根据病情需要，可每隔数分钟进行提插捻转等操作以加强针感，一般病症留针多为 30 分钟。

2. 适应证　此法常用于粉刺、酒渣鼻、黧黑斑、雀斑、黑眼圈、眼袋、扁平疣、口臭、腋臭、白癜风、减肥等症。

3. 禁忌证

（1）过度劳累、饥饿、精神紧张的患者，不宜立即针刺，需待其恢复后再治疗。

（2）体质虚弱的患者，刺激不宜过强，并尽量采用卧位。

（3）避开血管针刺，以防出血。有自发性出血倾向或因损伤后出血不止的患者，不宜针刺。

（4）患者皮肤有感染、溃疡、瘢痕等部位，不宜针刺。

（5）进针时有触电感，疼痛明显或针尖触及坚硬组织时，应退针而不宜继续进针。

（6）眼区、项部、胸背部、胁肋部等部位穴位，应掌握好针刺的角度、方向和深度。

（7）孕妇 3 个月以内者，小腹及腰骶部穴位禁针；3 个月以上者，上腹部及某些针感强烈的穴位（如合谷、三阴交等）也应禁针。有习惯性流产史者慎用针刺。月经期间如不是为了调经，也不宜用针。

（8）小儿囟门未闭合时，头项部腧穴一般不宜用针刺。此外，因小儿不能合作时，针刺时宜采用速针法，不宜留针。

（二）三棱针法

三棱针是用于点刺放血的针具。三棱针法即用三棱针刺破患者一定腧穴或体表血络，放出适量血液的方法，又称"刺络法"。它具有行气活血、泄热排毒、消肿止痛等作用。

1.操作方法

（1）点刺法　适用于十二井穴、十宣穴、耳尖放血等。可治疗粉刺、黧黑斑、隐疹、麦粒肿、高热等症。

（2）散刺法　对病变局部由外缘环形向中心点刺。多用于治疗丹毒、神经麻痹、酒渣鼻等多种病症。

（3）密刺法　在局部皮损处密刺，使微微出血。多用于治疗斑秃等皮肤病。

（4）挑刺法　将穴位或反应点挑破出血或挑断皮下白色纤维状物。多用于胸背腰部，可治疗麦粒肿、便秘、肛裂、痔疮等症。

三棱针操作手法要稳、准、快，出血不宜过多，切勿伤及动脉。如需出血量较大时，可在点刺处加拔火罐。每次选穴不宜过多，一般不超过 10 个。每日或隔日一次，挑刺法宜 5～7 天一次。面部一般不用放血法。

2.适应证　此法常用于粉刺、酒渣鼻、黧黑斑、雀斑、黑眼圈、眼袋、扁平疣、口臭、腋臭、白癜风、减肥等病。适应于多种疼痛性疾病，癫狂、痿证及痹证等。

3.禁忌证

（1）在邻近重要脏器部位，切忌深刺。

（2）动脉血管和较大的静脉血管，禁用刺血。

（3）虚证，尤其是血虚或阴液亏损的患者，禁用刺血。

（4）孕妇及有习惯性流产史者，禁用刺血。

（5）患者在暂时性劳累、饥饱、情绪失常、气血不足等情况下，应避免刺血。

（三）皮肤针法

皮肤针法，是指运用皮肤针叩刺皮部，使局部皮肤发红或轻微渗血，通过孙脉、络脉和经脉以调整脏腑功能。它具有疏通经络、调和气血、宣泄皮表邪气。本法多用于如神经性皮炎、斑秃等皮肤病。

叩刺部位一般可选用循经叩刺，常用于项背腰骶部的督脉和足太阳膀胱经，以及四肢肘膝关节以下的经脉。也可根据经络辨证，选择有关的经脉循行路线（如叩刺腿部三阴经可防治面部皱纹等)、腧穴,以及病变的局部。叩刺力度由轻至中或重,叩刺头面五官周围时,应选用针尖钝圆的针具,以减轻疼痛。

（四）火针法

火针法,是指将特制的金属针加热烧红后迅速刺入一定部位并快速退出以治疗疾病的一种方法。临床多用治疗痣、疣、雀斑、粉刺、鼾黑斑、血管瘤等病。火针用于美容一般采用浅刺法,包括点刺、点灸两种。

点刺法多用细火针,将针烧红后,利用腕力垂直刺入,疾速出针,动作要准、快,刺中病灶即止。如治疗粉刺时,对准粉刺尖头迅速点刺,深至粉刺底部即出针。对囊肿性或聚合性痤疮,则尚需在隆起部位加刺数针。

点灸法是根据病灶大小选用不同型号的平头火针,将烧红的火针轻触治疗部位,如治疗痣、疣时,由病灶中心向边缘点灸,深度达到痣、疣的基底即可。面部慎用火针,避免针刺过深而损伤皮肤遗留色素沉着或瘢痕。火针针刺深度要根据病情、体质、年龄和针刺部位的肌肉厚薄、血管深浅而定。

（五）粗针疗法

粗针疗法,是指应用特制的粗针,针刺督脉的大椎、陶道或身柱穴,适用于治疗囊肿结节型痤疮、较严重鼾黑斑、反复发作严重的面部皮肤过敏、面部疖肿等病。操作时采用双手进针,然后沿皮下组织与脊柱平行缓缓插入,用橡皮胶固定针柄,根据个人体质及病情留针4～10小时,针刺部位严禁沾水。每次选取一组穴,每周2次,4次为1疗程。针刺时应与患者充分沟通,防止精神过度紧张,引起晕针。

（六）电针法

电针法是在针刺的基础上结合通电的一种疗法,是毫针与电生理效应的结合。它具有针刺和电刺激的双重效应,能客观地控制针刺的刺激,是临床常用的一种方法。电针多用于治疗斑秃、摄领疮、面瘫等较顽固的损容性疾病,用于除皱、减肥均有较好的疗效。

（七）穴位埋线法

穴位埋线法是将羊肠线埋入穴位,利用羊肠线对穴位产生持久而柔和的物理、生理、生化刺激,对人体起到疏通经络、调和气血、滋养脏腑,达到祛病健身、延缓衰老、驻颜美容等作用。该法具有取效迅速与效力持久两种效益,适宜慢性、反复发作的病证。在中医美容方面,多用于治疗面瘫、眼睑下垂、白癜风、银屑病、粉刺、鼾黑斑、肥胖、更年期综合征等损容损形性疾病。

（八）耳针法

耳针法，是指采用毫针或其他器具刺激耳穴以改善容貌和形体美的方法，在中医美容治疗和保健中取得了较好疗效，如黧黑斑、湿疮、白癜风、油风、粉刺、摄领疮等的治疗，以及减肥、驻颜、祛皱、生发等美容保健的应用。操作方法多采用针刺法、埋针法、压籽法、刺血法等。取得疗效的关键，首先在于准确选取耳穴，针刺前应在穴区内用探针、火柴、针柄等按压寻找明显的压痛点，或用耳穴探测仪探测导电量明显增高的反应点，作为刺激部位的依据。一般是选用单侧耳穴，两耳交替。耳穴贴压应嘱患者配合定时按压，以加强刺激作用，一般 3～5 天更换一次，以防感染。放血法一般选用病损处相应耳穴及辨证取穴点刺，针刺前应按揉耳郭充血，刺后应挤血数滴，3～5 天刺一次。

1. 适应证　各种疼痛性疾病、各种热病、皮肤病和五官病等。

2. 禁忌证

（1）耳郭皮肤有炎症、溃疡或冻疮溃破者不宜采用。

（2）严重器质性疾病，如高度贫血、心脏病等不宜用。

（3）如对胶布过敏者，可用黏合纸代之。

（4）妇女怀孕期间须慎用，有习惯性流产史的孕妇当禁用。

（九）灸法

灸法是用艾绒或其他药物放置在腧穴、病变部位上烧灼或熏烤，借灸火的温和热力，以及药物作用，通过经络传导，起到温通经络、运行气血、活血化瘀、益中补气、扶正祛邪、强身健体，预防疾病的作用。对于虚寒性损美疾病，以及养生保健美容颇为适用。

临床上艾炷灸多用于各种疮、癣、黧黑斑等损容性疾病及驻颜减肥等保健美容。艾条灸多用于头面部，治疗口眼歪斜、白癜风、油风、眼袋、皱纹等。灸面部时应采取坐位，艾条与面部垂直，以避免烫伤面部。灸头部病灶要先用一厚纸，中间剪出病灶范围大小的孔，覆盖在头部，露出刺灸之处，再用艾卷重灸，以免烧焦头发。躯干多用温灸盒灸。

1. 艾炷灸　临床施灸，首先应选择正确的体位，要求患者的体位平正舒适，并嘱患者不可随意变动体位或姿势。

（1）直接灸法　也称"无瘢痕灸"。其操作过程如下。

①选择体位和定穴：据所需施灸的部位选择舒适平正的体位，体位放妥后在上面正确点穴。

②安放艾炷：艾炷安放时先在穴位上涂些大蒜液或凡士林，以增加黏附作用和刺

激作用。然后在其未干期间将艾炷放在穴位上。

③燃艾施灸：用线香点燃艾炷。虽然艾炷在皮肤上直接灸治，但不可灼伤皮肤，待艾炷烧至一半，病者感觉皮肤发烫时即用镊子将艾炷夹去，另换艾炷再灸，直至灸满一定壮数为止。灸后局部皮肤出现红晕。

（2）隔物灸法（间接灸法）

①隔姜灸：切取生姜1片，用针穿刺数孔，放于所灸部位施灸。当患者感觉灼烫时，可将姜片提起，稍停后放下再灸，直待皮肤出现潮红为止。

②隔蒜灸：独头大蒜切成薄片，用针穿刺数孔，放于施灸部位，上置艾炷点燃施灸，每2～3壮换去蒜片。因大蒜液对皮肤有刺激性，灸后易起疱造成创伤，故慎用。

③隔盐灸：用于脐窝部（神阙穴）施灸，故又称"神阙灸"。操作时用纯净干燥的食盐或干燥食盐块研末填平脐窝，再放上姜片和艾炷施灸。亦可不用姜片，但将艾炷直接放在食盐上，则食盐容易爆起，以致烫伤，当注意。

④附子灸：将附子切细研末，以黄酒调和作饼，上置艾炷施灸。或将附子切片，上置艾炷施灸。也可用附子、肉桂、丁香等共同研末，调制成复方药饼，上置艾炷灸之。

2. 艾条灸

（1）温和灸　将艾条的一端点燃，对准施灸部位，距皮肤1寸左右进行熏烤，使患者局部有温热感而无灼痛感，一般每处灸5～10分钟，至皮肤稍起红晕为度。对于昏迷或局部知觉减退的患者或小儿等，医者可将手指置于施灸部位两侧，这样可以通过医生手指的感觉来测知患者局部受热的程度，以随时调节施灸距离，掌握施灸时间，防止灼伤。

（2）回旋灸　将燃着的艾条与施灸部位的皮肤保持1寸左右距离，均匀地左右方向移动或往复回旋熏灸。

（3）雀啄灸　将艾条的一端点燃，对准施灸部位一上一下地摆动，如麻雀啄食一样，一般每处灸约5分钟，有温阳起陷作用。

3. 雷火针和太乙针灸　在施灸部位铺上棉布5～7层，将雷火针或太乙针的一端点燃，对正穴位，紧按在棉布上，使药气温热透入深部。如病者觉太烫，将"针"略提起，待热减再灸。若火灭了，就重新点燃再进行施灸。如有条件，可同时置备二支，当一支在熨灸时，另一支可准备燃点，待一支冷却，即能迅速换上另一支，这样使药力随热力不断渗入肌肤，能够加强治疗效果。

4. 温灸器灸　温盒灸：把温灸盒置于所选的部位中央，点燃艾卷后，对准穴位放在铁纱上，盖好封盖（盖用于调节温度）。每次每穴灸15～30分钟，一次可艾灸数穴。

5. 温针灸　进针后在得气的前提下再温针，放好纸板防止烟灰烫伤皮肤。艾炷的长度最好是 3 厘米左右，刚好能没入针柄三分之二左右。用棉签将艾炷钻一个孔，注意朝上的一面为插入针身的进口。然后点燃艾炷，燃烧面在下，置于针柄上，燃烧完后去烟灰，将针起出。

适应证：常用于痹证、虚寒性胃肠病、气喘、婴儿腹泻、中风脱证、虚脱、晕厥、湿疹、胃下垂、慢性肿疡、胎位不正，亦可用于防病保健。

禁忌证：凡属实热证或阴虚发热、邪热内积等证；器质性心脏病伴心功能不全，精神分裂症；颜面部、心区、大血管部位、肌腱、皮肤皱纹及毛发部位忌用直接灸；孕妇的腹部及腰骶部不可施灸。

（苏戈　周汛）

第四节　推拿美容

推拿美容疗法是在中医基础理论指导下，通过一定手法按照特定的技巧动作作用于人体体表的经络腧穴或一定部位，是经络美容最常用的一种方法。一方面通过疏通局部气血促进皮肤新陈代谢，增强皮肤的弹性和光泽，另一方面通过经络的调整功能调节机体内部的功能状态，祛除病因，从而达到祛病、健身、延衰驻颜的目的。

一、推拿美容机理

总的来说，推拿的主要作用机理是促进局部的血液循环和新陈代谢。快速的血液流动能为皮肤带来充分的营养，使皮脂和汗液都能正常分泌，提高皮肤弹性，保持皮肤滋润、收缩毛孔，起到美容的作用。按摩淋巴系统也有很好的作用效果，能有效促进循环，减轻水肿，恢复皮肤的弹性，使之更加紧致。而且，淋巴结中淋巴液的抗体和淋巴细胞能更好地令面部的痤疮、瘢痕恢复，并增强机体的免疫能力。最后，按摩能让体内的二氧化碳等废物加速排出，避免更多油脂积累。

1. 面部推拿机理　脏腑、气血等与皮肤有密切关系，推拿手法直接作用于面部皮肤，通过调理脏腑气血，促进面部皮肤的养护，使面部皮肤润泽健康，从而达到除皱防衰的美容目的。

2. 美发推拿机理　全身的健康状况决定了头发的色泽和寿命。因此，美发推拿是在全身调理的基础上养护头发，以求得发质的改观或头发数量的增加，它通过刺激头皮加强发根及毛囊部分的血液循环，以改善头发的营养，增加局部新陈代谢，以利头发的生长，并保持头发乌黑发亮荣润的色泽。

3. 美形推拿机理　美形推拿是以减肥为主要目的，采用一定手法消除体内沉积的多余脂肪达到美形。推拿减肥采用辨证取穴，循经按摩相结合，利用手法操作调节脾胃功能以健脾益气、利湿化浊、活血化瘀，加强局部及全身气血运行，促进脂肪转化从而达到减肥目的。

二、推拿美容常用手法

推拿美容是通过手法来完成的，它按照各种特定的技巧动作，有规律、有节奏地在体表进行操作，以达到美容目的。美容推拿技法多是以中医的理论作指导，以西医解剖、生理为基础。选择相应的经络、腧穴辨证施治，也可按照肌肉纹理、血管、神经的分布做向心性和离心性操作，其技法要点如下。

局部肌肉纹理按摩：按肌肉走向理顺纤维，促进其弹性恢复，使肌肉紧实、有弹性，防止皱纹产生。

经穴点按：指压穴位，发挥经络的调整功能，疏通局部气血，调整阴阳，使面色红润、光泽。

淋巴引流按摩：系在淋巴系统上轻施压力，促进淋巴循环，加速淋巴的新陈代谢，促进废物更快排出体外并增强抵抗力。

推拿美容要求持久、有力、均匀、柔和，从而达到渗透。

手法是推拿治病的主要手段，因此要求手法应有较高的技巧性，运用自如、得心应手，其熟练程度及如何适当地运用手法，对治疗效果有直接的影响。因此要想达到预期疗效，除辨证外还应根据患者具体情况及操作部位，如受治者的体质、年龄、性别的要求选择不同的手法。常用手法包括：

1. 滚法　是以第 5 掌骨关节背侧为吸定点，用腕关节的伸屈和内外旋带动手掌做往返的滚动。

功能与应用：疏筋活血，温经通络，散寒止痛。可增强肌肉的活动能力，促进局部血液循环及消除肌肉疲劳。在推拿美容中滚法可用于腰、臀、大腿等脂肪沉积部位，还可用于因肥胖而引起的膝关节疼痛及颈部美容等。

2. 摩法　是用指腹或掌贴附于体表的一定部位或穴位，以腕部前臂及掌或指做协调连续有节律的环转摩动。摩法可分为指摩法和掌摩法。频率为每分钟 120 次左右。

功能与应用：温经散寒，和中理气，消积导滞，增强胃肠蠕动等。

3. 捏法　是用手指夹挤治疗养护部位。捏法可分为三指捏、五指捏及捏脊。捏压要循序而下，均匀而有节律。

功能与应用：捏法可疏筋通络，活血祛瘀，行气导滞。适用于颈、背、腰臀部、腹部及四肢等。捏脊法有调阴阳，理气血，和脏腑，通经络，培元气之功。用途广泛，是美容、美形保健及治疗多种疾病的常用手法。

4. 揉法　是用手掌大鱼际、掌根或手指螺纹面吸定于一定部位或穴位腕部放松，以肘部为支点，前臂做主动摆动，带动腕部和手指，做轻柔缓和的回旋揉动的方法。

功能与应用：疏筋通络，活血祛瘀，消积导滞，增强皮肤活力等。其中带动皮肤揉法与点按法复合应用于局部，有放松肌肉、活血祛瘀之功，亦可在穴位上应用。不带动皮肤的揉法及一种轻刺激手法，多应用在头面部，可使面部紧张的肌肉放松，促进面部血液循环，是面部美容的主要手法。

5. 按法　是用单掌、双掌、双掌重叠，在一定部位逐渐用力深压，用力要由轻到重，在临床上常与带动皮肤揉法合用。

功能与应用：能疏通筋脉，活血祛瘀，放松肌肉等，适用于背、腰、臀、下肢等脂肪沉积部位的减肥。

6. 拿法　分三指拿法、五指拿法及辗转拿法。三指拿法是以拇指与中二指相对，五指拿法是拇指与其余四指相对，捏某一部位，逐渐由轻至重用力。辗转拿法是在三、五指拿法的基础上加入左右旋转的力完成的。

功能与应用：有疏筋通络，活血散寒等作用，可用于颈、肩、下肢、腰、腹等部位。通过提捏、旋转作用于脂肪沉积部位，是减肥美形中主要手法之一。

7. 推法　是用指腹、手掌或肘部，贴附在一定部位进行单方向直线推动。用力要稳，速度要缓慢而均匀。

功能与应用：理气活血，通经祛瘀。指推法多适用于头面颈部，操作时宜轻柔；掌推法适用于腹、背、腰、臀及四肢，操作时可适当加大力度。推法为美容、美发及美形的常用手法之一。

8. 击法　是用指尖、手掌尺侧（小鱼际）、拳背等部位叩打体表的方法，用力要快速而短暂，垂直叩击，动作要均匀有节奏。在推拿美容中常用的有指尖击法及小鱼际击法。

功能与应用：能疏筋活络，理气和血。指尖击法多用于头面部美容、美发；小鱼际击法多用于腰、臀、下肢等部位的减肥美形。腰臀部脂肪较厚者亦可用拳击法操作。

9. 振法　是手掌或手指着力于体表一定的部位或穴位上，连续不断地迅速振动，使被治疗的部位产生振动感的手法。又称振荡法、颤法等。

功能与应用：可消食导滞，调节胃肠，和中理气，活血通络。指振法适用于全身各部穴位及面部美容，掌振法为腹部减肥的常用手法之一。

10. 擦法　是用全掌、大鱼际或小鱼际附着在一定部位，直线往返擦，压力不宜大，频率为每分钟 100～120 次。

功能与应用：具有温通经络、活血祛瘀之功。适用于背、腰、腹及四肢部，为该部位减肥治疗的常用手法，擦动时多以热透为度。

11. 抹法　是用双手拇指螺纹紧贴皮肤，上下、左右或弧形曲线往返推动的方法。用力轻而不浮、重而不滞。

功能与应用：具有清醒头目、开窍清静、疏通气血之功。适用于头面及颈项部，为头面及颈项部推拿美容，以及治疗头晕、头痛、项强、失眠等病的常用手法。

12. 拍法　是用五指并拢，指间关节伸直，指关节微屈以形成虚掌，有节奏地拍打受治者体表一定部位。

功能与应用：可疏通经脉行气活血，多用于肩背、腰臀及下肢疾患，以及常用的保健按摩手法。

13. 弹法　用一手的指腹紧压另一手的指甲，用力弹出，连续弹击治疗部位。

功能与应用：能疏经通络、祛风散寒，用于全身各部，尤以头面、颈项之疾常用。

（苏戈　周汛）

第五节　物理光电美容

【方法概述】

物理光电美容是利用热、冷、激光、电疗、射频、超声、微针、磨削等物理手段解决皮损或缺陷问题，达到美容修复目的的治疗方法。

激光医学的基本理论大部分形成于 20 世纪 60 年代。1981 年世界卫生组织认定激光医学为一门正式学科，1983 年 Anderson 和 Parrish 提出"选择性光热作用"理论，使激光有效性和安全性得到完美统一。20 世纪 80 年代相继出现不断完善的 CO_2 激光、铒激光、脉冲燃料激光，20 世纪 90 年代 Q 开关激光治疗色素性皮肤病取得了近乎完美的治疗效果，脉冲燃料激光治疗血管瘤取得了较好效果，同时红宝石激光、Nd：YAG 激光、半导体激光、铒激光、皮秒激光，以及离子束、射频等光电技术广泛应用在医学美容领域。

激光美容技术分为弱激光美容技术、强激光美容技术和激光光动力学美容技术。临床常用光电美容技术治疗太田痣、鲜红斑痣、痤疮瘢痕、色斑等损容性皮肤疾患。

一、太田痣

太田痣为波及巩膜，以及同侧面部沿三叉神经眼支、上颌支走行部位的灰蓝色斑片损害，好发于有色人种，女性多见。调 Q 激光治疗效果确切、不良反应发生率低，成为太田痣治疗的首选。常用的激光器有 Q 开关红宝石激光（694nm）、Q 开关翠绿宝石激光（755nm）、Q 开关 Nd：YAG 激光（1064nm），此类激光发射器均采用调 Q 技术，脉冲的宽度为 4 ～ 100ns。调 Q 激光技术的进一步优化，皮秒级激光脉宽更短，热弛豫时间缩短，进一步减少热损伤，提高临床效果。（附图 90）

【操作规范】

1. 常规消毒，一般不需要麻醉或采用皮肤表面麻醉，对于面积较大或婴儿，可以采用全身麻醉。

2. 操作者佩戴防护镜，给患者戴眼罩或护睑板。

3. 接通电源，调节激光发射能量进行治疗，治疗的终点反应为皮损区真皮层变白，随即出现点状渗血。

4. 治疗间隔时间一般为 3 ～ 6 个月，需要 3 ～ 8 次治疗，如有明显色素沉着，最好待消退后再进行下次治疗。

【禁忌证】

1. 瘢痕体质。

2. 治疗区有皮肤急性炎症或继发感染。

3. 光敏性皮肤或在服用光敏药物。

4. 凝血功能障碍或在服用抗凝药物。

5. 各种精神及心理异常者慎用。

【注意事项】

1. 术后常规冰敷 30 分钟。

2. 术后用生理盐水清洁创面，外用少量抗生素药膏。

3. 术后 72 小时保持创面清洁，避免接触水及化妆品污染伤口。

4. 痂皮待其自然脱落，不搔抓、不强行剥落。

5. 严格防晒。

【经验体会】

1. 眼睑部位的皮损治疗难度大，治疗次数多于其他部位。

2. 面积较大时可以分区治疗，眼周、口周适当降低能量。

3. 在治疗过程中，皮损颜色消退可能出现不一致现象，导致色素不均匀。

4. 太田痣治疗周期长，须循序渐进，逐步治疗，能量密度过大会出现瘢痕增生风险，虽然发生率低，但仍要引起重视，可以口服积雪苷片预防，若出现瘢痕增生可以外用硅酮凝胶。

5. 激光能量密度选择遵循"个体化原则"，从低能量开始，逐渐增加能量，观察皮损的变化确定能量，尽可能选择可达到治疗效果的最低能量进行治疗，可有效降低色素脱失、色素沉着、瘢痕等的风险。

二、鲜红斑痣

鲜红斑痣又称葡萄酒样痣，为皮肤真皮浅层的血管畸形性疾病。面部、颈部、头部可见暗红或紫红色斑片，边界清晰，压之退色。常用的治疗方法包括脉冲染料激光和强脉冲光及海姆泊芬-光动力疗法。（附图 91）

【操作规范】

1. 常规消毒，一般不需要麻醉或采用皮肤表面麻醉，对于面积较大或婴儿，可以采用全身麻醉。

2. 操作者佩戴防护镜，给患者戴眼罩。

3. 接通电源，调节激光发射能量进行治疗，低能量作为起始能量，观察皮肤反应确定治疗能量。治疗终点为病变组织出现紫癜样反应，皮肤出现皱缩或是治疗后 20 分钟内出现水疱均提示能量过高。

4. 治疗间隔时间一般为 1 个月。

【禁忌证】

1. 瘢痕体质。

2. 治疗区有皮肤急性炎症或继发感染。

3. 光敏性皮肤或在服用光敏药物。

4. 凝血功能障碍或在服用抗凝药物。

5. 各种精神及心理异常者慎用。

【注意事项】

1. 术后常规冰敷 30 分钟。

2. 出现水疱外涂湿润烧伤膏。

3. 痂皮自然脱落，勿强行撕扯。

4. 严格防晒。

【经验体会】

1. 血管性疾病治疗复发率高，需反复治疗。

2. 注意保护皮损周围皮肤，避免不必要的损伤。

3. 术后严格防晒，减少色沉或是色素脱失的风险。

4. 激光能量密度选择遵循"个体化原则"，以低能量先进行小面积能量测试，观察皮损变化确定能量后进行大面积治疗。

三、痤疮瘢痕

痤疮瘢痕为痤疮后的并发症，常见的痤疮瘢痕类型为凹陷性。凹陷性瘢痕根据其皮损的深度、大小和质地等因素，分为冰锥样瘢痕、厢车样瘢痕及碾压样瘢痕。目前常用的激光有超脉冲CO_2点阵激光、铒激光，近年来的微等离子束也广泛应用于临床。（附图 92）

【操作规范】

1. 常规消毒，选择合适的麻醉方式。

2. 开机，调节激光发射能量进行治疗，治疗终点为皮损区域出现红斑。

3. 治疗间隔时间一般为 1 个月。

【禁忌证】

1. 瘢痕体质。

2. 治疗区有皮肤急性炎症或继发感染。

3. 光敏性皮肤或在服用光敏药物。

4. 凝血功能障碍或在服用抗凝药物。

5. 各种精神及心理异常者慎用。

【注意事项】

1. 术后按照烧伤创面湿性原理，结合中医祛腐生肌理论，采取 MEBT/MEBO 技术及时处理创面，一般 4 ～ 7 天，避免冰敷和结痂，保持局部清洁滋润，常规防晒。

2. 轻度红斑、水肿，无明显渗液，即刻给予医用修复面膜外敷；中、重度红斑、水肿，皮损面积较小者，即刻给予抗生素外涂 1 次；皮损面积较大或有明显渗液者除外涂抗生素软膏使用 1 ～ 2 天，每日 2 次。

3. 治疗部位 1 周禁止沾水，严格进行防晒，使痂皮自行脱落。

4. 严格防晒。

【经验体会】

1. 单次治疗能量不宜过高，可适当增加治疗次数来保证疗效。

2. 铒激光在治疗碾压样与浅层的厢车样瘢痕时优于微等离子束，而微等离子束在治疗深在性冰锥样痤疮瘢痕的疗效较好。二氧化碳点阵的优点在于治疗效果显著，缺点为色沉和感染发生率高。

四、色斑

色斑是指和周围皮肤颜色相比存在色度加重的斑点样色素异常，常见的有雀斑、黄褐斑、老年斑等。常用的激光治疗手段为强脉冲光、调 Q 激光等。（附图 93）

【操作规范】

1. 常规消毒，操作者佩戴护目镜，患者佩戴眼罩。

2. 选择合适能量进行治疗，强脉冲光的治疗终点为皮损局部微红、原皮损色泽加重。调 Q 激光的治疗终点为局部灰白色，皮损处少量渗血。

3. 治疗间隔时间，强脉冲光一般为 1 个月，调 Q 激光为 3 ～ 6 个月。

【禁忌证】

1. 瘢痕体质。

2. 治疗区有皮肤急性炎症或继发感染。

3. 光敏性皮肤，或在服用光敏药物。

4. 凝血功能障碍，或在服用抗凝药物。

5. 各种精神及心理异常者慎用。

【注意事项】

1. 术后按照烧伤创面湿性原理，结合中医祛腐生肌理论，采取 MEBT/MEBO 技术及时处理创面，一般 4 ～ 7 天，避免冰敷和结痂，保持局部清洁滋润，常规防晒。

2. 出现红斑可外涂湿润烧伤膏。

3. 加强皮肤保湿修复。

4. 严格防晒。

【经验体会】

1. 雀斑发生率高，肤色浅的患者治疗能量也适当加大，肤色重的患者以低能量起始，密切观察皮肤反应，以防不良反应发生。

2. 黄褐斑成因复杂，治疗难度大，且此类患者色素活跃，常伴发其他的色素异常类疾病。如黄褐斑常伴发颧部褐青色痣、日光性雀斑等，同时治疗能量宜低，过高则易激惹黄褐斑，导致加重。配合口服、外用果酸等治疗会提高疗效。

（宋道阳　陈义）

第六节　化学剥脱美容

【疗法概述】

化学剥脱美容是皮肤美容科常用的治疗方法，又被称为化学换肤术。在皮肤表面使用化学制剂造成表皮可控性的损伤和剥脱，使皮损得以清除，继而启动皮肤的损伤修复机制，促进表皮细胞分裂、成纤维细胞重新排列，达到局部美容的效果。

化学剥脱疗法最早可追溯至古罗马时期。而在古代中国，也有应用水果、植物、中草药敷面嫩肤的记载，也是利用了化学剥脱的功效。20 世纪 60 年代科学家们使用苯酚和三氯醋酸（TCA）进行治疗，1972 年美国医生 Baker 和 Gordon 提出苯酚对于光老化和其他皮肤病的治疗。此后化学剥脱技术才开始广泛应用于临床来解决各种皮肤问题，现今已成为美容皮肤科常规治疗方法。目前临床治疗常用化学剥脱剂有乙醇酸（果酸），其浓度分为 20%、35%、50%、70%，以及水杨酸等。（附图 94）

【操作规范】

（一）用具准备

容器、治疗刷、中和液（常用的为 4% 浓度碳酸氢钠溶液）、凡士林、治疗巾。

（二）操作步骤

1. 患者沟通　告知患者浅层剥脱需要疗程性治疗，有炎症修复期。对于皮肤敏感、易过敏体质、半年内服用异维 A 酸类药物和近期接受强烈日光暴晒的患者，不宜进行化学剥脱治疗。

2. 面部清洁、皮肤保护　患者平躺，戴一次性手术帽，洁面乳彻底清洁面部。用凡士林保护内外眦、两侧口角、鼻孔周围等皮肤黏膜交界部位，眼部覆盖 3 ～ 4 层湿棉片进行保护。

3. 涂抹化学剥脱剂　患者闭眼，操作者用治疗刷蘸取剥脱剂，以治疗刷浸湿溶液而无液体滴下为度。自额部开始，依次在口周、右侧面颊、左侧面颊、鼻部、眶周均匀涂抹一遍，整个过程不超过 30 秒。在皮损区可重复涂抹 1 次，观察治疗反应：剥脱剂停留期间，皮肤微红、痒、痛、灼热感等为正常反应。如皮肤出现明显潮红、疼痛、结霜甚至水疱等，应立即给予中和。

4. 中和　涂抹后，可根据皮肤反应进行中和。若治疗时间小于 1 分钟，患者局部出现发红、刺痛感明显，其余部位反应不明显，可在局部进行中和；患者全面部明显刺痛，立即做全面部中和。将中和液均匀喷洒在面部，直至白色泡沫不再产生。若患者自觉局部刺激感，可再次喷洒中和液。整个中和时间不超过 5 分钟。

5. 术后护理　取下遮盖眼睛的湿棉片，将面部残留的凡士林擦拭干净。应用医用面膜或用冷水纱布进行全面部冷敷，冷敷时长为 20 分钟，降低皮肤不适感。治疗后涂抹保湿、防晒类医学护肤品。

【适应证】

本法适用于黄褐斑、痤疮、痤疮后瘢痕、毛周角化、脂溢性角化、炎症后色素沉着、日光性弹力纤维变性、酒渣鼻、日光性色素斑、严重光损伤、皮肤浅表皱纹等。

【禁忌证】

1. 局部有感染灶。
2. 免疫功能不全者。
3. 接受放射治疗者。
4. 妊娠期。
5. 近期接受性激素治疗或者正进行异维 A 酸治疗者。
6. 瘢痕体质者。

【技法要点】

1. 化学剥脱剂停留时间　密切关注患者治疗过程中面部状况，根据反应决定停留时间，出现潮红、结霜、刺痛等反应时立即给予中和。

2. 充分中和　全面部中和液喷洒三遍，直至无白色泡沫产生。

3. 术后护理　冰敷，外用医用面膜。

【注意事项、问题防范】

1. 术后患处结痂，嘱患者勿强行撕扯，7 天左右可自然脱落。
2. 如化学剥脱剂不慎流入眼部或者其他非治疗部位，立即给予生理盐水反复冲洗至刺痛感消失。
3. 黄褐斑患者慎用高浓度剥脱剂，加强术后护理。
4. 术后注意防晒以预防和减轻色沉。
5. 痤疮患者治疗后由于角质层松解，有出现粉刺的可能，可给予针清粉刺。
6. 化学剥脱术有激活单纯疱疹病毒的风险，可给予抗病毒药物治疗。
7. 治疗间隔时间一般为 15 ～ 20 天。

【经验体会】

1. 最易出现不良反应的位置是颧部、口周和下颌缘，治疗过程密切关注。

2. 治疗浓度过高有色素脱失风险，宜采用循序渐进的方式从低浓度到高浓度进行疗程治疗。

3. 从某种程度上来说，低浓度的多次剥脱优于高浓度的单次剥脱。

4. 密切随访患者早期发现不良反应并处理。

5. 水杨酸不需要中和。

（宋道阳　陈义）

第七节　注射美容

【疗法概述】

注射美容主要指穴位注射法（又称水针疗法，以下简称穴注法），指在人体的一定部位或穴位中注入中西药物注射液，通过针刺与药液对穴位的渗透性刺激作用以调整机体功能的治疗方法。此法适应证广泛，疗效显著，可用于防治多种疾病，以及治疗美容方面的病证，如脱发、斑秃、黧黑斑、三叉神经痛、隐疹、蛇串疮、瘙痒症、眼袋、皱纹等。

穴注法的选穴可采用辨证选穴。作为水针的特点，临床上常结合经络、经穴触诊法选取"阳性反应点"、俞、募、郄、原穴等。选穴以 1～2 个腧穴为妥。每日或隔日一次，7～10 次为 1 疗程。应用时要正确、安全使用药物，对能引起过敏反应的药物必须先做皮试。

穴注法经历了初创、推广应用、系统总结 3 个阶段。20 世纪 50 年代初，随着神经封闭疗法在临床上的广泛应用，我国针灸工作者开始将这种方法进行改良，用于神经注射进而用于穴位注射。其后，在各类中西医刊物上发表了数十篇有关穴注法的文章。治疗病种从单纯的疼痛，逐渐扩大到 70 余种疾病，注射部位从单纯的局部反应点或阿是穴，发展至从中医的整体观念出发，运用经络学说等中医理论来指导临床取穴，所用药物由单纯的普鲁卡因为主，到开始尝试生理盐水、抗生素等其他药物及液体。20 世纪 60 年代到 70 年代初，这一疗法逐步在临床推广，所用药物及治疗病种也逐步扩大。至 20 世纪 80 年代末，其应用范围几乎扩大到临床各科的各类疾病，所用药物也几乎扩大到所有可用于注射的各类中西药。进入 20 世纪 90 年代，除在临床上继续广泛应用这种方法外，已开始探索其作用机理，并对 40 年的工作进行回顾和总结，使之系统化、规范化。穴注法历时 40 余年，注射疗法逐渐为传统中医学所吸收、融合，成为中医经络、穴位疗法的一个重要方面。穴注法囊括了针灸和中药这两大中医治病优势，并以其疗效优势和广泛的适用性，被迅速推广，为广大医务人员和患者所接受，这是中西医结合的成功范例。

一、穴注法作用方式分析

穴注法可通过注射针具对经穴的机械性刺激发挥针刺样治疗作用。另外，注射在经穴中的药物，又发挥如下作用：一是通过经穴注射局部给药，使药物发挥其相应特有的治疗作用。二是所注药物通过对经穴局部的刺激，通过类针感样作用（药物注入穴位后，因占有一定空间，对周围组织产生压力，从而刺激局部感受器而产生酸、麻、胀等针感作用），达到和加强针刺治疗作用。三是穴注药物的循经作用，所注药物循经直入患处，最大限度地发挥药物效应。一些学者认为，穴位注射这一给药途径的方向性较为明显，穴注法给药可使药物沿经络直达病所，加快了药物吸收过程，减少了药物作用过程中不必要的消耗。动物实验研究表明，穴注法给药其潜伏期明显地较肌肉注射、皮下注射为短，而与静脉给药相近。若选择的腧穴适当，则注入的药物均可于短时间内产生与静注等强的或甚至更强的药效。四是穴注法所选腧穴或说腧穴的针刺样作用和药物作用之间可能存在着某种交互作用，如果这种交互作用表现为协同作用，那么这种交互作用可导致疗效的提高；如果这种交互作用表现为拮抗作用，那么这种交互作用可导致穴注药效应的降低。穴注法效应，可以说是针刺样作用、药物作用、药物的循经作用、腧穴和药物间的交互作用等共同作用的结果（这里暂不谈药物的循经作用与腧穴和药物间交互作用的关系）。事实上，穴注法的疗效往往优于单纯针刺或药物疗效，以及两者疗效的简单相加。

1. 禁忌证

（1）局部有溃疡或者损伤者不宜使用本法。

（2）对注射药物过敏的患者。

2. 目的 把针刺与药理及药水等对穴位的渗透刺激作用结合在一起发挥综合效能，对某些疾病能提高疗效。

3. 评估

（1）了解患者病情、体质、既往史，排除禁忌证，评估患者针刺部位皮肤有无感染、损伤、溃疡。

（2）评估患者自理能力，安抚患者，取得患者合作。

4. 告知

（1）告知患者治疗的目的。

（2）告知患者治疗过程中会有不适，如疼痛、出血，但这些不适应当是可以忍受的。

5. 用物准备 皮肤消毒液、镊子、棉签、吸入药液的注射器置于治疗盘内。使用消毒的注射器和针头。根据药物的剂量大小和针刺的深度，选用不同的注射器和针头。常用的注射器规格为 1mL、2mL、5mL、10mL、20mL；常用的针头为 5 ～ 7 号普通注射针头，封闭用的长针头。常用药物有：

（1）中草药制剂　复方当归注射液、川芎嗪注射液、生脉注射液、人参注射液、鱼腥草注射液、银黄注射液、柴胡注射液、板蓝根注射液、威灵仙注射液等。

（2）维生素类制剂　维生素 B_1 注射液、维生素 B_6 注射液、维生素 B_{12} 注射液、维生素 C 注射液。

（3）其他常用药　5% ～ 10% 葡萄糖注射液、0.9% 生理盐水、注射用水、三磷酸腺苷、辅酶 A、神经生长因子、硫酸阿托品、山莨菪碱、加兰他敏、强的松龙、盐酸普鲁卡因、利多卡因等。

6. 操作程序　推治疗车至患者床前→核对患者姓名、床号→做好解释工作→按穴位取舒适体位→暴露部位（注意保暖）→正确取穴→常规消毒皮肤（碘伏消毒二次）→再次核对药物→排气→取棉签夹住→一手拇指食指固定和绷紧穴位周围皮肤→另一手持注射器对准穴位快速刺入皮下并固定针栓→上、下提插针头回抽→无回血即将药液缓慢注入（观察及询问患者的感觉）→注射药毕→快速拔针→用干棉签轻压针眼片刻→再次核对药物→观察注射后反应→分离注射器与针头置于治疗车下层弯盘内→协助患者整理衣着，安排舒适体位→整理床单。

7. 注意事项

（1）严格执行无菌操作，注意药物配伍禁忌或刺激性强药物不宜采用。凡能引起过敏反应的药物，必须先做皮试，结果为阴性者方可使用。

（2）要熟练掌握穴位的部位，注入的深度，每穴注射的药量，一般为 1 ～ 2mL，胸背部可注射 1 ～ 2mL，腰臀部通常注射 2 ～ 5mL，肌肉丰厚处甚至可达 10 ～ 20mL。

（3）药物不可注入血管内，注射时如回抽有血，必须避开血管后再注射。患者有触电感时，针体往外退出少许后再进行注射。

（4）操作前应检查各无菌物品有无过期，注射器包装有无漏气等情况，用后物品处理符合消毒隔离规范。

二、穴位注射操作流程图

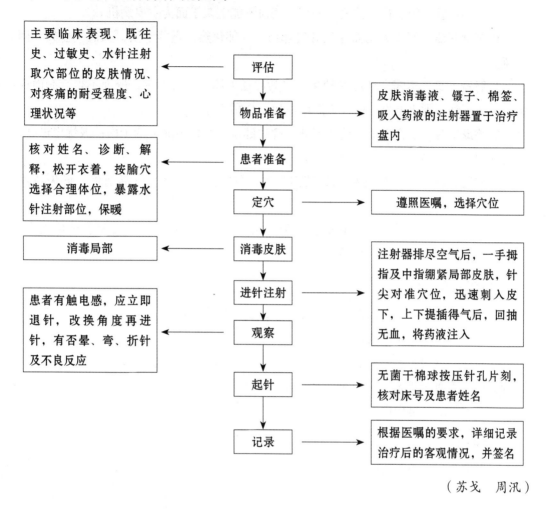

```
主要临床表现、既往          评估
史、过敏史、水针注射
取穴部位的皮肤情况、          物品准备  ──→  皮肤消毒液、镊子、棉签、
对疼痛的耐受程度、心                        吸入药液的注射器置于治疗
理状况等                                    盘内

核对姓名、诊断、解          患者准备
释，松开衣着，按腧穴
选择合理体位，暴露水          定穴    ──→  遵照医嘱，选择穴位
针注射部位，保暖

消毒局部    ←──          消毒皮肤  ──→  注射器排尽空气后，一手拇
                                          指及中指绷紧局部皮肤，针
患者有触电感，应立即          进针注射        尖对准穴位，迅速刺入皮
退针，改换角度再进                          下，上下提插得气后，回抽
针，有否晕、弯、折针          观察            无血，将药液注入
及不良反应

                            起针    ──→  无菌干棉球按压针孔片刻，
                                          核对床号及患者姓名

                            记录    ──→  根据医嘱的要求，详细记录
                                          治疗后的客观情况，并签名
```

（苏戈　周汛）

第八节　常见损容性皮肤病美容修复

一、黄褐斑

　　黄褐斑，又称为鼾黑斑、蝴蝶斑。鼾黑斑是指颜面部由于皮肤色素沉着而呈现出对称性分布的局限性褐色斑的皮肤病，境界清楚。鼾黑斑之病名首见于《外科正宗·女人面生鼾黑斑》，曰："鼾黑斑者水亏不能制火，血弱不能华肉，以致火燥结成黑斑，色枯不泽。宜朝服肾气丸，以滋化源，早晚以玉容丸洗面斑上，日久渐退，兼戒忧思、动火、劳伤等。"本病属于中医学"面尘"的范畴，其中因肝病引起者称为"肝斑"，因妊娠而发病者称为"妊娠斑"。

【皮损成因】

本病多与肝、脾、肾三脏关系密切，气血不能上荣于面为主要病机。

1.肝郁气滞 情志失调而导致肝气郁结，气郁化热，熏蒸于面，颜面气血失和而生斑。

2.肝肾不足 本病女性患者较多，多为冲任失调，肝肾不足，颜面不得荣润而成斑；水火不济，虚火上炎，以致火燥结成斑，色枯不泽。

3.脾虚湿蕴 饮食不节，偏嗜五味，脾失健运，气血不能上荣于面；或忧思过度，损伤脾胃，湿热内生，水气上泛而致病。

4.气滞血瘀 一些慢性疾病致营卫失和，气血运行不畅，气滞血瘀，面失所养而成。

西医学认为，本病多数与内分泌失调有关，可能与雌激素和孕激素在体内增多，刺激黑色素细胞分泌黑色素和促进黑色素的沉着堆积有关。

【临床表现】

1.男女均可发生，尤以青中年女性多见，皮损夏重冬轻。

2.好发于颜面，尤以两颧、额部等处为多见。

3.皮损为淡褐色至深褐色斑片，大小不等，对称分布，如蝴蝶状，可孤立散在或融合成片。表面光滑无炎症表现，无鳞屑，无自觉症状。

4.病程不定，呈慢性经过。

【诊断】

1.根据临床表现可诊断。

2.辅助检查：皮肤组织病理检查显示表皮中色素过度沉着，真皮中噬黑素细胞也有较多的色素，基底细胞层色素颗粒增多。

【治疗技法】

本病以疏肝、健脾、补肾、化瘀为基本治疗原则。临床应辨证论治，随症加减。

（一）辨证论治

1.肝郁气滞证

症状：多见于女性，斑色深褐，弥漫分布；伴有烦躁不安，胸胁胀满，经前乳房胀痛，月经不调，口苦咽干；舌质红，苔薄，脉弦细。

治法：疏肝理气，活血消斑。

方药：逍遥散加减。常用柴胡、白芍、当归、白术、茯苓、丹参、川芎、甘草。

伴口苦咽干、大便秘结者，加牡丹皮、栀子；月经不调者，加女贞子、香附；斑色深褐而面色晦暗者，加桃仁、红花、益母草。

2. 肝肾不足证

症状：斑色褐黑，面色晦暗；伴有头晕耳鸣，腰膝酸软，失眠健忘，五心烦热；舌质红，苔薄白，脉细。

治法：补益肝肾，滋阴降火。

方药：六味地黄丸加减。常用熟地黄、山茱萸、怀山药、牡丹皮、白茯苓、泽泻、女贞子、旱莲草。阴虚火旺明显者，加知母、黄柏；失眠多梦者，加龙骨、牡蛎、珍珠母；褐斑日久色深者，加丹参、僵蚕。

3. 脾虚湿蕴证

症状：斑色灰褐，状如尘土附着；伴有疲乏无力，纳呆困倦，月经色淡，白带量多；舌质淡胖边有齿痕，苔白腻，脉濡或细。

治法：健脾益气，祛湿消斑。

方药：参苓白术散加减。常用党参、黄芪、白术、茯苓、炙甘草、当归身、橘皮、升麻、柴胡。伴月经量少而色淡者，加红花、益母草。

4. 气滞血瘀证

症状：斑色灰褐或黑褐；多伴有慢性肝病病史，或月经色暗有血块，或痛经；舌质暗红有瘀斑，苔薄，脉涩。

治法：理气活血，化瘀消斑。

方药：桃红四物汤加减。常用当归、生地黄、桃仁、红花、枳壳、赤芍、甘草、桔梗、牛膝。胸胁胀痛者，加柴胡、郁金；痛经者，加香附、乌药、益母草；病程长者，加僵蚕、白芷。

（二）外治法

1. 外治敷贴法

（1）玉容散粉涂面，早、晚各1次。

（2）茯苓粉适量，洗面或外搽，早、晚各1次。

（3）白附子、白芷、滑石各250g，共研细末涂面，早、晚各1次。

（4）赤芍、丹参、桃仁、红花、白及、僵蚕、白丁香、白附子等各等分，研成粉末，加适当基质配制成中药面膜，敷于面部20分钟。清洁洗净后，局部外涂左旋维C后，用超声导入治疗仪器导入10分钟，擦拭后外敷保湿面膜，每周1次。

2. 埋线疗法　取肝俞、肾俞、脾俞为主穴，曲池、血海为辅穴。肝郁加内关、太冲；脾虚加足三里、气海；肾虚加三阴交、阴陵泉。每两周1次，10次为1个疗程。

3. 耳针疗法　主穴：皮质下、肾上腺、丘脑、内分泌、肾、肝、脾、肺。配穴：月经不调加内生殖器、卵巢；男性加前列腺。相应部位点刺放血，其他主穴和配穴各选 2～3 个，以王不留行籽贴压。每次贴一耳，两耳轮换，3 天 1 次，10 次为 1 个疗程。

4. 刮痧疗法　用刮痧板由面部中间向两侧沿肌肉纹理走向或顺应骨骼形态单方向刮拭。重点按揉太阳、印堂、迎香、颧髎、承泣、四白、承浆、大迎、颊车及黄褐斑部位。刮拭过程均以补法开始，逐渐过渡到平补平泻法，在黄褐斑处、痛点处采用压力大速度慢的手法。整个过程刮拭速度缓慢柔和，按压力均匀平稳，刮至皮肤轻微发热或皮肤潮红即可，不要求出痧。每周 2 次，4 周为 1 个疗程。

5. 按摩疗法　面部按摩在面部美容经穴按摩常规手法的基础上，加以下手法：阳白、颧髎点揉 100 周，顺时针方向和逆时针方向各 50 周，黄褐斑局部周围的穴位重点按，适当增加力度，双耳加揉肝、肾、内分泌、皮质下、交感。

（三）其他疗法

西医治疗口服大剂量维生素 C，每次 1g，每日 3 次；或静脉注射维生素 C，每次 1g，隔日 1 次，好转后改为口服，每次 0.2g，每日 3 次。

【经验体会】

1. 中医学认为，无瘀不成斑，有斑必有瘀，治斑不离血，故治疗应以疏肝理气、健脾益气为主。

（1）轻度、中度、无其他原发病致病因素以中药内调为主，中药敷贴外治为辅，配合采用埋线、按摩、刮痧等联合疗法。

（2）重症、合并肿瘤、妇科疾病等原发病内调外治联合应用，首先治疗原发病，在治疗原发病的基础上口服中药，外用中药敷贴，酌情配合埋线、按摩、刮痧联合治疗可有一定疗效。

（3）皮肤屏障损伤患者皮肤较为脆弱、敏感，前期治疗以修复皮肤屏障为主，待皮肤修复后方采用中药敷贴治疗，配合埋线、按摩、刮痧等联合治疗。

2. 避免急功近利采用不安全的"祛斑"治疗，破坏局部皮肤屏障，忌用激素类药物。

【预防】

1. 心情舒畅，保持乐观情绪，避免忧思恼怒。

2. 积极治疗原发疾病如肝病、妇科疾病。

3. 注意劳逸结合，睡眠充足，避免过度疲劳。

4. 避免日光暴晒，避免使用特殊功效化妆品、面膜，忌用刺激性药物及激素类药物。

5.多食含维生素 C 的蔬菜、水果，忌食辛辣，忌烟酒。

【预后】

本病疗程较长，疗效缓慢，坚持规范的中医药内外兼治，疗效满意。痊愈后，用中医外治法养护，预防再发。

二、脂溢性角化病

【皮损成因】

脂溢性角化病（SK），即基底细胞乳头瘤，是因角质形成细胞（KC）成熟迟缓所致的一种良性表皮内肿瘤，又称老年疣或老年斑。从临床症状的角度，看似与过度剂量的紫外线照射及部分家族遗传相关性大。

【临床表现】

1.多发于中老年男性，女性患者在更年期后始发、多发。

2.好发于面部，特别是颞部，其次是手背、躯干和上肢。

3.典型临床表现早期为扁平丘疹或斑片，淡褐或深褐色，表面光滑；后逐渐增大隆起，表面可呈轻度乳头瘤样增生，常附有油腻性鳞屑。有随年龄增长的趋势，多者可达百余。

4.生于头部者不影响头发生长，无自愈倾向。

【诊断】

1.典型的脂溢性角化病根据临床表现即可诊断。

2.不典型者需要与黑素瘤、色素型基底细胞上皮瘤、日光性角化病及色素痣等相鉴别。

3.诊断主要依靠组织病理检查，有棘层肥厚型、角化过度型、网状型（腺样型）、刺激型（激化型）、菌落型（巢状型）和色素型（黑素棘皮瘤）等类型。所有类型均有角化过度、棘层肥厚和乳头瘤样增生，增生的瘤组织由鳞状细胞和基底样细胞组成，其特点是瘤边界变平坦，且与两侧正常表皮位于同一平面上。皮肤镜也有一定的诊断意义。

【治疗技法】

（一）火针

火针是传统中医学外治法之一，因针刺的方法不同，功效的侧重面也略有差异。

1. 治疗老年疣的机制

（1）火针治疗老年疣可以直达病所，不仅可用于寒证，取散寒除湿之效，亦可用于火热证，取清热解毒之效，依照"以热引热""火郁发之"的理论引邪外出。

（2）火针治疗有消癥散结之效，包括气血痰湿等积聚而成的肿物、包块等病理产物，无论其在体内或体表。脂溢性角化病亦属此列，火针的高温可直接破坏脂溢性角化皮损基底部血供，促其脱落。

（3）火针可通过腧穴将温热阳气导入人体，激发经气，温通经络，行气活血，温化脏腑阳气，则脏腑与体表气血流通，正气得复，抗邪有力，从而加速脂溢性角化皮损的脱落。

2. 注意事项

（1）术前准备　保持舒适体位，诊室内避风，使用一次性毫火针，严格规范无菌操作。

（2）施术步骤　毫火针前 1/3 针体在酒精灯外焰上烧红透，迅速准确刺入或接触皮损部位，针尖抵达病位深度即可出针。较大较厚的皮损需刺入皮损约近半深度即可，其余皮损表面轻触即可。《针灸聚英》有"火针切忌过深，深则反伤经络，不可太浅，浅则治病无功，但消息取中也"的论述，正是此意。总结施术要求 3 个字：红、快、准，如此方为有效火针针刺。

（3）术后处置　因火针针孔是微创烫伤形成，与外界呈开放状态，故出针后应迅速以干棉球按压针孔处组织使其尽快闭合，可有效防止出血及感染，减少痛感。治疗当日保持创面干燥避免接触水，痂皮需待其自行脱落。

（二）二氧化碳激光治疗

术前清洁局部皮肤，常规消毒，外涂 5% 复方利多卡因乳膏封包浸润麻醉约 1 小时后施术。激光光束对准高出皮面的皮疹，由表层逐层向深层汽化祛除皮损，每层汽化后用生理盐水棉签擦去创面上干燥的皮屑碎片，一般汽化至皮疹表面平于周围皮面为止。如皮疹仍有色素残留可联用调 Q– 开关翠绿宝石激光（755nm）。激光参数：光斑直径 3mm，短脉冲，频率 2 ～ 5Hz。治疗终点为局部皮损出现霜白反应。术后常规保持创面干燥，待痂皮自行脱落。

【经验体会】

根据治疗时的气候、温度、皮损的数量、部位、厚薄选择适合的治疗方案。

【预防】

1. 进行户外活动尽量做好全面防晒，避免暴晒。

2.夏天户外活动前尽量避免食用感光性蔬菜、水果。

【预后】

本病易复发。发病早期及时干预，积极治疗，疗效满意。

三、目胞黑

【皮损成因】

目胞黑指眼无他病，只是上下眼睑皮肤呈现青黑色。中医学认为是由于"久病入络"，或肝气郁滞而血行不畅，或脾气虚弱，痰湿内生而阻塞经络，皆使眼睑内血流不畅、出现眼圈青黑。此外中医学还认为，肝的本色是青色，肾的本色是黑色。如果肝肾阴虚，肝肾的本色外露也可导致眼圈青黑。

西医学认为本病的病因有遗传体质、眼睛过度疲劳、精神过度紧张、静脉曲张、外伤等造成眼睑被动性（静脉性）充血所致。黑眼圈与眼皮本身的色素多寡、眼皮内的血管血流颜色，以及光线投射方向等因素有关。另外，可能与肝胆疾病、月经不调或痛经、甲状腺功能亢进、恶病质等因素有关。

【临床表现】

1.男女都可以发病，女性多于男性，可发生于任何年龄，有明显的遗传倾向。

2.皮损特点为上下眼睑的皮肤呈现青黑色，界限清楚。颜色可以为淡黑色、青黑色。

3.患者一般无自觉症状。

4.可伴有精神紧张、用眼疲劳、月经不调、痛经、甲亢等病史。睡眠不足、夜生活频繁、吸烟喝酒可以导致本病的加重。

【诊断技法】

1.根据临床表现可诊断。

2.辅助检查：皮肤组织病理检查显示表皮中色素过度沉着，真皮中噬黑素细胞也有较多的色素，基底细胞层色素颗粒增多。

【治疗技法】

（一）辨证论治

1.脾虚血亏证

症状：两眼胞周围皮肤淡黑，面色无华，神疲纳呆，腹胀，便溏，头晕，心悸，舌淡苔白薄，脉细弱。

治则：健脾、益气、养血。

方药：归脾汤加减。

2. 肝郁气滞证

症状：两眼胞周围皮肤灰黑，伴胸胁胀痛，急躁易怒，纳呆，舌质红，苔薄黄，脉弦数。

治则：疏肝解郁，活血消斑。

方药：逍遥散合四物汤加减。

3. 肝肾阴虚证

症状：眼胞周围皮肤黑青，头晕目眩，记忆力衰退，失眠多梦，咽干口燥，腰膝酸软，舌红，少苔，脉细数。

治则：滋养肝肾。

方药：六味地黄汤合一贯煎加减。

（二）外治法

1. 中药外洗　桑叶 15g，菊花 15g，生地黄 15g，夏枯草 15g，薄荷 3g。水煎后，用此汤先熏蒸眼部，然后用纱布蘸取药水，擦洗眼眶。一周 2～3 次。

2. 八白汤　白薇、白及、白附子、白僵蚕、白扁豆、白鲜皮各等分，煎汤外洗之。

3. 按摩治疗

（1）眼部按摩法。闭上双眼，用无名指指尖轻按眼角，3～5 秒后放开，连续做 10 次。而后转动眼珠一圈，再连续做 10 次。每日 1 次。

（2）热鸡蛋按摩法。将鸡蛋煮熟后去壳，用小纱布包裹住，合上双眼，用鸡蛋按摩眼睛四周，可加速眼部血液循环。每日 1 次。

（3）轻按印堂、睛明、鱼腰、承泣、四白穴，使眼周围皮肤血液循环加快，起到消除黑眼圈的作用。

（4）用两手掌按压双耳，用按压旋转的方法按摩耳部，使眼神经松弛，以消除眼睛疲劳，促进血液循环。

（三）其他疗法

1. 将无菌纱布浸在冰水和鲜牛奶的混合液中，挤去八成水分，放在双眼上 15 分钟，每天 1～2 次。

2. 每晚入睡前，用维生素 E 胶囊中的黏液对下眼睑进行涂抹和按摩。

3. 用食指、中指指腹蘸上眼霜或养颜露，轻拍眼周围皮肤。

4. 用两块冷水浸透过的卫生棉条，敷在闭合的眼皮上，分别用两手食指、中指、无名指轻按下眼睑。

【经验体会】

中医学认为本病由于久病入络、脾虚、肝郁、气滞血瘀、痰湿内生、肝阴虚导致眼圈青黑，临床上大致分为三型：脾虚血亏、肝郁气滞、肝肾阴虚。中医外治法可以采用熏洗法和按摩疗法相结合进行治疗。常用药方有八白汤，主要药物是白蔹、白及、白附子、白僵蚕、白扁豆、白鲜皮、白茯苓加上当归等，加水浸泡后煎煮，先熏蒸及热敷双眼周约 20 分钟，以达到活血化瘀、祛黑美白的作用，每日 1 次，10 次 1 疗程。

采用维生素 E 涂擦于局部，再用热鸡蛋按摩于眼周，可改善局部微循环，每日 1 次，10 次 1 疗程，可取得一定疗效。

根据有关专家报道，采用蜂巢皮秒激光疗法治疗本病，每周 1 次，10 次 1 疗程，疗效显著。

【预后】

1.要保证充足的睡眠，让眼肌在休息中得到恢复。

2.要注意饮食结构，减少盐分的摄入，保证足够的维生素。

3.要远离烟雾，戒除饮酒，加强运动，可涂含有活血化瘀成分的中药眼霜。

四、唇风

唇风是发生于口唇部位的炎症性疾患。相当于西医的剥脱性唇炎。临床特点是口唇部黏膜红肿、干燥、皲裂、脱屑，自觉痒痛感，好发于秋冬季节。

【皮损成因】

1.脾胃积热 饮食不节或过食辛辣食品致脾胃积热，加上风邪外侵，热燥化火上熏于唇。

2.阴虚血燥 素体阴虚或劳伤心脾，生化不足而致阴虚血燥，不能上荣于唇。

西医学认为其发病原因尚不明确。但与接触某种过敏物质及日光照射有一定的关系。

【临床表现】

1.好发部位 皮疹常常从下唇的中央开始，而后逐渐扩大至整个下唇和上唇，嘴唇界限不清。

2.皮损特点 初起唇部红肿、表面光亮；中期水肿破溃、渗液，日久结痂、干燥、皲裂、反复脱屑，浸润肥厚，自觉痒痛感，多见于女孩和青年妇女。

3.病程特点 经过缓慢，病情持续数月至数年不等。

【诊断】

排除接触史，根据临床表现可诊断。

【鉴别诊断】

1. 接触性唇炎 有明确接触史，如食用菠萝、芒果等。症状轻重与接触物浓度、性质有关。斑贴试验阳性。避免接触过敏原可不再发作。

2. 腺性唇炎 可看到肥大的腺体和扩张的腺管开口部，有时可触摸到囊肿形成的结节。

【治疗技法】

（一）辨证论治

1. 脾胃积热证

症状：唇部红肿、糜烂或唇部干燥、皲裂，自觉痒痛感，口干喜冷饮，大便干燥，小便黄赤，舌质红，脉数有力。

治则：祛风清热泻火。

方药：双解通圣散。局部潮红肿胀明显者加川黄连、地肤子、金银花；溃破渗液明显者加车前草、薏苡仁。

2. 阴虚血燥证

症状：唇部干燥皲裂、脱屑肥厚，唇缘不清，常迁延数年不愈，口干，手心较热，舌红少苔，脉细数。

治则：滋阴降火，养血润燥。

方药：四物汤合六味地黄汤。口唇干燥明显者，加玉竹、南沙参、北沙参、怀山药；手心较热，加地骨皮、龟甲、青蒿。

（二）外治法

青黛膏（经验方）

药物组成：青黛 25g，石膏 50g，滑石粉 50g，黄柏 25g。

制作方法：先将医用凡士林烊化冷却，后将上药研细粉混匀后徐徐调入即可。

功效：润肤止痒，清热解毒。

用法：直接涂患处，每日 2 次。

（三）针灸治疗

1. 毫针 取合谷、曲池、足三里、地仓、中脘等穴。每次取 3 ～ 4 个穴，留针 30 分钟，每日 1 次，10 次为 1 个疗程。

2.耳针（穴） 脾胃积热型主穴选取大肠、膀胱、三焦可清热燥湿，泻火解毒；阴虚血燥型选取心、肝、肾可滋阴润燥，养阴清热。隔日1次，10次为1个疗程。

【经验体会】

唇风多由于肺胃积热、阴虚血燥而致病。若出现局部干燥脱皮，可以选用青黛膏擦于嘴唇；若有渗液肿胀，局部症状明显时可联合激素类软膏进行治疗。

缓解期出现嘴唇皲裂或脱屑，忌手撕皮屑及舔舐唇部。稳定期要注意唇部日常护理，可用医用凡士林或5%甘油保湿；还要避免风吹日晒、劣质唇膏等不良刺激，外出时采取佩戴口罩的方法予以防护。

【预防】

1.切勿咬、舔唇部。可适当用滋润油脂涂擦患处，防止干燥、皲裂、脱屑。

2.少食辛辣、肥甘厚味之食物，多食水果蔬菜。

3.积极寻找过敏原避免再次接触致敏，避免风吹日晒。

【预后】

病程长，病情容易反复。

五、漆疮

漆疮，属接触性皮炎，是指因皮肤或黏膜接触某些外界致病物质所引起的皮肤急性或慢性炎症反应。其临床特点是发病前均有明显的接触某种物质的病史，好发于接触部位，皮疹上有红斑、丘疹、水疱、糜烂、渗出、结痂等。中医文献中没有一个统一的病名来概括接触性皮炎，而是根据接触物质的不同及其引起的症状特点而有不同的名称。如因漆刺激而引起者，称为漆疮；因贴药引起者，称为膏药风；接触马桶引起者，称为马桶癣等。

【皮损成因】

由于患者禀赋不耐，皮肤腠理不密，接触某些物质，例如漆、药物、塑料、橡胶制品、染料和某些植物的花粉、叶、茎等，使毒邪侵入皮肤，蕴郁化热，邪热与气血相搏而发病。但体质因素是发病的主要原因，同一种物质，禀赋不耐者接触后更易发病。

西医学认为，接触性皮炎分为原发刺激性接触性皮炎和变态反应性接触性皮炎两种：①刺激性接触性皮炎：接触物（如强酸、强碱等）本身具有强烈刺激性，任何人接触该物均可发病。或虽刺激性较小，但接触时间长也可致病。②变应性接触性皮炎：为典型的Ⅳ型超敏反应。接触物为致敏因子，本身并无刺激性，多数人接触后不发病，仅有少数过敏体质者接触后发病。能引起接触性皮炎的接触物质很多，主要有动物性、植物性和化学性三种。本病的发病机制十分复杂，目前尚未完全阐明。

【临床表现】

1. 有明显的接触史，均有一定的潜伏期，第一次在 4 天以上，再次接触发病时间缩短，多数在数小时或 1 天左右。但由强酸、强碱等强烈的刺激物所致可立即发生皮损而无潜伏期。

2. 一般急性发病，常见于暴露部位，如面、颈、四肢。皮损的形态、范围、严重程度取决于接触物质种类、性质、浓度、接触时间的长短、接触部位和面积大小，以及机体对刺激物的反应程度。皮损边界清楚，多局限于接触部位，形态与接触物接触范围大抵一致。皮疹一般为红斑、肿胀、丘疹、水疱或大疱、糜烂、渗出等，一个时期内以某一种皮损为主。若为强酸、强碱或其他强烈化学物质接触，常可引起坏死或溃疡。若发生在组织疏松部位，如眼睑、包皮、阴囊处则表现为皮肤局限性水肿，皮肤光亮，表面纹理消失，无明确边缘。若患者反应强烈，则皮疹不仅局限于接触部位，还可播散到其他部位，甚至泛发全身。自觉瘙痒、烧灼感，重者疼痛，少数患者伴有怕冷、发热、头痛、恶心等全身症状。病因去除和恰当处理后可在 1～2 周内痊愈。

3. 反复接触或处理不当，可转变为亚急性或慢性，皮损表现为肥厚粗糙，呈苔藓样变。

【诊断】

1. 根据临床表现可诊断，需注意鉴别诊断。

2. 辅助检查将可疑致敏物用适当溶剂配成一定比例的浓度做斑贴试验，若示阳性则提示患者对被试物过敏。

【鉴别诊断】

1. 急性湿疮 无明确接触史，病因不明，皮损常对称分布，呈多形性，边界弥漫不清，瘙痒剧烈，常有复发倾向。

2. 颜面丹毒 无可疑致敏物接触史；常有寒战、高热、头痛、恶心等全身症状；皮损以红斑为主，形如云片，色若涂丹；自感灼热、疼痛而无瘙痒。其中无接触史、疼痛、高热是主要鉴别点。

【治疗技法】

（一）辨证论治

辨证论治以清热祛湿止痒为主要治法。首先应脱离过敏原。急性者以清热祛湿为主，慢性者以养血润燥为主。

1. 风热蕴肤证

症状：起病较急，好发于头面部，皮损色红，肿胀轻，其上为红斑或丘疹，自觉瘙痒、灼热感，心烦口干，小便微黄；舌红，苔薄白或薄黄，脉浮数。

治法：疏风清热止痒。

方药：消风散加减。常用荆芥、防风、牛蒡子、苦参、金银花、连翘、僵蚕、生地黄、甘草等。

2. 湿热毒蕴证

症状：起病急骤，皮损面积较广泛，其色鲜红肿胀，上有水疱或大疱，水疱破后则糜烂渗液，自觉瘙痒、灼热感，伴发热、口渴、大便干燥，小便短黄；舌红，苔黄，脉弦滑。

治法：清热祛湿，凉血解毒。

方药：龙胆泻肝汤合化斑解毒汤加减。常用龙胆草、黄芩、黄柏、苍术、茯苓、泽泻、生石膏、连翘、牡丹皮、六一散等。黄水多者，加土茯苓、马齿苋；红肿面积广泛者，加大黄、桑白皮。

3. 血虚风燥证

症状：病程长，病情反复发作，皮损肥厚干燥有鳞屑，或呈苔藓样变，瘙痒剧烈，有抓痕及结痂；舌淡红，苔薄，脉弦细。

治法：养血润燥，祛风止痒。

方药：当归饮子合消风散加减。常用当归、生地黄、防风、蝉衣、牛蒡子、僵蚕、丹参、甘草等。瘙痒剧烈者，加徐长卿。

（二）外治法

治疗原则：找出致病原因，去除刺激物质，避免再接触。用药宜简单、温和、无刺激性。

1. 急性期 皮损以红斑、丘疹、渗出为主。皮疹以红肿为主无明显渗液时选用三黄洗剂或炉甘石洗剂外搽，或选用青黛散冷开水调涂，或1%～2%樟脑、5%薄荷脑粉剂外涂，每日5～6次。若有大量渗出、糜烂，选用绿茶、马齿苋、黄柏、石韦、蒲公英、桑叶等组方煎水湿敷，或用3%硼酸溶液、10%黄柏溶液湿敷。

2. 慢性期 皮损肥厚粗糙，有鳞屑或呈苔藓样者选用软膏或霜剂，如3%黑豆馏油、糠馏油或激素类软膏。

3. 亚急性期 皮损以结痂为主，选用青黛膏、乳膏基质或2%雷锁辛硫黄糊剂外涂。

【经验体会】

根据皮损的不同时期，选用适合的外用剂型，避免局部搔抓，避免使用刺激性外用药，注意局部保湿。

【预防】

1. 明确病因，避免继续接触致敏物质。
2. 不用水温过高的水洗澡，避免摩擦搔抓，禁用刺激性强的外用药物。
3. 多饮水，并给以易消化的饮食，忌食辛辣、油腻、虾蟹、牛羊肉等发物。
4. 与职业有关者应加强防护措施或调换岗位。

【预后】

脱离过敏原，避免再次接触过敏原，一般预后良好。

六、白屑风

白屑风是因皮肤油腻而出现红斑、覆有鳞屑而得名，是发生在皮脂溢出部位的慢性炎症性皮肤病。因其多发于头面，故又称为面游风。《外科正宗》记载："白屑风多生于头、面、耳、项、发中，初起微痒，久则渐生白屑，叠叠飞起，脱而又生。此皆起于热体当风，风热所化。"本病相当于西医学的脂溢性皮炎。

【皮损成因】

本病主要因素体湿热内蕴，感受风邪所致。

1.湿热上蒸　湿为重浊之邪，常夹风、热等，以热为多，湿热互结，循经上行，加之嗜食肥甘油腻、辛辣之品，以致脾胃运化失常，化湿生热，湿热蕴阻肌肤而成。

2.风热血燥　风热之邪外袭，郁久耗伤阴血，阴伤血燥；或平素血燥之体，复感风热之邪气，血虚生风，风热燥邪蕴阻肌肤，肌肤失于濡养而致。

西医学认为，本病与雄激素水平增高促使皮脂腺分泌增高，并在此基础上发生真菌（卵圆形糠秕孢子菌）和细菌（痤疮丙酸棒状杆菌）的寄生或者感染所致。精神因素、嗜食辛辣油腻、维生素 B 族缺乏、嗜酒等可加重本病。

【临床表现】

1. 患者以青壮年为多，乳儿期也有发生。
2. 好发于皮脂腺丰富的头皮及颜面部，皮损以炎性红斑上覆有油腻性鳞屑为特征。
3. 病程缓慢，常有急性发作，易反复。

【诊断】

1. 根据临床表现可诊断，急性发作期需与过敏性皮炎鉴别。

2. 辅助检查无特殊检查，部分患者可检出卵圆形糠秕孢子菌、痤疮丙酸棒状杆菌。

【治疗技法】

（一）辨证论治

1. 湿热蕴结证

症状：皮损为潮红斑片，有油腻性鳞屑，甚至糜烂、渗出；伴口苦口黏，脘腹痞满，小便短赤，大便臭秽；舌质红，苔黄腻，脉滑数。

治法：清热止痒，健脾利湿。

方药：参苓白术散合茵陈蒿汤加减。糜烂渗出较甚者，加土茯苓、苦参、马齿苋；热盛者，加桑白皮、黄芩。

2. 风热血燥证

症状：多发于头面部，为淡红色斑片，干燥、脱屑、瘙痒，受风加重，或头皮瘙痒，头屑多，毛发干枯脱落；伴口干口渴，大便干燥；舌质偏红，苔薄白，脉细数。

治法：祛风清热，养血润燥。

方药：消风散合当归饮子加减。皮损颜色较红者，加牡丹皮、金银花、青蒿；痒较重者，加白鲜皮、白蒺藜；皮损干燥明显者，加玄参、麦冬、天花粉。

（二）外治法

1. 针灸疗法取合谷、曲池、大椎、血海、足三里，施泻法，隔日 1 次。

2. 干性皮损在头皮者，用白屑风酊外搽，每天 3 次。

3. 干性皮损在面部者，用痤疮洗剂外搽，每天 2 次。

4. 湿性皮损有少量渗出者，可用马齿苋、黄柏、大青叶、龙葵各 30g，或单味马齿苋 30g，煎汤，放凉后外洗或湿敷患处，每次 30 分钟，每日 2 ～ 3 次；湿敷后外搽青黛膏。或用脂溢洗方（苍耳子 30g，苦参 15g，王不留行 30g，明矾 9g）煎水洗头。

【经验体会】

白屑风又称面油风，本病证型大致分为湿热蕴结证、风热血燥证。皮损以面部皮肤干燥、脱屑、瘙痒为特征，外治法治则为润燥祛风止痒，可用青黛膏外搽，洁面时忌用控油洗面奶。皮损以头皮症状明显者，采用白屑风酊剂外搽，洗发时可以用马齿苋洗剂加入少许茶油浸泡。皮损以渗出为主，外治法治则为清热止痒、除湿。方用马齿苋洗剂湿敷患处，每日 2 次。常用药物有马齿苋、黄柏以清热解毒；苦参以燥湿除虫；明矾燥湿止痒、解毒杀虫。患者不宜使用刺激性强的肥皂或洗面奶洗脸及防晒，不宜暴晒，不宜过度使用去油、去角质的产品，不滥用药物，尤其是激素类的外用药膏。

【预防】

1. 忌食荤腥、油腻，少食甘甜、辛辣及浓茶、咖啡、酒等，多食新鲜水果、蔬菜。
2. 生活规律，睡眠充足，避免精神紧张，保持心情愉快，保持大便通畅。
3. 避免搔抓，避免过冷、过热对局部皮肤的刺激。

【预后】

本病病程长，顽固而易复发，受饮食、睡眠、情绪影响，严重时可影响生活质量。

（叶佩真　翁丽丽）

第十二章

中医皮肤外科的
中西结合治疗

第一节　中西医结合治疗概述

中医外科形成在春秋战国时代。目前发现的最早的医学文献《五十二病方》记载了感染、创伤、冻疮、诸虫咬伤、痔瘘、肿瘤等多种外科疾病，并介绍了割治、外敷治疗痔疮，用探针检查痔疮的方法。《黄帝内经》已有痈疽篇的外科专章，对痈疽的病因病机已有相当的认识，并记载有针砭、按摩、猪膏外用等多种疗法，最早提出用截肢手术治疗脱疽。我国第一个著名外科医生王驹，"为宣王割痤，为惠王割痔，皆愈"。东汉名医华佗创制"麻沸散"、张仲景的《金匮要略》治疗肠痈、寒疝、浸淫疮等病的治则和方药至今仍为临床所用。晋代出现了我国现存的第一部外科学专著《刘涓子鬼遗方》，总结了不少金疮、痈疽、皮肤病的治则和经验。唐朝孙思邈的《备急千金要方》、王焘的《外台秘要》是外科方药的重要参考书籍。元朝齐德之《外科精义》，指出"治其外而不治其内，治其末而不治其本"的方法是不对的。明清以后，以整体观念为主流的中医外科学逐渐形成以陈实功《外科正宗》为代表的"正宗派"、王维德的《外科证治全生集》为代表的"全生派"、高秉钧的《疡科心得集》"心得派"三大学术流派，至今仍对外科临床有较大的指导意义。

汉唐时代的中医外科走在世界前列，但宋朝以后中医外科手术技术日渐衰落，尤其是鸦片战争后，现代外科学解决了感染、出血、疼痛三大问题，使整体水平得到跨越式的发展。

西学渐始于明清，但直至20世纪初，西方医学才凭借积蓄一百多年的技术能力在我国站稳脚跟，并与有数千年历史的中医学短兵相接，形成竞争态势。双方既有废存的水火不容，也有实用的吸收汇通。张锡纯先生主张"衷中参西"，以中医理论为纲，以西医方法为补，以治愈为最终目的，是中西汇通的典型代表。"中西医结合"这一概念是1956年毛主席"把中医中药的知识和西医药的知识结合起来，创造中国统一的新医学药学"的讲话之后逐步在我国医学界出现的。通过建立中医研究院、组织西医学习中医等一系列措施，使中医学作为一个完整的医学体系得到充分的肯定，也使很多人转变了思想观念，明确了用现代科学方法发掘、整理、研究中医药学遗产，丰富现代医学科学，中西医结合方针得以确立，中国医学的历史进入了中医、西医、中西医结合三支力量并存的新时期。

经过几十年的开拓探索、创新研究，中西医结合在医疗卫生体系中的作用不断增强，在临床实践中的优势不断显现，学术研究成果不断增多，有些甚至产生了较大的国际影响，其中最具代表性的是基于中医学理论、运用现代技术创制的新型抗疟药——青蒿素和双氢青蒿素，成为我国第一个获得诺贝尔自然科学奖的项目。

2016年12月25日发布《中华人民共和国中医药法》，为继承和弘扬中医药、促进中医药事业健康发展提供了有力的法律支撑。党的十九大报告指出，"坚持中西医并重，传承发展中医药事业"。2019年的《政府工作报告》再次强调，支持中医药事业传承创新发展，开启了发展中医药的新征程。

中西医学的理论体系由于受各自传统文化的影响而有所不同，各有优缺点。中医学属经验医学范畴，以动态平衡观为理论主线，对疾病的辨证论治有着较强的系统性和完整性，重宏观、思辨，对人体结构、生理病理等微观认识和量化不足，个体化治疗限制了标准化和可重复性和可推广性。但是中医学以人为本的整体观顺应当今"生物—心理—社会"医学模式的转变形势，符合当今医学发展潮流。西医学属于实验医学范畴，方法学上注重直观分解、实验测定、技术使用和定量分析，客观具体，因量化而直观，可操作性强，可比性明确、标准化程度高，可重复性强，易于被人理解和接受。但是西医学对个体差异的关注度不够，重驱邪，而轻扶正，机体本身的适应性调节能力不能得到有效地激发。诊治上重程序性、规范化，对人性的关注度不够，社会、心理、环境因素与个体的联系与相互影响较为忽视，重治病而轻调养摄生防病延年。

中医外科学强调整体辨证与局部辨证相结合，强调外科病机与气血辨证相结合，优选内服药与外治法的应用。传统中医外科的"消""托""补"三大治法至今仍有效指导中西医结合对外科感染性疾病的临床治疗。现代医学技术发展日新月异，各种诊疗手段层出不穷，强调局部微观的准确性，对于疾病的诊断及治疗的决策方面至关重要。B超、CT、MRI、心电图代表现代辅助诊断技术，可以作为中医四诊的延伸；调节水、电解质与酸碱平衡也是调整阴阳的内容；补液、输血等支持疗法是补益气血、养阴生津的创新手段，也是现代中医的发展。善于学会用中西两法诊断和治疗外科常见病，善于观察分析中西医的优势，取长补短，不断探索创新中西医结合的新理论、新方法，才能得出最佳诊疗方案，更好地为人类健康服务。

（秦晓民　康旭）

第二节　中西医外治法的结合

中医治疗方法分为内治和外治两大类。内治之法，多从整体观念出发，进行辨证论治，祛邪扶正，标本兼治。外治法相对于内治法而言，是施于体表或从体外进行治疗的方法。主要通过药物、温热及机械三者的作用以调整机体功能，祛除外邪而达到治疗目的。外治法包括的范围有切开法、引流法、火针法等手术方法，敷、熨、熏蒸、吸入、热烘、浸浴、塌渍、发泡、膏摩、点眼、灌耳、漱涤、扑粉、导、塞、薄贴等非手术方法。在外治法中，一些外用的膏药薄贴如太乙膏、阳和膏、敷药，围籀药如金黄散、玉露散等，油膏如生肌玉红膏、黄连膏等，散剂如阴消散、阳消散、生肌散、枯矾散等，丹剂如升丹、九一丹、八宝丹等，都有不同程度的疗效及不可代替的独特作用。这些治疗方法都是中医外科外治法中最具特色的。

中医外治法具有简单、便捷、价廉、效验特点，在临床得到了广泛的应用和较快的发展，在其发展过程中既保留传统，又借鉴现代科学知识，去粗取精，形成了自己独有的手术方法。

中医中药湿润暴露疗法使我国治疗烧伤的水平居于世界领先水平。在烧伤防治的理论研究上，湿润暴露疗法打破了西医学传统的保持创面干燥成痂的概念。湿润疗法这一理论的提出是根据中医外科"创伤、溃疡"论治思想和现代烧伤局部微循环研究理论提出的一种新理念，这是中西医结合的典范。中医皮肤外科采用"消、托、补"治疗方法，在脓肿施治疗效卓著，"清、化、补"序贯疗法，已在临床上得以广泛应用，大大促进创面的修复，已经证明中医药可以促进慢性皮肤溃疡局部组织一些相关生长因子的分泌，为中医药促进创面修复提供科学依据。

中医外治法由于其止血、麻醉、抗感染方面的局限，对于体积较大的肿物或范围较大的恶性病变治疗受限；中药多种经典膏药、薄贴等外用药。制备主要为院内制剂，没能在上市流通，加上外用药本身的缺点，如膏药因黑而硬受患者排斥，敷药的粉末使用时较烦琐，需用蜂蜜、凡士林调剂。用蜡和植物油熬制而成的油膏，难以久存，限制了其推广使用。因此，外科的外用药需要用现代化手段进行剂型改革，并由药厂生产，在市场流通，来便于广泛使用。否则，今后就会严重影响外科这一特色和优势的发挥。只有刀药并重，才能真正体现中医外科在外治法的特色和优势。

西医皮肤外科的治疗手段日趋多样，刀、针、冷、光、电、毒，手术是基础，激光、注射、冷冻、电离子、肉毒素、光动力、浅层 X 线等各种疗法不断发展突破，新的药物和器械不断涌现，追求以最低的损伤达到最好的疗效，发展迅速。但是，仍有不少领域亟待开拓。比如皮肤肿瘤切除后的后续治疗，皮肤创面的无瘢痕化愈合，色素疾病的内因调治，毛发移植前后毛囊的养护等。这些领域其实都是中医特色理论所擅长的空间，外治内调并举、特色中药的应用可能是中西医结合发展皮肤外科的前景。西医治疗及中医外治法可清除已出现的病灶，中医中药可改善患者体质，巩固手术疗效，减少复发，未病先防，辨病和辨证相结合，取长补短。只有中西医结合治疗才能标本兼顾，给患者提供最优治疗方案。

（秦晓民　康旭）

第三节　中西医结合治疗的优势

皮肤病是临床常见病、多发病，因皮肤病就诊的门诊数量在所有门诊就诊数量中占有相当的比例，因此针对皮肤病的研究和治疗意义重大。但是由于皮肤病种类繁多，许多疾病难以短期内痊愈，反复发作，治疗顽固，迁延日久，且影响外观，这些情况都严重影响生活质量，并给患者带来了极大的痛苦。皮肤病顽固难治众所周知，虽然纯西医的治疗有时可以迅速改善病情，缓解症状，但对于皮肤疾病的整体治疗，仍显得不足，纯西医治疗已经不能满足患者需求。中医学在治疗皮肤病方面积累了丰富的经验，一部分皮肤病使用纯中医治疗就能获得良好的临床疗效，还有一些皮肤病在找准切入点后进行中西医结合治疗，能起到增加临床疗效、减少副反应等效果。中西医之间互相取长补短，发挥各自的优势，提高临床疗效，是现阶段临床的客观需要，也是皮肤病治疗领域的发展方向之一。

一、急性皮肤病

（一）带状疱疹

带状疱疹是由于感染水痘-带状疱疹病毒所致的急性病毒感染性皮肤病。临床主要表现为沿着神经节段单侧分布的红斑、簇状水疱，伴有明显的疼痛。中医学称带状疱疹为"蛇串疮"，又称为"蜘蛛疮""缠腰火丹"。由于本病皮损发生在身体一侧，条带状分布，似蛇串行，故中医学称之为蛇串疮。本病为急性感染性皮肤病，临床治疗以抗病毒、营养神经、对症止痛、改善皮肤损害为主，目前临床的治疗难点主要体现在对疼痛的治疗和后遗神经痛的预防。

抗病毒治疗能加速皮损的愈合，以及降低急性神经炎的严重程度，缩短病程。带状疱疹的发病病因明确，为水痘-带状疱疹病毒感染，故针对此病毒的治疗是本病的核心治疗方法。目前对于水痘-带状疱疹病毒，已经有阿昔洛韦、伐昔洛韦、泛昔洛韦等有效的抗病毒药物治疗。多项证据表明，及时有效的抗病毒治疗能够降低急性神经炎相关疼痛的严重程度和持续时间，促进皮损更快愈合，预防新皮损的形成，减少病毒排出以降低传播的风险，以及预防带状疱疹后遗神经痛。抗病毒在带状疱疹的治疗当中，证据等级为1a，故抗病毒的治疗已经明确能够获益，改善预后，成为本病的基础治疗。这是现代医学治疗本病的优势。

中医特色治疗早期介入能迅速改善整体病情。带状疱疹需要解决的其中一个重要临床问题就是迅速改善皮肤损害。带状疱疹临床上出现散在红斑，红斑基础上簇状水疱，如果护理不当或治疗不及时，水疱逐渐演变成脓疱，病情严重会出现血疱，不慎伴有感染会出现溃疡、坏死。中医的特色疗法早期介入能够迅速改善皮肤损害。火针作为一种中医传统疗法在临床上运用广泛，能够有效解决临床问题。在带状疱疹方面，火针治疗带状疱疹能够迅速清除水疱，促进水疱结痂，改善病情，防止进一步出现脓疱、感染、溃疡等。不仅如此，火针对患者的疼痛改善也有较好的临床疗。另外，各种针灸疗法、火罐疗法等在急性期时介入治疗，对带状疱疹的皮损、疼痛、整体的恢复均有明显获益。

带状疱疹后遗神经痛是带状疱疹的治疗难点。即使经过早期积极的治疗，仍有一部分患者会演变成带状疱疹后遗神经痛。带状疱疹后遗神经痛是皮肤科、神经科、麻醉科、疼痛科共同的难题。西医治疗带状疱疹后遗神经痛主要是以各种止痛治疗为主，包括升阶梯止痛药物治疗、加巴喷丁和普瑞巴林一类的药物、神经阻滞、电极植入等。大部分患者通过上述药物、有创操作等治疗后，均可得到明显改善。但是药物副反应、部分操作治疗昂贵、有创操作带来损伤均是临床需要面对的问题。而且，仍有部分患者经过上述治疗后疼痛改善不理想。中医治疗对改善后遗神经痛有积极作用。现阶段，针灸治疗带状疱疹的诊疗思路已经形成，止痛机制已经逐渐阐明，针刺治疗能够显著改善带状疱疹的疼痛程度，降低带状疱疹的后遗神经痛发生率。中西医对带状疱疹后遗神经痛的治疗均有各自的优势和特色，中西医取长补短，优势互补，能够更好地缓解后遗神经痛，提高临床疗效。

（二）细菌感染性皮肤病

细菌感染性皮肤病有多种，这里重点论述丹毒、疖病、痈、蜂窝织炎这一类感染性疾病。上述疾病大多以球菌感染为主，临床表现为局部皮肤红肿热痛，甚至化脓破溃，严重者出现系统性感染等重症改变。本病属于中医学"疮疡""发""痈"的范畴。根据发病部位的不同，历史上对其病名有不同描述，如生在脑后的叫"发脑"，生在背后的称"背发"，生在颌下、口底为"锁喉痈"，生在手背部为"手发背"，生在臀部为"臀痈"等。对于此类感染性皮肤病，临床上治疗主要针对菌群抗感染治疗为主，效果常比较理想，但在伴有特殊基础疾病，或疾病后期，以修复为主要过程的时候，单纯西医治疗不一定尽如人意。

西医的抗感染治疗对此类疾病大部分效果理想。感染性疾病因为病因明确，且现代医学抗生素的迅速发展，能够针对特定的细菌进行有效的抗菌杀菌治疗，普通的皮肤感染性疾病均能很好解决。但是对于部分特殊的人群，如抗菌药物过敏者；或伴有严重基础疾病、消耗性疾病的患者，抗菌效果不理想者；或者如糖尿病的患者，皮肤感染早期处理不当，形成后期慢性溃疡、慢性脓肿的状态，单纯抗生素治疗疗效不佳者。单纯的西医治疗方法，强调手术清创，或全身应用抗生素，忽视了患者全身状况的调整，忽视了调动患者机体本身的抗病能力。在疾病的后期，当细菌感染已被控制、疾病的主要矛盾由细菌感染、组织坏死，转化为机体对创伤的修复过程时抗生素已无能为力，需要依靠机体的自身修复功能。

中医对疮疡疾病的治疗积累了丰富经验，自成一套治疗体系。中医治疗疮疡类疾病最重辨证。此类疾病首辨阴阳虚实，且根据疾病不同阶段，运用"消、托、补"的方法进行治疗。对于疾病早期，以实证、热证为主，邪实明显的情形，运用清热解毒之法以消肿退红；脓肿形成后，当需邪有出路，切开排脓；脓肿破溃后，托毒排脓，最后腐肉已脱，脓汁已净，肉芽生长，逐渐收口向愈，以调和气血，清解余毒。对于部分特殊患者，疾病后期，耗气伤阴，正虚邪恋，新肉难生，则需要用补益之法，扶正补虚，托毒外出，新肉才生。外治方面，早期实证可用金黄膏或玉露膏外用，虚证应用冲和膏外敷，均能够直达病源，促进疮痈愈合。

综上所述，在治疗疮疡类皮肤感染性疾病，早期运用抗生素积极治疗，加上中医药内服外治，能够加速疾病恢复，达到比较理想的临床疗效。但是在一些特殊的患者，形成慢性溃疡，抗生素治疗不理想，找准切入点，运用中医托、补、扶正祛邪的理念治疗，能有效提高临床疗效。

二、慢性皮肤病

（一）银屑病

银屑病是一种常见的红斑鳞屑性皮肤病，该病病程漫长，具有复发倾向，对患者的身心健康影响严重。发病以青壮年为主，对患者的身体健康和精神状况影响较大。临床表现以红斑、鳞屑为主，全身均可发病，以头皮、四肢伸侧较为常见，多在冬季加重。中医学称银屑病为白疕，历代中医文献中所记载的"蛇虱""疕风""松皮癣""干癣"等属于该病范畴。临床上，银屑病的治疗难点主要有两方面，一是快速缓解病情，二是维持稳定减少复发。

在快速缓解病情方面，西医治疗具有优势。银屑病的治疗已经有分类和规范，包括局部治疗、物理治疗和系统治疗。局部治疗包括外用药物，如焦油类、维A酸类、维生素D衍生物、水杨酸软膏、尿素软膏、硫黄软膏等。糖皮质激素制剂，可小面积短期使用。物理疗法有沐浴疗法、紫外线治疗。系统药物免疫抑制剂（氨甲蝶呤、环孢菌素A）、维A酸，仅用于少数特殊重症型，对于常规治疗无效者。近年来，临床上新推出的生物制剂如TNF-α拮抗剂、IL-23拮抗剂、IL-17A拮抗剂的出现，给银屑病的治疗带来了更理想的临床疗效。快速缓解病情当属生物制剂疗效最理想。近些年，TNF-α拮抗剂的出现如阿达木单抗、英夫利西单抗、依那西普，揭开了生物制剂治疗的新时代。它的疗效令人满意，能够快速缓解病情，患者能够在短时间内实现PASI75的目标。近两年的新型生物制剂，IL-23拮抗剂、IL-17A拮抗剂的问世，更是将银屑病的治疗推向高峰。所以，目前生物制剂的问世使银屑病的初期治疗能够获得非常满意的效果，在这一点上，西医的治疗拥有绝对的优势。但是，我们观察发现，生物制剂的价格昂贵，一般患者无法长期使用。其次，生物制剂在长时间使用后，仍有药效下降，病情复发的可能。

中医药治疗银屑病对病情的维持稳定和减少复发有优势。减少疾病复发是银屑病治疗的永恒话题。在维持稳定和减少复发方面，中医药就有比较显著的优势。现阶段，银屑病"血瘀、血热、血燥"等中医理论核心病机已被阐明，临床运用成熟。临床上，在稳定期的银屑病患者，可以根据具体的辨证，使用中药汤剂口服，以及中药外洗等方法进行治疗，以控制疾病，减少复发。另外，在疾病急性期时，可采用西医治疗，以便快速缓解病情，在疾病缓解后，西药逐渐减量，配合中药内服外治治疗，以维持稳定。

总之，银屑病是一种慢性、复发性疾病，由于病因和发病机制尚不清楚，目前仍以改善临床症状、延长缓解期、减少复发为目的。选择治疗方案时应权衡利弊，既要考虑疗效，又要重视可能出现的毒副作用。要根据病情不同而定，综合分析患者的临床证型、病期、皮损面积、严重程度、体质、既往治疗等因素。对于皮损局限、病情稳定者，一般选择外用药物局部治疗。优点是药物可以直接作用于病变部位而不会引起全身的毒副作用。对于进展期、皮损面积广泛或重症患者，适宜全身治疗为主，外用药为辅的原则。中医辨证治疗有着比较完善的理论基础和较好的疗效水平，且毒副作用小。运用中西医方法，在疾病过程中，找准切入点，中西医结合治疗能够更好地改善病情，维持稳定，减少复发。

（二）湿疹

湿疹是由多种内外因素引起的瘙痒剧烈的一种皮肤炎症反应，分急性、亚急性、慢性三期。湿疹本身具有皮疹多形，边界不清，对称分布，瘙痒明显等特点，急性期具有渗出倾向，慢性期则浸润、肥厚。有些患者直接表现为慢性湿疹，慢性湿疹又可以出现急性发作现象。中医学称湿疹为"湿疮"，由于本病倾向渗出，故中医学谓之"湿疮"。临床上湿疹的治疗难点在于缓解病情、维持稳定、减少复发。

急性湿疹或者慢性湿疹急性发作，西医治疗效果理想。急性湿疹临床上存在两种情况，一种是新发急性湿疹，另一种是慢性湿疹急性发作。急性湿疹临床上主要表现为皮疹泛发，多形，以红斑、丘疹、水疱、糜烂、渗液、剧烈瘙痒为主要表现。急性湿疹剧烈瘙痒，令人痛苦。西医治疗急性湿疹，外用糖皮质激素，内服糖皮质激素、免疫抑制剂等药物能够迅速改善病情，缓解症状，有利于急性期的控制。可是这些药物的治疗往往产生严重的副反应，仅适合短期治疗，不适合长期使用。临床上对于急性湿疹的患者，运用上述方法疗效尚可。中医药治疗湿疹也有相当疗效，急性期采用清热利湿解毒等方法，配合中药外洗外用，均能有效缓解病情。但是对于湿疹来说，更重要的是慢性湿疹的长期稳定和减少复发。

慢性湿疹的长期稳定和减少复发，中医能发挥重要作用。中医学认为，湿疹乃因禀赋不耐，风湿热客于肌肤而成；或因脾失健运或营血不足，湿热稽留，以致血虚风燥，风燥湿热郁结、肌肤失养所致。慢性湿疹病情迁延，湿热留恋，湿阻成瘀，可血热搏结成瘀，致风湿热瘀并重之势；疾病后期，风热伤阴化燥，瘀阻经络，血不营肤，或气阴两虚，或血虚风燥。从西医学的角度来看，湿疹不管具有什么特殊的临床异质性，均为湿疹，治疗方法和手段类似。但湿疹病程中这些不同证型特点的体现却是客观存在的。这是中医学的强项，中医学能够通过辨证论治的方法，从不同证候角度入手，以辨证施治。中医外治法对慢性湿疹皮损改善效果良好。例如，对于结节性皮疹，火针的治疗不仅能够改善结节情况，还可以缓解瘙痒；对于肥厚性皮损，梅花针吹烘疗法对止痒及改善皮损疗效显著。另外，中药渍渍、熏蒸、涂擦、外敷和艾灸、针灸、放血疗法、推拿等特色疗法都能够有效的改善慢性湿疹的病情，缓解瘙痒。总之，单纯的中医或者西医治疗，都不能全面解决湿疹问题，中西医结合能够在多个方面协同改善湿疹病情，稳定病情，减少复发。

三、增生性皮肤病

在皮肤病领域，疾病种类繁多，其中增生性皮肤病占有一定比例。增生性皮肤病病因多种，可分为感染性的、非感染性的、良性的、恶性的等。中医西医在治疗此类皮肤病，都有自己的特色和优势。

普通良性增生性皮肤病如皮赘，可以直接用激光或冷冻的疗法去除。皮肤纤维瘤、脂溢性角化、表皮囊肿、脂肪瘤等良性增生性肿物，可以直接手术切除，治疗彻底，效果好，不易复发。这类疾病使用手术切除就已经足够。病毒疣就是另一种临床常见的增生性的皮肤病。疣的治疗困难，难点在于疣体的复发。如果疣体较少，西医的治疗比较直接，如常见的寻常疣和趾疣可以直接用冷冻、激光的方法去除，但是临床复发率高，难以彻底治愈。如果是泛发的或者数目较多的寻常疣和趾疣，这类病损去除的方法就显得力不从心，损害也大，严重影响生活质量，复发率也高。此时运用中西医结合的方法，使用中药浸泡、配合西医增强免疫的治疗，可以收到良好的疗效。

恶性的皮肤病肿瘤的治疗思维，就应该及时尽早去除病灶。常见的皮肤恶性肿瘤如基底细胞癌、鳞状细胞癌、恶性黑素色瘤等，应尽量使用 Mohs 手术切除，在保证肿瘤完全切除的情况下尽量保留正常皮肤组织，尽量保留美观和关键部位的功能。对于一些恶性程度很高的皮肤恶性肿瘤或者转移癌，中西医结合治疗对疾病的综合治疗有好处。恶性疾病的治疗应该实事求是，选择对预后最好的治疗方案治疗，且不可片面单纯使用中医治疗。中医治疗皮肤恶性增生性疾病，应该找准合适的切入点。如选择手术治疗的患者，在围手术期中医药的介入能够调理好全身状态，使自身达到最理想的手术状态，术前术中术后为患者保驾护航。对于恶性疾病，中医药要发挥扶正祛邪的作用，恶性疾病消耗严重，中医可以益气扶正，提高机体抗邪能力，改善整体身体状态，延长生命，改善预后。

（何梓阳　李红毅）

第四节　中西医结合治疗的实践与发展

一、中西医结合的实践

中医药有着数千年的历史，是中华民族在长期与疾病斗争中所形成的极为宝贵的经验总结。中医学是我国古代医家通过长期的医疗实践，在辩证法思想的影响下，逐渐形成的一个以整体观念为指导，以脏腑、经络等学说为理论核心的诊疗体系。中医皮肤病学虽然在古代未形成专门学科，但作为中医学的组成部分而发展。从古到今，中医学的实践从未中断过。

近代随着西方医学的传入，中西两种医学体系就不断地相互学习、借鉴、融合，并不断发展。在《中国皮肤科学史》这本书中就记载了中国中西医皮肤科的整体发展过程。秦万章先生为此书的出版发行发了文章，文中指出：近代西医传入中国之初，中西两种医学就相互学习、借鉴、融合，并不断发展。如美国传教医师嘉约翰（John Glasgow Kerr, 1824—1901）早在1872年著译《花柳指迷》，1873年著译《皮肤新编》和1895年被编入中西医丛书十种的《花柳解毒神效方》中，就使用了中医病名和中药，例如使用熟石灰、硫黄、硼砂、白（蜂）蜡、猪脂、杏仁油、三仙丹、密陀僧、鸡蛋黄等，以补充西药之不足；外用制剂中使用的白（蜂）蜡、猪脂、杏仁油做软膏基质，亦取自中医中药之技术技法。孙中山、梁培基等150名医学人才均受教于这些早期的中西医结合教材。另一美国传教医师聂会东（James Boyd Neal, 1855—1925），1897年著译的《皮肤证治》中，使用了证治的中医名词，将表皮称为"皦"，真皮称为"腠"，并按中国传统文化规范了皮肤性病学名词，自此开启了中国中西医结合皮肤科学之先河。由此可见，中西医结合的实践从近代西医传入我国后就已经开始。

近代我国的中医师也一直在向西医学习，逐渐学会中西汇通。西药锌粉、水杨酸和凡士林的使用，就是借鉴西药的使用。张山雷在其著作中也记载了此类药物的使用，甚至将西药运用中药的理念进行分类，将西药中化，也是一种中西医结合的思维。近代还逐渐出现如《中西合纂外科大全》《中西医学讲义》《中西皮肤病学讲义》《中西外科学讲义》等书籍，已经从理论到临床实践论述了皮肤病的中西医结合治疗。20世纪50年代后，我国涌现出不少中西医结合治疗皮肤病的大家，如赵炳南、朱仁康老先生等人，就是我们这个时代非常优秀的中西医结合治疗皮肤病的大家。他们学贯中西、古今，采用中西医结合的思维，优势互补、取长补短，更好地治疗皮肤病。

经过上百年的探索，风雨兼程，中西医结合治疗皮肤病形成累累硕果。从大家的出现，到年轻一代的培养，再到中西医结合机构的出现，均预示着中西医结合一直都生机勃勃。上述赵炳南、朱仁康等前辈带徒培养众多弟子，为中西医结合治疗皮肤病奠定了人才基础。全国中西医结合学会、学组的设立，也为皮肤领域中西医结合的发展奠定根基。1997 年天津长征医院、武汉市第一医院、沈阳市第七人民医院、杭州市第三医院成立"皮肤科四强联合体"，大力开展中西医结合治疗皮肤病，大力发展中药制剂，都成为当地门诊量最大、经济效益和社会效益良好的医院、科室。这些现象都表明，中西医结合治疗皮肤病有独到的优势和前景。

综上所述，中西医结合治疗皮肤病一直以来都没有中断过，不管是中医的医家还是西医的大夫，都在为提高临床疗效而践行着中西医结合这条道路。种种的迹象表明，中西医结合治疗皮肤病未来前景光明，生机勃勃。

二、中西医结合治疗的发展思路

（一）病证结合的诊疗思维

西医对疾病的认识重点在"病"，中医对疾病的认识重点在"证"。"病"和"证"有各自的概念。疾病是机体在一定病因的作用下，因自稳调节紊乱而发生的异常生命活动过程。从上述的定义来看，疾病有一个重要的特点就是它是一个病理生理改变的过程，强调的是过程。所以当诊断为某一疾病，不管机体有哪些症状体征的变化，都属于同一个疾病。"证"，指的是在中医理论体系指导下，对患者在某一个状态下的病理生理改变的总结。它强调的是某一状态下的病变。由于"病"和"证"的概念不同，他们能解决的问题也不同。

中西医结合的其中一个切入点就是"辨病"和"辨证"的有机结合。"辨证"在宏观和动态等方面有优势，但对疾病发生的原因、确切机制、转归预后等缺少量化、直观的客观指标。"辨病"可利用现代医学技术，通过客观指标对大部分病种进行诊断，疗效明确、可重复性强，但缺乏整体观念。将"辨证"的理念引入对疾病的认识当中，将一个疾病不同的状态用"辨证"的方法将其再进一步细分或刻画，是对疾病更准确的认识和补充，有助于提高治疗效果。在治疗上，运用"病"的概念，对病进行治疗，除此之外，再运用"证"的概念，对疾病过程中不同病理生理状态进行更细致的治疗，充分发挥中西结合治法的优势和治疗效果。如疮疡这一类感染性疾病的治疗，采用抗生素治疗后，早期可以运用清热解毒的中药内外治疗，后期脓成破溃后可以加用托毒生肌的药物进行治疗，可得到良好的疗效。又如严重的药疹，使用清热解毒类中药可以起到一定的疗效，但是如果没有辨病的思想，将导致疾病的"药物"停用，那病情只能暂时缓解，不能得到根治。

临床上还有一些特殊的情况，随着医学发展，有些病在还没出现明显的临床表现时，已经被诊断，或者在潜伏期时已经被诊断，这个时候会出现无"证"可辨的情况。如隐性梅毒患者，全身没有任何临床表现，仅仅通过抽血检查时发现活动性感染。这种情况下，辨病就能解决无法辨证的窘境。临床上还会出现另一些特殊情况。某些西医无法确诊的情况，且检查找不到明显的阳性结果，此时按照中医的辨证论治，可以得到良好的效果，此时"辨证"就很好地解决了无法辨病的情况。因此，中医辨证同时结合西医辨病，进行诊断、分型与分期。"辨证"与"辨病"相结合，融合中西医学之长，既明确局部病理损害，同时也关注疾病过程中整体反应和动态表现，较单独应用中医或西医都有更好的补充与发展。

（二）中西药结合治疗思路

近代西医学传入我国，自然也带来了西医的化学药物。张锡纯的《医学衷中参西录》中，就已经记载了中西药结合使用的方法。其中，记载了石膏阿司匹林汤用来治疗发热的病症。现在我们回顾这样的结合和治疗似乎很可笑，但这是一种大胆的尝试，是中西医结合的最早思想。随之中西医结合的发展，中西药联用防治疾病逐渐发展，成为中西医结合的体现。一些近代医家以中西药联用治疗皮肤病，在《中西医学汇综》《皮肤新编》等著作有记载，此时中西医联用偏重于二者取长补短，追求疗效。中西药联合使用能得到比单独使用中药或西药更好的疗效。一方面，优势互补可增加疗效，降低或消除不良反应，进而减少药物用量，缩短疗程，降低医疗成本；另一方面，联用后扩大了药物的适用范围，此为中西药联用的潜在优势，也是联用的目的。中西药结合治疗可以从以下几个途径实现。

1. 辨证选中药与辨病选西药相结合 目前，临床中西药联用普遍采用这种方法。很多疾病在治疗时，采用中西药联用，往往可获得比单用中药或西药更为明显的疗效。如丹毒的患者，西医诊断丹毒明确，给予抗感染治疗，中医介入，根据辨证使用清热解毒药物内外合治，可有效提高临床疗效。

2. 用药途径的结合 中药汤剂的使用本身有不少不方便之处，如需要煎煮、味道不友好、不方便携带等。为了使药物方便携带、避免苦味，且发挥更大疗效，减少用药剂量，可在用药途径上进行剂型改革。临床上常见的就是将中药制作成颗粒剂等，如小柴胡颗粒，这是中药汤剂本身的剂型改造。还有将中药有效成分提取出来，形成针剂治疗，也是用药途径结合的体现。如补骨脂针治疗白癜风，地龙注射液治疗荨麻疹等。

3. 中西药组方 根据中西药各自的特点组合而制成新的制剂的一种方法，既能够发挥中西药各自的优点，又能减少各自的缺点，起到增效减毒的作用。如广东省中医院的院内制剂搜风止痒片、利湿止痒片、润燥止痒片，都用在皮炎湿疹类疾病所致的瘙痒，根据临床辨证的不同选择合适的药物。上述药物中除了主要由中药制成的成分外，还含有少量的酮替芬，以加强止痒功效。

中西药之间还可有其他的结合模式，需要中西药结合医师多探索运用，结合中药和西药各自特点和优势，把两者的运用有机结合，做到增效减毒，提高临床疗效。

（何梓阳　万苗坚）

第十三章

中医皮肤外科治疗
常见并发症及处理

第一节 药物外治并发症及处理

由于外用药物对皮肤及黏膜的刺激性，而产生的慢性或急性炎症有以下几种。

1. 变应性接触性皮炎 常发生在接触部位，主要表现为红斑水肿，表面针尖至粟粒状大小的丘疹，边界清楚；严重者可以看到致密的丘疹和水疱，甚至出现糜烂、渗液、脓疱等症状。

2. 速发型接触性皮炎 主要是外用散剂与给药局部皮肤接触后，迅速出现炎症性皮肤反应（通常与药物接触后数分钟至 1 小时内），如潮红、瘙痒、红斑、烧灼或刺痛感等，临床可分为蛋白质接触性皮炎、接触性荨麻疹、异位性接触性皮炎等。

3. 局部皮肤刺激 一些含有刺激性药物的外用散剂，在与皮肤接触使用时，可能会引起皮肤刺激，如红斑、水肿、痒感等。

4. 光变应性及光毒性皮炎 一些含有光敏性中药如白芷、补骨脂、小茴香等外用散剂，可引起光敏性反应，如红斑、脱屑、色素沉着等。

一、散剂

将药物研成极细粉末，掺入膏药或者直接撒布在创面上的一种常用的外用药剂型。

【常见并发症及原因】

1.没有正确选用剂型，例如在糜烂、渗出的皮损使用散剂，散剂在使用过程中增加表面积，使得散热、蒸发水分，待糜烂、渗出干燥后散剂粘连在皮损上，引起疼痛及阻挡创面愈合。

2.散剂中的药物或基质引起的刺激引起的刺激性（接触性）皮炎。

【临床表现】

1.常见红斑水肿，表面针尖至粟粒状大小的丘疹，边界清楚；严重者可以看到致密的丘疹和水疱，甚至出现糜烂、渗液、脓疱等症状。

2.伴有瘙痒、灼热、刺痛感。

【并发症处理】

1.立刻去除致敏散剂药物，可用水剂大量冲洗干净。

2.可外用含有糖皮质激素类药膏：氢化可的松霜、糠酸莫米松霜、曲安奈德霜、糠酸莫米松乳膏、地奈德乳膏、卤米松乳膏等。

3.合并感染时外涂抗生素类软膏：莫匹罗星软膏、夫西地酸乳膏等。

4.系统用药：①抗组胺类药物，西替利嗪片、左西替利嗪片、依巴斯汀片、氯雷他定片、赛庚啶、氯苯那敏片等；②激素类药物，泼尼松、甲泼尼龙、地塞米松等口服及静脉；③抗感染药物，头孢类、青霉素类等。

【经验体会】

1.散剂有干燥、保护和散热作用。主要用于急性皮炎无糜烂和渗出的皮损，特别适用于间擦部位。常用的有滑石粉、氧化锌粉、炉甘石粉等。

2.皮损为水疱、脓疱、糜烂渗出时，或为较厚结痂及皲裂时不宜使用。

3.毛发丛生部位忌用。

4.颗粒越细越干越好，复方药物必须充分混匀。

【预防】

1.针对不同皮损正确选用剂型。

2.加强对散剂中的药物及基质全面认识，避免大剂量使用刺激类药物或者缩短使用时间。

3.使用前可在局部做"斑贴试验"，尽量减少过敏。

4.注意不同部位对于药物吸收差异，一般药物在阴囊最易透入，其次是面部、前额、头皮、手部，再者是躯干、上臂和小腿，掌跖部角质层最厚，但这些排列次序可能随药物的物理化学性质而改变。

【预后】

去除病因，对症处理，预后良好。

二、膏剂

【常见并发症及原因】

1. 膏剂和皮肤直接接触，可刺激皮肤，导致皮肤产生接触性皮炎和超敏反应。

2. 没有正确地选用剂型，例如在糜烂、渗出的皮损使用膏剂，因为膏剂可以阻止水分蒸发，不利于散热，会使创伤面进一步加重。

3. 没有正确使用膏剂，例如某些膏剂具有刺激性，维 A 酸类、钙调磷酸酶抑制剂（他克莫司软膏）。

4. 膏剂中含有的药物或基质引起的刺激引起的刺激性（接触性）皮炎。

【临床表现】

1. 局部出现红斑、丘疹、水疱、大疱、糜烂、渗液、脱屑、毛囊炎、色素沉着、色素脱失等。

2. 局部皮疹出瘙痒、烧灼或刺痛感。

3. 严重的可引起全身皮疹，甚至出现休克。

【并发症处理】

1. 尽量尽快去除致敏药膏。

2. 余处理同散剂并发症。

3. 如果出现严重的并发症休克，须马上实行抢救，送医院治疗。

【经验体会】

膏剂是用凡士林、单软膏或动物脂肪等作为基质，具有保护创面、防止干裂的作用，毛发多的地方，应避免使用膏剂，例如头发，可选用凝胶类。

1. 过敏体质者，不能贴膏药。如果贴膏药后 10 分钟左右，出现发痒、灼热、刺痛等症状时，说明患者对该膏药过敏，应立即停止使用该膏药。

2. 用药前注意看说明书，尽量排除过敏类药物及基质。

3. 用药前可以小面积试用药物，无过敏者再大面积使用。

4. 有些药物有刺激性，例如他克莫司软膏，可以先放冰箱预冷再使用，可减轻刺激性。

5. 具有光敏性的药膏，如含甲氧沙林、氮芥、维 A 酸、蒽林的制剂，最好在晚间或睡前使用，每晚 1 次，用药期间应避免阳光或紫外线过度的照射，可适当采用遮光措施。

6. 根据病症选择合适的药物，如因受风寒引起慢性腰痛、跌打损伤等，可以应用发散风寒类、活血类、止痛类等外用膏药，如狗皮膏、追风膏药；又如热毒瘀滞引起的痈疽，可以应用消肿类、祛腐类、生肌类外用膏药，如拔毒膏；对风湿痛、腰痛、扭挫伤等疾病，可以采用消炎止痛类外用膏剂进行治疗，如橡皮膏药。

【预防】

1. 过敏体质者尽量不用。如果贴膏药后 10 分钟左右，出现发痒、灼热、刺痛等症状时，应立即停止使用该膏药，并予对症处理。

2. 应详细了解患者的过敏史，以防止过敏反应。

3. 用药前查看说明书，尽量避免使用过敏类药物及基质。

【预后】

积极处理，预后良好。

三、酊剂

【常见并发症及原因】

酊剂是非挥发性药物的乙醇溶液，故多见于乙醇过敏者容易出现过敏或者接触性皮炎。常见化学药酊剂有碘酊、复方阿司匹林酊、水杨酸硼酸酊、冰醋酸酊、生发酊；中药酊剂有蜂胶酊、祛疣酊、苦参酊、润肤止痒酊、百部酊、痤疮酊、白癜风酊、金粟兰酊、止痒酊等。

【临床表现】

多见于边界清楚的红斑、水疱、大疱，瘙痒、灼热感、疼痛，严重者可见全身泛红，甚至过敏性休克。

【并发症处理】

1. 立刻清洗皮肤表面的酊剂，局部皮疹则按接触性皮炎处理。

2. 如果全身症状泛红，可配合口服抗组胺药及静脉用药。

3. 充分认识与重视中药外用酊剂可致的皮肤过敏等一系列不良反应，尤其是伴发严重系统性不良反应，常见药有首乌、鸦胆子、红花、天南星、胆南星、芥子、白芷、补骨脂、威灵仙、无花果、乳香、没药、冰片、硫黄、雄黄、土鳖虫、蟾蜍等。

4. 过敏性休克则紧急抢救，送往医院救治。

【经验体会】

外用前宜先做小剂量斑贴实验（选取的部位以前臂屈侧或背部），若无过敏反应发生再用药。

【预防】

1. 详细咨询有无过敏史，特别是乙醇。

2. 酊剂有刺激性，避免用于皮肤有破损部位。

3. 酊剂避免应用于眼部、外阴等黏膜部位。

【预后】

积极处理，预后良好。

四、水剂

【常见并发症及原因】

1. 由于水剂中的药物或者基质可引起皮肤接触性皮炎。

2. 其清洁、收敛的作用，使用不当可以引起皮肤干燥、皲裂。

3. 因其物理性质，气温低下时使用感到冰冷，特别是冬天。

4. 水剂停留皮肤的时间及浓度，长期大量的接触外用水剂可增加皮肤的渗透，也可能出现较重或较急的刺激反应。

【临床表现】

1. 接触性皮炎表现有红斑、水疱、大疱、糜烂。

2. 过于使用可引起干燥、脱屑、皲裂。

3. 自觉有瘙痒、灼热、疼痛、冰冷不适感。

4. 少数还可出现面色苍白、发热、恶心等全身症状。

5. 如果全身使用面积较大可引起全身皮疹，甚至休克。

【并发症处理】

1. 去除致敏物，量快速冲洗。

2. 局部皮炎可按接触性皮炎处理。

3. 过敏性休克则紧急抢救，送往医院救治。

【经验体会】

1. 植物性药物配制水剂时，最好使用前临时煎煮，以防变质。

2. 大面积使用水剂时，要注意所用药物的浓度，以防吸收中毒。

3.天气寒冷时使用水剂，要注意所用药物的温度，以防感冒。

4.多数情况下，水剂最好为一次性使用，下次治疗应更换药物，以防继发感染。

【预防】

1.水剂的剂型药物比较多，用药前应详细询问用药史及过敏史，避免可疑的致敏药物的使用，尤其对过敏体质患者避免使用或慎用易引起过敏反应的药物，尤其是在合并用药的情况下。

2.对于有刺激性的水剂，应先从低浓度开始，然后根据病情需要和患者的耐受程度，逐渐增加药物的使用浓度。如3%水杨酸具有消毒和杀菌作用，10%水杨酸则起软化和溶解角质的作用，而20%以上的水杨酸则是一种腐蚀剂。

【预后】

积极处理，预后良好。

（朱梓波　康旭）

第二节　物理治疗并发症及处理

一、冷冻并发症

【常见并发症及原因】

冷冻就是引入一种物质，能够降低靶组织的温度，使温度低于组织所能承受的极限，达到破坏组织和治疗的目的，其效果等同于导致坏死的局部冻伤，而由此带来的不良后果被称为其并发症。其并发症大部分为温度过低所致。常见并发症可见：

1.立即出现的并发症　疼痛、水肿、出血、吸入氮气、昏厥等。

2.短期并发症　大疱、血疱形成、感染、出血、化脓性肉芽肿、系统性反应等。

3.长期并发症　治疗不彻底、色素脱失、色素沉着、假上皮瘤样增生、粟丘疹、神经损伤、脱发、瘢痕形成等。

【临床表现】

大部分冷冻治疗伴随的疼痛轻微，因为疼痛被冷冻的自身麻醉作用给减轻了，但还是存在一定程度的疼痛。冷冻越深，疼痛越显著。冷冻治疗后都会立即出现不同程度的水肿甚至是水疱，水肿的形成是正常现象。某些溃疡性皮损在冷冻治疗后可能出现少量出血。部分老年患者可能会出现头晕，有时感觉恶心并且有出冷汗的表现，这可能与血管迷走神经反应有关。冷冻后，如不注意保护创面，可能出现分泌物、红肿加重表现，考虑感染。术后如在术区出现鲜红色或棕红色质软丘疹，逐渐增大，考虑化脓性肉芽肿。因黑素细胞比角质层细胞对冷冻敏感，因此冷冻易形成色素脱失或色素沉着。冷冻不充分导致治疗不彻底，病情复发，而过激的冷冻可能形成瘢痕，累及毛囊组织时可出现脱发，累及浅表神经时可出现神经损伤。

【并发症处理】

1. 出现疼痛明显时可口服非甾体止痛药对症治疗。某些部位如额部、颞部、手指尖和鼻尖很容易感觉疼痛，黏膜也很敏感。治疗后立即予以冰敷，可以部分缓解疼痛，手术后 24～48 小时可以给予镇痛药。

2. 系统性糖皮质激素会加速水肿的消退，但可能会延缓伤口愈合。经常用冰水湿敷，能缓解水肿症状。抗组胺药物无效。

3. 出现昏厥症状时将患者置于仰卧位，通常数分钟内发作就会缓解，同时应注意对生命体征的监测。极少数患者术后出现系统性反应，类似感冒，对于这种系统性反应，通过休息和应用退热药治疗即可。

4. 有水疱形成，可用注射器抽出疱液，保留疱皮，然后外用抗生素预防感染。

5. 有感染症状者，可以外用或系统使用抗生素，也用于免疫缺陷患者和有感染高危患者的预防。

6. 冷冻后形成化脓性肉芽肿，可行激光或手术切除。冷冻后粟丘疹通常位于治疗皮损的周围，将其刺破挤出即可。冷冻后假上皮瘤样增生是自限性的，可不予特殊处理，但应排除肿瘤的复发。

7. 治疗不彻底，病情复发，可以重复治疗，或选用其他方法治疗。

8. 冷冻形成的色素沉着，通常几个月后会逐渐消退，但形成色素减退却不易治疗，经过 1 年随访还没有改善，可以考虑切除病变区域或者予遮盖剂遮盖。

9. 神经损伤后再生的关键是神经鞘，如果神经鞘没有被永久破坏，神经就有再生可能。麻木和麻痹是暂时的，通常会在 6～8 个月自行恢复。

10. 冷冻导致的永久性脱发，小面积可以局部切除，大面积可行毛发移植术。

11. 冷冻造成的增生性瘢痕会随时间改善，但如果程度严重，可能需要瘢痕内注射、激光等多种方法联合治疗。

【经验体会】

冷冻治疗是一种相对简单的操作，但其治疗的解剖层次不易控制，虽其并发症多不严重，但并发症较多。需经过不断实践，把握好治疗不足和治疗过度造成继发反应两者之间的一种微妙平衡。

【预防】

1. 冷冻一般无须麻醉，但对于恶性病变需要长时间治疗之前给以局部麻醉还是有益处的。口服对乙酰氨基酚可能减轻大疱带来的疼痛。手术后让患者保持坐位或仰卧位以减少因昏厥摔倒造成创伤的可能性。

2. 手术前口服维生素 C、维生素 E，不能改善与冷冻治疗相关的水疱形成、水肿体积、红斑水平及疼痛程度。抬高头部可能有助于减轻眶周水肿。

3. 削薄恶性皮损后，冷冻前给予充分止血。术前在服用阿司匹林等抗凝药物或者活血化瘀类中药及中成药时最好停用该类药物。如果伴随出血倾向的疾病就要考虑是否暂缓该治疗，或者加用其他的措施，以防止大量出血。

4. 与深度有关的剧烈疼痛可能增加血管迷走神经反应发生的可能性，术前给予镇痛药缓解疼痛可以预防该反应的发生。

5. 不需要也没有意义去预防水疱的形成。

6. 皮损与静脉瘀滞或糖尿病有关时，医师应考虑避免于患者下肢作冷冻治疗，否则有伤口延迟愈合及继发感染可能。

7. 冷冻治疗疣时扩大冷冻范围，形成 1mm 的疣外冷冻晕有助于避免治疗不彻底的发生。

8. 多个较短的冻融治疗可能会提高美容效果。对于易形成色素减退的部位如鼻尖等，必要时考虑其他治疗方式。

9. 部位的选择和冷冻深度对于瘢痕形成很重要，术者应控制好冷冻的深度。

【预后】

冷冻适应证较广，并发症多样，其治疗作用也是其并发症的根本原因，一般预后良好。

二、烘药并发症

【常见并发症及原因】

由烘药所导致的非预期获得的不良医疗结果。常见并发症可见：瘙痒加重、渗出增多、接触性皮炎、继发感染及红肿、水疱、疼痛等。变态反应性皮肤病，常表现为瘙痒，遇热后瘙痒加重，所以部分患者烘药后会感瘙痒加重。急性期皮损，遇热后渗出增多，炎症反应更加明显。少量患者对烘药所敷药物过敏，引起变应性或刺激性接触性皮炎，原皮损未消退，又有新的皮损出现。皮损区面积大或未采取预防感染措施，可能会继发感染。烘药温度过高、时间过长会引起烫伤，局部出现红肿，甚至出现水疱，感疼痛。烘药时由于热的作用，患者会感到不同程度的疼痛。

【临床表现】

患者因变态反应疾病而感皮损区瘙痒，烘药后患者感瘙痒加重。原皮损区无渗出，烘药后皮损区出现渗出或者渗出增多，这是由于热或者（和）药的作用使毛细血管通透性增加所致。烘药后治疗部位出现新发红斑、丘疹及水疱，感瘙痒，考虑接触性皮炎，常由于对所敷药物过敏所致。原皮损区出现红肿热痛、脓疱、分泌物，为继发感染。烘药温度过高、时间过长会引起局部皮肤出现红肿，甚至出现水疱，并感疼痛，考虑烫伤。

【并发症处理】

1. 烘药治疗过程中出现瘙痒加重、渗出增多、接触性皮炎，首先停止治疗，并按接触性皮炎处理原则处理。如继发感染，外用抗感染药膏：金霉素软膏、莫匹罗星软膏、环丙沙星软膏、夫西地酸乳膏等；必要时系统抗感染：青霉素类、头孢类、喹诺酮类等口服或静脉滴注。

2. 治疗区域出现红斑无特殊不适，可不予特殊处理。出现明显红斑，应立即停止治疗，密观皮损区红斑情况，并予冷敷，一般经处理后可消退。如烫伤损害较重，出现水疱，如水疱壁完整，应予保存，抽去疱液，消毒包扎，保护创面，减轻疼痛。如水疱皮已撕脱，可以无菌油性敷料包扎，视创面情况换药。如创面已感染，应勤换敷料，清除脓性分泌物，保持创面清洁，多能自行愈合。

3. 烘药时由于热的作用，患者会感到不同程度的疼痛，一般较为轻微，可继续治疗。如疼痛较明显，应增大加热设施的距离及减少治疗时间，必要时停止治疗。

【经验体会】

1. 准确把握烘药的适应证和禁忌证，避免不良后果。

2. 烘药非一蹴而就的治疗，需多日连续治疗，才能达到比较理想的效果。

【预防】

1. 用药前应详细询问用药史及过敏史，避免使用可疑的致敏药物。

2. 在烘药过程中应注意观察，如有不适及时调整温度。

3. 急性皮肤病、糜烂、渗出及存在溃疡的皮肤病忌用。

4. 特殊人群需要注意，孕妇、哺乳期妇女及儿童，需注意所用药物透皮吸收所带来的不良反应。

【预后】

烘药是一种相对简单的技术操作，体现了热疗和中药外用治疗的联合运用，是中医皮肤外科的特色治疗方法。其严重并发症很少，一般预后较好。

三、针刺并发症

【常见并发症及原因】

针刺疗法是根据中医学的经络学说理论，运用各种不同的针具刺入腧穴，运用捻转与提插等针刺手法来刺激腧穴、经络，以达到防治疾病的目的。而因此治疗出现的不良后果，被称为并发症。常见并发症可见：

1. 晕针是在针刺过程中患者发生的昏厥现象。多见于初次接受针刺治疗的患者，多是精神紧张、过度劳累、体质虚弱、医生手法过重、诊室内空气闷热等原因诱发。

2. 滞针是指在行针时或留针后患者感觉针下涩滞，捻转、提插、出针均感困难，而患者感疼痛的现象。由于患者精神紧张，导致肌肉强烈收缩，或捻转针时角度过大，或连续进行单向捻转，肌纤维缠绕针身，或留针时移动体位所致。

3. 弯针是指进针和行针时，或当针刺入腧穴及留针后，针身在体内形成弯曲的现象。由于施术者手法不熟练，用力过猛且不正，或进针后患者体位移动，或针柄受到外物的碰撞、压迫，或滞针时未及时正确处理所致。

4. 断针是指针体折断在人体穴内。可能是由于针具质量低劣，或针身、针眼处削蚀破坏未被及时发现，或强力提插捻转导致肌肉强烈收缩，或留针时体位改变，或弯针、滞针时处理不当所致。

5. 出血及皮下血肿：出血是指出针后针刺部位出血，皮下血肿是指针刺部位出现的皮下出血而引起肿痛的现象。针尖弯曲带钩，或进针时刺伤血管，或凝血功能障碍所致。

6. 针后异常感是指出针后患者遗留酸痛、沉重、麻木、酸胀等不适的感觉。行针者手法过重，或留针时间过长，或体位不适等所致。

7. 针穴刺痛是指进针和行针时，或留针后，针刺部位出现疼痛的现象。进针慢，或针具存在质量问题，或行针手法过重，或刺及骨骼、肌腱等所致。

8. 针刺性气胸是指针具刺穿了胸腔且伤及肺组织，气体积聚于胸腔，从而造成气胸出现呼吸困难等现象。针刺胸背穴时针具穿透胸腔，伤及肺组织，导致气胸。

9. 针刺引起内脏损伤是指针刺内脏周围腧穴过深，针具刺入内脏引起内脏损伤，出现各种症状的现象。施术者缺乏必要的解剖知识，对腧穴和脏器的部位不清楚，以致进针过深。

10. 刺伤脑脊髓、周围神经，刺伤脑脊髓是指针刺颈项、背部腧穴过深，针具刺入脑脊髓，引起头痛、恶心等。刺伤周围神经是指针刺引起的周围神经损伤，出现损伤部位感觉异常、肌肉萎缩等现象。

【临床表现】

一些初次接受针刺治疗的患者，接受针刺治疗时出现头晕、恶心、心慌气短、面色苍白、出冷汗、四肢厥冷，甚至神志昏迷，考虑为晕针。行针时或留针后医者感觉针在穴内捻转不动，发现捻转、起插和退针感困难，若勉强捻转、提插时，患者感疼痛明显，考虑为滞针。行针时针柄改变了进针的方向和角度，针身在体内形成弯曲，提插、捻转、退针滞涩而困难，患者自觉疼痛或酸胀，称之为弯针。在行针或退针过程中，突然针体折断，或出针后发现针体折断，称之为断针。出针后患者不能挪动体位，或遗留酸痛、沉重、麻木、酸胀等不适的感觉，或原症状加重，称之为针后异常感。针刺部位出血肿胀疼痛，继而皮肤出现青紫、结节等称之为皮下血肿。行针时患者突然出现胸闷、气短、呼吸困难症状，并患者患侧胸廓变饱满，叩诊呈鼓音，呼吸音减弱或消失，气管健侧移位，上述症状考虑为气胸。针刺误伤脊髓，可出现触电样感觉向肢端放射引起暂时性瘫痪，甚至危及生命。误伤周围神经，即可出现一种向末梢分散的麻木感。针刺误伤实质性内脏，会引起相应脏器出血、疼痛等不适。误伤空腔脏器可引起疼痛、感染等症状。

【并发症处理】

1. 出现晕针时立即停止操作，退出全部留针，使患者平卧。轻者休息数分钟，饮用温开水或糖水后即可恢复。重者指掐或针刺人中、内关、足三里、涌泉等穴，也可灸百会、气海、关元等穴，必要时，采用综合措施，给予输液、抗休克治疗。

2. 出现滞针时消除患者的紧张情绪，延长留针时间，使局部肌肉放松。因单向捻转造成肌纤维缠绕者，可反向捻转出针。也可按摩局部，或在滞针附近加刺一针，转移患者注意力，然后将针拔出。切忌硬拔。

3. 出现弯针，弯曲度较小者，停止运针，将针缓缓退出。弯曲度较大者，应顺着弯度依势外引。因患者体位改变者，恢复原来体位，再退针。切忌强力拔针，避免引起折针、出血。

4. 断针时，施术者态度冷静、沉着，嘱患者不要紧张乱动。如断端暴露于体外，可用手或镊子取出；如断端完全没于皮肉内，应在 X 线定位后，外科手术取出。

5. 出现血肿时，轻者不做处理。重者局部轻轻按摩，促进瘀血的消散吸收，减轻症状。

6. 出现针后异常感时让患者休息片刻，可用手指在局部循按。

7. 感针穴刺痛后调整针刺深浅和方向，若针具存在钩曲应将其退出，并予手指局部上下循按。

8. 针刺性气胸时，要求患者镇静，消除恐惧心理，半卧位休息，严密观察，给予镇咳、抗生素防止感染及对症治疗。一般胸腔积气少的可自然吸收。积气量大的应行抽气减压，必要时给予抢救治疗。

9. 刺伤重要内脏时，轻者卧床休息后可自愈。重者需立即进行抢救治疗，以免延误抢救时机。

10. 刺伤脑脊髓时，立即出针，轻者安静休息，重者请神经科会诊，及时进行抢救治疗。刺伤周围神经时，应在损伤后 24 小时内即采取针灸、按摩治疗措施，并嘱患者加强功能锻炼。

【经验体会】

1. 首先明确该操作的适应证及禁忌证，以避免原则性错误。

2. 严格按照操作规范执行，这是取得疗效和确保安全的保证。

3. 针刺的过程是一个不断询问患者及交流的过程，操作水平的提高需要不断临床实践。

【预防】

1. 过度疲劳、精神高度紧张、饥饿者不宜针刺；年老体弱者针刺应尽量采取卧位，取穴宜少，手法宜轻。

2. 怀孕妇女针刺不宜过猛，腹部、腰骶部及能引起子宫收缩的穴位如合谷、三阴交、昆仑、至阴等禁止针灸。

3. 小儿因不配合，一般不留针。婴幼儿囟门部及风府、哑门穴等禁针。

4. 有出血性疾病的患者，或常有自发性出血，损伤后不易止血者，不宜针刺。

5. 皮肤感染、溃疡、瘢痕和肿瘤部位不予针刺。

6. 眼区、胸背、肾区、项部，肠粘连、肠梗阻患者的腹部，尿潴留患者的耻骨联区针刺时应掌握深度和角度，禁用直刺，防止误伤重要脏器。

【预后】

针灸学是中医学的重要组成部分，是中医治病的重要方式。针刺并发症一般较轻，愈合良好。严重并发症很少见，但一旦出现应给予足够重视和及时处理。

四、电疗并发症

【常见并发症及原因】

由电疗所导致的非预期获得的医疗结果。常见并发症可见：

1. 组织破坏和瘢痕形成 电疗过程中将靶组织碳化，致使标本不能用于病理性检查。治疗中靶组织周围组织破坏、碳化，形成溃疡、瘢痕。瘢痕体质、营养不良及患有糖尿病者等易形成瘢痕。

2. 出血 电疗过程中没能充分止血而引起出血。患者服用阿司匹林、氯吡格雷、华法林等抗凝药物及活血类中药如：丹参、川芎、水蛭、王不留行等是引起出血的重要原因。

3. 疼痛 电疗前局部麻醉药的注射会引起疼痛，术后麻药效果消退后亦可出现一定程度的疼痛。

4. 感染 无菌操作不规范或术后创面护理不当可继发细菌感染，术中亦可能引起术者感染病毒。

5. 对人体植入物的影响 部分电疗存在电流，电流可能对人体的植入物如心脏起搏器产生影响，甚至引起较严重后果。

【临床表现】

电疗前局部麻醉时患者感明显疼痛，术后患者仍感轻度疼痛。术中不易止血或者术后出现再次出血。术后数日术区不干燥，出现分泌物，周围组织红肿，提示继发细菌感染。吸入含有人类乳头瘤病毒的烟雾有感染该病毒的可能。电疗过程中电流影响心脏起搏器，可能引起心律失常，出现心悸等不适。术区结缔组织增生，形成瘢痕，影响美容甚至功能。

【并发症处理】

1. 如不当电疗后有瘢痕形成，有多种方法可以采用：压迫治疗、硅类制剂外用；积雪苷等药物口服；糖皮质激素、抗肿瘤药物、维拉帕米、A 型肉毒毒素等药物局部注射；切除瘢痕后予皮内减张缝合等手术治疗；浅层 X 线放疗等放射方式治疗；自体脂肪移植；CO_2 激光、Er 激光、脉冲染料激光、Nd：YAG 激光等光电设备治疗。单一的治疗方式，效果常不理想，常采用多种方式联合治疗。

2. 电疗时如有出血可采用缝线结扎、压迫、药物、止血材料等多种方式综合止血，如肾上腺素盐水外敷，可吸收止血膜外用等。

3. 局部麻醉时出现疼痛，可以采用转移患者注意力、安慰等方式减轻疼痛，亦可术前服用止痛药以预防疼痛。电疗患者术后一般疼痛不明显，如患者对疼痛敏感，可以口服止痛药止痛。

4. 术区出现红肿，提示感染可能，外用抗感染药膏：金霉素软膏、莫匹罗星软膏、环丙沙星软膏、夫西地酸乳膏等。必要时系统抗感染：青霉素类、头孢类、喹诺酮类等口服或静脉滴注。

5. 存在人体植入物的患者在手术中如有相应不适如心悸、头晕等，应停止操作，并予相应处理，必要时相关科室诊治。

【经验体会】

1. 电疗时避免过多碳化组织，避免烧伤皮肤边缘。

2. 电疗包括很多种手术方式如电灼术、电干燥术、电凝术、电切割术。应根据不同的需要选择不同的设备、模式及能量设置。

【预防】

1. 术前尽量明确诊断，可运用无创皮肤检查设备如皮肤镜、皮肤 CT，帮助明确诊断。对可疑恶性皮损应在术前行病理学检查。

2. 用最小的能量设定取得希望的效果。能量越高，组织破坏越多，形成瘢痕的危险性也越高，也就更容易感染、疼痛和导致伤口愈合延迟。尽一切方法减少瘢痕形成。

3. 术前详细询问病史，明确所患疾病及现所用药物。如病情允许，建议术前10～14 天停用阿司匹林，术前 2～3 天停用非甾体抗炎药，近期停用活血化瘀类中药及中成药。尽量使用电凝法止血。

4. 局部麻醉时疼痛较难避免。术前可予表面麻醉剂外敷以减轻局麻时疼痛。短暂吸入笑气也可减轻局麻时疼痛。局麻时采用细针头缓慢刺入皮肤，保持皮肤紧张度，针头以垂直路径行进，均能减轻注射部位的疼痛。另外，在注射前于拟注射部位使用超声波或者震动按摩仪，可降低注射过程的不适感。

5. 所有的手术操作均应按操作规范执行，术中要注意无菌操作，术后予换药等措施预防感染。电疗常产生烟雾，术中戴面罩和使用排烟系统，以防止可能的吸入性感染。

6. 存在人体植入物的患者术前应咨询相关专业的医生，避免可能的不良后果。安装了心脏起搏器的患者在电疗时要使用双极镊，如果没有，也可以使用电烙术。

【预后】

电疗是一类相对简单的手术，严格规范操作，很少有严重并发症，一般预后较好。

五、磁疗并发症

【常见并发症及原因】

磁疗用于治疗疾病在我国有悠久的历史，也是中医学治疗方法的一部分，其安全性高，并发症少，疗效较好，在临床上得到广泛应用。其常见并发症有气促、心慌、胸闷、恶心、嗜睡、失眠、疲乏、血压升高，以及局部红肿、水疱、疼痛等。其原因是磁疗的场强过大或相对过大、局部皮肤过敏。

【临床表现】

在行磁疗过程中患者可能出现气促、心慌、胸闷、恶心、嗜睡、失眠、疲乏、血压升高不适，多由磁疗的场强过大或相对过大所致。电磁疗作用于体表，会产热，如果温度过高，可出现红斑，继而形成水疱，并感疼痛。

【并发症处理】

1. 磁疗较常见的并发症是气促、心慌、胸闷、恶心、嗜睡、失眠、疲乏及血压升高，这些并发症亦不排除有心因因素的存在。上述并发症一般在磁疗中逐渐减轻至消失。个别通过降低磁场强度、减少治疗范围、缩短磁疗时间、改变磁疗方法等会随之减轻或消失，极个别仍不消失者停止磁疗，并发症随之消失。

2. 磁疗处皮肤出现红斑时应立即停止治疗，密观皮损区红斑情况，并予冷敷，一般经处理后可消退。如热损害较重，出现水疱，若水疱壁完整，应予保存，抽去疱液，消毒包扎，保护创面、减轻疼痛；若水疱皮已撕脱，可以无菌油性敷料包扎，视病情换药；若创面已感染，应勤换敷料，清除脓性分泌物，保持创面清洁，多能自行愈合。感创面疼痛明显时，口服止痛药对症止痛。

【经验体会】

1. 准确把握磁疗的适应证和禁忌证。

2. 很多种疾病非一种治疗方法可以解决，需多种治疗方法联合运用。

【预防】

1. 对感觉障碍患者（对治疗部位感觉迟缓的患者）应禁止 50 摄氏度以上的温度治疗。

2. 对年老体弱者应从小磁场强度开始治疗。

3. 在磁疗过程中应注意观察，如有不适时及时调整磁疗范围及磁场强度。

4. 在进行电磁疗时，治疗时间不要过长，电流量不要太大，并注意询问患者的感觉，以便及时调整治疗时间及电流强度。

5. 接触患者的治疗垫套反复使用，应注意消毒以防交叉感染。

【预后】

磁疗和众多的中医治疗一样，安全性高，并发症少，一般并发症轻微，预后良好。

六、激光并发症

【常见并发症及原因】

临床工作中由于光电设备所导致的非预期获得的医疗结果。随着科技的进步，激光设备日新月异，临床应用的范围逐渐扩大，同时其并发症的种类亦逐渐增多。常见并发症可见：

1. 治疗血管性损害时，浅表血管受破坏而形成紫癜，热损伤可造成红斑、水肿、色素沉着和表皮结痂；热损伤进一步加重可引起溃疡和结痂；使用长脉冲治疗面部较大血管有时会出现皮肤凹陷，可能是由于血管破坏吸收后真皮空间缺损持续存在，或者靶血管周围胶原热损伤所致。

2. 治疗良性色素性损害，对于肤色较深和易晒黑的患者使用色素激光治疗后，可能出现短暂的炎症后色素沉着或持续的色素减退，这个问题在使用红宝石激光时更容易出现；出现水疱、结痂和瘢痕一般都是因为过高的能量、冷却不足或者肤色很深的患者使用了黑素吸收高峰的激光。

3. 强脉冲光治疗时，由于热的作用出现疼痛、红斑和皮肤干燥很常见，能量过大会出现水疱；具有较深的肤色和治疗后暴晒的患者发生色素异常的概率高；过度治疗可能会形成瘢痕。

4. 去除文身时，引起激光术后结痂和水疱最常见的原因是激光能量过大、光斑太小或者表皮中色基吸收能量过多。大部分色素特异性的激光系统都会出现短暂性色素减退，特别是使用 Q-开关红宝石激光。出现萎缩性和增生性瘢痕可能由于能量过大，与吸收能量的色基数目有关。Q-开关激光治疗文身时可以导致热膨胀和含色素细胞的破裂，使细胞外抗原暴露增加，进而被免疫系统识别，引起变态反应。文身使用的一些染料在 Q-开关激光的作用下可以产生黑色，形成反常性文身加重。

5. 激光脱毛过程中激光热效应可以引起短暂的疼痛、红斑和水肿。患者选择不当、使用过高的能量和冷却不足是产生色素异常的主要原因。肤色较深和晒黑的人更容易出现色素异常、水疱及结痂反应。激光脱毛使用过激的治疗参数或冷却不足、术后护理不当、出现继发感染时，可能形成瘢痕。未达到治疗量的热损伤启动了异常的毛囊周期，或者是局部的炎症可致反常性多毛。激光脱毛后运动过多、出汗后部分患者出现毛囊炎表现，考虑为继发细菌感染所致。在单纯疱疹曾感染过的部位脱毛，应注意预防病毒复发。少数敏感体质的患者出现网状红斑、荨麻疹样斑块。

6. 剥脱性激光嫩肤术引起红斑、水肿很常见，考虑激光热效应所致。痤疮和粟丘疹的形成通常与激光治疗后使用促愈合软膏或敷料封包有关。激光治疗后表皮屏障受到破坏，易引起接触性皮炎。对于亚洲人而言，持久性色素沉着是激光嫩肤常见并发症之一，此类并发症与患者肤色、激光穿透深度、组织热损害的程度密切相关。激光嫩肤术后表皮受到破坏，在表皮再生之前容易引起细菌、真菌和病毒的感染。能量过高和重复次数过多易引起过度热损伤和瘢痕形成。睑外翻为激光磨削少见而严重的并发症，这与激光治疗后胶原的过度收缩有关。激光磨削另一个严重并发症是伤口延迟愈合，可能与皮肤附属器受到损害有关。

7. 非剥脱性激光嫩肤和其他激光治疗一样，由于热效应容易出现红斑和水肿。水疱和瘢痕通常在使用过高能量和重复光斑时出现。

8. 308nm 准分子激光常见副作用包括红斑、水疱、皮肤干燥、色素沉着、烧灼感、瘙痒、疼痛等。其发生与照射时间、照射剂量、患者的肤色等因素有关，照射剂量越大、患者皮肤对紫外线越敏感，出现的副作用越明显。

9. 激光治疗时应注意对医患眼睛的保护，眼部受到激光的损害，可以表现为疼痛、视力下降甚至是失明。

【临床表现】

激光治疗时患者常感疼痛，不同的激光、不同的能量产生不同程度的疼痛，一般为轻中度疼痛，患者一般能耐受。Q-开关 Nd：YAG 治疗时可以出现表皮飞溅、点状出血。部分激光治疗即刻或者短期内出现红斑、水疱、紫癜。Nd：YAG 激光、KTP、红宝石激光等激光在较长期内可产生色素沉着、表皮结痂、色素异常、接触性皮炎、变态反应、痤疮、粟丘疹、接触性皮炎、感染等并发症。长期内可能出现瘢痕、睑外翻、反常性多毛等并发症。

【并发症处理】

1. 治疗血管性损害出现紫癜，一般都是支持疗法，如：冰敷、外用糖皮质激素、防晒，形成溃疡需要外涂凡士林等保护性药膏。出现红斑、水肿时，可以予冰袋降温和抬高头部以减轻水肿，外用和短期口服糖皮质激素适用于严重和长期不愈的病例。出现溃疡时可按一般溃疡的处理方式处理。出现长期皮肤凹陷时可予局部轻柔按摩，对于严重的凹陷无法自行修复时可考虑真皮填充术。

2. 激光术后嘱患者严格防晒，短暂的色素沉着可不予特殊处理，如不能自行消退可口服大量维生素 C 和氨甲环酸等促进色素消退；持续的色素减退很难处理，遮盖剂和防晒霜可能对其有所帮助。

3. 强脉冲光治疗时出现红斑、水肿时，可以予冰袋降温以减轻水肿，出现色素沉着时可局部外用氢醌和壬二酸等脱色成分的药物。出现神经损伤后应咨询相关科室医生，必要时药物辅助治疗。

4. 去除文身出现结痂和水疱，通常是支持治疗，如使用软膏基质和防晒。有增生性瘢痕形成可在瘢痕内注射糖皮质激素治疗，或者联合其他光电设备综合治疗。对可能出现的变态反应在治疗前后都要服用糖皮质激素。如无法预测，可于出现症状后立即使用糖皮质激素。

5. 激光脱毛时加强冷却是减少疼痛和表皮损害的重要方法。激光治疗后防晒对于预防炎症后色素沉着非常必要。色素沉着明显，必要时使用去除色素的激光治疗。出现增生性瘢痕应尽早处理，予皮损内注射糖皮质激素有所帮助。出现反常性多毛可换用其他的激光设备治疗。出现荨麻疹样斑块可外用糖皮质激素或口服抗组胺药治疗。

6. 剥脱性激光嫩肤出现红斑、水肿时亦可采用冰袋降温和抬高头部以减轻水肿，严重的病例需要服用糖皮质激素。中度痤疮和粟丘疹一般能自愈。严重病例可服用四环素治疗。去除接触性皮炎的诱因，大部分反应都会消退，有时外用糖皮质激素制剂和口服抗组胺药物治疗。单纯疱疹感染是激光嫩肤治疗最常伴随且最具破坏性的感染，一旦出现应及时抗病毒治疗。出现细菌感染的症状应及时应用抗生素治疗。形成瘢痕时应采用综合治疗的方式治疗。睑外翻一旦形成，多数需要手术矫正。出现伤口延迟愈合，应采取多种措施促进皮肤愈合。

7. 非剥脱性激光嫩肤引起色素沉着亦采用支持治疗，如保湿和使用防晒霜。

8. 308nm 准分子激光的常见副作用一般可自行缓解，必要时支持治疗。

9. 眼部出现损伤后应立即停止操作，及时就诊于眼科，专科治疗。

【经验体会】

1. 激光在皮肤科的应用愈来愈多，适应证逐渐扩大，皮肤科医生不仅要知道所治疗皮肤病的诊断，并且对其病理也应有一定的了解。

2. 在应用光电设备时应清楚所用设备的工作原理，所治患者应选用的波长、穿透深度、脉宽、光斑大小等参数，并根据患者治疗后的反应调整相应的参数甚至更换设备。

3. 准确掌握激光的适应证，术前应明确患者病情，是否合并其他疾病，是否存在治疗禁忌证，现服用药物是否影响拟行的治疗。

4. 肤色较深的患者或者易晒黑的患者拟治疗色素性疾病时，能量需要保守一点，并及时冷却以保护表皮。

【预防】

1. 激光归为第Ⅳ类医疗设备，其使用有一般规则和进入控制措施。所有人员必须遵守相关应用管理程序，所有进入激光治疗区域的人员必须经过充分训练。

2. 无论何种激光设备其治疗作用都是对皮肤造成一定的损害，术后的保湿及促进皮肤恢复非常重要。

3. 激光治疗后一定要注意防晒，这是避免出现色素沉着的重要因素。

4. 无论采用何种光电设备，治疗面部时均应确保眼部安全，以免引起严重并发症。

5. 冷却是预防并发症的重要一环，随着激光设备的发展，冷却已不如以前如此强调，但大部分激光所致的皮肤红斑、水肿等并发症，均可由充分冷却而避免。

6. 能量过大是很多并发症的根本原因，要不断通过临床的实践积累经验，掌握好每位患者及不同肤质所需的能量，一般宁能量偏小，勿能量过大。

【预后】

激光治疗是比较复杂的治疗手段，其适应证广，但并发症也多，从轻度的红斑到严重的瘢痕、溃疡、失明都可能出现。轻度的并发症很快可消除，但严重并发症的治疗相当困难，甚至无法恢复。所以运用此类设备时应有充分的准备，以防止并发症的发生。

（孙东生　文昌晖）

第三节　注射治疗并发症及处理

注射治疗，如局部浸润麻醉、皮损内局部封闭注射药物、穴位、硬化剂、肉毒素、自体脂肪和透明质酸注射等，广泛应用于皮肤病治疗、皮肤外科，以及抗皮肤老化的治疗。但注射的好坏直接影响到注射治疗效果，操作不当还可能出现多种并发症。

一、局部封闭注射并发症及处理

通过局部注射手段把药物注射到皮损区来达到治疗目的。由于各种原因，局部注射时，可能出现并发症。注射治疗一般并发症及处理：

1. 感染　由于清洁消毒等无菌操作不严谨，注射后于注射区域出现局部红肿痛或者类似毛囊炎的改变，严重时可以出现皮肤疖肿改变。处理上，如有脓性分泌物，建议做细菌培养加药敏，要是经过规范抗生素使用后效果不佳者，还需要做真菌、分枝杆菌等相关特殊检查来确诊。轻的皮肤局部感染，可以外用抗生素药膏和（或）物理治疗，严重感染，口服或静脉输注抗生素，特殊感染者，依据性质选用相应治疗。

2. 局部疼痛　疼痛是注射治疗的正常反应，由于注射本身引起，也可能由于注射药物导致局部压力大引起肿胀，如瘢痕疙瘩的注射，也可能由于局部感染，或者后期由于机体对注射物引起的反应，如玻尿酸注射后引起的肉芽肿等因素引起。局部疼痛的处理，需要分清原因，要是由于注射本身引起，可以在注射前询问患者平时对痛的耐受程度，以及解释，使患者有心理准备。如果是多点注射，如腋臭等注射，可以事先局部敷利多卡因凝胶或局部注射短效/长效麻醉药，再进行局部注射，可以提高患者注射舒适度。如果是由于局部感染等，需要按局部感染处理。如果是由于局部变态反应性引起，可能需要局部注射皮质激素等处理。

3. 皮下瘀青　由于注射针头扎到细小血管导致皮下呈青紫色瘀斑，严重者可引起血肿。一般无自觉症状，一般不需要处理，通常一周左右可以消退，也可以局部用红外线照射或者温热毛巾敷，也可以用针对血红蛋白的激光处理，来加速消退。

4. 局部萎缩　常见于皮损局部注射皮质激素，由于长期注射或者注射层次不合适，导致局部皮肤和皮下组织萎缩。一般表现为局部皮肤凹陷，表皮变薄，有少许毛细血管扩张，通常没有自觉症状。处理上，可以定期观察，部分患者能恢复一部分。如果一年不能恢复，患者介意外观，可以考虑局部自体脂肪填充、透明质酸填充，甚至手术切除局部萎缩组织；还可以通过激光治疗毛细血管扩张改善局部颜色。

5. 瘢痕　注射治疗导致瘢痕少见，除非具有瘢痕体质者，继发感染者，或注射到血管引起局部缺血坏死，可能发生，尤其是粗针头注射如自体脂肪移植。处理上依据瘢痕情况，可以选择瘢痕贴、瘢痕膏、外涂皮质激素、激光，以及局部注射皮质激素等治疗方法。

二、注射肉毒素除皱和治疗腋臭的肉毒素相关并发症和处理

1. 头痛。可发生于上面部注射，通常无须特殊处理，数日后自行缓解；要是头痛影响休息，可以口服布洛芬等止痛药，必要时可以就诊神经内科排除其他原因。

2. 眼睑下垂、眉毛下垂、睁眼费力、眼袋加重、双侧眉毛不对称等，一般不需要特殊处理，通常 2～3 个月可以自行恢复；如果由于肌肉强度引起双侧不对称，可以在肌肉强的一侧补打 1 至 2 个单位肉毒素；眼睑下垂严重者，也可以使用 α 受体激动剂（萘甲唑啉或妥拉苏林）滴眼，3～4 周慢慢恢复。注射治疗腋臭，要是药物弥散影响到腋下肌肉，可能降低上肢的肌力，影响提物等，通常不需要处理，一般 2～3 个月可以恢复。（附图 95）

3. 过敏反应。非常少见，表现为荨麻疹、过敏性休克等，需要及时处理，可以短期使用皮质激素、肾上腺素，以及吸氧等，严重者需要切开气管。

4. 肉毒素中毒。一般医疗注射是不会产生肉毒素中毒的，由于使用不当或产品质量问题等，导致用量过多使用而诱发，表现为全身肌肉无力、尿失禁、呼吸困难等。处理上需要早期使用抗肉毒素血清治疗，以及其他对症支持治疗。

三、填充相关并发症和处理

1. 皮肤表面凹凸不平、不均匀、不对称、矫正过度或不足、填充剂游走等。可以不进行处理，长时间后，透明质酸慢慢吸收，或者数月部分脂肪吸收以后，依据情况再决定补充填充剂，如果患者心理负担重，也可以用透明质酸酶溶解掉透明质酸再重新填充，或者溶解部分玻尿酸尝试矫正效果。

2. 过敏反应。局部出现肿胀发红和（或）瘙痒，在治疗后即刻发生，也可以在治疗一段时间后发生。处理上可以冰敷、口服抗组胺药，也可使用皮质固醇类激素治疗至皮疹消退，必要时考虑透明质酸酶溶解。

3. 依据血管栓塞的部位和程度不同，症状表现不一，发生在眼部可以致盲，发生在脑或肺部等，严重可以致死亡。发生的原因，由于局部过度填充导致局部血管挤压致血供减少，或填充剂注射入血管致局部血管栓塞。早期主要表现为局部皮肤颜色苍白、紫红色网状，伴或不伴疼痛；晚期可出现局部坏死溃破，还可能继发感染。栓塞发生在眼视网膜动脉系统，可导致失明；发生在肺动脉系统，或者脑动脉系统等，可引起呼吸困难、偏瘫等相应的症状，甚至死亡，自体脂肪移植时尤其要注意。处理上，早期识别、早期处理非常重要，如果在注射过程中出现局部皮肤苍白、紫红色网，以及异常疼痛，需要及时停止注射，局部注射透明质酸酶溶解玻尿酸，如果有眼等特殊部位血管栓塞，需要及时联系相应专科医生处理。（附图96）

4. 结节处可表现为局部红肿，出现的时间，可以在注射后立即出现，也可以在注射后一到二个月发生。引起的原因，多数是对进入的填充剂引起的异物反应。处理上皮质固醇类激素通常效果欠佳，可以使用透明质酸溶解酶溶解，如果仍然存在，也可考虑手术切除；脂肪或者其他填充剂引起者，可考虑手术取出。（附图97）

5. 肉芽肿，局部表现红肿，可伴随局部疼痛等；可于注射后半年或一年以上表现出来。引起的原因，可能与细菌感染、分枝杆菌感染或者类似异物肉芽肿。处理上要区别对待，如果培养确认与细菌感染有关，需要按药敏试验结果进行系统口服抗生素；如果有脓肿还需要切开排脓；如果证实分枝杆菌感染引起，需要抗分枝杆菌抗生素治疗，可以使用克拉霉素胶囊、可乐必妥、美满霉素等联合；如果排除感染因素，考虑异物肉芽肿，可以选择局部注射皮质固醇类激素治疗，如果效果不好，可以考虑手术切除。

（万苗坚）

第四节　手术治疗并发症及处理

一、皮肤外科手术并发症概论

并发症是指在某一种疾病的治疗过程中，发生了与这种疾病治疗行为有关的另一种或几种疾病。医学上并发症的概念是指那些通过系统的医学研究和临床实践，人们已经总结出的在疾病的治疗过程中可能会发生的不良后果，如某些药物长期使用可导致肝损害或肾损害等。手术并发症是指手术操作而引起的其他组织器官的损伤、缺失、功能障碍等，可见于临床各手术科室。

目前对于并发症的分类尚无统一的标准。常用的分类方式有以下几种：

1.根据并发症引起的原因，可分为疾病并发症和治疗并发症。治疗并发症又可分为手术并发症、麻醉并发症。

（1）疾病并发症　是指由疾病在发展过程中引起的另一种疾病或症状。在临床上常见的如急性上呼吸道感染并发肺炎，肝硬化并发食管静脉曲张破裂出血，高血压患者容易并发心血管病变、脑血管病变，分娩时亦会引起羊水栓塞甚至产后大出血的并发症，这些都是疾病本身自然病程中可能衍生而加重病情的偶发病况。

（2）手术并发症　是指由手术引起的另一种疾病或症状，如胃手术后的倾倒综合征。

（3）麻醉并发症　是指由麻醉引起的另一种疾病或症状，如急性胃扩张。

2.根据并发症在现有医学科学技术条件下能否避免其发生，可将其分为可以避免的并发症和难以避免的并发症。

（1）可以避免的并发症　是指在现有医学科学技术条件下，通过医务人员的主观努力，采取一定的医疗措施可以避免其发生的并发症。可以避免的并发症的特征：①后一疾病或症状的发生是由前一种疾病或手术、麻醉等治疗措施引起的。②在现有医学科学技术条件下是能够预见并可以避免和防范的。③医务人员疏忽大意或过于自信没有预见到，或者预见到了而没有采取防范措施避免其发生。

（2）难以避免的并发症　是指在现有医学科学技术条件下，通过医务人员的主观努力，采取一定的医疗措施难以避免其发生的并发症。难以避免的并发症的特征：①后一疾病或症状的发生是由前一种疾病或手术、麻醉等治疗措施引起的。②在现有医学科学技术条件下是能够预见但不能避免和防范的。③医务人员采取防范措施仍未能避免其发生。

3.根据并发症是否术中发生分为术中并发症和术后并发症。

4.根据并发症发生的时间点分为近期并发症和远期并发症。

5.根据并发症是否需要处理及处理的手段、对患者的影响程度有作者进行了分级。

表 13-1 术后并发症 Clavien 系统分级

分级	定义
Ⅰ级	术后常见原因导致的不需要药物、手术、内镜及放射干预的临床症状。允许适当的治疗包括止吐药、解热药、镇痛药、利尿药、电解质类及物理治疗，也包括床边打开感染的切口
Ⅱ级	需要除Ⅰ级干预药物以外的药物治疗，包括输血和全肠外营养
Ⅲ级	需要手术、内镜及放射干预
Ⅲa级	不需要在基础麻醉下进行的干预措施
Ⅲb级	需要在基础麻醉下进行的干预措施
Ⅳ级	威胁生命的并发症，包括中枢神经系统并发症，需要进入 ICU 治疗
Ⅳa级	单器官功能障碍（包括透析）
Ⅳb级	多器官功能障碍
Ⅴ级	患者死亡
后缀 "d"	如果患者出院时仍然有并发症的症状，需要在各等级的并发症后添加后缀 "d" 以示 "未治愈"。这些添加后缀的患者需要进一步随访，以全面评估并发症

* 注：中枢神经系统并发症包括脑出血、缺血性中风、蛛网膜下腔出血，但不包括短暂性缺血发作（TIA）。

二、皮肤外科常见手术并发症

为了叙述方便，本节按照并发症是否术中发生的分类法仅就皮肤外科常见的手术操作相关性并发症进行编写。其他分类方式可以参考相关文献资料。皮肤外科常见的术中并发症与手术部位、手术种类和手术时间，以及患者的基本状况紧密相关。

（一）术中并发症

1.术中麻醉意外

（1）麻醉风险的主要原因 ①患者因素：手术年龄放宽；危重及急症患者增多；患者并存疾病多；患者及家属对麻醉要求越来越高。②手术因素：手术范围扩大，复杂手术多，新手术的开展日新月异（微创手术，脏器移植，术中核磁等）导致手术创伤大、时间长、出血多、环境稳定性的维持难度增大。③麻醉因素：麻药的有效性、快速性、难掌握性及其毒性均居医疗药物之首。创伤性的操作多如阻滞麻醉、动静脉穿刺、气管支气管插管等。患者的无意识性，其内环境稳定的维持完全依赖于麻醉医生的责任心和管理水平。麻醉机和监护设备故障，要求熟练掌握，并有排除故障的应急措施的能力。

（2）术中麻醉意外的处理 ①加强麻醉人员的责任心，用药前必须认真查对，抽入注射器内的麻醉药必须贴标签。严格执行查对制度。②充分了解所用药的药理作用，允许最大剂量及注射的部位。非麻醉医生禁止实施全身麻醉。③加强用药后的监测，术中不得擅离职守。④与手术医生密切协作，用药时互相通气。⑤急救药和器材必须随手可得，以提高复苏的成功率。⑥遇疑难患者或不太熟悉的药，应请教上级医生。绝不能自作主张擅自使用。

2. 术中心脑血管意外

（1）常见原因 既往有高血压病、糖尿病、高脂血症、心房纤颤是脑梗死的危险因素，而高血压是脑出血的主要危险因素。老年患者是围手术期中心律失常的高发群体，如果术前有缺血性心脏病史，术后容易发生冠脉供血不足而促使心律失常发生。

（2）处理要点 术前做好脏器功能的评估和手术危险性的预测，是降低心脑血管意外最为有效的方法。大于70岁患者较其他人心脏并发症的发生率高10倍，对合并高血压患者，降压药应选择符合老年血流动力学及生化特点，如血管紧张素转化酶抑制剂及钙通道阻滞剂。寻找原因，判断为哪一类型的心脑血管意外，根据不同类型的心脑血管意外进行对应的处理。

3. 术中出血

（1）常见原因 手术过程中皮损的深度、粘连、解剖不清、手术范围广泛、术中操作不当等容易导致血管损伤出血。患者患有凝血功能障碍或血液疾病。

（2）术中出血处理 寻找出血原因，大多数手术患者的止血功能是正常的，明显的小血管出血点，经结扎或电凝、热盐水垫压迫、止血材料（如可吸收止血纱布等）的应用。创面无明显的出血点而又有难以止住的广泛渗血，应考虑凝血功能障碍。

4. 神经损伤及手术部位邻近组织器官损伤

（1）常见原因 手术过程中皮损的深度、粘连、解剖不清、手术范围广泛、术中操作不当等容易导致神经及邻近组织器官损伤，引起严重的术中出血或术后并发症，甚至危及患者生命及预后。

（2）预防和处理要点 术者术前需要掌握术区相应解剖，术中仔细分离组织，注意保护血管、神经及手术部位邻近组织器官。

（二）术后并发症

1. 切口接触性皮炎

（1）病因　切口接触某些外界物质后，引起接触部位皮肤甚至接触部位以外皮肤的炎症反应，通常为消毒液过敏、覆盖敷料过敏等。

（2）临床表现　切口附近可以表现为红斑、水疱、肿胀、渗液等。

（3）处理措施　寻找病因，脱离或避免接触过敏物质。急性期有渗液可以外敷硫酸镁溶液或3%硼酸溶液，必要时口服糖皮质激素。

2. 切口疼痛

（1）病因　手术后疼痛即手术后出现的疼痛，属急性疼痛的一种，主要是手术本身造成的急性创伤（切口）和（或）内脏器官损伤及刺激和引流物的刺激引起的，一般高峰期是术后24～48小时。手术后疼痛与手术创伤的大小、侵袭内脏器官的强度及手术时间的长短有密切的关系，也与患者的精神状态有关。

（2）临床表现　患者主诉疼痛，表现为切口处疼痛或深在性疼痛。切口创伤处疼痛：该类疼痛由皮肤感觉引起，疼痛比较表浅。患者在静息状态下，表现为钝痛；患者深呼吸、咳嗽或翻身时由于切口受到牵引，可产生强烈疼痛，多为锐痛。如有皮下血肿、切口炎症、局部缺血存在，疼痛加重。深在性疼痛：该类疼痛多是手术内脏器官的牵拉、撕扯造成的，疼痛部位较深。

（3）处理措施　手术后疼痛的治疗手段主要为全身应用麻醉性镇痛药和局部神经阻滞两类。全身麻醉性镇痛药以阿片类镇痛药为主，给药途径多样，如口服、肌内注射、静脉注射等。随着患者自控镇痛（PCA）技术的应用，全身麻醉性镇痛药和局部神经阻滞均可采用PCA技术给药，让患者在感觉疼痛时，通过微量泵自行向体内注射既定剂量药物，在遵循"按需镇痛"的原则下，使用最小剂量可以获得满意的镇痛效果。

3. 术后发热

（1）病因　术后发热不一定表示伴发感染。非感染性发热通常比感染性发热来得早。手术时间长（超过2小时），广泛组织损伤，术中输血，药物过敏，麻醉剂（氟烷或安氟醚）引起的肝中毒等都是非感染性发热的危险因素。感染性发热的危险因素包括患者体弱、高龄、营养状况差、糖尿病、吸烟、肥胖、使用免疫抑制药物或原已存在的感染病灶。手术因素有止血不严密、残留无效腔、组织创伤等。

（2）临床表现　发热是术后最常见的症状，患者体温超过37℃，也有部分高于38℃。

（3）处理措施　如体温不超过38℃，可不予处理。高于38.5℃，患者感到不适时，可予以物理降温，对症处理，严密观察，积极查找发热原因。

4. 切口水肿

（1）病因　术后根据部位不同，可能引起不同程度的局部水肿。如果在手术区域，手术切口损伤导致细胞液渗出，从而出现水肿。如果是位于手术的远端，特别是肢体，由于近端手术区损伤，引起血液回流障碍，静脉血液回流受阻，从而出现远端肿胀。

（2）临床表现　术区或术区远端软组织肿胀，如伴感染可出现红肿、压痛及皮温升高。

（3）处理措施　术区肿胀如果存在红肿的情况，可能伤口感染导致，必要时抗生素干预，如果没有红肿，轻微的肿胀可随术口的愈合而慢慢自行消退。另外，四肢手术导致肢体远端水肿，可嘱患者抬高患者肢体，其目的就是促进静脉血回流。

5. 术后切口感染

（1）病因　与无菌技术不严或患者的体质和病变的性质有一定关系，再加上禁食、营养不良、合并贫血、糖尿病、肥胖脂肪液化等有关。切口感染发生的时间大多在术后 3～5 天，个别发生较晚，在 3～4 周后。切口感染的病源菌具有内源性和混合性的特点，主要致病菌有金黄色葡萄球菌、粪链球菌、绿脓杆菌和大肠杆菌。

（2）临床表现　手术后 3～4 天，已经正常的体温重新上升，应首先想到切口的感染。如同时出现切口的胀痛和跳痛，应立即进行检查。切口局部肿胀、发红、有明显的压痛，甚至有脓性分泌物由缝合针眼溢出，均说明已发生感染。少数患者可伴有全身症状，如发热等，有时因感染的位置较深，不易早期发现。

（3）处理措施　术前完善皮肤准备；注意手术操作技术的精细。严格止血，避免切口渗血、血肿；加强手术前、后处理，改善患者营养状况。增强抗感染能力；保持切口敷料的清洁、干燥、无污染；正确、合理应用抗生素；医护人员在接触患者前、后，严格执行洗手制度，更换敷料时严格遵守无菌技术，防止医源性交叉感染。感染的早期阶段，及时进行物理治疗，促进炎症的吸收。切口已化脓时，应立即拆除缝合线，扩开切口充分引流，并剪去已经坏死的皮下组织、肌膜和腱膜。脓液应进行需氧菌和厌氧菌两种培养及药敏试验，为选用有效抗菌药物提供依据。为缩短治疗时间，可对感染控制后肉芽新鲜的创面行二期缝合。

6. 引流（物）管堵塞、引流物（管）脱落

（1）病因　当引流管置入时间较长，引流不通畅，引流液体凝固，引流管固定不稳。

（2）临床表现　引流（物）管堵塞、引流物（管）脱落，严重可引起局部皮损血肿形成，局部红肿、疼痛，感染严重可引起发热。

（3）处理措施　及时更换或拆除引流管（物），必要时适当拆线。

7. 切口出血、血肿

（1）病因　手术后出血可发生于术后24小时内（称为原发性出血）和术后7～10天（称为继发性出血）。原因为术中止血不彻底、不完善，如结扎血管的缝线松脱，小血管断端的痉挛及血凝块的覆盖，使创面出血暂时停止而使部分出血点被遗漏，这些是原发性出血的主要原因。由于后期手术野的感染和消化液外渗等因素，使部分血管壁发生坏死、破裂，可导致术后的继发性出血。

（2）临床表现　原发性出血多开始于手术后的最初几小时。表浅手术后的原发性出血，表现为局部渗血多，并逐渐形成血肿，一般不引起严重后果，如皮脂腺囊肿、巨大纤维瘤术后的血肿。但如果发生于颈部的血肿，可压迫气管引起呼吸困难，甚至可突然发生窒息。体腔内的原发性出血，引流管可流出大量鲜血；或术后短期内出现休克，虽然输血补液处理，休克不见的好转，甚至加重时表示内出血量较大。术后1～2周内，化脓伤口深部突然出现血块或有鲜血涌出，这些都是继发性出血的主要表现。严重的出血可发展为出血性休克，后果较为严重。

（3）处理措施　首先，手术过程中止血要彻底，术毕应用盐水冲洗创面，清除凝血块之后，再仔细结扎每个出血点，较大的血管出血应该缝扎或双重结扎止血较为可靠。术后积极预防感染，减少继发性出血的发生。凝血机制异常的，可于围手术期输注新鲜全血、凝血因子或凝血酶原复合物等。出血量根据伤口敷料渗血多少，引流管内出血量、血色素的变化及全身情况分析：少量出血，仅伤口敷料或引流管内有少量鲜血，全身无失血性休克，经更换敷料、加压包扎或全身使用止血药即可。出血量大，术后短期出现胸闷、脉速、烦躁、面色苍白、上肢湿冷、呼吸急促、血压下降等内出血和休克表现。除迅速加快补液、输血等积极抗休克治疗外，还应做好再次手术查找出血点的准备。

8. 脂肪液化

（1）病因　脂肪液化与体型肥胖，并与术中是否使用高频电刀切开皮肤及皮下组织有一定的关系。其发生机制可能由于电刀所产生的高温造成皮下脂肪组织的浅表型烧伤及部分脂肪细胞因热损伤发生变性，同时脂肪组织内毛细血管由于热凝固作用而栓塞，使本身血运较差的肥厚脂肪血液供应进一步发生障碍，术后脂肪组织发生无菌性坏死，形成较多渗液，影响切口愈合。另外，切口暴露时间较长，在机械作用如挤压、钳夹等刺激下容易发生氧化分解反应，引起无菌性炎症反应，使脂肪组织发生液化。

（2）临床表现　表现为伤口不愈合，可见切口持续少量渗液等。

（3）处理措施　根据切口愈合情况及渗液的多少采取不同的治疗方法。若渗液较少，切口仅部分愈合不良，可拆除 1～2 根缝线，内置引流条，通过积极换药使切口愈合。若渗液较多，切口不愈合，可及时开放切口，充分引流、换药，待肉芽组织新鲜后二期缝合，缩短愈合时间。另外，为减少脂肪液化发生，慎用电刀，特别是肥胖患者。其次，切口大量生理盐水冲洗，将已坏死脂肪组织冲洗减少坏死组织量；缝合时不留死腔，适当引流。

9. 切口裂开

（1）病因　切口裂开主要发生在腹、背部及邻近关节处的手术切口。裂开的时间大多在术后 1～2 周，与下列因素有关：①年老体弱，营养不良，慢性贫血等，术后切口愈合不佳。②切口局部张力过大，切口的血肿和化脓感染。③缝线过细，缝扎不紧，麻醉不满意情况下缝合时腹膜被撕破。④突然咳嗽、用力排便和呕吐。

（2）临床表现　患者切口疼痛并有血性渗出，有时甚至能听到切口崩裂的响声。严重时，有发生失血性休克。检查时可见术后切口有不同程度的裂开，裂开可分为两大类：①完全性裂开，指各层组织均已裂开。②部分性裂开，指皮肤缝合完好，皮下各层裂开。

（3）处理措施　皮肤常规切口采用减张缝合法，张力大时适当加压包扎，减少手术部位活动等，可减少切口裂开的机会。如切口已裂开，无论是完全性或部分性，只要没有感染，均应立即手术，重新逐层缝合，并加减张合线。

10. 切口延迟愈合或不愈合

（1）病因　可与多种原因有关，如年龄老化、营养底下、基础疾病较多等全身性原因，也可以与伤口感染或异物反应、局部血液循环不良、局部照射各类射线（包括 γ 线、X 线、α 线及 β 线、电子束等）等有关。

（2）临床表现　手术后切口愈合不良，未能完全愈合，可以反复出现渗液、出血、结痂及慢性疼痛等症状。

（3）处理措施　寻找病因，根据病因选择治疗方案。如糖尿病所致，及时进行降糖治疗，保持血糖稳定；如慢性炎症、慢性窦道，可彻底手术治疗。原则为控制感染、清理伤口。

11. 瘢痕形成

（1）病因　瘢痕是创伤引起的必然结果。术后形成明显的瘢痕可能与切口选择、术区大小、缝合技术、术区位置（活动关节位）、缝线反应，以及术后感染等有关。术后 1 个月即可形成明显瘢痕，有部分患者瘢痕可逐渐减轻，个别可能出现瘙痒、疼痛等症状，且瘢痕逐渐增大，呈不规则向外生长。特别如瘢痕手术后，必须早期开始干预新生瘢痕的形成。

（2）临床表现　手术后 1 个月后，手术切口位置逐渐出现红色瘢痕，不规则，随时间延长，可往外周增生，逐渐形成蟹足样瘢痕，增长期瘢痕可以出现瘙痒、疼痛、肿胀等不适。

（3）处理措施　术后瘢痕总体上分为非有创治疗及有创治疗。非有创治疗的方法有：①口服药物（曲尼司特片、积雪苷片、中医中药等）；②外用药物（硅凝胶类外用药、硅凝胶贴等）；③物理加压包扎等；④放射治疗（浅层 X 线等）。有创治疗则包括：①瘢痕内注射（类固醇激素如得宝松、曲安耐德等，抗肿瘤药物如平阳霉素、5-氟尿嘧啶等；A 型肉毒毒素等）；②激光治疗（二氧化碳点阵激光、染料激光、铒激光等）；③手术治疗；④冷冻治疗等。各种治疗方法单独使用疗效有限，往往需要综合运用，患者可根据自身瘢痕情况，适当选择不同的综合治疗方案。

12. 切口感觉异常

（1）病因　术中损伤皮神经。

（2）临床表现　术后 2 周后，切口皮肤出现麻木感。

（3）处理措施　因为支配皮肤的神经受到损伤导致的，一般情况随着时间的推移症状可以缓解，恢复程度取决于支配神经的级别，末梢神经常常是可以通过其他周边的末梢神经替代的，如果没有恢复也没有什么严重后果。

13. 原发肿瘤或原发病灶复发

（1）病因　术中切除肿瘤组织、皮损组织切缘不净，常见于各类良恶性皮肤肿瘤，如黑色素瘤、基地细胞癌、鳞状细胞癌等。

（2）临床表现　临床表现为原发肿瘤或原发病灶原位复发生长，性质与切除前类似。

（3）处理措施　进一步多点活检并且扩大切除，辅助其他治疗手段，如浅层 X 线、光动力或局部注射等。

14. 切口缝线反应

（1）病因　缝线排异反应属于Ⅳ型（细胞免疫型）变态反应，与患者体质密切相关，临床上难以预见。

（2）临床表现　缝线排异反应多见于丝线线头排异，亦可见于皮下组织内线头排异，后者多次经相应皮肤破溃口沿窦道取出排异的线头后可以治愈。线头排异反应可以多发，可合并感染或不合并感染，线头周围组织可反复积液、积脓、皮肤红肿。发生时间不等，往往在一处线头排异反应经取出线头治愈后，间隔一段时间另一处线头排异反应再发生。临床上的表现也不完全一样，有的仅有局部轻微的不适，有的则表现为强烈的排斥反应，局部出现明显的红、肿、热、痛等炎症反应，有的甚至经久不愈直到多年后缝线线头完全排出或取出，有的引起局部瘢痕组织增生影响美观。

（3）处理措施　手术清创：手术清除所有皮下组织内排异反应的线头。注意事项：有少部分患者对丝线有排异反应，并且在反应源不能取出时，变态反应会继续。所以，手术切口线头排异反应一经确诊，必须设法将排异的线头取出，对多发的、反复发生的手术切口线头排异反应，需及时行清创术，将已发生排异反应和未发生排异反应的丝线线头彻底清除。切口全层缝合或使用可吸收线逐层缝合。对丝线头排异反应的高危患者，使用相应的可吸收缝线进行腹壁各层的缝合。在缝合污染伤口时，应使用可吸收性缝线或单纤维缝线。因具有污染潜在可能性，组织内所存在的异物可使污染转变为感染，可增加缝线线头感染的机会，增加排异反应的机会。

15. 皮肤窦道形成

（1）病因　皮肤感染性窦道是由于皮肤感染后局部细胞坏死形成病理性管道。皮肤感染性窦道形成的主要原因是细菌侵犯了皮肤组织，引起皮肤组织几乎是同时出现在局部具有持续性慢性炎症的一种表现形式。

（2）临床表现　表现为难以描述的疼痛或不适，可放射，但常无皮肤节段分布特点。

（3）处理措施　手术要注意无菌操作，注意保护切口，避免脓腔脓性渗液外溢污染切口。如果创口感染可能性较大，应避免用丝线缝合，采用可吸收线分层缝合是预防切口感染的有效措施之一。切口止血彻底，缝合时层次对合正确，避免无效腔残留。有引流管等异物存在时应注意留置时间，一般不超过2周，且换药时应严格进行无菌操作。伤口一旦感染化脓，应及早切开引流，并保持引流通畅，每日换药，防止伤口假性愈合形成窦道。

16. 美容效果不理想

（1）病因　皮肤外科部分手术的效果评价主要取决于接受手术的患者，以及其周围人群的审美观。受多种因素的影响，一些人在接受整形美容手术后效果不理想。

（2）临床表现　①术后不对称，如重睑术后两侧大小不一；②术后形态欠佳，没有达到预期效果，如切口出现"猫耳"；③术后不符合美学标准，如形成瘢痕、切口大而不规则等；④术后功能受限，如面部肿物切除后出现下眼睑外翻等。

（3）处理措施　医师术前充分沟通，认真聆听患者的需求、手术动机、感受、对方案的想法意见等，必要时降低患者过高的美容期待。医师主动提高自身技术水平及专业知识水平。术后出现近期并发症需要积极处理，密切观察术后术区变化，必要时可二期手术修复。

尽管医务人员通过主观努力，采取一定的医疗措施可以避免一些并发症的发生，但是由于人体的奥秘太过神奇，人从受精到出生，从没有设计、没有图纸，更没有原装配件，人类的个体差异性到目前仍难以有可信服的解释。在现有医学科学技术条件下，仍然有不少的并发症难以避免。但是，术前严谨的手术设计、检查，术中仔细的探查、轻柔的操作，术后密切的观察是可以尽可能让并发症所产生的不良反应降低。

（黄桃源　何仁亮）

附录一

中医皮肤外科外治法常用经方、名方

一、皮肤科常用散剂

1. 增白散

处方：白芷、白术、白及、白芍、蒺藜等。

制法：以上八味，粉碎成细粉，混匀，即得。

功能主治：清热泻火，增白除皯。可用于面部祛斑增白。

用法用量：每次 1/2～1/3 包，温水调成糊状、外敷面部 30 分钟，隔日或 3 日 1 次。

摘自：《广东省中医院院内制剂目录》。

2. 四黄散

处方：大黄末 15g，黄柏末 15g，雄黄末 15g，硫黄末 15g。

制法：上药共研细末。

功能主治：清热，解毒，消肿。主治发际疮（毛囊炎）、疖肿、脓疱疮。

用法用量：麻油调搽。

摘自：《朱仁康临床经验集》。

3. 痱子粉

处方：冰片 5g，薄荷冰 5g，甘石粉 25g，滑石粉 15g，黄柏 10g。

制法：上研细粉。

功能主治：清热敛汗，解毒止痒。主治痱子、尿布皮炎（湮尻疮）。

用法用量：直接扑撒。

摘自：《赵炳南临床经验集》。

4. 白斑散

处方：细辛 6g，白芷 3g，雄黄 3g。

制法：上为细末。

功能主治：祛风杀菌。主白癜风。

用法用量：用醋调匀，外搽。

摘自：《古今名方》。

5. 颠倒散（别名二黄散）

处方：大黄、硫黄各等分。

制法：上药研为细末，共合一处，再研匀。

功能主治：清热解毒，凉血散瘀。主治酒皶鼻，肺风粉刺，白屑风等。

用法用量：以凉开水或茶叶水调敷，或以药末直接撒布患处；也可以适量药末加水冲洗患处。

摘自：《医宗金鉴》卷六十五。

6. 洪宝丹（别名破血丹、抑阳散、洪宝膏）

处方：天花粉 90g，姜黄 30g，白芷 30g，赤芍药 60g。

制法：上药四味，共为细末。

功能主治：清热解毒，活血消肿。治疗痈肿阳证，焮热红肿疼痛。

用法用量：茶水或酒调和，热敷患处。

摘自：《仙传外科集验方》。

7. 如意金黄散

处方：姜黄 160g，大黄 160g，黄柏 160g，苍术 64g，厚朴 64g，陈皮 64g，甘草 64g，生天南星 64g，白芷 160g，天花粉 320g。

制法：炮制上十味，粉碎成细粉，过筛，混匀，即得。

功能主治：清热解毒、消肿止痛。可用于热毒瘀滞肌肤所致疮疡肿痛、丹毒流注，亦可用于跌打损伤。

用法用量：外用。红肿、烦热、疼痛，用清茶调敷；漫肿无头，用醋或葱酒调敷，亦可用植物油或蜂蜜调敷。一日数次。

摘自：《中华人民共和国药典》2005 年版一部。

8. 敷肿方

处方：文蛤（醋浸炒），吴茱萸（等分）。

制法：上为末。

功能主治：治膝痛。

用法用量：用米醋调敷痛处。

摘自：《外科大成》。

9. 蛇床子散

处方：蛇床子、大风子肉、松香、枯矾各 30g，黄丹、大黄各 15g，轻粉 9g。

制法：上为细末。

功能主治：治脓窠疮。生于手足、遍身，根硬作胀，痒痛非常。

用法用量：麻油调擦；湿烂者，干掺之。

摘自：《外科正宗》卷四。

10. 碧玉散

处方：黄柏末、红枣肉（烧炭存性）各 15g。

制法：上药共研极细末。

功能主治：主治脾胃湿热，郁于下颏，发为燕窝疮，俗名羊胡子疮。初如粟米，大者如豆，色红，热痒微痛，破流黄水，浸淫成片。

用法用量：香油调搽患处。

摘自：《医宗金鉴》卷六十三。

11. 二妙散

处方：茅山苍术 500g，川黄柏 500g。

制法：共炒存性，为末。

功能主治：湿风烂疮。

用法用量：麻油调搽。

摘自：《外科方外奇方》卷三。

12. 生肌八宝丹（别名生肌八宝散）

处方：煅石膏 30g，赤石脂 30g，铅丹 9g，龙骨 9g，轻粉 30g，血竭 9g，乳香 9g，没药 9g。

制法：共研成极细末。

功能主治：生肌收敛。治溃疡脓尽，疮口未合者。

用法用量：外撒创口。

摘自：《中医伤科学讲义》。

13. 青黛散

处方：青黛 60g，石膏 120g，滑石 120g，黄柏 60g。

制法：上药研为细末，和匀。

功能主治：收湿止痒，清热解毒。治一般湿疹，焮肿痒痛出水者。

用法用量：干掺，或麻油调敷患处。

摘自：《中医外科学讲义》。

14. 三石散

处方：制炉甘石、熟石膏、赤石脂各 45g。

制法：上为细末。

功能主治：收涩生肌。主治皮肤病，滋水浸淫，日久不止；烫伤腐肉已化，新肌不生者。

用法用量：麻油或凡士林调搽患处。

摘自：《中医外科学讲义》。

二、皮肤科常用洗剂及外洗方

1. 炉甘石洗剂

处方：炉甘石 15g，氧化锌 5g，甘油 5mL。

制法：冷开水加至 100mL。充分摇匀后，直接外涂，每日多次。

功能主治：消炎，清凉，止痒。主治各种急性无渗出性炎症，单纯性皮肤瘙痒，热痱等。

用法用量：临用前根据需要可配入 5% 硫黄或 1 ～ 2% 冰片，或 1% 薄荷。

摘自：《外伤科学》。

2. 复方硫磺洗剂

处方：硫酸锌 30g，沉降硫 30g，樟脑醑 250mL，甘油 100mL，羧甲基纤维素钠 5g，蒸馏水适量，共制 1000mL。

制法：取羧甲基纤维素钠，加适量蒸馏水，使成胶浆状；另取沉降硫分次加入甘油研磨细腻后，与前者混合。再取硫酸锌溶于 200mL 蒸馏水中，滤过，将滤液缓缓加入上述混合液中。然后再缓缓加入樟脑醑，随加随研。最后加蒸馏水至 1000mL，搅匀，即得。

功能主治：治疗痤疮、疥疮、皮脂溢出及酒糟鼻。

3. 三黄洗剂

处方：大黄、黄柏、黄芩、苦参各等量。

制法：共研细末。

功能主治：清热止痒，保护收敛。治各种急性无渗出性皮炎，单纯性皮肤瘙痒。

用法用量：用 10 ～ 15g，加入蒸馏水 100mL，医用石炭酸 1mL，摇匀，以棉签蘸搽患处，每日多次。

摘自：《外伤科学》。

4. 苦参汤

处方：苦参、蛇床子、白芷、金银花、野菊花、黄柏、地肤子、石菖蒲各等分。

制法：煎汤。

功能主治：治一切疥癞疯癣。

用法用量：用河水煎汤，临洗入 4 ～ 5 枚猪胆汁，洗二至三次可愈。忌食发物及吹风。

摘自：《疡科心得集》引《大全》。

5. 三圣地肤汤

处方：地肤子 30g，防风 6g，黄芩 9g。

制法：煎汤。

功能主治：治风热疮生四肢胸胁，初起形如疙瘩，痒而难忍，搔之成疮，甚则鲜血淋漓，似疥非疥。

用法用量：煎汤 1 大碗，加猪胆 2 个取汁，和药同煎。以鹅翎蘸药汁扫之。即痒止疮愈。

摘自：《洞天奥旨》卷十一。

6. 漏芦汤

处方：漏芦、白蔹、槐皮、五加皮、甘草各 22.5g，蒺藜子 60g。

制法：共为粗末。

功能主治：治脚气。脚上风毒，肿痛瘙痒，黄水流溢。

用法用量：每用 150g，水煎汤，去滓，淋洗患处。

摘自：《疡科选粹》卷五。

7. 二矾汤（别名二矾散）

处方：白矾、皂矾各 120g，孩儿茶 15g，柏叶 240g。

功能主治：杀虫止痒。主治鹅掌风，皮肤枯厚，破裂作痛，症状较重者。

用法用量：用水十碗，上药四味煎数滚，候用。先以桐油搽抹患处，再用浸透桐油的纸捻，将其点燃，以烟焰向患处熏片刻，方将前汤乘滚热时贮净桶内，将患手架上，以布将手连桶口盖严，以汤气熏之，勿令泄气。待微热时将汤倾入盆内，蘸洗良久，一次可愈。

注意：鹅掌风轻症不宜；熏洗后，七日内不可下水。

摘自：《外科正宗》卷四。

8. 复方黄柏洗液

主要成分：黄柏、地肤子、千里光、岗松油、大叶桉油、满山香油、蛇床子等。

功能主治：清热燥湿、祛风止痒。可用于湿热下注所致的阴部瘙痒，或灼热痛，带下量多，色黄；霉菌性、滴虫性阴道炎、外阴炎，以及由湿热引起的皮肤病。

用法用量：取出此药品后需加温水 5～10 倍来稀释，擦洗、冲洗、坐浴或用本品装入冲洗器对阴道灌洗。1～2 次/天，10 天 1 疗程。

摘自：《中国医药信息查询平台》。

9. 皮肤康洗液

主要成分：金银花、蒲公英、马齿苋、土茯苓、大黄、赤芍、蛇床子等。

功能主治：清热解毒，凉血除湿，杀虫止痒。本品用于治疗湿热阻于皮肤所致湿疮，见有瘙痒、红斑、丘疹、水泡、渗出、糜烂等或湿热下注所致阴痒、白带量多，急性湿疹或阴道炎见上述证候者。

用法用量：急性湿疹：一次适量，外搽皮损处，有糜烂面者可稀释 5 倍后湿敷，一日 2 次。阴道炎：用药前，先用清水洗净局部后，用蒸馏水将 10mL 药液稀释 5 倍用带尾线的棉球浸泡药液后置于阴道内，每晚换一次。

摘自：《中国医药信息查询平台》。

10. 茶菊脂溢性洗液（曾用名脂溢性洗液 B）

主要成分：茶籽、杭菊等。

功能主治：清热除湿，祛脂杀虫，散风止痒，润燥生发。主治头部脂溢性皮炎。皮脂溢出症之瘙痒、头屑多、油腻、脱发等。

用法用量：外用，忌内服。取本品 10～20mL，洗发。

摘自：《广东省中医院院内制剂目录》。

11. 硫黄脂溢性洗液（曾用名脂溢性洗液 S）

主要成分：升华硫等。

功能主治：祛风止痒，燥湿除脂，养发固发。主治头部脂溢性皮炎。皮脂溢出症之瘙痒、头屑多、油腻、脱发等。

用法用量：洗发用，每次 10～20mL。对硫磺敏感者忌用。

摘自：《广东省中医院院内制剂目录》。

12. 香莲外洗液

主要成分：丁香、黄连、百部等。

功能主治：抑菌杀虫，消炎止痒。适用于各种皮肤癣病，外阴念珠菌病，细菌和滴虫性阴道炎及其他外阴瘙痒性疾病。

用法用量：药液一份，温开水九份，混合均匀，浸泡患处 20～30 分钟。药物性状发生改变时禁用；对本品皮肤过敏者忌用；孕妇慎用。

摘自：《广东省中医院院内制剂目录》。

13. 舒乐搽剂

主要成分：苦参、金银花、黄芪、地榆、白矾。

功能主治：清热除湿，消风止痒。可用于减轻皮肤瘙痒的辅助治疗。

用法用量：外用。每日 1～2 次，将患部用热水洗净，取药液适量涂擦于患部，轻揉 5 分钟后，用清水洗净。

摘自：《中国医药信息查询平台》。

14. 儿肤康搽剂

主要成分：芦荟、苦参、白芷、白鲜皮、苍耳子、地肤子、黄柏、艾叶、石菖蒲、当归、皂荚。

功能主治：清热除湿，祛风止痒。可用于儿童湿疹、热痱、荨麻疹，证属实热证或风热证的辅助治疗。

用法用量：外用搽剂，切忌内服。

摘自：《中国医药信息查询平台》。

三、皮肤科常用油剂

1. 湿润烧伤膏

主要成分：黄连、黄柏、黄芩、地龙、罂粟壳。

功能主治：清热解毒，止痛，生肌。可用于各种烧、烫、灼伤。

用法用量：外用。涂于烧、烫、灼伤等创面（厚度薄于 1mm），每 4～6 小时更换新药。换药前，须将残留在创面上的药物及液化物拭去。暴露创面用药。

摘自：《中国医药信息查询平台》。

2. 风油精

主要成分：薄荷脑、樟脑、桉油、丁香酚、水杨酸甲酯。

功能主治：清凉，止痛，驱风，止痒。可用于蚊虫叮咬及伤风感冒引起的头痛，头晕，晕车不适。

用法用量：外用，涂擦于患处。口服，一次 4～6 滴。

摘自：《中国医药信息查询平台》。

3. 复方紫草油

主要成分：紫草、冰片、忍冬藤、白芷。

功能主治：清热凉血，解毒止痛。可用于轻度水、火烫伤。

用法用量：外用适量，涂擦患处，一日数次。

摘自：《中国医药信息查询平台》。

4. 润肌膏

处方：麻油 120mL，当归 15g，紫草 2g。

制法：上三味，同熬药枯，滤清，将油再熬，加黄蜡 15g 化尽，倾入碗内，顿冷。

功能主治：养血，凉血，润燥。治秃疮头皮干枯，白斑作痒，头发脱落；白屑风头面瘙痒，日久出现白屑，脱而复生者。

用法用量：外用适量，涂擦患处。

摘自：《外科正宗》卷四。

5. 黄连膏

处方：黄连 9g，当归尾 15g，生地 30g，黄柏 9g，姜黄 9g。

制法：用香油 360g，将药煠枯，捞去滓；下黄蜡 120g 溶化尽，用夏布将油滤净，倾入瓷碗内，以柳枝不时搅之，候凝为度。

功能主治：清火解毒。治肺经壅热，上攻鼻窍，聚而不散，致生鼻疮，干燥肿疼，皮肤湿疹，红肿热疮，水火烫伤，乳头碎痛。

用法用量：涂抹患处。

摘自：《医宗金鉴》卷六十五。

四、皮肤科常用酊剂

1. 复方土槿皮酊

主要成分：土槿皮、苯甲酸、水杨酸。

功能主治：杀菌，止痒。可用于趾痒、皮肤滋痒、一般癣疾。

用法用量：外用。在塑料瓶内塞顶部用针插一小孔，将药液挤出涂患处，一日 1～2 次。

摘自：《中国医药信息查询平台》。

2. 白蚀酊

主要成分：乌梅、菟丝子、白蒺藜等。

功能主治：祛风活血，通络消斑。可用于白癜风及其他色素减退性皮肤病。

用法用量：外搽患处，一日 3～4 次。皮肤敏感者慎用。

摘自：《广东省中医院院内制剂目录》。

3. 金粟兰搽剂（曾用名金粟兰酊）

主要成分：金粟兰。

功能主治：清热解毒，祛风活络，行瘀止痛。可用于痤疮、白癜风、风湿痹症、脂溢性皮炎脱发症等。

用法用量：外搽局部，忌内服。皮肤敏感者慎用。

摘自：《广东省中医院院内制剂目录》。

五、皮肤科常用鲜药剂

独胜膏

处方：独蒜。

功能主治：主治冻疮。冻风冻跟、冻耳，每逢冬寒则发。

用法用量：六月捣膏，日中晒热，于遇冬所发处擦之，一日 3 次。注意忌下汤水。

摘自：《外科正宗》卷四。

六、皮肤科常用软膏剂

1. 青鹏软膏

主要成分：棘豆、亚人黄、铁棒锤、诃子（去核）、毛诃子、余甘子、安息香、宽筋藤、人工麝香。

功能主治：活血化瘀，消肿止痛。可用于风湿性关节炎、类风湿关节炎、骨关节炎、痛风、急慢性扭挫伤、肩周炎引起的关节、肌肉肿胀疼痛及皮肤瘙痒、湿疹。

用法用量：外用。取本品适量涂于患处，一日 2 次。

摘自：《中国医药信息查询平台》。

2. 除湿止痒软膏

主要成分：蛇床子、黄连、黄柏、白鲜皮、苦参、虎杖、紫花地丁、地肤子、萹蓄、茵陈、苍术、花椒、冰片。

功能主治：清热除湿，祛风止痒。可用于急性、亚急性湿疹证属湿热或湿阻型的辅助治疗。

用法用量：外用，一日 3 ～ 4 次，涂抹患处。

摘自：《中国医药信息查询平台》。

3. 冰黄肤乐软膏

主要成分：大黄、姜黄、硫黄、黄芩、甘草、冰片、薄荷脑。

功能主治：清热燥湿，活血祛风，止痒消炎。可用于湿热蕴结或血热风燥引起的皮肤瘙痒；神经性皮炎、湿疹、足癣及银屑病等瘙痒性皮肤病见上述证候者。

用法用量：外用，涂搽患处。一日 3 次。

摘自：《中国医药信息查询平台》。

4. 蜈黛软膏

主要成分：蜈蚣、蛇床子、硫磺、白矾、浙贝母、青黛、黄柏、山慈菇、五倍子、冰片、荆芥、莪术。

功能主治：清热燥湿，祛风止痛。可用于风湿热邪所致的亚急性、慢性湿疹的辅助治疗。

用法用量：外用，洗净患处后涂上一薄层，然后反复按擦数次，使药物充分粘在皮肤上，一日2次。

摘自：《中国医药信息查询平台》。

七、皮肤科常用糊剂

1. 青苋膏

处方：马齿苋120g（研烂），青黛30g。

制法：研匀。

功能主治：由中下二焦风热所致的肾囊风，疙瘩作痒，搔之作痛，以及妇人脐下连二阴生疮，状如马刀，痛出黄汁，食减身浮，二便涩滞。

用法用量：涂之，稍干，再换。内再服八正散尤佳。

摘自：《外科大成》卷二。

2. 雄硫散

处方：雄黄15g，硫黄15g，凤凰皮（即雏鸡壳，烧黄存性）15g，穿山甲（他药代）10片（炒黄），滑石30g。

制法：上各为细末，用半油核桃肉30g捣烂，同公猪胆汁1个，同前药和匀。

功能主治：主治大麻风。眉毛须发脱落，作痒者。

用法用量：用青纱包药擦之，一日3次。其发渐生如旧。

摘自：《外科正宗》卷四。

3. 箍毒神丹

处方：地榆6g，天花粉3g，菊花根1把，生甘草3g，芙蓉叶14片，蒲公英（鲜者）1把。

制法：将干研末。

功能主治：治手足丫毒疮。

用法用量：捣鲜药取汁调之敷上。则毒不走开，内自化矣。

摘自：《洞天奥旨》卷十一。

4. 硫黄膏

处方：硫黄20g，猪脂（或凡士林）80g。

制法：将硫黄研为细末，用猪脂调成膏。

功能主治：杀虫止痒。治头癣，肥疮，疥疮，玫瑰糠疹，手足癣。

用法用量：涂擦患处。

摘自:《中医皮肤病学简编》。

八、皮肤科常用硬膏剂

1. 阳和解凝膏

处方:鲜牛蒡草 480g(或干品 120g),鲜凤仙透骨草 40g(或干品 10g),生川乌 20g,桂枝 20g,大黄 20g,当归 20g,生草乌 20g,生附子 20g,地龙 20g,僵蚕 20g,赤芍 20g,白芷 20g,白蔹 20g,白及 20g,川芎 10g,续断 10g,防风 10g,荆芥 10g,五灵脂 10g,木香 10g,香橼 10g,陈皮 10g,肉桂 20g,乳香 20g,没药 20g,苏合香 40g,麝香 10g。

制法:上二十七味,除苏合香外,肉桂、乳香、没药粉碎成细粉,与麝香配研,过筛,混匀。其余牛蒡草等二十二味,酌予碎断,与食用植物油 2400g 同置锅内炸枯,去渣,滤过,炼至滴水成珠;另取红丹 750～1050g,加入油内,搅匀,收膏,将膏浸泡于水中。取膏,用文火熔化后,加入苏合香及上述粉末,搅匀,分摊于纸上,即得。

功能主治:温阳化湿,消肿散结。可用于脾肾阳虚、痰瘀互结所致的阴疽、瘰疬未溃、寒湿痹痛。

用法用量:外用,加温软化,贴于患处。

摘自:《中华人民共和国药典》2005 年版一部。

2. 阴阳至圣膏(别名阴阳至圣丹)

处方:金银花 480g,生地 240g,玄参 150g,当归 90g,黄芪 90g,川芎 60g,生甘草 30g,牛膝 30g,丹皮 30g,荆芥 30g,防风 15g,茜根 15g,人参 15g。

制法:用麻油 2400g,上药熬至药黑,将渣滤净,再熬至滴水成珠,入广木香、没药、乳香、血竭各 30g,象皮(为末)15g,麝香 3g,黄丹 960g(炒飞过,去砂),各为细末,入油中,少煎好,藏瓷罐内。

功能主治:主治膏粱之客,失志之人,心肾不交,阴阳俱耗,又加忧愁抑郁,拂怒呼号,其气不散,结成阴症痈疽。

用法用量:发背疮必须用 30g,其余疮口,量大小用之。

摘自:《石室秘录》卷四。

3. 太乙膏(别名加味太一膏)

处方:肉桂、白芷、当归、玄参、赤芍、生地黄、大黄、土木鳖各 60g,槐枝 100 段,柳枝 100 段,阿魏 9g,轻粉 12g,血余 30g,东丹 1200g,乳香、没药各 15g,麻油 2500g。

制法:除东丹外,将余药入油煎,熬至药枯,滤去渣滓,再加入东丹,搅匀成膏。

功能主治：活血消肿，拔毒生肌。主治发背，痈疽，恶疮，跌打损伤，湿痰流毒，筋骨走注作痛，烫火伤等。

用法用量：隔火炖烊，摊于纸上，随疮口大小敷贴患处。

摘自：《外科正宗》卷一。

4. 蜂房膏

处方：露蜂房 30g，蛇蜕皮 15g，玄参 15g，黄芪 22.5g，杏仁 30g（汤浸，去皮、尖、双仁，研），乱发（如鸡蛋大），黄丹 150g。

制法：上药细锉，用麻油 500mL，先煎发及杏仁，候发消尽，即以棉滤去滓，都入铛中，将前药煎令焦黄，又滤去滓，下黄丹，以柳木篦不住手搅，候熬成膏，即倾于瓷盆中盛。

功能主治：主治瘰疬生头，脓水不干，疼痛。

用法用量：涂于帛上贴之。

摘自：《太平圣惠方》卷六十六。

5. 冲和膏

处方：赤芍 60g，白芷 30g，防风 30g，独活 90g，龙脑 9g，石菖蒲 45g。

制法：各取净末，以瓷瓶收贮，不可泄气。

功能主治：用于痈疡外症初起，坚肿色淡。

用法用量：临用时姜汁、醋调匀，外敷患处，每日一换。

摘自：《古方汇精》卷二。

（刘振雄　康旭）

附录二

中医皮肤外科外治法常用剂型配制方法

一、散剂

（一）散剂的制备

散剂的制备一般分为粉碎、过筛、混合三个步骤。

1. 粉碎　是指结合机械力或其他方法将大块药物碎成规定细度的操作方法。根据药物的性质不同，可选择干法粉碎和湿法粉碎。

（1）干法粉碎　指将药物适当干燥，使药物中的水分降低到一定程度（一般少于5%），再进行粉碎的方法。除特殊中药外，一般药物均采用干法粉碎。干法粉碎较常见的包括单独粉碎、混合粉碎、串料粉碎、串油粉碎、蒸罐粉碎等。

（2）湿法粉碎　指往药物中加入适当的水或其他液体并与之一起研磨粉碎的方法。如樟脑、冰片等常加入少量液体研磨；以及珍珠、炉甘石等采用的传统水飞法。

2. 过筛　指粉碎后的药物粉末通过网孔型的工具，是粗细粉末分离的操作。散剂粉末一般要求通过7号（120目）药筛。

3. 混合

（1）组分药比例相差悬殊时，应采用"等量递加法"进行混合。

（2）组分药比重相差较大时，应将质重的成分加至质轻的成分中。

（3）对含有毒性药物的散剂，最好混合以减低毒量。

（二）皮肤科常用散剂

增白散、四黄散、痱子粉、白癜风散、二黄散、洪宝丹、阳铁箍散、敷肿方、颠倒散、蛇床子散、碧玉散、二妙散、八宝丹、三石散。

二、洗剂

（一）洗剂的制备

洗剂的制备分为分散法和凝聚法。

1. 分散法 是将药物粉碎成符合要求的粒度，再分散于水中制成混悬液的方法。疏水性药物制备混悬液时，必须加入一定量的润湿剂与药物研匀，再加入水中混匀制成混悬液。一般药物粉碎时可采用加液研磨法；硬度较大的药物可采用"水飞法"。

2. 凝聚法 分为物理凝聚法和化学凝聚法。

（1）物理凝聚法 是将分子和离子分散状态的药物溶液，用物理方法使其在分散介质中凝聚成混悬液的方法。

（2）化学凝聚法 是采用化学反应使两种药物生成难溶性的药物微粒。

（二）皮肤科常用洗剂

炉甘石洗剂、复方硫黄洗剂、三黄洗剂、青黛洗剂、复方甘油洗剂、祛湿止痒洗剂。

三、溶液剂（水剂）

（一）溶液剂（水剂）的制备

溶液剂（水剂）的制备主要有煎熬法、溶解法和稀释法。

1. 煎熬法 是将中药加入适量水煎熬后滤过而成。煎熬药物之前应先将中药在水中浸泡1小时左右。

2. 溶解法 是将药物加入适量水溶解后滤过而成。一般制备顺序为溶解、滤过，再加水至足量，搅匀。

3. 稀释法 是使用前将高浓度溶液稀释至所需浓度。要求浓溶液浓度 × 浓溶液体积 = 稀溶液浓度 × 稀溶液体积。

（二）皮肤科常用溶液剂（水剂）

苦参汤、三圣地肤汤、漏芦汤、二矾汤、复方黄柏洗液、皮肤康洗液、香莲外洗液、舒乐搽剂、儿肤康搽剂。

四、油剂

（一）油剂的制备

油剂制备的方法主要有煎熬法、提炼法、调和法。

1. 煎熬法 将药物中加入适量植物油，浸泡 1 日或数日后，文火煎熬至药物呈深黄色，冷却滤过。

2. 提炼法 取动物或植物药，经榨取或干馏等方法，提取油分。

3. 调和法 药物粉碎后过筛，一般要求过六号筛（100 目），与植物油（如麻油、茶油等）拌匀，调和成糊状。

（二）皮肤科常用油剂

青黛散油膏、湿润烧伤膏、风油精、复方紫草油、润肌膏。

五、酒剂（药酒）

（一）酒剂的制备

酒剂制备的方法主要有冷浸法、热浸法、渗漉法、回流热浸法。

1. 冷浸法 将饮片与规定量蒸馏酒置于密闭容器中，浸渍 30 天以上，定期搅拌，取上层清液。压榨药渣得压榨液，将压榨液与清液混合。必要时加入适量糖或蜂蜜，搅拌均匀，静置 14 天以上，滤过。

2. 热浸法 将饮片与规定量蒸馏酒置于有盖容器中，水浴或蒸汽加热至沸腾，倒入密闭容器中，浸渍 30 天以上，定期搅拌，取上层清液。压榨药渣得压榨液，将压榨液与清液混合。必要时加入适量糖或蜂蜜，搅拌均匀，静置 14 天以上，滤过。

3. 渗漉法 取适量粉碎的药物饮片，将粉碎的药材置渗漉筒中，由上部不断添加适量蒸馏酒，收集渗漉液，必要时加入适量糖或蜂蜜，搅拌均匀，静置一定时间，滤过。

4. 回流热浸法 取药物放入烧瓶内，加适量蒸馏酒，连接冷凝管。药物浸泡一定时间后，水浴加热，回流浸提至规定时间，滤取药液，药渣再次加入蒸馏酒回流至蒸馏酒接近无色，将各次药液混合，必要时加入适量糖或蜂蜜，搅拌均匀，静置一定时间，滤过。

（二）皮肤科常用酒剂

菟丝子消斑酒、消疣白酒。

六、酊剂

（一）酊剂的制备

酊剂制备根据药物不同具体制备方法主要有溶解法、稀释法、浸渍法和渗漉法。

1. 溶解法 取药物粉末，加适量规定浓度的乙醇，溶解，调整至规定体积，静置，必要时过滤。本方法适用于中药有效部位或提纯品酊剂的制备。

2. 稀释法 取药物的流浸膏，加适量规定浓度的乙醇，稀释至规定体积，静置，滤过。本方法适用于中药流浸膏制备酊剂。

3. 浸渍法 将饮片放入有盖容器中，加入适量规定浓度的乙醇，密闭保存，定期搅拌或振荡，浸渍至规定时间，取上层清液；药渣中再次加入溶剂适量，按原方法浸渍至有效成分完全浸出，将浸出液合并，加溶剂至规定体积，静置 24 小时，滤过。本方法适用于树脂类药物、新鲜及易于膨胀的药物、价格低廉的芳香性药物等制备酊剂。

4. 渗漉法 取适量粉碎的药物饮片，将粉碎的药材置于渗漉筒中，由上部不断添加规定浓度乙醇，收集渗漉液至规定体积后，静置，滤过。有毒药物收集渗漉液后应测定有效成分含量，再加入适量溶剂调整至规定标准。本方法适用于有毒药物、贵重药物等制备酊剂。

（二）皮肤科常用酊剂

乌梅消斑酊、红花生发酊、川军去屑酊、金粟兰酊、去银酊、红花冻疮酊。

七、醋剂

（一）醋剂的制备

醋剂制备方法主要有浸泡法、煎熬法。

1. 浸泡法将药物与适量规定用醋置于密闭容器中，浸渍 7～10 天，定期搅拌，取上层清液，过滤。

2. 煎熬法将药物中加入适量规定用醋后，浸泡 1 日或数日后，文火煎熬至规定时间，冷却滤过。不同用醋煎熬时间不同。

（二）皮肤科常用醋剂

荆防醋方、银屑病醋搽剂、复方土槿皮醋汁。

八、鲜药剂

（一）鲜药剂的制备

新鲜药物常用处理方法主要有直接法、捣烂法、取汁法、断面法、煎煮法等。

1. 直接法 将新鲜药物清洁后直接外用。

2. 捣烂法 将新鲜药物清洁后，再将其捣烂后外用。

3. 取汁法 将新鲜药物清洁后，再绞取其汁液外用。

4. 断面法 将新鲜药物清洁后，切开或折断形成断面，以断面外用。

5. 煎煮法 将新鲜药物清洁后，加入适量水煎煮一定时间，滤过，取药液外用。

（二）皮肤科常用鲜药剂

独胜膏 新鲜蒲公英、马齿苋适量榨汁或捣烂，敷于带状疱疹、丹毒的皮损部位；新鲜鱼腥草榨汁或捣烂，敷于急性荨麻疹、接触性皮炎的皮损部位。

九、乳膏剂

（一）乳膏剂的制备

乳膏剂制备方法主要是乳化法。

将处方中油溶性组分一起加热至80℃左右，将水溶性组分溶于水中加热至80℃左右，再将两组分混合，搅拌至乳化完全，待冷凝后即得。

乳膏剂常用混合方式有 3 种：

1. 相同时混合 适用于连续或大批量操作，需一定的设备。

2. 分散相加到连续相中 适用于含小体积分散相的乳膏剂。

3. 连续相加到分散相中 适用于大多数乳膏剂。

（二）皮肤科常用乳膏剂

清凉乳膏、复方芦荟乳膏、楮叶乳膏。

十、软膏剂

（一）软膏剂的制备

软膏制备方法主要有研和法、熔融法。软膏剂制备应先将基质加热熔融（多选用蒸汽加热），并去除基质中的水分，再与药物混合。

1. 研和法 将药物细粉（7 号筛）用等量基质研磨均匀或用适宜液体研磨成细糊

状，再递加其余基质研磨均匀的制备方法。适用于基质较软、常温下可与药物研磨均匀者；不宜加热、不溶性及量少的药物。

2. 熔融法　将基质加热熔化，再将药物细粉（7号筛）加入，边加入边搅拌直至冷凝的方法。适用于常温下不能均匀混合者；处方中基质熔点不同者；处方中主要用药可溶于基质者；药物需加热浸提者。

（二）皮肤科常用软膏剂

清凉膏、青鹏软膏、除湿止痒软膏、冰黄肤乐软膏、蜈黛软膏。

十一、糊剂

（一）糊剂的制备

皮肤外科常用糊剂有糊膏、药糊两类，二者基质不同，前者基质为脂肪类，后者基质为水溶液类。糊剂制备方法主要为调和法。

药物粉碎后过筛，一般要求过六号筛（100目），或采用适当方法提取制得干浸膏并粉碎成细粉，再与规定基质拌匀，调和成糊状。不溶性粉剂一般为30%～50%。基质需加热时温度应控制在70℃以下。

（二）皮肤科常用糊剂

青黛膏、雄硫散、箍毒神丹、止痒糊剂、硫黄膏。

十二、硬膏

（一）硬膏剂的制备

硬膏剂制备一般分为提炼药材、炼油、下丹、去火毒四个步骤。

1. 提炼药材　药物适当粉碎，根据质不同将药物放入植物油（麻油最佳）内煎熬至药物焦黄，将药渣移除。

2. 炼油　将去渣后所得药油继续加热增稠。

3. 下丹　分为"离火下丹"和"火上下丹"两种方式。

（1）离火下丹　炼油达到"滴水成珠"时马上将药油离火而后徐徐将细丹粉撒入其中，边撒边搅拌直到反应完成。

（2）火上下丹　药油微炼后，将细丹粉撒入其中，然后继续加热熬炼，直到油与丹反应形成膏体。

4. 去火毒　高温熬炼后硬膏产生燥性，易于损伤皮肤，在水中浸泡或久置阴凉处可去其燥性。

（二）皮肤科常用硬膏剂

拔甲膏、绿药膏、阳和解凝膏、阴阳至圣膏、追风逐湿膏、加味太乙膏、止痛拔毒膏、太乙膏、蜂房膏、化核膏、琥珀膏、十香膏、阿魏化坚膏。

（苏俊秀　康旭）

附录三

妊娠、哺乳期间皮肤科用药禁忌

一、妊娠期间皮肤科用药禁忌

妊娠期女性由于内分泌水平及生理学等方面的改变，常伴发各类皮肤病或加重原有皮肤病。由于妊娠期各器官系统生理状况的急剧变化，药物的吸收、分配、代谢、排泄都会发生或多或少的变化，有可能造成毒素堆积，不仅影响母体的健康，同时可能会对胎儿（胚胎）正常的生长发育造成影响；加之部分药物可直接通过胎盘屏障作用于胎儿（胚胎），严重时可造成发育障碍、畸形、早产、流产等。故而，无论是医生还是孕妇，对于妊娠期间皮肤病治疗用药都应谨慎，避免对胎儿（胚胎）产生不良影响。

（一）西药

妊娠期用药危险性分级系是评估药物在妊娠期使用危险性的重要工具。美国食品药品监督局（FDA）对妊娠期用药危险性分级得到广泛的认可及应用。

表 1　妊娠期用药危险性分级表

类别	说明
A 类 （安全）	临床研究中未发现本类药物对妊娠早期（3 个月）胎儿有致畸风险，也没有证据表明对 3 个月后胎儿有致畸风险。妊娠期患者可以安全使用

类别	说明
B 类 （相对安全）	动物试验显示，使用本类药物对胚胎无致畸风险，但尚未经临床研究证实；或者动物试验显示本类药物有不良反应（非生育能力的降低），但妊娠早期的临床研究中并未得到证实，也无证据表明在以后的妊娠阶段会出现风险
C 类 （相对危险）	动物试验显示本类药物对胚胎有不良影响，但未开展临床研究；或者动物试验和临床研究均未开展。孕妇用药需权衡利弊，确认利大于弊时方可使用
D 类 （危险）	有确切证据证实本类药物对胎儿有不良影响，但当孕妇患有严重疾病需要治疗时，可以考虑使用，如孕妇患有致命性疾病，且无更安全的药物可选用；或更安全的药物治疗无效
X 类 （高度危险）	动物试验和（或）临床研究均显示严重威胁胎儿健康，而且危险性超过了可能带来的任何益处，则孕妇或可能怀孕的妇女均应禁用

妊娠期合并皮肤病治疗中，皮肤外用药物常具有起效快，作用明显等优势，《中国国家处方集》作为合理用药的指导性文件，对于妊娠期外用皮肤药有明确说明。

表 2　妊娠期外用皮肤药说明

	禁用	慎用	医师指导下使用	尚不明确
细菌感染	甲硝唑	莫匹罗星 红霉素 复方多粘菌素 B 环丙沙星		鱼石脂
真菌感染	咪康唑 阿莫罗芬 复方土槿皮酊	克霉唑 益康唑 噻康唑 舍他康唑 布替萘芬 特比萘芬 利拉萘酯 环吡酮胺 制霉菌素	酮康唑 曲咪新 异康唑	
病毒感染	氟尿嘧啶	阿昔洛韦 喷昔洛韦 重组人干扰素 α-2b		
寄生虫感染	林旦 苯甲酸苄酯			

	禁用	慎用	医师指导下使用	尚不明确
皮肤清洁	聚维酮碘			
银屑病	他扎罗汀	卡泊三醇 他卡西醇		
痤疮	维A酸	克林霉素		
白癜风	甲氧沙林			
黄褐斑	氢醌			
尖锐湿疣	鬼臼毒素			

（二）中药

妊娠禁忌药最早见于南宋朱端章的《卫生家宝产科备要》，共记录妊娠禁忌药 73 种，其后历代均有增加。近代根据临床实际，将妊娠期禁忌中药分为禁用及慎用两大类。禁用中药常为有毒或药性峻猛或堕胎作用强的中药。慎用中药多为活血祛瘀药、行气药、温里药及攻下药中的部分药物。

表3　妊娠期禁忌中药

主要功效	禁用药	慎用药
解表药		桂枝
清热药		天花粉、贯众、大血藤、败酱草、射干、鸦胆子、牡丹皮
泻下药	甘遂、大戟、芫花、牵牛子、巴豆	大黄、芒硝、番泻叶、芦荟、郁李仁
祛风湿药	川乌、草乌、路路通、雷公藤	伸筋草
化湿药		厚朴
利水渗湿药		车前子、滑石、木通、通草、瞿麦、虎杖
温里药		附子、干姜、肉桂、吴茱萸
理气药		枳实、川楝子
驱虫药		苦楝皮、槟榔
止血药		三七、蒲黄
活血化瘀药	土鳖虫、马钱子、莪术、三棱、水蛭、斑蝥、虻虫	乳香、没药、五灵脂、红花、西红花、桃仁、益母草、牛膝、王不留行、苏木
化痰药	皂荚	半夏、天南星、白附子

续表

主要功效	禁用药	慎用药
安神药	朱砂	
平肝息风药	地龙、全蝎、蜈蚣	赭石、蒺藜、牛黄
开窍药	麝香	
补虚药	龟甲、鳖甲	
收涩药		赤石脂、禹余粮
涌吐药	常山、藜芦	
攻毒杀虫止痒	硫黄、雄黄、蟾酥	皂矾
拔毒化腐生肌	轻粉、砒石	

二、哺乳期间皮肤科用药禁忌

孕妇分娩后进入 1 年左右的哺乳期，婴幼儿出生后，母乳喂养是最佳选择，对母亲和胎儿均有益处。故而哺乳期用药应注意部分药物可通过血浆乳汁屏障，随乳汁分泌，另有部分药物会影响乳汁的分泌。

（一）西药

表 4 哺乳期禁忌西药

	禁用	慎用	医师指导下使用	尚不明确
细菌感染	夫西地酸 甲硝唑	红霉素 复方多粘菌素 B 环丙沙星		鱼石脂
真菌感染	阿莫罗芬[①]	克霉唑 咪康唑 噻康唑 奥西康唑 舍他康唑 布替萘芬 特比萘芬 利拉萘酯 环吡酮胺 制霉菌素 水杨酸[②]	酮康唑 曲咪新 异康唑	

续表

	禁用	慎用	医师指导下使用	尚不明确
病毒感染		喷昔洛韦 重组人干扰素 α-2b		
寄生虫感染	苯甲酸苄酯			林旦
皮肤清洁	聚维酮碘			
银屑病	他扎罗汀			
痤疮	维 A 酸	克林霉素		
白癜风	甲氧沙林			
黄褐斑		氢醌		
尖锐湿疣	鬼臼毒素			

备注：①乳房部位皮肤。②不宜长时间、大面积使用。

（二）中药

表 5　哺乳期禁忌中药

功效	禁用药	慎用药
泻下药		大黄、芒硝（外敷可回乳）、番泻叶
消食药		麦芽（回乳）

（苏俊秀　王芳）

附录四

主要参考文献

1. 刘辅仁. 实用皮肤科学 ［M］. 北京：人民卫生出版社，2000.

2. 谭新华. 中医外科学 ［M］. 北京：人民卫生出版社，2011.

3. 刘巧. 中西医结合皮肤病治疗学 ［M］. 北京：人民军医出版社，2014.

4. 欧阳恒. 颜面皮肤病中西医结合诊治 ［M］. 北京：人民卫生出版社，2005.

5. 姜兆俊. 外科病中医外治法 ［M］. 北京：人民卫生出版社，2009.

6. 陈凯，蔡念宁. 皮肤病中医特色治疗 ［M］. 沈阳：辽宁科学技术出版社，2000.

7. 中国中医研究院. 中医证候鉴别诊断学 ［M］. 北京：人民卫生出版社，1987.

8. 戴慎，薛建国，岳沛平. 中医病证诊疗标准与方剂选用 ［M］. 北京：人民卫生出版社，2001.

9. 张抗怀，鲍和. 妊娠期皮肤病的用药选择 ［J］. 中国医学文摘，2016，33（5）：641-645.

10. 杜博冉，冯欣，阴赖宏，史湘君. 妊娠期妇女皮肤用药的说明书调查及用药策略［J］. 中国药学杂志，2018，53（10）：826-831.

11. 唐德才，吴庆光. 中药学 ［M］. 北京：人民卫生出版社，2006.

12. 杨明，刘文，吴清等. 中药药剂学 ［M］. 北京：中国中医药出版社，2012.

13. 邓丙戌. 皮肤病中医外治方剂学 ［M］. 北京：中国中医药出版社，2016.

14. 宋兆友，宋宁静. 皮肤病中药外用制剂 ［M］. 北京：中国中医药出版社，2016.

15. 刘巧. 中医皮肤病诊疗学 ［M］. 北京：人民卫生出版社，2014.

16. 谢长才，刘炽，禤国维. 中医外治法是提高皮肤病临床疗效的重要方法［J］. 皮肤科学通报，2019，36（2）：183-190.

17. 徐荣祥. 烧伤治疗大全［M］. 北京：中国科学技术出版社，2008.

18. 徐荣祥. 创疡治疗大全［M］. 北京：科学出版社，2018.

19. 北京中医医院. 赵炳南临床经验集［M］. 北京：人民卫生出版社，2006.

20. 中国中医研究院广安门医院. 朱仁康临床经验集——皮肤外科［M］. 北京：人民卫生出版社，2005.

21. 北京中医医院. 房芝萱外科经验［M］. 北京：北京出版社，1980.

22. 顾伯华. 实用中医外科学［M］. 上海：上海科学技术出版社，1985.

23. 张志礼. 中西医结合皮肤性病学［M］. 北京：人民卫生出版社，2000.

24. 吕培文. 王玉章皮外科及肿瘤诊治荟萃［M］. 北京：中国医药科技出版社，2004.

25. 欧阳恒. 中医皮科临床经验集［M］. 北京：人民卫生出版社，2008.

26. 陈达灿，李红毅，欧阳卫权. 国医大师禤国维［M］. 北京：中国医药科技出版社，2016.

27. 欧阳卫权. 皮肤病中医外治特色疗法精选［M］. 广州：广东科技出版社，2015.

28. 邓丙戌. 皮肤病中医外治方剂学［M］. 北京：中国中医药出版社，2016.

29. 范瑞强，邓丙戌，杨志波. 中医皮肤性病学［M］. 北京：科学技术文献出版社，2010.

30. 雷万军，代涛. 皮肤学［M］. 北京：人民军医出版社，2011.

31. 赵辨. 中国临床皮肤病学［M］. 南京：江苏凤凰科学技术出版社，2017.

32. 杨蓉娅，戴耕武，潘宁. 皮肤外科学［M］. 北京：科学出版社，2015.

33. 孙建方，高天文，涂平. 麦基皮肤病理学——与临床的联系［M］. 北京：北京大学医学出版社，2017.

34. 刘华绪. 反射式共聚焦显微镜皮肤病图谱［M］. 北京：人民卫生出版社，2013.

35. 徐峰，周城，皮肤镜图谱［M］. 上海：复旦大学出版社，2017.

36. 李曰庆. 中医外科学［M］. 北京：中国中医药出版社，2002.

37. 顾伯康. 中医外科学［M］. 上海：上海科学技术出版社，1986.

38. 谭新华，陆德铭. 中医外科学［M］. 北京：人民卫生出版社，1999.

39. 周冬梅，李伯华. 皮肤病放血疗法［M］. 北京：中国医药科技出版社，2018.

40. 印会河. 中医基础理论［M］. 上海：上海科学技术出版社，2019.

41. 孙广仁. 中医基础理论［M］. 北京：中国中医药出版社，2019.

42. 刘宁. 中医美容学［M］. 北京：中国中医药出版社，2018.

43. 吴志明，杨恩品. 中医美容皮肤科学［M］. 北京：中国中医药出版社，2019.

44. 张学军. 皮肤性病学［M］. 北京：人民卫生出版社，2013.

45. 褟国维，陈达灿. 中西医结合皮肤性病学［M］. 北京：科学出版社，2017.

46. 范瑞强，廖元兴. 中西医结合临床皮肤性病学［M］. 北京：世界图书出版公司，2003.

47. 陈红风. 中医外科学［M］. 北京：中国中医药出版社，2016.

48. 张臻，阙华发. 中医外科内外结合之辨证论治［J］. 湖北中医药大学学报，2020，22（1）：52-55.

49. 鲁夏尼，罗宾斯，李航，等. 皮肤外科学：治疗皮肤外科［M］. 北京：人民卫生出版社，2012.

50. 王炜. 整形外科学［M］. 杭州：浙江科学技术出版社，1999.

51. 赵启明. 皮肤外科学［M］. 杭州：浙江科学技术出版社，2012.

52. 廖锐，李德辉，马民. 中西医结合的探讨与思考［J］. 时珍国医国药，2012（6）1481-1483.

53. 谢幸. 妇产科学［M］. 北京：人民卫生出版社，2018.

54. 程潮江. 自体毛发移植技术临床应用现状及进展［J］. 中国美容医学，2019，28（12）：166-169.

55. 陈孝平，汪建平，赵继宗. 外科学第九版［M］. 北京：人民卫生出版社，2020.

56. 李伟，顾煜. 窄谱中波紫外线联合中药蒸汽疗法治疗寻常型银屑病临床疗效分析以及对血管内皮细胞生长因子影响［J］. 辽宁中医药大学学报，2016，18（7）：11-13.

57. 彭静，张素华，向楠. 浅谈中国特色新医学——中西医结合医学［J］. 教育教学论坛，2014，（31）：165-166.

58. 李斌，陈达灿. 中西医结合皮肤性病学［M］. 北京：中国中医药出版社，2017.

59. 刘梅. 60 例鲍恩病的临床特征及治疗研究［D］. 河北工程大学，2018：1-30.

60. 徐宜厚，王保方，张赛英. 皮肤病中医诊疗学［M］. 北京：人民卫生出版社，1997.

61. 吴志华. 皮肤科治疗学［M］. 北京：科学出版社，2006.

62. 黑色素瘤专家委员会. 中国黑色素瘤诊治指南（2011 版）［J］. 临床肿瘤学杂志，2012，17（2）：159-171.

63. 林飞燕，谢宗宙. 恶性黑素瘤系统治疗的新进展［J］. 临床皮肤科杂志，2013，42（10）：635-637.

64. 高雪雯，郭菲，符海燕，等. 白癜风中医外治研究进展［J］. 中医外治杂志，

2019, 28（5）: 64-66.

65. 张铁军, 王于方, 刘丹, 等. 天然药物化学史话: 青蒿素——中药研究的丰碑 [J]. 中草药, 2016, 47（19）: 3351-3361.

66. 张毅. 皮肤病证候与治疗 [M]. 成都: 四川科学技术出版社, 2018.

67. 中国医师协会皮肤科医师分会中西医皮肤科亚专业委员会. 中药药浴在皮肤科应用专家共识（2013 年）[J]. 中华皮肤科杂志, 2013, 46（12）: 914-916.

68. 陈志强. 中西医结合外科学 [M]. 北京: 科学出版社, 2008.

69. 朱广仁. 张锡纯与《医学衷中参西录》[J]. 天津中医药大学学报, 1983, 2（1）: 44-46.

70. 宫正. 新中国中医方针政策的历史考察 [D]. 北京: 中共中央党校, 2011.

71. 李媛丽, 鞠安琪, 张玉宝, 等. Q 开关激光在色素性疾病的临床应用 [J]. 中国医疗美容, 2019, 9（12）: 45-48.

72. 陈德宇. 中西医结合皮肤性病学 [M]. 北京: 中国中医药出版社. 2005.

73. 郑罡, 周成霞, 孙林潮, 等. 真皮充填注射美容实用指南 [J]. 北京大学医学出版社, 2014.

74. 郑罡, 周成霞, 孙林潮, 等. 肉毒杆菌毒素注射美容实用指南 [J]. 北京大学医学出版社, 2014.

75. Amici, J. M, Rogues A. 皮肤外科相关并发症发生率的前瞻性研究 [J]. 世界核心医学期刊文摘: 皮肤病学分册, 2006（2）: 31-32.

76. 武正炎. 普通外科手术并发症预防与处理 [M]. 北京: 人民军医出版社, 2007.

77. 江玉. 古代中医外科外治方法发明创造价值的研究 [D]. 成都中医药大学, 2011.

78. 吕仁荣, 傅洪斌. 临床皮肤外科 [M]. 济南: 山东科学技术出版社, 2014.

79. 刘红霞, 丰靓. 皮肤病拔罐疗法 [M]. 北京: 中国医药科技出版社, 2018.

80. 皮先明. 皮肤病性病中西医结合治疗 [M]. 北京: 人民军医出版社, 2013.

81. 罗汉超. 中西医结合皮肤性病手册 [M]. 成都: 四川科学技术出版社, 2003.

82. 张惠芹, 黄漫容, 郑美春. 伤口造口失禁患者个案护理 [M]. 北京: 中国医药科技出版社, 2017.

83. 张晓红. 常见皮肤病中西医结合诊疗手册 [M]. 北京: 中国协和医科大学出版社, 2007.

84. 裴璐, 徐浩翔, 王妍妍, 等. 8 例化脓性汗腺炎患者的围手术期护理 [J]. 实用皮肤病学杂志, 2015, 8（2）: 135-136.

85. 唐惠. 甲沟炎的中医外治疗法概述 [J]. 世界最新医学信息文摘. 2020, 20（45）: 172-173.

86. 吴心愿，刘天一. 基底细胞癌的研究进展［J］. 中国美容整形外科杂志，2019，30（8）：504–506.

87. 贾艺雯. 皮肤癌的中药外治法［J］. 中医外治杂志，2012，21（1）：47–48.

88. 潘腾，冯晓玲. 皮肤鳞状细胞癌的治疗进展［J］. 中国美容整形外科杂志，2016，27（8）：488–491.

89. 王馨雨，王子妤. 雄激素性脱发中西医研究进展［J］. 中国中医药现代远程教育，2019，17（6）：122–124.

90. 张宁，杨苑，段渠. 中西医局部外治雄激素源性脱发的研究进展［J］. 中医外治杂志，2018，27（1）：52–54.

91. 郭苏慧，李萍. 湿疹外治研究进展［J］. 辽宁中医药大学学报，2019，21（4）：180–183.

92. 张学军. 皮肤性病学［M］. 北京：人民卫生出版社，2017.

93. 王明明，蔡圣朝，黄雪珍. 毫针针刺结合梅花针叩刺治疗斑秃60例［J］. 中国针灸，2017，37（5）：489–490.

94. 乐嘉豫. 皮肤科外用药物治疗原则［J］. 上海医药，2018. 39（23）：15–18.

95. 罗玲，唐勇，曾芳，等. 独特的皮部治疗——滚针疗法［J］. 上海针灸杂志，2008，27（9）：37–38.

96. 李邻峰等. 皮肤外用药局部不良反应评价专家共识［J］. 中国全科医学，2015. 18（4）：483–484.

97. 李航，邓军. 皮肤外科并发症［M］. 北京：人民军医出版社，2009.

98. 陆寿康. 刺法灸法学［M］. 北京：中国中医药出版社，2011.

99. 中华医学会医学美学与美容学分会皮肤美容学组. 注射美容专家共识［J］. 临床皮肤科杂志2015，44（5）：335–337.

100. 蔡德明，方绍慈. 针灸疗法［M］. 上海：上海医学出版社，1955.

101. 刘红霞. 皮肤病中医外治技法［M］. 北京：人民军医出版社，2014.

102. 王艳平. 中国民间疗法［M］. 北京：科学出版社，2013.

103. 王本正. 放血疗法［M］. 北京：科技出版社，2009.

104. 王文莉，胡素叶，李领娥. 火针治疗皮肤病的研究进展［J］. 中医外治杂志，2018，27（3）：54–57.

105. 顾有守与吴铁强，化脓性汗腺炎的治疗［J］. 中华皮肤科杂志，2010（6）：444–446.

106. 李镤. 临床穴位注射治疗法［M］. 北京：军事科学出版社，2003.

107. 郭同经. 穴位注射疗法［M］. 济南：山东人民出版社，1973.

108. 周幸来，周举. 中西医临床注射疗法［M］. 北京：人民卫生出版社，2001.

109. 徐斌，王香，王玲玲. 穴位注射疗法研究进展［J］. 针灸临床杂志，1997，13（10）：38-40.

110. 周城，章星琪，范卫新，等. 中国斑秃诊疗指南（2019）［J］. 临床皮肤科杂志，2020，49（2）：69-72.

111. 朱文艳，崔晓美，等. 微针疗法联合 PRP 治疗痤疮凹陷性瘢痕疗效分析［J］. 中国美容医学，2018，27（10）：27-30.

112. 黄莉明，吴信峰，赵亮，等. 甲母质，甲床部分切除结合甲沟重建治疗嵌甲性甲沟炎的临床观察［J］. 临床皮肤科杂志. 2016，45（9）：667-670.

113. 王莹，刘孝兵，等. 超脉冲 CO_2 点阵激光与微针治疗面部痤疮凹陷性瘢痕的疗效对比［J］. 中国中西医结合皮肤性病学杂志，2017，16（4）：315-317.

114. 胡志奇，苗勇. 中国人雄激素性脱发诊疗指南［J］. 中国美容整形外科杂志. 2019，30（1）：8-12.

115. 李万瑶. 蜂毒疗法［M］. 北京：中国中医药出版社，2002.

116. 成永明. 无痛蜂疗法［M］. 北京：人民卫生出版社，2014.

117. 程潮江，吴信峰. 自体毛发移植技术临床应用现状及进展［J］. 中国美容医学，2019，28（12）：166-169.

118. 赵炳南，张志礼，孙在原. 简明中医皮肤病学［M］. 北京：中国中医药出版社，2014.

119. 曹为，曲剑华. 赵炳南黑布药膏特色治疗瘢痕疙瘩经验［J］. 北京中医药，2019，38（10）：956-958.

120. 贺明明，杨改琴. 火针配合中药治疗慢性湿疹的临床实践［J］. 中华针灸电子杂志，2019，8（2）：84-86.

121. 陈凯，邓丙戌，张志礼，等. 拔膏疗法的临床应用［J］. 北京中医，1990（6）：32-33.

122. 徐佳，周冬梅，杨岚，等. 赵氏拔膏疗法治疗增生性皮肤病的临床观察［J］. 中华中医药杂志，2016，31（6）：2415-2417.

123. 郗林鹤，王淑兰，孟飞，等. 传统光斑激光联合像素激光双模式治疗浅表性瘢痕的临床效果［J］. 中华医学美学美容杂志，2016，22（3）：175-177.

124. 邓娟，邹小素. 585nm 脉冲染料激光治疗鲜红斑痣的临床疗效［J］. 中国激光医学杂志，2019，28（1）：55-56.

125. 史同新，曲才杰. 美容皮肤学［M］. 北京：人民卫生出版社，2011.

126. 周建琼，于春水，姚琴，等. 果酸换肤联合强脉冲光治疗黄褐斑的效果及对氧化应激状态的影响［J］. 中国中西医结合皮肤性病学杂志，2020，19（2）：156-159.

127. 陈秀华. 中医传统特色疗法［M］. 北京：人民卫生出版社，2010.

128. 董艳. 针灸美容的临床研究进展［J］. 吉林中医药，2009，29（5）：457-458.

129. 黄新. 浅谈针灸在中医美容的临床运用［C］. 2016 中国中西医结合学会医学美容学术年会暨第二届泛亚国际医学美容大会论文集. 2016：138-141.

130. 刘宜群. 中医美容学［M］. 北京：中国中医药出版社，2006.

131. 孙秋宁，房柔妤，陈典. 多汗症及腋臭的肉毒素注射治疗专家共识［J］. 中国中西医结合皮肤性病学杂志，2017. 16（1）：90-93.

132. 杨鲸蓉，周亮华. 原发性局部多汗症的治疗现状和进展［J］. 实用医学杂志，2015：165-167.

133. 肖均建. 黄金微针治疗腋臭效果分析［J］. 中国当代医药，2017，24（7）：32-34.

134. 冯骅，丁敏，张莹莹. 穴位自血疗法治疗难治性泛发性慢性湿疹 28 例［J］. 中国民间疗法，2020，28（4）：28-29.

135. 徐荣祥. 创疡治疗大全［M］. 北京：科学出版社，2018.

136. 许教雄，王丽，孙建宁，等. 自体富血小板血浆在面部年轻化中的应用［J］. 中国美容医学，2020，29（5）：32-36.

137. 宁娟，涂宏伟，杨丽娜，等. 微针导入富血小板血浆在面部皮肤美容中的应用研究［J］. 中国美容医学，2019，28（1）：73-75.

138. 苏碧凤，林秋容，张敏. PRP 水光注射联合调 Q 激光治疗黄褐斑的临床疗效研究［J］. 中国医疗美容，2018，8（5）：43-47.

139. 谢君强，谢君，吴剑波. 富血小板血浆（PRP）联合点阵疗法治疗雄激素源性脱发的临床观察［J］. 中国医疗美容，2020，10（4）：53-57.

140. 任君文，朱旭，谢沛霖. 自体富血小板血浆在慢性静脉性溃疡中的应用［J］. 中国烧伤创疡杂志，2017，29（6）：410-414.

141. 杨帆. 高频超声诊断表皮样囊肿的价值［J］. 中华医学超声杂志，2011. 8（6）：1312-1317.

142. 杨丽. 表皮样囊肿超声及临床病理特点［J］. 临床医药文献电子杂志，2019. 6（11）：142-144.

143. 刘玉丹，周平玉. 原发性多汗症治疗进展［J］. 国际皮肤性病学杂志，2016. 42（4）：205-208.

144. 李航，李斌，范斌. 皮肤外科中西医结合发展探微［J］. 实用医院临床杂志，

2013, 10（1）：30-32.

145. 门延松, 胡立勉. 羊肠线埋藏治疗斑秃 60 例［J］. 山东中医杂志, 1989（5）：28.

146. 潘道友. 基于中医气血理论探讨推拿与中医美容的关系［J］. 中国民间疗法, 2020, 28（14）：11-12.

147. 李波. 中药保留灌肠治疗婴儿湿疹 120 例临床观察［C］. 中华中医药学会. 中华中医药学会皮肤科分会第十一次学术年会论文集. 2014：351-352.

148. 柴密. 化脓性大汗腺炎的手术治疗［J］. 中国美容医学, 2018. 27（9）：45-48.

149. 中国中西医结合学会皮肤性病专业委员会特色疗法学组. 火针在皮肤科应用专家共识［J］. 中国中西医结合皮肤性病学杂志, 2019, 18（6）：638-641.

150. 高珊, 毛红蓉. 火针罐治疗急性期带状疱疹［J］. 吉林中医药, 2016, 36（10）：1065-1067.

151. 史玉玲. 生物制剂在银屑病治疗中的研究进展［J］. 世界临床药物, 2019, 40（11）：758-764.

152. 袁玲玲, 舒涛, 刘瓦利, 等. 斑块型银屑病的多角度论治［J］. 中医杂志, 2017, 58（6）：523-524.

153. 张晓彤, 高云逸, 宋坪. 寻常型银屑病中医辨证特点概况及思考［J］. 中医杂志, 2019, 60（20）：1732-1736.

154. 郑俊民. 经皮给药新剂型［M］. 北京：人民卫生出版社, 2006.

155. 梁秉文. 中药经皮给药制剂技术［M］. 北京：化学工业出版社, 2006.

156. 李忠. 中医汽雾透皮治疗新法［M］. 北京：人民卫生出版社, 2006.

157. 张景明. 熏洗良方［M］. 北京：金盾出版社, 2017.

158. 梅喜全. 中药熏蒸疗法［M］. 北京：中国中医药出版社, 2017.

159. 童明月, 唐巍, 何鹏, 等. 带状疱疹后遗神经痛的针灸诊疗思路［J］. 长春中医药大学学报, 2019, 35（3）：417-420.

160. 陈阳, 宋良萍, 何宇, 等. PRP、PRF 联合脂肪来源干细胞治疗慢性皮肤溃疡研究［J］. 中国医疗美容, 2019, 9（12）：139-149.

161. 李元文, 刘巧, 等. 皮肤病中医特色适宜技术操作规范丛书［M］. 北京：中国医药科技出版社. 2018.

162. 谢虹, 伊桂秀, 穆庆华. 棉签式液氮冷冻方式在儿童疣状增生皮肤病中的效果观察［J］. 青海医药杂志, 2019, 49（9）：20-21.

163. 沈金翠. 液氮冷扫治疗在慢性皮炎中的应用［C］. 中国中西医结合学会变态反应专委会. 第十一次全国中西医结合变态反应学术会议, 宁夏中西医结合学会变态反应分会成立大会，中西医结合诊疗变态反应性疾病提高班资料汇编．2019：160–161.

164.张莹，缪惠琼，张瑶，等．探讨液氮冷冻疗法在皮肤病治疗中的临床作用［J］.中外医疗，2019，38（22）：57–59.

165.李日庆，何清湖．中医外科学［M］．北京：中国中医药出版社，2012.

166.宋莹，邓璐．液氮冷冻疗法在皮肤科门诊的应用和护理［J］．世界最新医学信息文摘，2016，16（42）：175–176.

167. GB/T21709.11–2009，针灸技术操作规范（第11部分）：电针［S］．北京：中国标准出版社，2009.

168.王华，杜元灏．针灸学［M］．北京：中国中医药出版社，2012.

169.中华医学会皮肤性病学分会光动力治疗研究中心．氨基酮戊酸光动力疗法临床应用专家共识［J］．中华皮肤科杂志，2015，48（10）：675–678.

170.中华医学会皮肤性病学分会性病学组，中国医师协会皮肤科分会性病亚专业委员会．尖锐湿疣诊疗指南（2014）［J］．中华皮肤科杂志，2014，47（8）：598–599.

171.蒋香玉，粟胜勇，等．针灸治疗带状疱疹后遗神经痛机制研究概况［J］．河南中医，2020，40（2）：304–307.

172.王叶芹，曾红文，廖福金，等．分期针灸综合疗法治疗带状疱疹疗效观察［J］.广州中医药大学学报，2019，36（2）：231–235.

173.何仁亮．微粒皮种植技术治愈乳腺癌术后溃疡1例［J］．临床皮肤科杂志，2015，44（3）：187–188.

174.李勤，余文林，苑凯华．激光美容外科图谱［M］．北京：人民军医出版社，2008.

175.卢忠．皮肤激光医学与美容［M］．上海：复旦大学出版社，2016.

附图

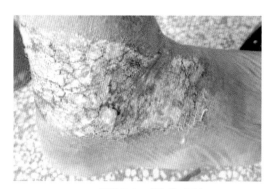

附图 1　撒药疗法

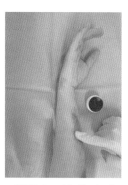

附图 2　涂药疗法

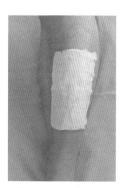

附图 3　湿敷疗法

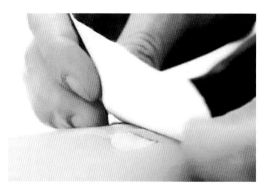

附图 4　敷脐疗法

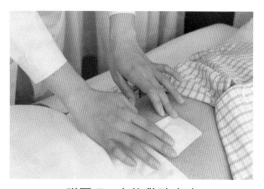

附图 5　穴位敷贴疗法

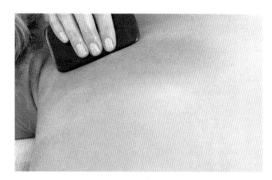

附图 6　刮痧疗法

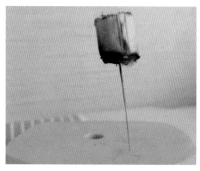

附图 7　温针灸

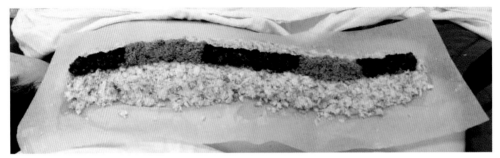

附图 8　督脉灸

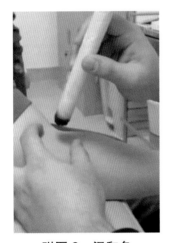

附图 9　温和灸

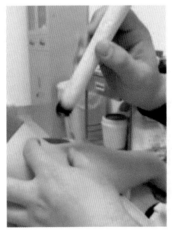

附图 10　雀啄灸

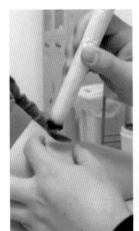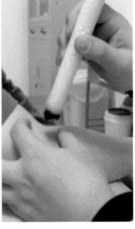

附图 11　回旋灸

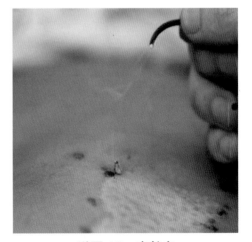

附图 12　麦粒灸

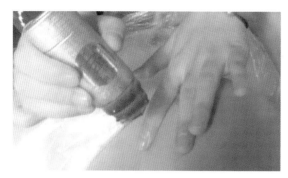

附图 13 雷火灸治疗

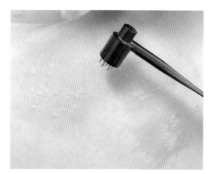

附图 14 梅花针疗法

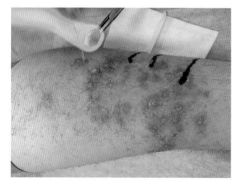

A 银屑病

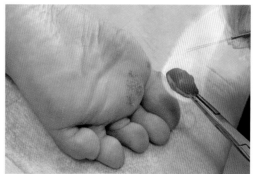

B 掌跖疣

附图 15 火针疗法

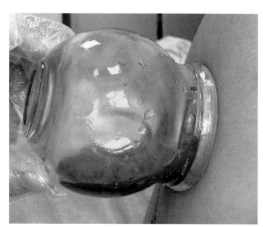

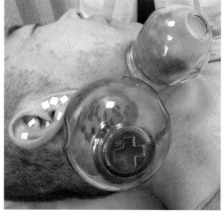

附图 16 三棱针配合拔罐放血治疗

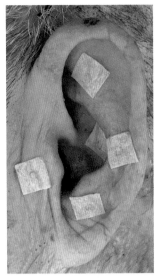

附图 17 揿针疗法

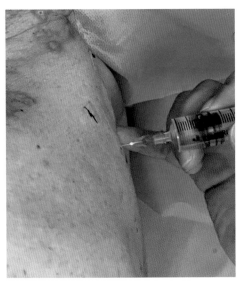

附图 18 穴位注射疗法

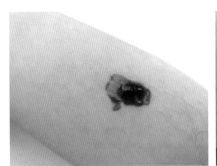

附图 19 黑布药膏疗法

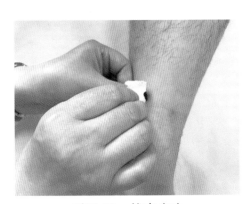

附图 20 拔膏疗法

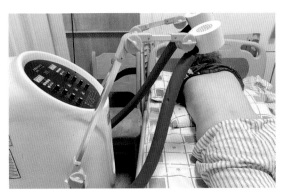

附图 21 喷雾疗法

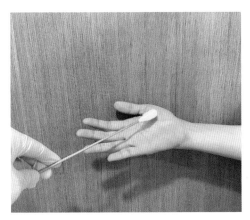

附图 22　按压法治疗手部寻常疣

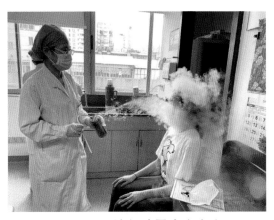

附图 23　液氮喷雾冷冻疗法

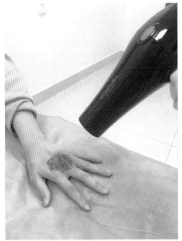

A 吹风筒

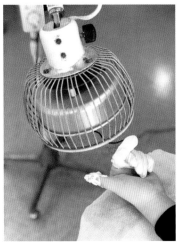

B 远红外理疗器

附图 24　吹烘疗法

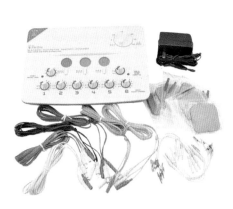

A 电针仪

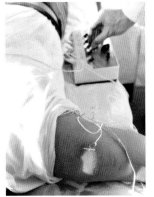

B 电针治疗

附图 25　电针疗法

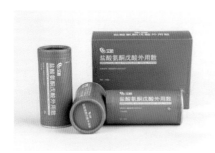
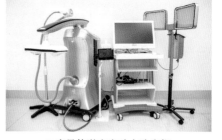

A 光敏剂（氨酮戊酸）　　　　　　　B 半导体激光光动力治疗仪

附图 26　光动力疗法

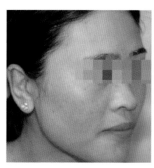
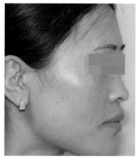

附图 27　雀斑 GSD 光子治疗仪治疗 1 次之后

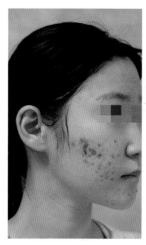
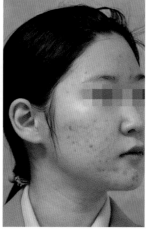

附图 28　痤疮后红色色素沉着 GSD 光子治疗
仪祛红模式治疗 5 次后

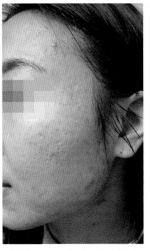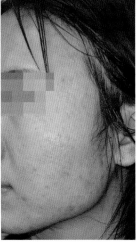

附图 29　痤疮后萎缩性瘢痕　点阵 CO_2 激光治疗 5 次后

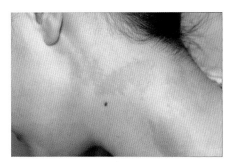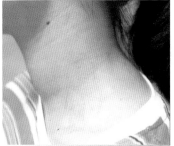

附图 30　咖啡斑　调 Q 激光治疗 1 次后

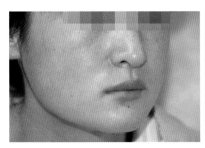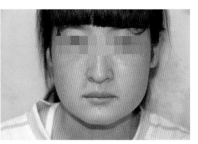

附图 31　成人鲜红斑痣　赛诺秀皮肤多波长治疗仪治疗 2 次后

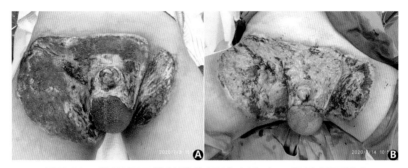

附图32 外阴坏死性筋膜炎予祛腐清痂，暴露创面基底

A：外阴大片牢固黑色、干性坏死组织和焦痂；B：清痂后暴露创面基底。

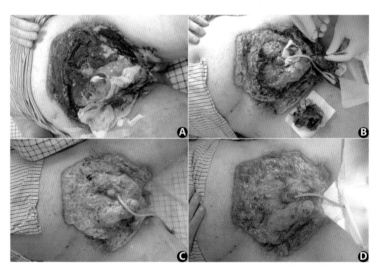

附图33 外阴坏死性筋膜炎予蚕食疗法治疗前后

A：外阴深大的感染性创面，坏死组织难以脱落；B：分批逐步修剪清除腐肉，以不出血或稍有出血为度；C：创面见黏附牢固的黄色坏死组织和陈旧肉芽；D：创面见新鲜肉芽及少量黄色坏死组织。

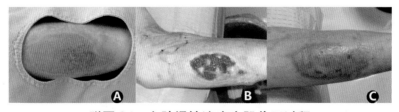

附图34 上肢慢性溃疡生肌收口过程

A：上肢创面隆起于皮面的暗红色陈旧肉芽组织；B：新鲜红润的肉芽组织，与皮面相平，肉芽组织中见皮钉及皮岛生长；C：创面上皮化完成。

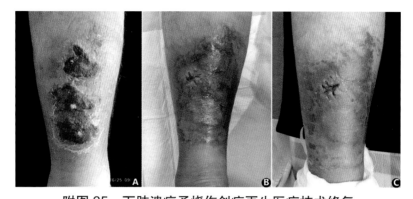

附图 35　下肢溃疡予烧伤创疡再生医疗技术修复

注：A：下肢溃疡见坏死组织及痂皮附着；B：通过 MEBO 使坏死组织液化脱离肢体；C：表皮再生，创面愈合。

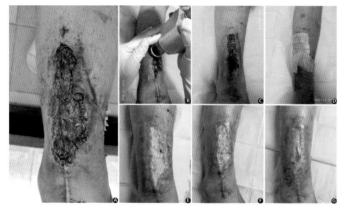

附图 36　下肢溃疡予 CO_2 点阵激光辅助烧伤创疡再生医疗技术修复

注：A：下肢溃疡黑色期，痂下积脓；B：CO_2 点阵激光辅助创面溶痂、减张；C：人工点阵技术在痂皮上留下的微孔；D：MEBO 油纱覆盖 CO_2 点阵激光干预后的创面；E：黑色痂皮清除，基底见黄色粘附牢固的坏死组织，重复 CO_2 点阵激光辅助治疗；F：黄色坏死组织明显减少，见少量肉芽组织生长；G：创面上皮化。

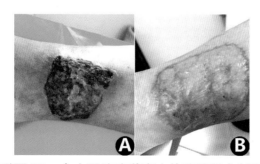

附图 37　右小腿溃疡游离皮片移植闭合创面

注：A：右小腿溃疡见坏死组织及痂皮附着；B：清创后游离皮片移植并存活。

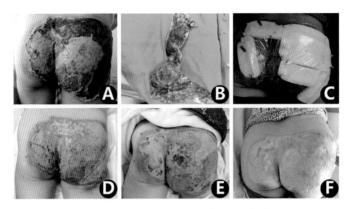

附图 38　NPWT 行臀部溃疡修复

注：A：臀部溃疡面积大，感染严重并渗液；B：切痂清创；C：留置 VSD；D：VSD 引流后的创面床；E：创面缩小，大部分已上皮化；F：创面愈合。

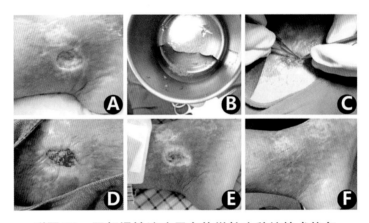

附图 39　踝部慢性溃疡予自体微粒皮种植技术修复

注：A：踝部慢性溃疡，血运不佳，黄色粘附牢固的坏死组织；B：制备好的自体微粒皮；C：将微粒皮种植到预先处理好的创面床上；D：肉芽组织中的种植的微粒皮形成皮钉；E：皮钉扩展成皮岛包围创面；F：创面愈合。

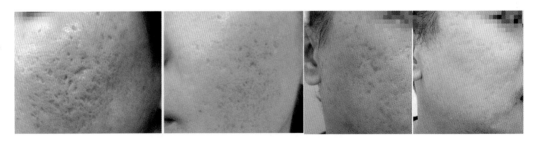

附图 40　面部痤疮治疗前后

面部痤疮凹陷性瘢痕点阵激光治疗前、治疗 3 次后

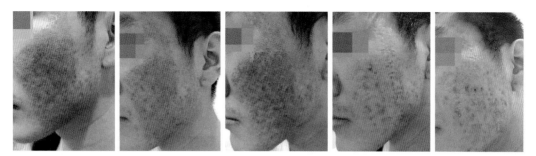

附图 41　痤疮凹陷性瘢痕点阵激光治疗用湿润烧伤膏第 1 到 5 天修复过程

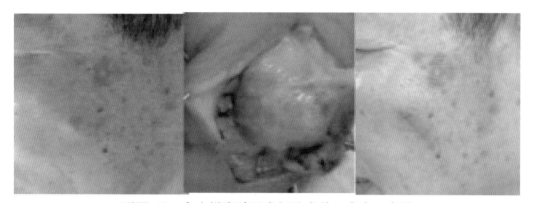

附图 42　表皮样囊肿手术切除术前、术中、术后

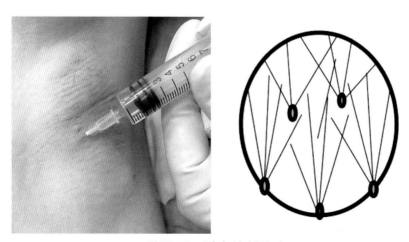

附图 43　腋臭注射治疗

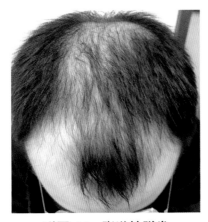

附图44 脂溢性脱发

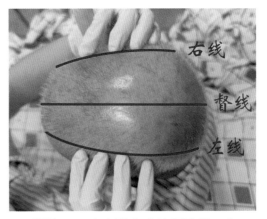

附图45 头皮叩击疗法督脉线、左
线、右线示意图

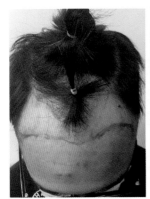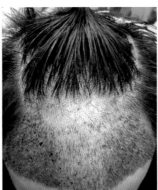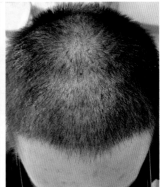

附图46 FUE植发手术前、术中、术后

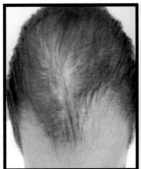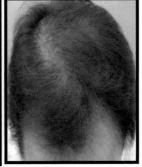

附图47 PRP治疗三次前后对比

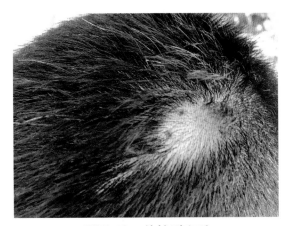

附图 48　单灶型斑秃

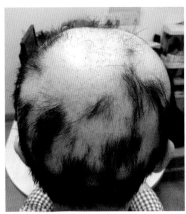

附图 49　多灶型斑秃

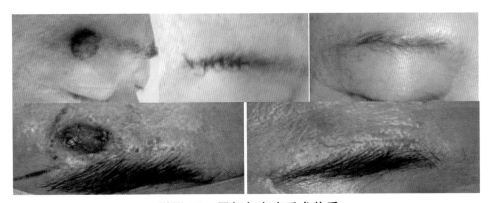

附图 50　眉部色素痣手术前后

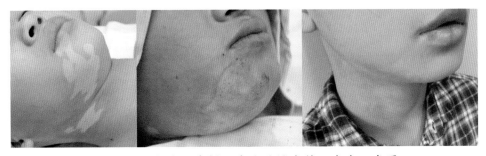

附图 51　白癜风磨削 + 表皮移植术前、术中、术后

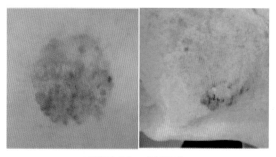

附图 52　鲍恩病

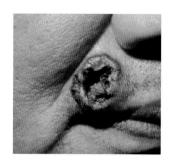

附图 53　基底细胞癌结节溃疡型

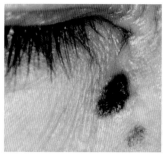

附图 54　基底细胞癌
色素型

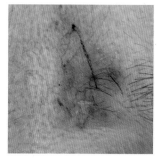

附图 55　基底细胞癌
硬斑病样型

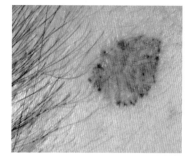

附图 56　基底细胞癌浅表型

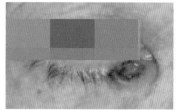

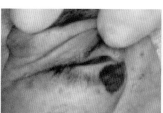

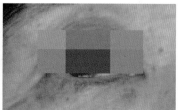

附图 57　基底细胞癌削除术后开放治疗术前、术中、术后

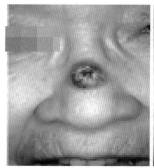

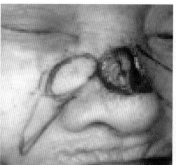

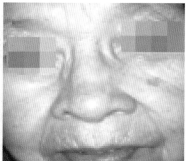

附图 58　基底细胞癌手术切除后双叶皮瓣修复术前、术中、术后

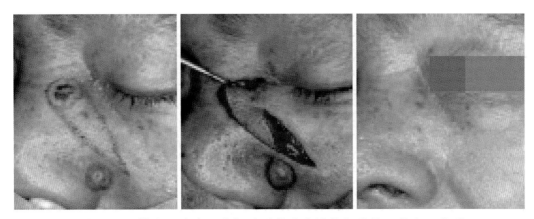

附图 59　基底细胞癌手术切除后斧头皮瓣修复术前、术中、术后

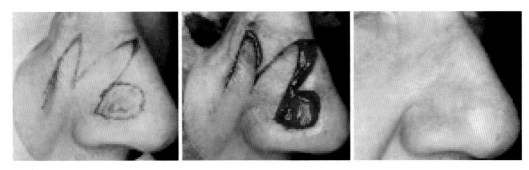

附图 60　基底细胞癌手术切除后旋转皮瓣修复术前、术中、术后

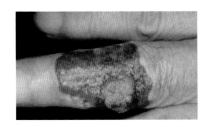

附图 61　手指鳞状细胞癌

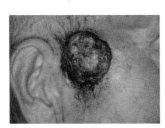

附图 62　颞部鳞状
细胞癌

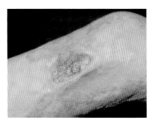

附图 63　大腿鳞状
细胞癌

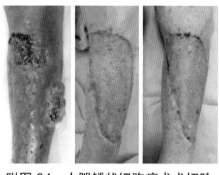

附图 64　小腿鳞状细胞癌术术切除
游离植皮术前、术中、术后 B

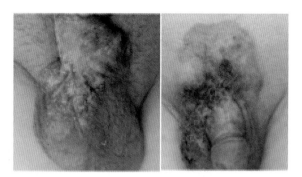

附图 65　乳房外佩吉特病

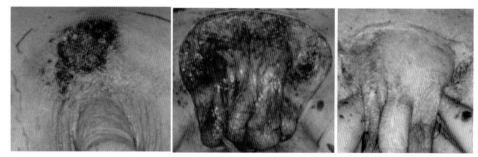

附图 66　乳房外佩吉特病根治性切除 + 游离植皮术前、术中、术后

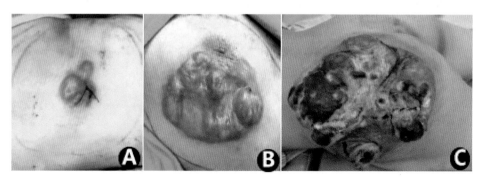

附图 67　A 大腿隆突性皮肤纤维肉瘤　B 胸部隆突性皮肤纤维肉瘤　C 臀部
巨大隆突性皮肤纤维肉瘤

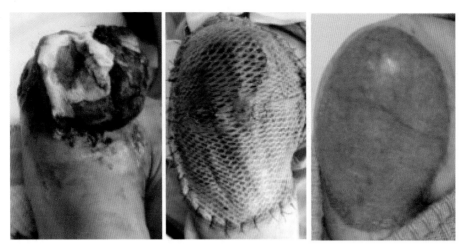

附图 68　肩部隆突性皮肤纤维肉瘤扩大切除 + 游离植皮术前、术中、术后

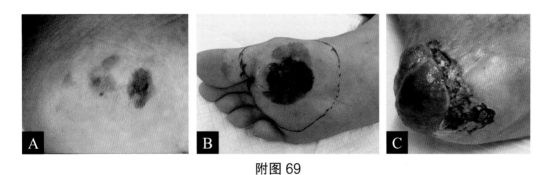

附图 69

A 足跟底恶性早期黑素瘤　B 足掌底浸润性恶性黑素瘤　C 足跟部结节性恶性黑素瘤 A

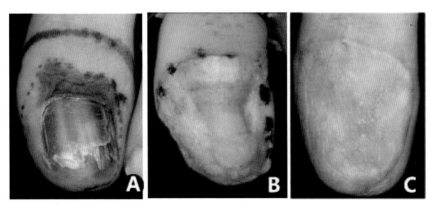

附图 70　拇趾恶性黑素瘤

A：治疗前；B：扩大清除术中；C 术后一年。

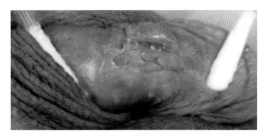

附图 71 男性包皮冠状沟尖锐湿疣

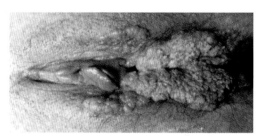

附图 72 女性外阴阴唇尖锐湿疣

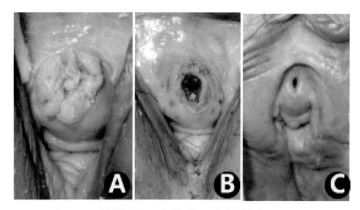

附图 73 女尿道口尖锐湿疣

A：治疗前；B：激光治疗后；C：治疗一月后。

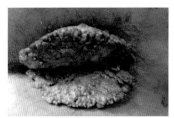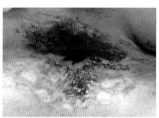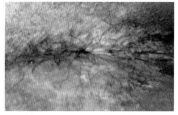

附图 74 男性肛周尖锐湿疣

A：治疗前；B：激光治疗后；C：联合光动力治疗 4 次后。

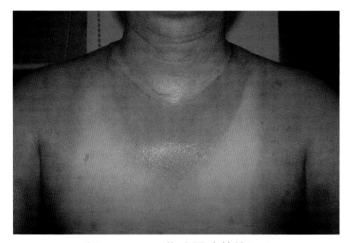

附图 75　日晒伤边界清楚的红斑

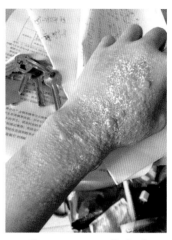

附图 76　日晒伤皮肤
出现水疱

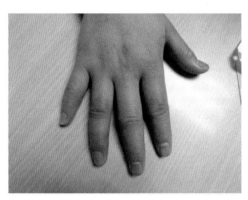

附图 77　手部冻疮见局限性红
色水肿性红斑

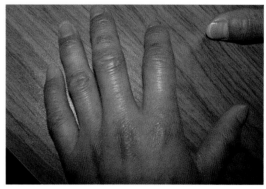

附图 78　手部冻疮见境界不清的紫红色

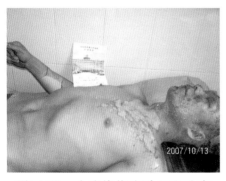

附图 79　Ⅰ度烧伤皮肤红斑改变

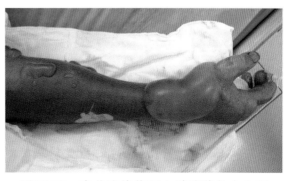

附图 80　浅Ⅱ度烧伤见上肢淡黄色大水疱

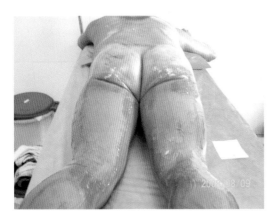

附图81　深Ⅱ度烧伤，组织局部肿胀，表皮较白或棕黄

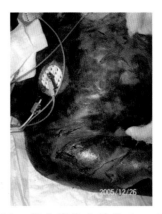

附图82　Ⅲ度烧伤皮肤焦痂，皮革样外观

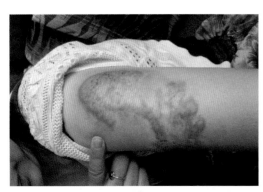

附图83　右大腿瘢痕疙瘩，向周围组织侵袭

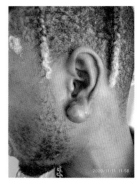

附图84　左耳垂瘢痕疙瘩日久，颜色和正常皮肤颜色差不多

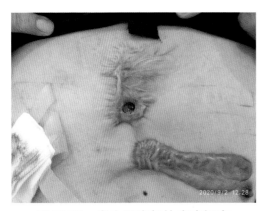

附图85　发生于胸部的瘢痕损害

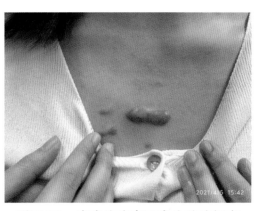

附图86　瘢痕疙瘩表面发生溃疡损害

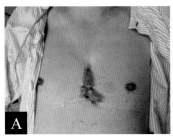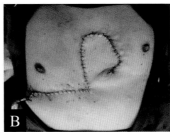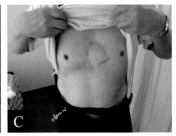

附图 87　胸部瘢痕疙瘩直接切除 + 局部皮瓣修复 + 浅层 X 光照射 + 痕美硅胶贴外贴

A：胸部瘢痕疙瘩；B：瘢痕全部切除后转移皮瓣修复；C：联合浅层 X 光照射 + 痕美硅胶贴外贴术后随访。

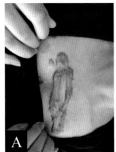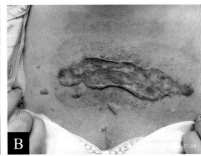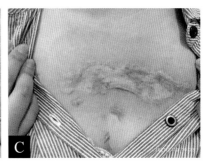

附图 88　胸部瘢痕疙瘩切除 + 瘢痕皮回植配合局部注射加浅层 X 光照射

A：胸部瘢痕疙瘩；B：瘢痕全部切除后瘢痕皮回植；C：联合局部注射加浅层 X 光照射术后随访。

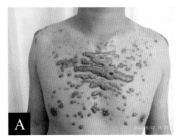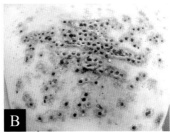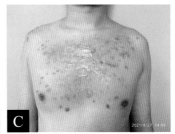

附图 89　胸部多发瘢痕疙瘩环钻钻孔切除结合 CO_2 点阵激光加局部注射

注：A：胸部多发瘢痕疙瘩；B：环钻钻孔切除结合 CO_2 点阵激光加局部注射；C：术后随访。

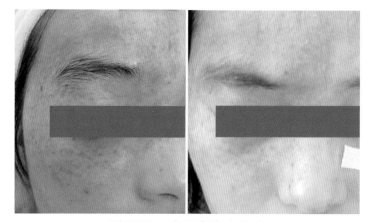

附图 90　太田痣治疗前后

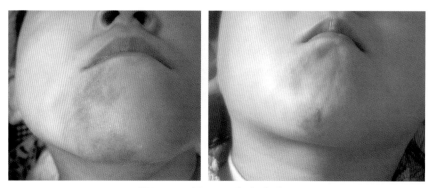

附图 91　鲜红斑痣治疗前后

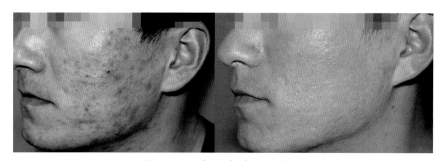

附图 92　痤疮瘢痕治疗前后

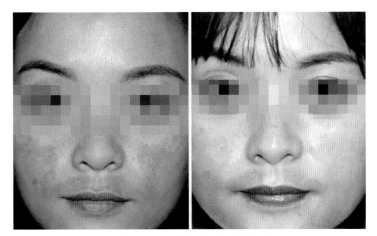

附图 93　黄褐斑治疗前后

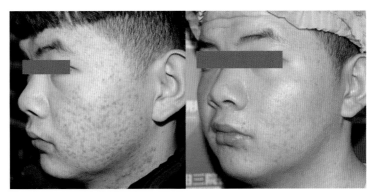

附图 94　痤疮果酸治疗前后

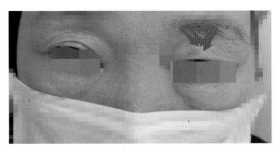

附图 95　眉间纹肉毒素注射，左眼睑下垂

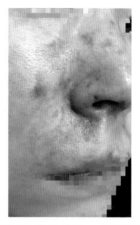

附图 96　法令纹注射玻尿酸后就诊，局部出现大片花斑紫色瘀斑

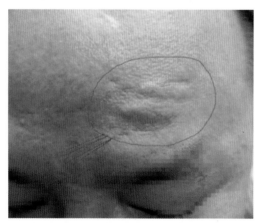

附图 97　前额注射玻尿酸 2 月后，局部出现结节